医宗金鉴白话解及医案助读丛书

U0297565

# 医宗金鉴幼科心法要诀
## 白话解及医案助读

总主编 吴少祯

主 编 石 强

中国健康传媒集团

中国医药科技出版社

# 内 容 提 要

  《医宗金鉴》是学习中医的经典读物，书中歌诀朗朗上口，备受读者欢迎。其中卷五十至卷五十五为《幼科杂病心法要诀》，主要介绍了儿科疾病如感冒、呕吐、腹泻、咳嗽等数百余种疾病的证治。

  本书将原著中歌诀翻译为现代白话文，并联系临床实际进行全面解读，以帮助读者理解记忆。全书通俗易懂，贴近临床，适合中医学习者阅读参考。

## 图书在版编目（CIP）数据

  医宗金鉴幼科心法要诀白话解及医案助读/石强主编 . —北京：中国医药科技出版社，2020.8

  （医宗金鉴白话解及医案助读丛书）

  ISBN 978 - 7 - 5214 - 1794 - 4

  Ⅰ. ①医…  Ⅱ. ①石…  Ⅲ. ①中医儿科学—中国—清代  Ⅳ. ①R272

  中国版本图书馆 CIP 数据核字（2020）第 074446 号

**美术编辑**  陈君杞

**版式设计**  易维鑫

出版  **中国健康传媒集团** | 中国医药科技出版社

地址  北京市海淀区文慧园北路甲 22 号

邮编  100082

电话  发行：010 - 62227427  邮购：010 - 62236938

网址  www.cmstp.com

规格  710×1000mm ¹⁄₁₆

印张  28¾

字数  478 千字

版次  2020 年 8 月第 1 版

印次  2022 年 8 月第 2 次印刷

印刷  三河市万龙印装有限公司

经销  全国各地新华书店

书号  ISBN 978 - 7 - 5214 - 1794 - 4

定价  **69.00 元**

获取新书信息、投稿、
为图书纠错，请扫码
联系我们。

# 《医宗金鉴白话解及医案助读丛书》

# 编 委 会

**总主编** 吴少祯

**编 委** (按姓氏笔画排序)

王 飞　王 敏　石 强　李禾薇

李超霞　杨凤云　杨文龙　吴晓川

邹国明　张 波　张光荣　张芳芳

范志霞　金芬芳　胡小荣　饶克瑯

贾清华　常 地　谢静文

# 《医宗金鉴幼科心法要诀白话解及医案助读》

# 编 委 会

**主 编** 石 强

**副主编** 邵 峰

**编 委** 张 倩 陈 林 孙寅翔

　　　　 李江华 谭任蕾 刘小龙

　　　　 权国晓 王建权 张 君

# 前言

《医宗金鉴》是清乾隆四年由太医吴谦负责编修的一部汉医丛书。自成书以来，这部由乾隆皇帝钦定的太医院教科书就被一再地翻刻重印。《医宗金鉴》全书共90卷，是中国综合性中医医书中比较完善而又简要的一种。全书采集了上自春秋战国、下至明清时期历代医书的精华。图、说、方、论俱备，并附有歌诀，便于记诵，尤其切合临床实用，流传极为广泛。该书是为培养中医临床人才所编写的，理论部分只包括《伤寒论》心法要诀、《金匮要略》心法要诀，然后是内、外、妇、儿、骨伤、针灸各科疾病。该书紧扣临床这个核心，每个病一二首方，每个方都疗效显著。过去很多中医学徒就是靠诵读这本书，奠定了一生的临床基础。

《医宗金鉴·幼科杂病心法要诀》共6卷（卷五十至卷五十五），叙述系统，分门别类，歌诀为纲，简明扼要，便于诵读记忆，在中医儿科学的医学理论、临床实践及医学教育方面，均有较高的学术地位与影响，是学习中医儿科的重要读物。

笔者初上门诊时，门可罗雀，冷冷清清，偶有几名患者，亦是小儿之感冒、咳嗽、呕吐、腹泻等常见病。无奈儿科属"哑科"，简单病也颇费思量。幸得《医宗金鉴·幼科心法要诀》一书的提点，每病处理甚为得当，加之小儿多急证、实证，且对药物反应性好。一年内小儿患者盈门，并带来大量成年患者。在某种意义上可以说，"学儿科，看小儿"是目前中医打开临床之路的敲门砖。

　　本书按原著顺序编排，每首歌诀包括"原文""提要""注释""白话文""解读""方剂详解""医案助读"七大条目。其中"原文"中附有原著中的"注"。"方剂详解"中详列了药物的组成、剂量、用法及其药物的配伍意义、目前临床适应证等，并附有部分方歌，以利于诵读记忆。"医案助读"主要来源于公开出版的书籍、文章，部分医案为笔者亲自治疗过的医案，少部分来源于跟师病案。在此对原文作者表示感谢。最后希望该书能够对广大中医生，尤其是中医儿科医生，有所裨益。

编　者

2020 年 1 月

# 目录

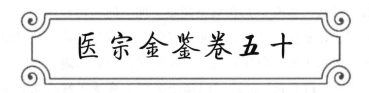

## 四诊总括

【原文】　　　　　儿科自古最为难，毫厘之差千里愆。

气血未充难据脉，神识未发不知言。

惟凭面色识因病，再向三关①诊热寒。

听声审病兼切脉，表里虚实随证参。

〖注〗儿科一道，自古为难。盖以小儿形质柔脆，易虚易实，调治少乖，则毫厘之失，遂致千里之谬。气血未充者，气血尚未充盈也。难据脉者，脉无定准，不可只以脉为主也。神识未发者，茫然无知识也。不知言者，不能言其疾苦也。诊小儿之病，惟凭察面部形色，识其因何而生也。三关者，手虎口处风、气、命三关也，当视脉纹形色以诊其属热属寒也。听声音，听其五声所主之病也。审病者，审其安烦、苦欲、饮食、二便也。切脉者，切脉之浮沉迟数、滑涩大小、有力无力也。医者诚能以四诊参合表里、虚实、寒热之病，则可保万全也。

【提要】概述了小儿生理病理特点及诊病方法。

【注释】①三关：小儿食指按指节分为三关：食指第一节（掌指横纹至第二节横纹之间）为风关，第二节（第二节横纹至第三节横纹之间）为气关，第三节（第三节横纹至指端）为命关。3 岁以内小儿，可以通过观察两手食指掌侧前缘部的浅表络脉形色变化以诊察病情，即小儿指纹诊法。

【白话文】自古以来，很多医家都认为小儿的疾病难治。这是因为小儿形体娇弱，脏腑稚嫩，一旦患病，病情变化较为迅速，易虚易实，易寒易热。在治疗与调护小儿疾病时，稍有不慎，则容易造成较为严重的不良后果。因此，诊断小儿疾病更须望、闻、问、切四诊合参，但是小儿气血未充，容易受内外因素影响，以致气血难以安定，故难以凭脉辨证。加之，小儿的精神和意识发育也不完善，语言未通，小儿面对不适或痛苦时又不知道表达，想通过问诊来全面、系统了解患儿病情是极其困难的。

对于小儿疾病的诊断，历代医家十分重视望诊的运用。首先要观察小儿面部形态与色泽的变化，来判断疾病的发病原因；再通过察看虎口三关（风关、气关、命关）的指纹，来判断疾病性质的寒热；还要注意闻听小儿患病时所发出的声音，依据其五音（宫、商、角、徵、羽）的归属，来判断疾病所在的脏腑（病位）。此外还须详审患儿的神情是安静还是烦躁，日常起居反映出来的喜恶，饮食及二便的变化。最后尚应参合脉诊，诊察脉象的浮沉、迟数、滑涩、大小、有力无力等主要特征。只有四诊合参，才能保证对小儿疾病本质的表里、虚实、寒热属性作出正确判断。

【解读】从古至今，儿科疾病一直都是临床上的难点之一，"宁治十男子，不治一妇人，宁治十妇人，不治一小儿"之说便是明证。儿科疾病的诊察，与其他各科一样，也应当望、闻、问、切四诊合参。但是，由于小儿的生理、病理特点，四诊应用有其特殊情况。闻诊诊察范围有限；婴幼儿不会叙说病情，较大儿童的主诉也不一定可靠；切脉按诊易因小儿啼哭叫闹而受到影响；所以，历来儿科医家在四诊中最为重视望诊。望诊的内容包括就全身状况诊察的整体望诊，如望神色、望形态；就局部状况诊察的分部望诊，如审苗窍、辨斑疹、察二便、看指纹。望诊诊察的结果一般比较客观可靠。但是也要注意，儿科望诊时，要尽量使小儿安静，在光线充足的地方进行，诊察既全面又有重点，细心而又敏捷，才能提高诊察的效果。

# 察色

【原文】　　　　欲识小儿百病原，先从面部色详观。

五部①五色应五脏，诚中形外理昭然。

额心颏②肾鼻脾位，右腮属肺左属肝。

青肝赤心黄脾色，白为肺色黑肾颜。

青主惊风③赤火热，黄伤脾食白虚寒。

黑色主痛多恶候，明④显⑤浊⑥晦⑦轻重参。

部色相生为病顺，部色相克病多难。

相生实者邪助病，相克虚者正难堪。

天庭青暗惊风至，红主内热黑难痊。

太阳⑧青惊入耳恶，印堂青色惊泻⑨缠。

风⑩气⑪青惊紫吐逆，两眉青吉红热烦。

鼻赤脾热黑则死，唇赤脾热白脾寒。

左腮赤色肝经热，右腮发赤肺热痰。

承浆⑫青惊黄呕吐，黑主抽搐病缠绵。

此是察色之大要，还将脉证一同参。

　　〖注〗小儿之病，先从面部气色观之，详察五部之色。则五脏之病自昭然可见矣。五部者，额属心、颏属肾、鼻属脾、左腮属肝、右腮属肺也。五色者，青为肝色、赤为心色、黄为脾色、白为肺色、黑为肾色也。如面青主惊风、面赤主火热、面黄主伤脾伤食、面白主虚寒、面黑主痛，多是恶候。总之五色明显为新病，其证轻，浊晦为久病，其证重。部色相生为顺者，如脾病色黄，此正色也，若见红色，乃火能生土，故为顺也。若见青色，乃木来克土，故为逆也，余病仿此。若气血充实，又遇部色相生，纵有外邪助病，亦易为治疗。若久病气血虚弱，又遇部色相克，则正气不支，每难治疗。如天庭青暗主惊风，红主内热，黑则不治。太阳青主惊风，青色入耳者死，印堂青主惊泻。风池在眉下，气池在眼下，二处青主惊风，紫多吐逆。两眉青主吉，红色主多烦热。鼻赤主脾热，鼻黑则死。唇赤主脾热，白主脾寒。左腮发赤主肝经有热，右腮发赤主肺热痰盛。承浆青主惊、黄主

3

吐、黑主抽搐。此皆察色之大要，再以脉证参之，庶治得其要矣。

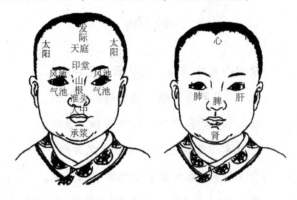

图1　面部图　　　　图2　面部五脏分属部位

【提要】阐述了观察小儿颜面部气色变化，依据五部五色应五脏理论，来诊察疾病的方法。

【注释】①五部：《素问·刺热》将面部细分为五部，五部与五脏相应，分别是：以额部候心，鼻部候脾，左颊候肝，右颊候肺，颏部候肾。

②颏：脸的最下部分，在两腮和嘴的下面。

③惊风：儿科病名，以四肢抽搐，颈项强直，角弓反张，神志昏迷为其主要临床表现。详见后文"惊风门"。

④明：面色润泽，主精气未衰，病轻易治。

⑤显：面色清明显露，多主阳证。

⑥浊：面色浊暗，多主阴证。

⑦晦：面色枯槁沉隐，主精气已衰，病重难医。

⑧太阳：指太阳穴及其附近部位，即耳前和眉棱骨之后凹陷处。

⑨惊泻：是小儿病证之一，症见泄泻，便溏色青，且伴有惊剔不安。详见后"泄泻门"。

⑩风：指风池，位于眉毛下方。

⑪气：指气池，位于眼睛下方。

⑫承浆：穴名，在下颏部位，颐前唇下凹陷中。

【白话文】要认识各种小儿疾病的发病原因与机理，首先，应该详细审察患儿面部颜色与光泽的变化，判断脏腑的虚实、气血的盛衰及其疾病性质。根据中医诊断"有诸内必形诸外"的基本原理，五部（额、鼻、左颊、右颊、颏）、五色（赤、黄、青、白、黑）与五脏（心、脾、肝、肺、肾）相应。五部应五脏，额部属心，颏属肾，鼻属脾，左腮属肝，右腮属肺。五色分属于五脏，面色青多为肝病，面色赤多为心病，面色黄多为脾病，面色白多为肺病，面色黑多为肾病。五色又可以反映疾病的不同性质：面色青多见于惊风之证；面色赤多为火热之邪为患；面色黄多因脾胃虚弱或食积所致；面色白多因虚寒为病；面色黑多见于痛证，久病重病面色黑者为预后不良的证候。

其次，通过观察小儿面部色泽的变化，可测知疾病的新久和预后。一般而言，面色润泽、明亮而显露者，多为新发的疾病，病情较轻浅易治；面色浊暗、枯槁而沉隐，多为久病，病情深重难治。

再次，还可根据五行生克的关系，通过小儿面色的变化来判断病变的轻重顺逆。古人认为，病与色相应为正病正色，若反见他色，病与色不相应，称为病色交错。在交错中，又有相生相克的善恶关系，相生为顺，相克为逆。例如脾病见面色黄，这是正病正色，属疾病发展的正常现象。如果脾病见面色红，火生土，为相生关系，此为顺证，疾病容易向愈。如果脾病面色发青，肝克土，为相克关系，此为逆证，疾病预后往往不佳。其他各脏的病变可仿此例类推。小儿虽已患病，但气血未衰，又在患病脏腑与部色相生的情况下，即使再感受外邪，也较容易治疗；倘若属久病，气血虚弱，又遇患病脏腑与部色相克，大多属于正气不支，无力抗邪，为难治之病，难以速愈。

最后，尚可通过小儿面色的变化推测疾病的发展趋势。例如天庭部位出现了青暗色，多是将要发生惊风证候的表现；若出现红色，多是内热病证；若出现黑色，则难治，预后多不良。太阳（太阳穴及其附近）部位出现青色，多是惊风证候；倘若这种青色延及耳部，多属危重险证，往往难以治疗。印堂部位出现青色，多是惊泻证候。眉下的风池和眼下方的气池部位出现青色，也多是惊风证候；倘若是紫色，则多为呕吐上逆病证。再如两眉发青是一种正常无病之色；若见到红色，则多为烦热证候。鼻准部位出现红色，多是脾经有热；一旦出现了黑色，则多属不治之证。口唇色红的多是脾经有热；色白的多是脾经有寒。左腮发红，多是肝经有热；右腮发红，多是肺热痰盛。承浆部位出现青色，亦多是惊风证候；若出现黄色，多为呕吐病证；若出现黑色，多为缠绵日久不愈的抽搐病证。

以上诸般，是小儿察色的要点所在，十分重要。但临证之时，四诊不可偏废，须脉症合参，方可作出正确的诊断。

【解读】色诊是中医通过辨色来诊察病情的方法，"色为气血之所荣，面为气血之所凑，气血变幻，色即应之，色之最著，莫显于面"。临证时，除闻、问、切三诊之外，亦须结合色诊，正如《内经》所云："能合色脉，可以万全。"但在望色之时，需注意：①患儿情绪、光线强弱及环境温度等对其色泽会有一定影响，所以要在安静未哭之前，尽量利用自然光线，抓住时机细心诊察。②对异常色泽要详细询问其时间及变化情况。③要紧密结合闻问切诊，正确判断异常变化的病位、病因、病机。不论五色主病，或五部配五脏的面部望诊方法，它和四诊其他方法一样，都不能单独用来作为诊断小儿疾病的依据。

望色应以病人的整体面色（或肤色）为主，还必须将光泽与颜色两者综合起来判断，并以面色的荣润含蓄或晦暗枯槁作为判断病情轻重和估计预后的主要依据。《四诊抉微》说："夫气由脏发，色随气华。"说明人体的肤色随着精气的充养而光彩于外，而精气是由脏腑的功能活动所产生，因此皮肤的光泽是脏腑精气盛衰的表现。临床所见不论何色，凡有色有气，表示脏腑精气内藏未衰；若有色无气，表示脏腑精气泄露衰败。气与色相比较，气的盛衰有无，对判断病情轻重和预后比色更为重要。五色之中，凡明润含蓄为气至，晦暗暴露为气不至，正如《望诊遵经》所说："有气不患无色，有色不可无气也。"

面部分部色诊的理论，前人根据五行学说提出的五色生克顺逆的理论，可作为临床诊病的参考。但实际应用时不可机械刻板，必须四诊合参，灵活运用。诚如《望诊遵经》所说："倘色夭不泽，虽相生亦难调治；色泽不夭，虽相克亦可救疗。"

# 听声

【原文】 　　　　诊儿之法听五声，聆音察理始能明。

　　　　　　　　五声①相应五脏病，五声不和五脏情。

　　　　　　　　心病声急多言笑，肺病声悲音不清。

　　　　　　　　肝病声呼多狂叫，脾病声歌音颤轻。

　　　　　　　　肾病声呻长且细，五音昭著证分明。

　　　　　　　　啼而不哭知腹痛，哭而不啼②将作惊。

　　　　　　　　嗞煎不安③心烦热，嗄声声重④感寒风。

　　　　　　　　有余声雄多壮厉，不足声短怯而轻。

　　　　　　　　多言体热阳腑证⑤，懒语身冷阴脏形⑥。

　　　　　　　　狂言焦躁邪热盛，谵语神昏病热凶。

　　　　　　　　鸭声⑦在喉音不出，直声⑧无泪命将倾。

　　　　　　　　虚实寒热从声别，闻而知之无遁情。

　　〖注〗小儿之病，既观其色，又当细听其声。盖笑、呼、歌、悲、呻，五声，内应心、肝、脾、肺、肾五脏也。五声不和，则知五脏有病之情矣。知心属火病，则声急喜笑；肺属金病，则声悲音浊；肝属木病，则声狂叫多呼；脾属土病，则声颤轻如歌；肾属水病，则其声长细如呻吟。有声有泪声长曰哭，有声无泪声短曰啼。如啼而不哭，则气不伸畅，主腹痛；哭而不啼，则气急心烦，将成惊也。嗞煎不安者，乃心经内热，故烦躁不宁也。嗄声音哑也，声重声浊也，此为外感风寒也。有余之证其气实，故声雄大而壮厉；不足之证其气虚，故声怯弱而轻短。多言与身热皆阳也，阳主腑，故曰阳腑证也；懒语与身凉皆阴也，阴主脏，故曰阴脏证也。狂言焦躁者，邪热盛也；神昏谵语者，热乘于心，故曰病热凶也。鸭声声在喉中而哑，气将绝也；直声声无回转而急，气将散也，二者俱为不治之证。医者果能以此察之，则知表里脏腑，寒热虚实，诸病之情态无所遁矣。

　　【提要】概述了通过闻诊听声诊察小儿疾病的方法。

　　【注释】①五声：呼、笑、悲、歌、呻五种声音。一般认为呼是肝有病的现象；笑是心有病的现象；悲是肺有病的现象；歌是脾有病的现象；呻是肾是有病的现象。

②啼而不哭：啼是有声没有眼泪，而且声音很短；哭是有声有泪，而且声音较长。啼而不哭就是只有呼声，声音很短，没有泪水。

③嗞煎不安：烦躁不能安宁，同时发出类似叹息声音的现象。

④嘎声声重：声音嘶哑而且重浊的现象。

⑤阳腑证：偏于阳盛的一种证候，如身发高热，多言，声音响亮有力等。

⑥阴脏形：偏于阴盛的一种证候，如四肢厥冷，少言，声音低微无力等。

⑦鸭声：声哑而难出，如同鸭叫的声音一样。

⑧直声：声直而不回转。

【白话文】诊察小儿的疾病，既要察看其面色，还要仔细地闻听患儿发出的声音。其重要意义，首先在于病变时，患儿所发出的笑、呼、歌、悲、呻五声能反映与之相应的心、肝、脾、肺、肾五脏的内在变化。一般说来，五脏不和，五声也必然有变化；若五声不和，则可以发现相应五脏的患病情况。心在五行属火，在声为笑，声急喜笑者，多是心有病的表现；肺在五行属金，在声为哭，声音悲忧且重浊者，多是肺有病的表现；肝五行属木，在声为呼，经常狂叫多呼者，多是肝有病的表现；脾在五行属土，在声为歌，声音低微颤抖像唱歌一样者，多是脾有病的表现；肾在五行属水，在声为呻，声音长细像呻吟者，多是肾有病的表现。

其次，通过病变声音的强弱、清浊，语调的高低，可以判断脏腑的虚实、邪气的性质及病情的轻重。例如有声有泪，而且声音较长的称为哭；只有呼声，声音很短，没有泪水的称为啼。如果小儿啼哭时，干叫无泪，而且声音比较尖锐，时作时止，表明气机不畅，多是因疼痛而引发。如果小儿大哭而多泪，而又气息急促，心烦不安，这是惊风可能将要发作征兆。如果小儿烦躁不宁，同时又发出类似于叹息的声音，多是心经内热生烦的表现。如果小儿声音嘶哑重浊，多是外感风寒的表现。声音雄壮响亮，多属于有余的实证；声音怯弱语声低微的，多属于不足的虚证。身热多语，声音洪亮有力的，多半是阳热有余，病在六腑的"阳腑证"；反之，四肢厥冷，身凉懒言少语，语声低微无力的，多半阳衰阴盛，病在五脏的"阴脏证"。狂躁不安，胡言乱语的，多属邪热炽盛的表现；神昏谵语的，多属于热入心包的表现，病情较凶险。倘若患儿音在喉中哑然难出，如同鸭叫一样；或声直而不回转的，则多属于正气衰败的危象，极难治疗，预后大多不良。医生如果能根据声音的变化仔细体会，就能够判断出疾病所在的脏腑，辨别出疾病的虚实寒热等属性，也就是说，通过听声完全可以了解大概的疾病性质。

【解读】听声音是指听辨病人言语气息的高低、强弱、清浊、缓急变化以及咳嗽、呕吐、肠鸣等脏腑病理变化所发出的异常声响，来判断病变的寒热、虚实等属性的诊病方法。小儿闻诊尤其要注意下列几方面的变化：

①注意发声的高低，若小儿发声高亢有力者，多为阳证、实证、热证；发声低微细弱者，则为阴证、虚证、寒证。

②注意呼吸的气息，一般情况下，呼吸气粗，疾出疾入为实；呼吸气微，徐出徐入为虚。但临床见呼吸气粗而断续者，多为肺肾之气大虚，久病假实之证；还可见到呼吸气微而昏沉者，此为温热病，热在心包，假虚之证。需注意结合其他三诊，进行鉴别。

③注意语言的多寡，若小儿语言连续多言或呷呀作声不停者，是阳盛气实、机能亢奋的表现；断续懒言者，是禀赋不足、气血虚损的征象。

④注意啼哭的伴随症状，啼哭多为小儿身体不适的一种反应，临床时应仔细的辨认和鉴别。哭声以清亮和顺为宜；尖锐细弱的，证多重险；哭而无泪，声微难出的，多属病危。如因饥饿而哭，哭声多无力绵长，常伴有吮吸动作，常因得乳食而止哭；因痛而哭，多声高而尖锐；因发脾气而哭，多声大而响亮，左顾右盼。

⑤注意咳声及咳痰，若听到患者咳声重浊，考虑多为外感风寒或痰湿聚肺；咳声低微为肺气虚损；咳声不扬，多为热邪犯肺，肺津被灼；干咳无痰，多为燥邪犯肺或阴虚肺燥；咳声沉闷，痰多易咯，多为痰湿阻肺。特别要注意的是，咳嗽常伴咳痰，故闻诊除听辨咳声外，必须结合痰的量、色、质等异常变化，以及发病的时间、兼症等，来辨别病证的寒热虚实。

⑥注意呕吐的缓急，一般情况下，吐势徐缓，声音微弱，多为虚寒证；吐势较猛，声音壮厉，多为实热证。总之呕吐暴病者多实，久病者多虚。但临床尚须根据呕吐的声音、吐势、呕吐物的性状、气味来辨病证的寒热虚实。

# 审病

【原文】　审儿之病贵详参，要在安烦苦欲间。

　　　　　能食不食渴不渴，二便调和通秘勘。

　　　　　发热无汗为表病，内热便硬作里看。

　　　　　安烦昼夜阴阳证，若欲冷暖定热寒。

　　　　　能食不食胃壮弱，渴与不渴胃热干。

　　　　　便稠黏秽为滞热，尿清不赤乃寒占。

　　　　　耳尻①肢凉知痘疹，指梢发冷主惊痫②。

　　　　　肚腹热闷乃内热，四肢厥冷是中寒。

　　　　　眉皱曲啼腹作痛，风热来临耳热缠。

　　　　　腹痛须按软与硬，喜按不喜虚实参。

　　　　　欲保赤子③诚心辨，对证施方治不难。

　　〔注〕小儿有病，贵乎详审。先问起居安烦苦欲何？次问饮食能食不食？渴与不渴？又次问二便或通或秘？而后病源可识矣！如发热无汗，此邪在表也；内热便硬，此邪在里也。安烦者，谓昼若烦热而夜安静，是阳旺于阳分，其病在阳；若夜烦热而昼安静，是阳陷于阴分，其病在阴。若欲者，喜冷恶热皆属阳病，故为热也；喜热恶冷皆属阴病，故为寒也。胃壮者能食，胃弱者不能食，胃干燥者口渴，胃湿盛者口不渴。至于大便稠黏，秽气难闻者，是内有滞热，从热化也；小便清白不赤为虚寒，从寒化也。若耳梢冷，尻骨冷，四肢发冷者，此痘疹欲发之候。如单指梢发冷者，此惊痫将作之征。肚腹热闷主内热，手足厥冷主中寒。小儿无故皱眉，屈腰啼叫者，主内因腹痛也。两耳常常发热者，主外因风热也。然腹痛又当按其或软与硬，若喜按者为虚，不喜按者为实。保赤者须诚心勘问，对证施治，庶随手奏效矣。

　　【提要】　概述了审病的要领，临证审病的方法和技巧。

　　【注释】　①尻：即尻骨，指尾骨。

　　②惊痫：病名，指因受惊而得的痫病。发时昏不知人，猝然眩仆，两目上视，口眼歪斜，口吐涎沫，四肢抽搐，移时即醒，醒后如常人。

③赤子：刚生的婴儿，婴儿生下时，身体多红色，所以称为赤子，这里泛指小儿。

【白话文】审病就是通过询问病人的自觉症状与疾病发生、发展的过程，来了解疾病目前的主要矛盾，判断疾病的表里、寒热、虚实属性，是中医临床诊断的一种重要方法。由于小儿不会言语，较大小儿也难以正确地表达自己的病痛，因此应向其家长或保育员询问病情，询问内容需力求详尽，所获取的病情资料需要去伪存真加以鉴别。

临证审病之时，需从其家长对小儿日常生活的饮食、起居、动作的观察入手询问。首先，需要问神情是安静，还是烦躁？有何喜好（诸如对寒热温凉的偏好，夜寐喜仰卧或俯卧等）？有何引起其痛苦或厌恶的事物？其次，要询问其饮食的情况怎样：能食，还是不能食？有没有口渴？其后，还要询问大便有无，或泄泻，或秘结？因为小儿纯真，机体在疾病中所反应的证候特征，通过其动作、神情，会"最真"地流露于日常生活之中。按照中医诊断"因发知受"的基本原理，我们从上述几个方面就可以了解到患儿平素的体质类型，同时可以探求发病原因。

就一般情况而言，发热没有汗的，是邪气（多为寒邪）在表的证候；内热症状明显，而又大便坚硬难解的，这是邪气在里的表现。倘若白天烦热而夜反安静，这是阳气旺于阳分（白天属阳），病属阳证；若夜间烦热而白天安静，这是阳气陷于阴分（夜间为阴），病属阴证。喜冷恶热者，多属阳证；喜热恶冷者多属阴证。胃气盛实的能食；胃气虚弱的多不能食。口渴为胃中干燥的表现；口中不渴为胃中湿盛的表现。大便稠黏，臭秽难闻的，是内有滞热，病从热化的表现；如果小便清长，色白不赤，这是虚寒在里，病从寒化的表现。四肢发冷，尚未出过痘疹的小儿，是要发疹的前兆。临床上如果患儿耳梢、尻骨发冷，继而四肢发冷，尚未出过痘疹的，这多半是痘疹将发的证候。如果单纯指梢发冷，过去有痫证发作史的，这多半是惊痫将要发作的表现。内热之证，多半肚腹热而烦闷；中寒之证，大多手足厥冷。小儿突然皱眉屈腰啼叫的，多是因腹中疼痛所致；如果两耳时常发热的，多是因外感风热所致。小儿腹痛，若腹部柔软而喜按的，多属虚证；反之，腹部膨硬而拒按的，便为实证。

以上是小儿审病的基础知识，必须掌握其询问方法，若再配合望色、听声、切脉，四诊合参，辨证施方，则不难收到预期的疗效。

【解读】儿科审病，即现代教科书中的"问小儿"，其基本内容可按《十问歌》来进行询问。小儿问诊通常以询问患儿亲属为主，最好能直接询问与患儿密切接触的家长或保育者，年龄较大的患儿也可以作为问诊对象，但对其主诉的可靠性要加以分析。问小儿除一般问诊内容外，还要结合小儿的生理病理特点，着重询问出生前后情况、预防接种、传染病史及发病原因。尤其重视小儿个人史的问诊：①胎产史：要问清胎次、产次，是否足月，顺产或难产，有无胎动不安史以及接生方式、出生地点、出生情况、孕期母亲的营养和健康情况等。②喂养史：包括喂养方式和辅助食品添加情况，是否已经断奶和断奶后的情况。对年长儿还应询问饮食习惯，现在的食物种类和食欲等。③生长发育史：包括体格生长和智能发育，如坐、立、行、语、齿等出现的时间；囟门闭合的时间；体重、身长增长情况；对已入学小儿还应了解学习成绩，推测智力情况。④预防接种史：包括卡介苗、麻疹减毒活疫苗、脊髓灰质炎减毒活疫苗、白喉类毒素、百日咳杆菌疫苗、破伤风类毒素混合制剂、乙型脑炎疫苗、流行性脑膜炎疫苗，以及甲型肝炎减毒活疫苗、乙型肝炎血清疫苗等疫苗的预防接种情况。记录接种年龄和反应等。

# 切脉

【原文】　　　　小儿周岁当切脉，位小一指定三关①。

浮脉轻取皮肤得，沉脉重取筋骨间。

一息②六至平和脉，过则为数减迟传。

滑脉如珠多流利，涩脉滞涩往来艰。

三部无力为虚脉，三部有力作实言。

中取无力为芤脉，微脉微细有无间。

洪脉来盛去无力，数缓时止促结占。

紧脉左右如转索，弦则端直张弓弦。

浮为在表外感病，沉为在里内伤端。

数为在腑属阳热，迟为在脏乃阴寒。

滑痰洪火微怯弱，弦饮结聚促惊痫。

芤主失血涩血少，沉紧腹痛浮感寒。

虚主诸虚不足病，实主诸实有余看。

痘疹欲发脉洪紧，大小不匀中恶③勘。

一息三至虚寒极，九至十至热极炎。

一二十一十二死，浮散无根沉伏难。

表里阴阳虚实诊，惟在儿科随证参。

〔注〕周岁者，一岁也。有疾则当切脉，但部位甚小，不能以三指诊之，须用一指以定三关，三关者寸、关、尺也。浮脉者，轻取皮肤之上即得，故曰浮也。沉脉者，重按筋骨之间则见，故曰沉也。一息者，人之一呼一吸也。至者，脉之至数也。一息六至为和平之脉，则曰无疾。至数若过者，七至八至也，谓之数脉；至数若减者，四至五至也，谓之迟脉。滑脉如珠，往来流利；涩脉滞涩，往来艰难。三部者，脉之浮、沉、中也。浮、中、沉三部无力为虚，浮、中、沉三部有力为实。芤脉者，中取无力；微脉者，按之微细，若有若无；洪脉者，来时虽盛，去时无力；促脉者，数而时止；结脉者，缓而时止；紧脉者，左右如转索之象；弦脉者，端直如张弓弦。此皆言脉之形象至数也。浮脉病在表，外感风寒也。沉脉病在里，内伤饮食也。数脉病在六腑，属阳；迟脉病在五脏，属阴也。滑主痰盛；洪主火热；微主怯弱之证。弦主停饮；结主积聚；促主惊痫；芤主失血；涩主血少。沉紧主腹痛，浮紧主感寒。虚为不足，主诸虚；实为有余，主诸实。洪紧者，痘疹欲发也。大小不匀者，中恶之证也。一息三至是虚寒之极，九至十至乃火热太甚。此诸脉所主之病也。若一息只一至二至，或十一十二至者，皆死脉也。浮散无根，及沉伏取之不应指者，皆难治之脉也。凡病之阴阳表里虚实，虽可以诊脉而得，惟临证时合望闻问三者，细为参考焉。

【提要】小儿切脉的方法，以及各种脉象的诊断意义。

【注释】①一指定三关：小儿寸口部位短，难以布三指以分三关，故诊小儿脉的方法与诊成人不同，常采用一指总候三部诊法，故医生常用右手拇指或者食指按于掌后高骨处诊得三部脉搏的跳动，因此称为一指定三关。

②一息：指医生静心平坐，一呼一吸所需要的时间，常以此来估量小儿的脉搏跳动的次数。

③中恶：病证名，因冒犯不正之气，忽然手足逆冷，肌肤粟起，头面青

黑，精神不守；或错言妄语，牙紧口噤，或头旋晕倒，昏不知人。

【白话文】小儿 1 周岁后，若患病就应该切脉了，但由于小儿身矮臂短，寸口部位很短，医生难以布三指分候寸、关、尺三部，故医生常用右手拇指或者食指按于掌后高骨处诊得寸、关、尺三部脉搏的跳动，即"一指定三关"。

小儿脉诊，主要体察其脉象浮沉、有力无力、流利度、紧张度、至数（快慢、有无歇止）等几个方面的改变。用很轻的指力在皮肤上就能感觉到脉搏跳动的，称为"浮脉"。要用很重的指力按到筋骨才能感受到脉搏跳动的，称为"沉脉"。

医生平心静气，将自身一呼一吸所需要的时间称为一息，一息之间脉搏跳动的次数称为至数。由于小儿的脉搏比成年人要跳动的快，一息六至，为多数正常小儿脉象的至数，以此为判断标准。若一息六至以上者，称为"数脉"；一息六至以下者，称为"迟脉"。若脉象往来流利，应指圆滑，如盘走珠，称为"滑脉"；反之，脉象极不流利，其搏动往来迟滞艰涩的，称为"涩脉"。若寸口脉寸、关、尺三部在浮取、中取、沉取时都无力的，称作"虚脉"；均有力的，称作"实脉"。若脉象浮取时应指明显，按之则感脉管中空无力，上文称为"芤脉"；若脉象极细小，搏动无力且软，以致轻取不见，重按不明显，似有似无的，称为"微脉"；若脉来状若波峰高大陡峻的波涛，汹涌盛满，充实有力，即所谓"来盛"，脉去如落下之波涛，较来势势缓力弱，即所谓"去衰"，我们把这种来盛去无力（去衰）的脉象，称为"洪脉"。脉来急促偏快，节律不齐，有不规则停顿的，称为"促脉"；反之，脉来缓慢，节律不齐，有不规则停顿的，称为"结脉"。若脉来紧张有力，坚搏抗指，且有旋转绞动或左右弹指的感觉，即所谓"状若牵绳转索"者，称为"紧脉"；若切脉时，脉象有挺然指下、直起直落的感觉，轻者如按琴弦，重者如张弓弦，我们把这种脉象称为"弦脉"。

每种脉象都有其产生的机理，对于判断疾病的表里、寒热、虚实与转归预后有着极其重要的意义。一般而言，浮脉多提示表证、外感病；沉脉多提示里证、内伤病。数脉多见于热证、阳证，病多在六腑，为阳脉；迟脉多见于寒证、阴证，病多在五脏，为阴脉。滑脉多因痰邪引起；洪脉多因火热之邪引起。微脉多见于气怯体弱的小儿，属于气血虚衰的疾患；弦脉多提示饮停体内；结脉多提示脏腑积聚；促脉多见于惊痫病。芤脉多因失血（各种出血证候）引起；涩脉多因血少不充（血瘀、血虚、阴枯等）引起。脉象沉紧，多见于里寒腹痛；浮紧多见于表证伤寒。虚脉，是一种不足的脉象，多见于各种正虚证；实脉是一种有余的脉象，多见于各种邪实证候。

痘疹在将欲透发之时，多会出现一种"洪紧"的脉象；小儿中恶之病，多会出现一种"大小不一"的脉象。小儿出现一息三至的脉象，多因虚寒内盛所致；出现一息九到十至的脉象，多因火热太盛所致；倘若出现一息两至或者一息十一二至的脉象，均为死脉，小儿见此脉象预后极差。若脉象浮大无根，应指散漫，或沉伏取皆不应指者，多属难治之证。

诊脉是中医临床不可缺少的诊察步骤和内容。脉诊之所以重要，是由于脉象能传递机体各部分的生理病理信息，为辨别疾病表里、寒热、虚实提供重要依据。但脉诊只是四诊之一，临证时尚须结合其他三诊，脉症合参，只有这样，才能全面、及时地掌握病情，并对疾病的基本性质作出准确判断。

【解读】诊小儿脉在《内经》中已有记述，自后世医家提出望小儿指纹的诊法以后，对于3岁以内的婴幼儿，往往以望指纹代脉诊，对3岁以上者才采用脉诊。小儿寸口部位短，难以布三指以分三关，故诊小儿脉的方法与诊成人不同，常采用一指总候三部诊法，简称"一指定三关"。

操作方法是用左手握小儿手，对3岁以内婴幼儿，医生可用右手拇指或食指按于掌后高骨处诊得脉动，不分三部，以定至数为主；对3~5岁病儿，以高骨中线为关，向高骨的前后两侧（掌端和肘端）滚转寻三部（如图3、4）；对6~8岁病儿，可以向高骨的前后两侧（掌端和肘端）挪动拇指，分别诊寸、关、尺三部；对9~10岁病儿，可以次第下指，依寸、关、尺三部诊脉；对10岁以上的病儿，则可按诊成人脉的方法取脉。

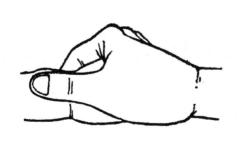 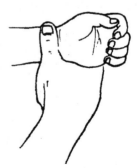

图3　诊小儿脉指法示意图1　　　图4　诊小儿脉指法示意图2

在临证之时，诊小儿脉亦须"知常达变"，我们要了解小儿正常脉象的特点。正常小儿的平和脉象，较成人脉软而速，年龄越小，脉搏越快。若按成人正常呼吸定息，2~3岁的小儿，脉动6~7次为常脉，约每分钟脉跳100~120次；5~10岁的小儿，脉动6次为常脉，约每分钟脉跳100次左右，4~5至为迟脉。

由于小儿疾病一般都比较单纯，故其病脉也不似成人那么复杂。主要以脉的浮、沉、迟、数辨病证的表、里、寒、热；以脉的有力、无力定病证的虚、实。浮脉多见于表证，浮而有力为表实，浮而无力为表虚；沉脉多见于里证，沉而有力为里实，沉而无力为里虚；迟脉多见于寒证，迟而有力为实寒，迟而无力为虚寒；数脉多见于热证，浮数为表热，沉数为里热，数而有力为实热，数而无力为虚热。

在传统的脉学著作和现代脉诊教材中，均是通过"脉象主病"来讨论每种病脉的诊断意义的。历史上之所以出现"脉象主病"的提法，是因古代医家极其强调脉象在诊断上的重要性。例如在《伤寒论》与《金匮要略》中都是以"某某病脉证并治"作为各篇的题目，其实此处的"脉证"皆是指"证据"而言，即现代所指的症状与体征，以及生活史、个人史、治疗史、发病和病情变化的客观经过等证据。也就是说，临床上要通过包括脉象在内的症状体征的现状及其变化来判断疾病性质的变化，并进行治疗。而"脉"放在"证"的前面，只是为了强调脉象这种体征对于辨证的重要性。从王叔和以后的医家，相沿成习，就形成了"脉象主病"这个词汇。脉诊的基本作用和主要价值，是其能帮助我们"辨证"，即帮助我们分析患者疾病的本质属性（病因、病机、病所属性），而不是借助它的"主病"来判断病种、证候或症状。

# 虎口三关部位脉纹形色

【原文】　　　　初生小儿诊虎口[①]，男从左手女右看。

　　　　　　　　次指三节风气命，脉纹形色隐隐安。

　　　　　　　　形见色变知有病，紫属内热红伤寒。

　　　　　　　　黄主脾病黑中恶，青主惊风白是疳[②]。

风关病轻气关重，命关若见病多难。

大小曲紫③伤滞热，曲青人惊走兽占。

赤色水火飞禽扑，黄色雷惊黑阴痫。

长珠伤食流珠热，去蛇吐泻来蛇疳。

弓里感冒外痰热，左斜伤风右斜寒。

针形枪形生痰热，射指射甲命难全。

纹见乙字为抽搐，二曲如钩伤冷传。

三曲如虫伤硬物，水纹咳嗽吐泻环。

积滞曲虫惊鱼骨，形似乱虫有蛔缠。

脉纹形色如参合，医者留神仔细观。

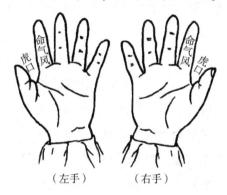

（左手）　（右手）

图5　虎口三关部位脉纹图

风关次指第一节，气关次指第二节，命关次指第三节，虎口叉手处也。

男先看左手次指内侧，女先看右手次指内侧。

［注］凡初生小儿有疾病者，须视虎口叉手处脉纹之形色，以决病之生死轻重。男先看左手次指内侧，女先看右手次指内侧。指之三节，初节曰风关，次节曰气关，三节曰命关。其纹色红黄相兼，隐隐不见，则为平安无病。若纹色紫属内热，红属伤寒，黄为伤脾，黑为中恶，青主惊风，白主疳证。纹在风关主病轻，气关主病重，若过命关主病危难治。又当视其纹形大、小、曲、弯。色紫者主伤食内热，色青者主人惊及走兽惊，色赤者主水火飞禽所惊，黄主雷惊，黑主阴痫。如指上纹形一点红色，名曰流珠纹，主内热；圆长者名曰长珠形，主饮食伤；上尖长下微大者，名曰去蛇形，主伤食吐泻；上大下尖长者，名曰来蛇形，主湿热成疳；弓反里者，形弯向中指，主感冒寒邪；弓反外者，形弯向大指，主

17

内热痰盛；纹斜向左者，其纹斜向中指，主伤风；纹斜向右者，其纹斜向大指，主感寒。针形者，直若悬针微短；枪形者，直射如枪微长，皆主痰热。透关射指、射甲者，其纹直射指甲指端，主脾气大败，病危不起，二者俱属不治。乙字纹似乙字，主惊风抽搐。二曲如钩，主伤生冷；三曲如虫，主伤硬物。水纹形似水字，主咳嗽；环形联络如环，主疳病。曲虫纹如弯虫，主积滞鱼骨；纹如鱼刺，主惊热；纹形如乱虫者，主蛔虫缠扰。习幼科者，必以此形色合参，留神诊察，始不误矣。

【提要】 阐释了通过诊察小儿虎口三关指纹的颜色、部位、形态的变化，来诊断疾病的方法。

【注释】 ①虎口：在手背的大拇指和食指之间的位置。

②疳：又称疳积，是儿科四大要证之一，以神萎、面黄肌瘦、毛发焦枯、肚大筋露、纳呆便溏为主要表现的儿科病证，多见于 1～5 岁儿童。

③曲紫：络脉型弯曲而显紫色。

【白话文】 3 岁以内的小儿若患病，可根据食指指掌前缘的浅表络脉形色的变化，来判断病情的轻重、表里、寒热、虚实，这就是虎口三关诊法。一般男孩先诊左手，女孩先诊右手。小儿食指，按指节分为三关：食指近虎口的第一节（掌指横纹至第二节横纹之间）为风关，第二节（第二节横纹至第三节横纹之间）为气关，第三节（第三节横纹至指端）为命关。正常的小儿指纹，红黄隐隐，而不显露，一般纹色浅红略紫，呈单支且粗细适中。小儿在疾病状态下，其指纹呈现的部位、颜色、形态会随着病情变化而变化。

若小儿指纹色偏紫红或紫黯，多属邪热内郁（里热炽盛，气血壅滞）所致；指纹浮显而鲜红，多属外邪初入之外感表证；纹色黄的，多属于脾胃功能受损的病证；色黑，主要见于"中恶"病证；色青，多见于惊风抽搐；色白，多见于疳积之证。指纹只见于第一节风关的，提示邪气入络，邪浅病轻；指纹达于第二节气关的，是邪气入经，邪深病重。指纹达于第三节命关的，是邪入脏腑，病情深重。

除此之外，还应该诊察小儿指纹纹形：是粗还是细（大小），是否存在弯曲等。若指纹弯曲色紫的，多因伤食内热所致；弯曲而色青的，多因被人或走兽惊吓所致；弯曲而色红的，多因被水火或者飞禽惊吓所致；弯曲而色黄的，是被雷电所惊吓的征象；弯曲而色黑的，多属阴痫的证候表现。

若指上纹形一点，呈流珠状而色红的叫流珠纹，多属内热之证；纹形似长珠样者，叫作长珠形，多饮食内伤之证。纹形上部尖长而下部微大者，似去蛇之形，叫作去蛇形，多属伤食吐泻之证；而上部微大，长部尖长的，似来蛇之形，叫作来蛇形，多属疳膨食积之证。若纹形如弓，弯向中指的，名曰弓里纹形，多因感冒外邪所致；纹形弯向拇指的，名曰弓外纹形，多因痰热内盛所致。

纹形斜向中指的，称为左斜，多属外伤风邪之证；斜向大拇指的，称为右斜，多属外感寒邪之证。另有纹形直行者，短而似针者，名曰悬针形，长而似长枪者，名曰长枪形，二者皆由痰热内盛所致。还有一种指纹透过三关，直达指端，显于指端者，透关射指形；显于指甲者，称为透关射甲形，二者皆因脾气大败，肝木亢盛所致，提示病情凶险，往往预后不良。

另有纹形似乙字，叫作乙字形，亦是惊风抽搐的证候表现。纹形有两道弯曲，像钩子一样的，叫作二曲如钩形，多因脾胃为生冷所伤而致。纹形有三道弯曲，像虫子一样的，叫作三曲如虫形，多因脾胃为硬实难化食物所伤而致。尚有水字形（纹形似"水"字），多见于咳嗽病；纹形闭合似环者，叫作环形，多见于小儿疳证；纹形弯曲似曲虫一般者，称为曲虫形，多见于积滞病证；纹形似鱼刺的，称为鱼骨形，多见于邪热致惊的病证；纹形弯曲排列，形似乱虫丛聚的，称为乱虫形，多见于蛔虫缠绕肠胃的病证。诊小儿虎口指纹，是儿科常用的诊法之一，对相当多的小儿疾患有着重要的诊断价值，但也存在缺漏之处，因此尚需结合望色、听声、问病、切脉，细心体察，四诊合参，才能保证临床诊断的正确性。

【解读】望小儿指纹前应选择比较安静的诊室。必须先让小儿在较为安静的环境中休息片刻，以适应环境，减少各种因素的干扰，这样诊察到的指纹才更符合原本的生理或病理状态。诊察时让家属抱小儿在光线明亮处，以自然光线为好。诊者用左手握小儿示指，再以右手大拇指侧面用力适中从命关向气关、风关（由远及近）直推，推数次，示指上的纹形愈推愈明显，便于观察。对小儿病理指纹的观察，应注意其纹位、纹态、纹色、纹形四方面的变化，其要点可概括为：三关测轻重，浮沉分表里，红紫辨寒热，淡滞定虚实。

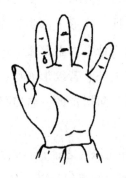 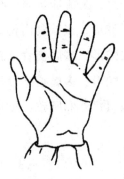

图6　长珠形　　　　　　图7　流珠形

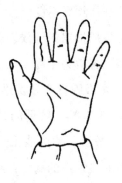 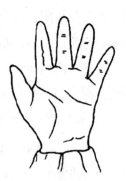

图8　去蛇形　　　　　　图9　来蛇形

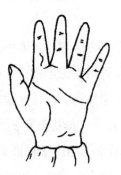 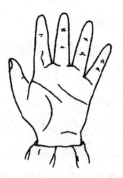

图10　弓反里形　　　　　图11　弓反外形

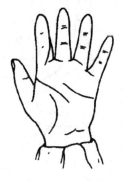 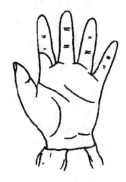

图 12　纹斜向左形　　　图 13　纹斜向右形

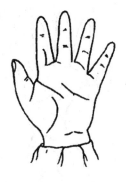 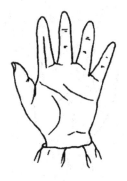

图 14　针形　　　　　图 15　枪形

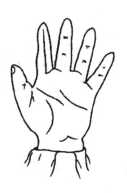 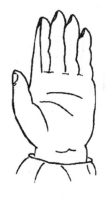

图 16　透关射指形　　　图 17　透关射甲形

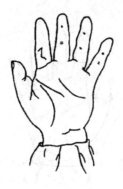 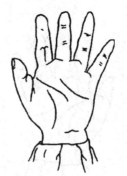

图 18　乙字形　　　　图 19　二曲如钩形

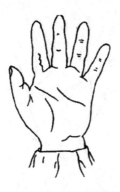 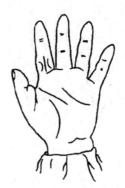

图 20　三曲如虫形　　　图 21　水字形

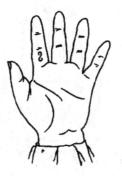 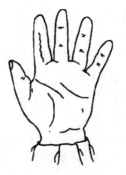

图 22　环形　　　　　图 23　曲虫形 1

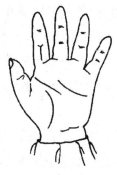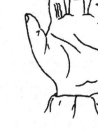

图 24　曲虫形 2　　　　图 25　曲虫形 3

# 初 生 门 上

## 拭口（附下胎毒法）

【原文】　拭口须用胭脂①法，秽净方无口病生。

古云未啼先取秽，只缘未察此中情。

【注】婴儿初生，顺用软棉裹指拭净口中不洁，继以胭脂蘸茶清，擦口舌齿颊之间，则不使一切口病生矣！古云：子未啼时先取秽血。此古人不详体察。盖儿在胞衣之中，以脐蒂资生，胞中皆是氤氲精气，生长蒸化，并无血脉，儿口之血，从何而来？此说不经，不可为训也。

【提要】阐述了新生儿拭口的必要性与方法。

【注释】①胭脂：用红兰花或苏木浸汁，或凝结成膏，或混合粉类，或涂于纸上，或浸入丝绵，称之为胭脂膏、胭脂粉、胭脂纸、胭脂棉，以江苏、广东制者为佳。性味甘平无毒，功能活血解毒。

【白话文】小儿出生后，常有口中秽液，若不能及时清除而咽下，则可引发疮疹、痈疖等一系列的疾病。因此，古人十分强调，小儿刚一出生即采取一定方法擦拭口中的污秽之物。一般乘其啼声未出的时候，急用手指裹以消毒软棉拭清口中不洁的秽液，然后再用胭脂蘸以茶清（就是茶叶所泡的水，有清热通便的作用），涂擦口舌齿颊等处，这样可以避免口腔疾患的发生。

胞胎之中皆是氤氲精气，婴儿出生之前全赖脐带供给营养，生长蒸化，并无其他血脉与母体相连，因此秽液之中并无秽血，古人强调"子未啼时，先取秽血"拭口去毒的方法，是有待商榷的。

【解读】目前认为，新生儿口中多含有从母体带来的羊水或污血秽物，因此"子未啼时，先取秽血"是有一定道理的。如果护理不及时，让小儿吞秽液入腹中，将产生种种不利影响。接生人员可以用消毒清洁的棉花裹指或用吸管清除口中秽液，使其呼吸道通畅而避免发生窒息或发生其他疾病。

## 甘草法

【原文】　　　　　　甘草之法自古称，能解诸毒性味平。

　　　　　　　　　　浓煎频令儿吮服，免使胎毒①蕴腹中。

〔注〕甘草味甘，平和五脏解百毒之药也。四时皆可用，虚实皆可服。取中指一节，用水煎浓，以棉缠指蘸水，令儿吮之，其毒自解。

【提要】阐述了用甘草解除胎毒的方法。

【注释】①胎毒：多由母体孕期受火毒之邪而传至胎儿，或胎热失治而成，生后而成的毒热证。

【白话文】婴儿初生，急宜拭去口中秽液，若因时间仓促未做，或者拭而未净者，可以采用其它一些方法来解胎毒。甘草法就是一种自古以来为历代医家所称道的解胎毒方法，无论新生儿体质壮实与否，四季春夏秋冬，皆可以应用。其方法如下：取生甘草中指长短的一截（3g左右），打碎，煎汁去渣，适当浓缩，放温后，以手指裹消毒棉蘸取甘草浓汁，令婴儿频频吸吮，或滴入其口中。用药后，小儿或吐，或大便泻下，以解胎毒，若无吐泻者，亦可解其毒于体内。

【解读】中医学认为小儿某些疾病的发生与胎毒有关，如《幼幼集成》："凡胎毒之发，如虫疥、流丹、湿疮、痈疖、结核、重舌木舌、鹅口口疮，与夫胎热、胎寒、胎搐、胎黄是也。"引起胎毒的原因大致可归纳为五方面：①孕妇恣食辛热甘肥，移热于胎儿。②父母淫欲之火，隐于父精母血，遗于胎儿。③孕母妊娠期间，忧思郁怒，五志化火，传于胎儿。④胎儿初生，口内秽液未能及时清除，咽入腹内，形成胎毒之患。⑤父母患淋病、梅毒等传给胎儿。胎毒主要表现除发热惊惕、心烦口灼、目闭眼赤、便秘溲黄等热证之外，还有皮肤斑疹，或有疮疡，或皮肤红赤肿胀的特点。

解胎毒与上文之拭口，一直被历代医家作为新生儿常规护理之一而给予高度重视。解胎毒的方法很多，甘草法是常用的方法之一。生甘草，性味甘平，除补脾益气之外，尚可清热解毒。

## 黄连法

【原文】　　　　　索禀胎热①蕴于中，惟有黄连法最灵。

水浸浓汁滴口内，脐粪②胎毒自此清。

〔注〕黄连，清热解毒之要药也。凡夏月及四时，看儿有胎热者，恐热蕴于中致生他病，故宜用之。须取黄连数块，捶碎用汤浸出汁，时时滴儿口中，以脐粪下为度，其毒自解矣。

【提要】　阐述了用黄连解胎毒的方法。

【注释】①胎热：小儿生下之后，临床表现脏腑皆热的多种症状。本病虽见于半岁之内，但以三月以内的婴儿发病最多。其特点是表现为心烦惊惕，夜间烦躁，睡卧不安，或有发热，小便黄赤而短少，大便秘结或见大便色黄黏稠，或便如羊矢状，或口流黏涎，或有气促痰稠等症状。胎热的发病原因，多与母孕时所受的热邪有关，故称为胎热。

②脐粪：即胎粪，指新生儿的第一次大便，胎粪是一种黏稠的、呈黑绿色的物质。

【白话文】婴儿初生，在夏季气候比较炎热的情况下，或不拘于夏季，一年四季之中，只要婴儿体内蕴藏胎热，其症见心烦惊惕，睡卧不安，或有发热，小便黄赤而短少，大便秘结或见大便色黄黏稠，或便如羊矢状，或口流黏涩，或有气促痰稠等症状，如若不治，恐变生他病。此时可以用黄连打碎，浸泡成汁，频频滴入小儿口中，服药后若解下胎粪，就是胎毒消除的征象，也就无需再服药了。黄连法是有效的清胎毒的方法之一。

【解读】黄连具有清热解毒的功效，应用的时候，取黄连数块，重约0.5～3g，用水浸泡出汁，时时滴入婴儿口中。需要注意的是，黄连只需浸泡，无需煎煮，因取其黄连之性，避其厚重入肠胃之味，故浸泡之。与《伤寒论》大黄黄连泻心汤煎服法用意相同。

## 朱蜜法

【原文】　　　　朱蜜①镇神利肠胃，清热防惊大有功。

胎热便秘皆堪用，禀赋怯弱②慎而行。

〖注〗朱砂镇心定惊，兼能除邪。蜂蜜解毒润肠，更能清热。一镇一润，功效殊常。胎热便闭者，四时皆可用之。取一大豆许，研细水飞过，炼蜜调匀，乳汁化服最佳。惟胎禀太弱者，不宜用也。

【提要】叙述了用朱蜜解胎毒的方法。

【注释】①朱蜜：指红色蜜，此处朱蜜，是蜂蜜中加有朱砂，呈红色。

②禀赋怯弱：指小儿先天禀赋不足，以致出生后体格瘦小，神气怯弱。人体来源于父母，禀受于先天。禀赋是个体在先天遗传的基础上及胎孕期间内外环境的影响下，所表现出的形态结构、生理功能、心理状态和代谢方面综合的相对稳定的特征。禀赋不足是指先天不足，体质虚弱，是发病的内在因素。

【白话文】朱蜜法也是解胎毒的一种方法。朱砂可以镇心定惊，又能清热除邪；白蜜解毒润肠，又能清热。朱蜜法对于婴儿有胎毒兼大便秘结的非常有效。用时取朱砂如豆大，研水飞过，炼蜜调匀，用乳汁化服。但是先天不足，体质不强的小儿慎用此法。

【解读】朱蜜法对于婴儿有胎毒及大便秘结者非常有效，朱砂与白蜜配伍，有清热防惊，镇神利肠的功效，比甘草法、黄连法更胜一筹。但先天不足，体质不强的小儿，不宜使用。

## 豆豉法

【原文】　　　　　怯弱之儿①豆豉法，宣发胎毒功最良。

　　　　　　　　　儿生冬月亦宜此，煎取浓汁当乳尝。

〖注〗淡豆豉，轻腐宣发之药也。凡怯弱之儿，或值冬月欲解胎毒者，只将此药煎为浓汁，与儿三五口，其毒自开矣。

【提要】叙述了应用豆豉解胎毒的方法。

【注释】①怯弱之儿：有两种含义，一是指出生后体弱瘦小，二是指未成熟儿或早产儿。

【白话文】淡豆豉，由大豆发酵腐败而成，质轻宣散，可宣郁发汗，又可清热解毒，且又不会伤及人体正气。因此对于胎禀怯弱，体质不强或值冬月出生的婴儿，宜选豆豉法清解胎毒。一般可用豆豉煎为浓汁频频饮服，这样内蕴的胎毒，就可以得到宣解。

【解读】黄连法与朱蜜法清解胎毒，一般用于体质比较强壮的婴儿，豆豉法主要用于体质虚弱的婴儿。豆豉具有轻浮宣透郁热的作用，而且不伤正气。豆豉的用量一般为9g（三钱）。

# 断脐

【原文】　　　　　脐带剪下即用烙，男女六寸始合宜。

　　　　　　　　　烙脐①灸法防风袭，胡粉②封脐为避湿。

〖注〗婴儿初生，先用剪刀向火烘热，剪断脐带。次用火器绕脐带烙之，当以六寸为度，不可过为短长。短则伤脏，长则损肌。断讫，又用烙脐饼子安灸脐上，以防风邪外入。随用胡粉散敷脐带间，用软绢新棉封裹之，以避尿湿、风邪。如药不备，即以细熟艾一块，照依前法封裹。

【提要】主要阐述了小儿初生断脐和护脐的方法。

【注释】①烙脐：指烙脐饼子。

②胡粉：指胡粉散。

【白话文】初生儿断脐所用的剪刀，必须事先在火上烧烙消毒过后方可使用，同时脐带的周围要先用火器火烙后才可剪断脐带。剪断后的脐带，以留下六寸（约18cm）的长度最为适宜，不可太长或过短，短则伤脏，长则损肌。脐带剪断以后，先用烙脐饼子，安放脐上，进行灸灼，使其熔化以封闭脐带。这样可以防止风邪外入，避免产生其他病证。灸过以后，再用胡粉散敷在脐带上面，用新的棉花或柔软的绢绸，把肚脐封裹好，以避免尿湿和产生脐部其他疾患。倘若没有胡粉散也可用细熟艾一块代用，封裹肚脐的方法同前。

【解读】婴儿出生后的断脐之法，乃保障初生儿健康、预防疾病的第一要法。关于断脐的时间、方法及脐带所留之长度，古人均有一定的法度可循。现在虽不再采用上述断脐之法，但是其预防疾病的思想，仍指导着接生工作。传统的断脐方法除上文所述外，尚有：①隔衣咬断，《备急千金要方》说："不得以刀子割之，须令隔单衣物咬断，兼以暖气呵七遍，然后缠结所留脐带，令至儿足跌上，短则中寒，令儿腹中不调。"②火燎断脐法，用于难产及感冒风寒的垂危产儿。其方法是用火纸捻蘸油，于脐带上往来燎之，将脐带烧断，使暖气入腹，不至于中寒。

特别值得指出的是，古人十分强调断脐之后的护脐，"断脐包扎之后，切不可时常揭看，待脐带落去后，自无风矣"。同时指出"勿使犯水"，"三朝浴儿，当护其脐，勿使水渍入也。脐落之后，当换包裙，勿使尿湿渍及脐中也"。如此调护，则无脐风之病。现代断脐，主要有直接断脐与晚断脐两种方法，无论何种操作，严格的无菌操作与断脐后护理是预防脐风的基本举措。

【方剂详解】

（1）烙脐饼子：豆豉 黄蜡各等份 麝香少许

以上以豆豉、麝香研匀，熔蜡，量脐大小捻为饼，灸用。

方中豆豉性味辛温，宣发透邪；麝香辛窜，透达脏腑经络关节毛窍；黄蜡解毒，灸用可以熔化，以助豆豉、麝香发挥辛窜宣发透邪之力。

（2）胡粉散：胡粉 甑带灰 干姜 白石脂 棉灰各等份 麝香少许

以上共为细末，每用一钱，敷脐上封之。

方中胡粉，即铅粉，本品为用铅加工制成的碱式碳酸铅，其功能主治为：解毒生肌，消积杀虫。甑带灰，江南以蒲草为甑带，取久用者烧灰入药，其味辛温，无毒。甑带久被蒸气熏蒸，故能散气通气。以甑带灰封金疮，止血止痛。干姜辛温，可以温中散寒止痛；白石脂、棉灰可以收涩湿邪；麝香辛窜，加强渗透之力。

# 浴儿

【原文】　　　　　浴儿之法五枝汤①，冬夏寒温适可当。

　　　　　　　　　　加猪胆汁去污秽，且滋肌肤免生疮。

〖注〗断脐后三日浴儿，此法其来旧矣。为其革污秽也。临浴时，需择无风密处，适可而止，不可久在水中，冬月恐其受寒，夏日恐其伤热。其为汤之法，须用桃、槐、桑、梅、柳枝熬成，再加猪胆汁以去其污秽，且能滋润肌肤，令儿胎疮不生。

【提要】介绍了使用五枝汤为出生小儿洗浴的方法与作用。

【注释】①五枝汤：由桃枝、槐枝（国槐）、桑枝、梅枝、柳枝，熬水而成，具有解胎毒、辟疫疠、利关节、祛风湿的功能。

【白话文】洗浴小儿，是为初生婴儿去除污秽，清洁皮肤，具有防止发生皮肤病和疥疮的作用。这种初生儿保健的方法古已有之，很久以前我国就有"三朝浴儿"的传统，即小儿出生后第三天给小儿洗浴。洗浴时应选择避风之处，洗浴的时间要适可而止，不可久坐水中恣意洗浴，避免冬季受凉，或夏季伤热。洗浴的水一般由桃枝、槐枝（国槐）、桑枝、梅枝、柳枝，熬水而成，如在洗浴水中加入少许猪胆汁，不仅可以除污去秽，而且能够滋润肌肤，更能起到清热解毒，预防疮疡的作用。

【解读】初生洗浴，又称初生沐浴或初生洁肤。由于初生儿皮肤娇嫩，必须慎加保护，否则易引起感染。初生洗浴不仅可以清洁皮肤，去除污垢，开泄腠理，而且能够"令儿体滑舒畅，血脉流通"，减少疾病的发生。

初生婴儿皮肤表面附有一层厚薄不匀的胎脂，此胎脂对皮肤有保护作用，不宜完全拭净。初生第 1 次洗浴应在断脐之前。具体做法是在小儿降生前，先将浴汤煮好，"以瓶贮存，临时使暖用之，不犯生水"，且动作宜轻柔迅速。浴汤常用猪苦胆1枚，取汁，投入温水中，水温冷暖适宜（36～37℃为宜），用干净纱布蘸洗，将污秽拭净后涂以消毒的花生油或鱼肝油，也可扑粉（如爽身粉等）。

降生后第3日浴儿称为"三朝浴儿"。民间俗称"洗三"。方法与新生浴儿不同。因已断脐，应特别注意护脐，勿使浴汤浸渍。传统浴汤可用五枝汤，即桃枝、槐枝、桑枝、梅枝、柳枝各适量。将五种药物用纱布包好，然后加入清水浸泡半小时。再将以上混合液倒入锅中煎，煎煮时间大概为20分钟。将煎煮的药液倒入浴池中，进行洗浴即可。每周洗上两次，效果更好。槐枝可治皮肤疥癞，去皮肤瘙痒之风。桃枝可以活血通络，对风湿关节痛、腰痛有效。柳枝有祛风、利尿、消肿之功。桑枝可以祛风湿、利关节、行水气。梅枝，清热解毒，涩肠止痢。五种药材相互搭配，便可起到疏风气、驱瘴毒、滋血脉的效果。也有用苦参、黄连、猪胆汁、白及、杉叶、柏叶、枫叶煎汤浴儿者，或单用益母草煎汤浴儿者。

另外，小儿洗浴宜在吃奶前进行，以防在洗澡的过程中发生吐奶现象。一般先洗头和脸，接着洗前身、后背、手和脚。洗头面时，用左手掌心托头，用拇指和中指分别将两侧耳廓折向上方堵住外耳道口，以防洗澡水流入耳内，引起耳内感染。头面洗好后，若新生儿脐带未脱落，仍将新生儿托于手中，用柔软的浴巾擦洗身体，不要让脐带沾到水，以防感染。如脐带已脱落，可将新生儿放在浴盆中，下面应垫一块柔软的浴巾或海绵，用手掌支起颈部，托住头后部，让头高出水面，然后再由上而下轻轻擦洗身体前面的每个部位。如皮肤皱褶处有胎脂，应细心地轻擦，若不易去除，可涂以植物油后再轻轻擦去。前面洗好后，用手掌托住胸部，手指分开托在双侧腋下，清洗背部及肛门周围。

# 藏胎衣法

【原文】　　藏衣新瓶用帛缠，埋筑天德月空边。
　　　　　　向阳高燥宜严密，令儿无疾寿绵绵。

【注】凡藏胎衣，盛在新瓶内，以青帛裹瓶口，择向阳高燥之地，天德月空处掘地三尺埋之，儿自长寿无疾。若藏衣不谨，于儿不利。

【提要】叙述了小儿胎衣埋藏的方法。

【白话文】由于藏胎衣法是我国古代的习俗，内有诸多属于封建迷信的内容，在此省略，特此说明。

## 天德月空

【原文】　　　　　　正月在丁二月坤，三月居壬四月辛。

五乾六甲七月癸，八艮九丙十乙宫。

十一巽兮庚十二，此是天德牢记心。

月空单月壬共丙，双月俱在甲与庚。

【注】天德，如正月在丁，二月在坤，三月在壬，四月在辛，五月在干，六月在甲，七月在癸，八月在艮，九月在丙，十月在乙，十一月在巽，十二月在庚是也。月空，如正月在丙壬，二月在甲庚，三月在丙壬，四月在甲庚，五月在丙壬，六月在甲庚，七月在丙壬，八月在甲庚，九月在丙壬，十月在甲庚，十一月在丙壬，十二月在甲庚是也。

【提要】叙述了天德月空的排定方法。

【白话文】依靠天德月空的排定方法来判断吉凶，属于封建迷信的内容，在此省略，特此说明。

## 剃头

【原文】　　　　　　小儿弥月剃胎头，密室温和适可求。

杏麻薄腻揉头上，胎毒疮疖一切休。

【注】儿满月剃头，须向密室温暖处剃之，为其气血未盈，寒风易入。剃头后须用杏仁三枚研细，入薄荷三叶，再同研，将麻油滴三四点，合腻粉拌匀，擦头上，能避风邪，免生疮疖、热毒等证。

【提要】叙述了小儿满月剃头的方法。

【白话文】小儿满月之后，方可剃头，但应选择温度适宜且避风的房间中进行，因为初生儿气血未充，最易外感风寒。剃头之后，用杏仁三枚研细，再加入薄荷叶三片同研，加入麻油三四滴，合成腻粉拌匀，擦小儿头上，这样能够避风邪，免生疮疖，热毒等证。

【解读】我国很多地方都有满月小儿剃头的习俗，俗称满月头。但是实际上，初生小儿抵抗力差，头皮失去了头发的保护，很容易引发细菌感染，导致皮炎、毛囊炎等症状，因此，一般来说，3个月以内的宝宝，是不适合剃头的。再者，夏季的时候不剃头，以免紫外线直接照射小儿皮肤引起损伤，并减少蚊虫叮咬头皮的概率。另外，有头垢的小儿也不宜剃头。

# 不啼

【原文】　　　小儿生下不能啼，俗语名之为草迷。

多因临产难生育，或值严寒气所逼。

气闭不通声不出，奄奄①呼吸命须臾。

气闭不通葱鞭背，寒逼急用火熏脐。

〔注〕儿生落地，啼声即发，形生命立矣。有不啼者，俗云草迷。多因临产时生育艰难，以致儿生气闭不通，所以不啼也。急以葱鞭其背，使气通则啼。又有时值天寒之际，儿气为寒所逼，亦不能啼，宜用熏脐带法，急为挽回，庶气通而啼声出也。若气绝无声，面青甲黑是形虽存而命已不立，安望其生哉。

【提要】叙述了初生儿不啼的成因与治疗方法。

【注释】①奄奄：形容气息微弱、若断若续的样子。

【白话文】新生儿刚离母腹，便会发出响亮的啼哭。啼哭是小儿的一种生理本能，因为啼声一发，则肺气运行，全身的经络脏腑、四肢百骸，才能得到灌输和营养。若初生不啼，则气机闭塞，气血不能运行，甚至会气闭闷绝而死，便属病态，需紧急抢救。这是生命危急的表现，即俗语中的"草迷"病。

关于小儿不啼的原因，古人认为是由于孕妇临产时，阵痛过剧，痛时屏气，努挣时间过久，使胎儿气闭不能啼哭；或者生产时因为天气太冷，寒气逼迫，以致肺气衰，不能出声。在此两种情形之下，小儿皆生后无啼声，呼吸微弱，甚者面色苍白，唇口青紫，奄奄一息。证属气闭不通者，生后不啼，皮肤青紫，身温，呼吸微弱或断续，四肢屈曲，皱眉，急用葱鞭背法；证属寒气逼迫而肺气衰者，生后不啼，皮肤苍白，手足逆冷，呼吸消失或偶有呼吸动作，肢体呈柔软松弛状态，宜用熏脐带法。急为挽救，以达到气通寒散，啼声发出的目的。倘若用了上法以后，仍然气绝无声，面青爪甲发黑，这是形虽存，但肺气将绝，极难挽救。

【解读】初生儿不啼是以婴儿娩出后 1~2 分钟不能啼哭出声，或呼吸不利为主要表现的新生儿疾病。该病常因难产，或寒气内迫脏腑等导致，常见于西医的新生儿窒息、新生儿缺氧缺血性脑病等疾病。

新生儿窒息的常见证候主要有：①青紫窒息（轻症）：皮肤多呈青紫色，呼吸微弱或时断时续，四肢有屈曲动作，有皱眉活动。肺主气而司呼吸，如果肺气不足，又不能温脏腑而行气血，气血不畅，则经脉阻滞，所以临床多表现为皮肤呈青紫色。呼吸微弱或时断时续，为肺气虚衰之象。四肢有屈曲动作表明阳气虚衰不能布达四肢，荣养经脉，故筋脉挛缩而屈曲。②苍白窒息（重症）：皮肤多呈苍白色，呼吸消失或偶见微弱呼吸动作，肢体柔软松弛无力，手足逆冷。呼吸消失或偶见微弱呼吸动作，为呼吸衰竭，肺气将绝之兆；皮肤苍白，手足逆冷，则为阳气暴脱之危急证候。

一旦发生新生儿窒息，应立即评价呼吸、心率、肤色来确定复苏措施。①尽量吸净呼吸道口腔内羊水与黏液，保证呼吸道通畅。②建立呼吸通道，如氧气吸入，人工呼吸，口对口吹气，必要时行气管插管，用同步自动人工呼吸器辅助呼吸，增加通气。③维持正常循环，保证足够心搏出量。④保暖：由于新生儿体温中枢发育不成熟，皮下脂肪薄，因此保暖亦是新生儿护理重要的一环，可防止体温波动及其他疾病的发生。⑤加强产前检查，避免难产及早产，分娩前后应尽量少用麻醉止痛剂，以预防新生儿窒息的发生。

## 鞭背法

【原文】　　　　小儿初生气不通，奄奄呼吸少啼声。

用葱鞭背轻轻击，须臾声发可回生。

〖注〗葱辛通气，击动醒神。用葱鞭背者，取开通击醒之义也。如无葱，以手轻击之亦可。

【提要】叙述了用鞭背治疗初生儿不啼的操作方法。

【白话文】小儿初生后气闭不通，气息微弱、若断若续，没有啼声，可用大葱一束，轻轻鞭打儿背，自可发出啼声而回醒。因为大葱味辛通气，击动可以醒神。假如无大葱，可以用手轻拍儿背，同样可以达到肺部舒张，气通即能啼哭的目的。

## 熏脐带法

【原文】　　　　小儿生下或冒寒，气闭无声啼则难。

油捻熏脐休剪带，暖气入腹自通安。

〖注〗儿初生方离母腹，若值天寒，气为寒闭，使儿声不出。须急用棉絮包裹，抱于怀中，且勿断脐，用纸捻蘸油，点火于脐带下往来熏之。令火气由脐入腹，寒得温散，气得暖通，啼声自出矣！

【提要】叙述了用熏脐治疗初生儿不啼操作方法。

【白话文】小儿刚刚生下，或正值天寒季节，气为寒闭，使小儿不能啼哭。这时切不可剪断脐带，急用棉絮包裹患儿，抱在怀中，用纸捻蘸油（或艾条）点火放在脐带上往来熏之，驱散寒气，使热气入腹，寒气一散，自然啼声能出，然后再行剪断脐带。

【解读】中医经典强调，凡产妇分娩艰难，劳伤胎气，多有儿虽脱胞（胎盘）而乏力垂危，或出现假死症状者，切不可立即剪断其脐带，应急用绵纸捻蘸香油，于脐带上往来烧之，取其阳气以续胎元，倘若小儿啼哭声出，则小儿性命无忧。过早剪断其脐带，则母子皆多难保。晚断脐在抢救新生儿窒息的过程中有着重要意义。现代很多研究认为，过早断脐，可因肺部没有充足的血液循环，导致新生儿自主呼吸根本无法建立，延迟断脐可以使得胎儿获得更多胎盘血的灌注，增加抢救成功的概率，同时新生儿后遗症的发生率也明显低于早断脐者。

# 不乳

【原文】 　　　　儿生能乳本天然，若不吮今必有缘。

　　　　　　　　腹中秽恶未下净，或在胎中素禀寒。

　　　　　　　　秽恶不净一捻①效，胎寒不乳匀气②先。

　　　　　　　　若更面青肢冷厥，此是寒虚理中③煎。

〖注〗不乳，谓初出胞胎不吮乳也。其故有二，不可不辨：儿生腹中脐粪未下，能令小儿腹满气短，呕吐不乳，当用一捻金治之。若儿母过食寒凉，胎受其气，儿必腹痛多啼，面色青白，宜匀气散主之；若四肢厥逆者，理中汤主之。

【提要】 叙述了初生儿不乳的成因与治疗方法。

【注释】

①一捻：指一捻金。

②匀气：指匀气散。

③理中：指理中汤。

【白话文】吮乳是婴儿的一种本能，小儿生下半小时后，即可开始吮乳。倘若出生12小时后不能吮乳者，就是一种病象，称为不乳。初生儿不乳的原因，大体上分为两类：一类是因恶秽瘀血，入于腹中，脐粪未下，则出现腹满气短、呕吐、不能吮乳的现象，可用一捻金去秽逐瘀。另一类是因产母贪凉过度，胎中受寒，或生下受湿，均能使小儿不乳，但必有腹痛多啼、面色青白等症状，可用匀气散以行气散寒。倘若临床上患儿出现了四肢厥冷、面青等一派虚寒症状，又当用理中汤，通过温中散寒而取效。

【解读】初生不乳，尚需注意患儿可能的口腔疾患，如发现齿龈上有白色坚硬之小泡，亦能导致不乳，此即马牙是也。这是一种黏液腺的潴留囊肿，可以不使用药物，亦可在局部消毒后，用银针刺破患处，流出恶血，用珠黄散涂搽患处，二三次即愈。

【方剂详解】

（1）一捻金：大黄生　黑丑　白丑　人参　槟榔各等份

以上为细末，每少许，蜜水调服。

方中大黄生用可以荡涤肠胃，泻下排毒；黑丑、白丑称为二丑，性味甘寒，亦为通下泻便二品；槟榔破气祛痰，有冲墙倒壁之功。四药性猛防伤正气，故用人参以扶正，以收泻邪而不伤正之效。

（2）匀气散：陈皮　桔梗各一钱　炮姜　砂仁　炙甘草各五分　木香三分

以上共为细末，每服五分，红枣煎汤调服。

方中陈皮、桔梗行气调胃；炮姜温中祛寒；砂仁、木香醒脾理气去胀；炙甘草、红枣调胃和中。

（3）理中汤：人参　白术土炒　干姜　甘草炙

引用红枣肉水煎服。

方中人参补中益气，配以白术可增强健脾益胃之功；干姜温中祛寒与白术同伍，能够除满止呕；甘草和中，并可助参术补气健脾。脾阳得振，则寒凝亦即解除。

方歌：理中人参并干姜，白术甘草共为汤，

胎寒诸疾皆当服，不乳肢冷更堪尝。

【医案助读】

李某某，女，2天，1993年1月29日初诊。

主诉（代）：不乳2天。

病史：婴儿出生时值寒冬，裹护太迟，生后不乳2天，伴四肢欠温，口鼻气冷，绵绵啼哭。检查：面色苍白，唇舌色淡，指纹淡红。诊断：不乳（脾胃虚寒）。

治法：温中散寒，健脾益气。方药：理中汤。人参1g，白术2g，干姜1g，甘草1g。服药2剂。并用艾条悬灸脐部2次，便能吮乳。

按：本例不乳为婴儿出生时感受寒邪，脾胃虚寒所致。脾胃为后天之本，主受纳运化水谷，脾胃虚寒受纳运化功能受阻，因而不乳。脾主四肢，开窍于口，脾胃虚寒，故见四肢欠温，口鼻气冷，唇舌色淡，面色苍白。寒邪在里，阳气不布，气血不足，故啼哭绵绵。指纹淡红为里寒之征，宜用理中汤治疗。方中人参大补元气，白术补气健脾，干姜温中，甘草补脾益气。诸药合用有温运脾阳、散寒健胃之功。脐为百风总窍，五脏寒门，兼用艾条悬灸脐部能散寒，脾阳温通，寒邪得散，便能吮乳。［宋传荣.中医儿科学教学病案精选.长沙：湖南科学技术出版社，2000：10.］

# 眼不开

【原文】　　　　　儿生眼闭不能开，皆因脾热受于胎。

　　　　　　　　　内用地黄汤最妙，熊胆①洗目效灵哉。

〔注〕小儿初生眼不开者，因孕妇饮食不节，恣情厚味，热毒熏蒸，以致热蕴儿脾。眼胞属脾，其脉络紧束，故不能开也。内服生地黄汤，外用熊胆汤，洗之自愈。

【提要】　叙述了眼不开的成因与治疗方法。

【注释】　①熊胆：指熊胆洗法。

【白话文】　婴儿出生后一至三天内，目闭不开者，称为眼不开。本证的发生，大多由于孕妇饮食不节，过食厚味，热毒熏蒸于脾经所致。因为眼胞属脾，脉络紧束，以致眼不能睁开，往往伴有眼胞红肿甚则赤烂，眼眵多，面赤烦躁，啼哭不安等症状。其治疗方法，应该内外并治，内服地黄汤以清解热毒；外用熊胆汤洗眼，一日七八次，往往可以获得理想的疗效。

【解读】　初生儿目闭不开，其特征是两眼胞睑红肿，甚者肿胀如桃，不能睁开。白睛亦可红赤，并有脓样的泪液自紧闭的睑缝中溢出，如勉强分开胞睑，则见大量脓样的泪液涌出。新生儿眼不开往往是新生儿眼炎的表现，古人应用熊胆、黄连洗法，疗效很好，但熊胆为贵重药品，必须预先制备。产后拭眼属于出生后护理之一，可用珍珠明目液一瓶或用0.25%氯霉素眼药水一支滴眼，以免产道细菌污染双眼。如遇眼分泌物过多时，可用消毒棉球或软布煎以温开水轻轻揩除，再用眼药水滴眼一日3次。严重者，可发生气轮浮肿，风轮生疮。如失于治疗，也可导致失明。但若及时处理，预后多良好。

【方剂详解】

（1）生地黄汤：生地黄　赤芍药　当归　川芎　甘草生　天花粉

水煎服。

方中生地、赤芍、川芎、当归是四物汤有凉血解毒作用，天花粉可以清热生津止渴，甘草解毒和中。

方歌：目闭不开胎热成，生地黄汤赤芍芎，

　　　当归花粉生地草，水煎速服莫消停。

（2）熊胆洗法：熊胆　黄连各少许

用滚汤淬，洗，其目自开。

方中熊胆性味苦寒，功能明目消肿，加用黄连，可以增强明目解毒之功。药物煅红投水中叫淬，此处"淬"实为使用滚烫开水冲泡之义。

# 吐不止

【原文】　　　　　儿吐不止何因生，秽恶停留胃内成。

　　　　　　　　或缘禀赋胎寒热，或因生时感寒风。

　　　　　　　　秽恶一捻金散下，外感香苏①温散能。

　　　　　　　　热涎酸粘连陈②治，寒吐清沫用理中③。

〔注〕儿自胞胎既脱以后，有因便秘、腹中秽恶不净，令儿腹满，其吐不止者，一捻金主之；若生育时触冒寒邪，入里犯胃，则屈腰而啼，吐沫不止者，香苏饮温散之。又有胎前受热，面黄赤手足温，口吐黄涎酸黏者，二陈汤加黄连主之；若胎前受寒，面青白，四肢冷，口吐清稀白沫者，理中汤主之。

【提要】叙述了初生儿吐不止的成因、主要症状与治疗方法。

【注释】①香苏：指香苏饮。

②连陈：指黄连二陈汤。

③理中：指理中汤。

【白话文】新生儿，如果偶尔作吐，且吐量很少的，一般不认为是病态。假如患儿呕吐不止，或者讲乳即吐，就必须对它所产生的原因详加审察，辨证施治。若小儿大便秘结不通，或小儿生下后拭口不净，咽下秽恶，停留胃内，以致腹满，胃气上逆而引起的呕吐不止，可以内服一捻金除去秽恶，通利大便，其吐就可自止。小儿在娩出之时感受风寒，内侵肠胃，中阳受阻，升降机能失调而泛逆作吐的，小儿常常屈腰而啼，呕吐不止，宜内服香苏饮，以温散寒邪，宣通胃气。孕妇喜食辛辣厚味，使胎儿内热蕴结，以致患儿胎前受热引起的呕吐，小儿常常面色黄赤，手足温和，呕吐黏液，乳片已化，带有酸味，可用黄连二陈汤治疗，以清热化痰、降逆止吐。亦有患儿母亲平素喜食生冷，或妊娠期间过服凉药，内伤胎气，以致患儿胎前受寒引起的呕吐，多见面色青白，四肢冰冷，呕吐清稀白沫，或不消化乳片，宜用理中汤温中止呕。

【解读】呕吐是指乳食由胃中上逆，经口吐出，或小儿在哺乳后乳汁自口角唇边流出，称为溢乳，多因乳哺过多过急所致，一般不视为病象。临床上，初生儿吐不止的原因众多，除与喂养不良、小儿生理结构有关之外，尚与大量病理因素有关，甚至与某些小儿急危重症有关，因此必须明辨。小儿吐不止的常见原因有：

（1）喂养不良：是引起新生儿呕吐最为常见原因。新生儿一出生即有吸吮、吞咽等非条件反射。早产儿这些反射不一定完善，喂奶后常可发生吐奶，尤其是喂奶的量太多就更易发生。新生儿口腔和咽部较小，一次猛吸较多的奶汁，可引起呛咳、呕吐。新生儿胃容量小，一次喂哺量太多或在喂养之后立即平卧或过多翻动小儿也可以引起呕吐。另外，母亲奶头孔太小，小儿需要过分用力吸吮也能引起呕吐。牛奶太烫太冷，新生儿含奶头过深而刺激咽部等都可引起呕吐。

（2）生理性呕吐：新生儿因食道相对较短，胃大弯起始部呈水平位，喂食过快、过慢或奶瓶呈水平均可造成吞气过多而引起呕吐。

（3）感染因素：新生儿易受感染，呕吐可以是首先出现的症状。肠道感染可引起呕吐，上感、肺炎、脐炎、皮肤感染、脑膜炎等肠道外的感染也可引起反射性消化功能紊乱而发生呕吐。

（4）消化道先天因素：呕吐是此病主要症状，但随着病变部位的不同，呕吐出现时间和呕吐内容物都不一样。①食管性呕吐，这种呕吐是奶未进入胃之前，在食道中就反吐出来，呕吐之前没有任何先兆，常在奶未吃完就出现呕吐，吐出的奶由于未进入胃，因此吐的奶不含奶块，不混胃酸，没有酸臭味。常见于食道闭锁、幽门松弛和贲门痉挛引起的呕吐。②胃性呕吐，这种呕吐是食物已进入胃后，由胃再往外吐，呕吐之前先有恶心动作，患儿躁动不安，胃内容物含有胃液，所以有酸臭味。常见于先天性幽门肥大性狭窄和胃扭转等疾病。③小肠性呕吐，是小肠部位发生狭窄或小肠受到压迫而发生肠道阻塞所引起的呕吐。如果病变是在小肠上端，如十二指肠部位发生阻塞，患儿常有上腹部胀，而且往往有腹胀之后才出现呕吐。呕吐内容除奶之外，还有黄绿色的胆汁；如果在小肠下端，如回盲瓣处发生阻塞，患儿腹胀就不限于上腹部，而且中腹部也腹胀。呕吐出现时间较晚，呕吐内容含有胆汁。④大肠性呕吐，是大肠部位阻塞而引起呕吐。巨结肠症、直肠肛门闭锁所引起的呕吐属于这一类。巨结肠症的患儿表现首先是便秘，几天才见排便一次，大便奇臭。由于大便排不出，腹胀愈来愈重，腹部皮肤既亮又薄，继后出现呕吐。呕吐内容物除奶、胆汁外，还可以吐出大便。直肠肛门闭锁，生后一直不排胎粪，随后腹胀，呕吐频繁。

（5）咽下羊水：由于分娩时婴儿吞入较多羊水、产道分泌物、血液等而引起呕吐。此种呕吐从婴儿出生后尚未进食时开始，吐出物为泡沫黏液，有时可带棕红血样黏液，一旦将咽下的内容物吐净之后，呕吐随之而止。

（6）新生儿便秘：新生儿出生后三至五天排便一次，便秘一久就引起呕吐，排便通畅呕吐就消失。此病多在满月后自行缓解。除此之外，尚有胎粪性便秘引起的呕吐，新生儿出生后数日，排便极少或胎粪排出时间延长，婴儿逐渐出现腹胀，继之呕吐。吐出物常为胆汁。肛门指检时，若能带出大量黏稠胎粪，则腹胀、呕吐随之消失。

（7）药物性呕吐：婴儿吸吮母亲服用了磺胺药、四环素、红霉素的乳汁，由于药物刺激胃肠道而引起呕吐。一般在停用药之后呕吐即停止。

（8）其他原因导致的呕吐，如：分娩时的头颅产伤、颅内出血、先天性大脑发育不全都可引起中枢性呕吐出现呕吐；新生儿胃内出血，呕吐物为咖啡色或鲜红色；先天性肾上腺增大性发育不良与先天性代谢疾病都可引起呕吐。

【方剂详解】

（1）一捻金：方见不乳。

（2）香苏饮：藿香　苏叶　厚朴<sub>姜炒</sub>　陈皮　枳壳<sub>麸炒</sub>　茯苓　木香<sub>煨</sub>　炙甘草

引用生姜水煎服。

方中藿香、苏叶功能散发风寒；木香、枳壳、陈皮、厚朴功能行气去胀；茯苓、甘草健脾和中。共奏发散风寒，理气止吐之效。

方歌：香苏饮用藿香苏，厚朴陈皮枳壳茯，

　　　甘草木香一并入，生姜为引吐能除。

（3）黄连二陈汤：半夏<sub>姜制</sub>　陈皮　茯苓　生甘草　黄连<sub>姜炒</sub>

引用生姜水煎服。

方中半夏、陈皮、茯苓、甘草是二陈汤，加黄连苦寒清热。具有清热化痰，降逆止吐的作用。

方歌：儿生胎热吐频频，医治须当用二陈，

　　　半夏陈皮茯苓草，姜连加入效如神。

（4）理中汤：方见不乳。

【医案助读】

廖某，女，34天，初诊时间：2017年5月7日。

患儿出生后第2天因黄疸指数较高，医院给予茵栀黄口服液，服用后患儿逐渐出现腹胀、吐奶、哭闹不安、睡眠不宁、排便费劲等症状，并逐渐加重，后求助于中医治疗，在前医处治疗近2周无明显改善后前来就诊。

患儿家属述，小儿吐奶严重，多有喷射吐出之势，哭闹不安，手不停、脚乱蹬，显得焦躁不安；睡眠极度不好，不论白天黑夜，最多入睡半个小时即哭闹，需要大人一直怀抱，不能放床上，可谓彻夜不眠；大便昨日3～4次，每次量不多，排便时费劲、哭闹。以手诊其腹部，腹部胀满。舌淡苔白，指纹淡。

四诊合参，患儿乃过用寒凉，脾阳衰败，脾阳不运而致中焦气滞，故腹胀严重，上不得入，故吐奶特甚，下不得出故大便不畅，"胃不和则卧不安"，因此睡眠极差。"出入废则神机化灭，升降息则气立孤危"，急则治标，当先缓解其腹胀之势，恢复脾胃正常的升降功能，再图脾阳恢复之本。处方：党参5g，炒白术5g，炒陈皮3g，姜半夏5g，茯苓5g，炒莱菔子5g，净砂仁5g，木香1g，槟榔3g，干姜3g，炙甘草2g，2剂，少量频频喂服。

二诊时间：2017年5月9日，服用前方后排便增多，昨夜一觉能有1个小时，但仍有腹胀，吐奶，睡眠不安。诊其脉弱。观其指纹淡，视其舌苔中白腻。处方：党参5g，炒白术5g，姜半夏5g，茯苓5g，净砂仁5g，木香1g，槟榔2g，干姜5g，炙甘草2g，炒苍术5g，厚朴5g，神曲5g，2剂，少量频频喂服。以上方化裁调理后诸症逐渐好转。[邓森涛. 新生儿服用茵栀黄后腹胀呕吐不安案：http：//blog. sina. com. cn/s/blog_ 7983ca2e0102yx27. html，2019 – 6 – 25.]

# 不小便

【原文】　　　　小便不通胎热壅，导赤①八正②二方从。

外用豆豉贴脐法，须臾小便自能通。

〔注〕小儿初生不小便者，乃胎热流于下也，宜导赤散。热盛者八正散主之。外用豆豉膏贴脐上，则小便自通矣。

【提要】叙述了不小便的成因与治疗方法。

【注释】①导赤：指导赤散。

②八正：指八正散。

【白话文】小儿出生后，应有小便排出，若小便不通，可以引起腹中胀急，啼哭不安。这是一种胎中受热，热毒下流，壅结下焦的征象，可用导赤散清热利尿；热盛而腹中胀急较甚者，宜服八正散。还可外用豆豉膏贴脐上，自可达到小便通利的目的。

【解读】婴儿初生后，应当有小便排出，也有个别婴儿在分娩中即有排尿的。一般在出生后2~3天内，每天排尿4~5次，以后逐渐增加，每昼夜可达10次左右，待1周岁后，小便次数逐渐减少。如在婴儿出生后2天以内，仍无小便排出者，即属病态，称为初生儿不小便。

初生儿不小便的原因：一般有元气虚弱和膀胱热结两种。证属元气虚弱者，由于孕妇身体虚弱，气血不足以养胎，致使婴儿禀赋不足，元气虚弱，肺气衰微，气化失职，不能通调水道，水道不利。治疗宜培补元气为先。证属膀胱热结者，由于孕妇过于喜热就暖，加之过食燥热食物，热郁于内，胎元受热，治疗宜清热导赤。本病如果延久失治，以致不能吮乳，胸腹胀满，喘促烦乱，脐部四周有青黑色，及撮口、抽搐、昏迷等症状，这是一种危险证候的表现，挽救极为困难。

【方剂详解】

（1）导赤散：生地黄　木通　甘草梢生

引用灯心竹叶，水煎服。加黄连、滑石、赤苓更妙。

方中生地甘寒，凉血滋阴降火；木通苦寒，入心与小肠经，上清心经之火，下导小肠之热。两药相配，滋阴制火，利水通淋，共为君药。竹叶甘淡，清心除烦，淡渗利窍，导心火下行，为臣药。生甘草梢清热解毒，尚可直达茎中而止痛，并能调和诸药，还可防木通、生地之寒凉伤胃，为方中佐使。若加黄连、滑石、赤苓更可增强清热利水的效果。

方歌：方名导赤妙难言，生地木通甘草煎，

　　　引用灯心共竹叶，清热利水便如泉。

（2）八正散：萹蓄　瞿麦　滑石飞　木通　赤苓　车前子　生大黄　栀子生

引用灯心，水煎服。

八正散，出自《太平惠民和剂局方》，具有清热泻火、利水通淋之功效。主治湿热淋证或癃闭不通。方中以滑石、木通为君药。滑石善能滑利窍道，清热渗湿，利水通淋，《药品化义》谓之"体滑主利窍，味淡主渗热"；木通上清心火，下利湿热，使湿热之邪从小便而去。萹蓄、瞿麦、车前子为臣，三者均为清热利水通淋之常用品。佐以山栀子清泄三焦，通利水道，以增强君、臣药清热利水通淋之功；大黄荡涤邪热，并能使湿热从大便而去。甘草调和诸药，兼能清热、缓急止痛，是为佐使之用。煎加灯心以增利水通淋之力。

方歌：八正散治小便秘，萹蓄瞿麦车前利，

　　　木通滑石赤茯苓，大黄栀子合成剂。

（3）豆豉膏：淡豆豉一勺　田螺十九个　葱一大束

以上捣烂，用芭蕉汁，调贴脐上。

方中豆豉、葱具有宣发散邪作用，田螺大寒有清热利尿作用，外用可使热邪下行由小便而出。

【医案助读】

何某某，男，2 天，1987 年 8 月 6 日初诊。

主诉（代）：小便不通 2 天。病史：婴儿出生 2 天，小便不通，面赤唇红，口干，烦躁多啼，小腹胀满，急来医院就诊。查问孕妇平时曾过食燥热食物。检查：外阴，尿道发育正常，膀胱叩诊呈浊音。舌质红，指纹色紫。诊断：新生儿小便不通（热蕴膀胱）。治法：清热利尿。方药：导赤散加味。生地黄 2g，木通 1g，竹叶 2g，灯心草 1g，甘草 1g，黄连 1g，滑石 2g，赤茯苓 2g。服药 2剂，小便通利。

按：《内经》说："膀胱者，州都之官，津液藏焉，气化则能出矣。"由于孕妇过食燥热食物，婴儿感受胎中热毒，壅结膀胱，影响气化，膀胱不得宣通，则水道受阻，以致小便不通。小便不能排出，蓄积于膀胱，故小腹胀满。热邪在里，灼伤津液，内动心火，故见面赤唇红，口干烦躁多啼。舌质红，指纹色紫，乃里热之征。方用导赤散加味以清心火，而利小便。方中生地黄清热凉血，竹叶清心除烦，灯心草、木通导热下行，甘草调和诸药，由于湿热较重，加黄连泻心火，加赤茯苓、滑石利小便。诸药合用，里热得清，小便自利。

[宋传荣. 中医儿科学教学病案精选. 长沙：湖南科学技术出版社，2000：12. ]

# 不大便

【原文】　　　　　大便不通名锁肚①，皆缘热毒受胎中。

　　　　　　　　　朱蜜捻金俱可用，急咂五心脐下②通。

【注】小儿初生之日或次日，即大便者，俗云下脐屎。此肠胃通和，幽门润泽也。若至二三日不大便者，名曰锁肛，乃胎中受辛热之毒，气滞不通也。其儿必面赤，腹胀，不乳，多啼，宜先用朱蜜法治之。设若不应，用一捻金量儿与之，继令妇人以温水漱口，咂儿前后手心足心并脐下，共七处，以皮见红赤色为度，须臾大便自通矣。

【提要】叙述了初生儿不大便的成因与治疗方法。

【注释】①锁肚：指的是小儿初生后二三日内大便不通的病证。

②呬五心脐下：大人以口含温水，吮呬婴儿两手心、两足心、前胸后背和脐下，使气通热泄，而大便自解。这是一种民间经验疗法。

【白话文】初生婴儿，一二日内应当自动排出大便，俗称"下脐粪"，这是胃肠通畅，幽门润泽的一种表现。如果生后二三日仍不大便的，这就是病象，称为"锁肚"。其多由胎中受热，热毒壅结，气滞不通，郁于胃肠，所以大便不行，多伴有面赤、腹胀、不乳、多啼等症状，宜用朱蜜法润肠解毒。如果没有显著效果，可用一捻金荡涤肠胃。在服药的同时，宜急用"口呬五心脐下法"配合施治，以皮肤出现红晕为标准，不久自会大便畅通。

【解读】初生婴儿在 1~2 天内，自动排出的大便，俗称下脐粪，或叫胎粪。其后每天排便 2~4 次不等，大便的颜色，初呈暗绿色，以后逐渐变为赤褐色，大便的质量，最初量少而稠黏，且无特殊臭味，以后随着乳汁的吮入，便量日增而黏液减少，并有酸臭气味，这是正常的婴儿粪便。如果初生婴儿两天以上不解大便，即属病态，称为初生儿大便不通，又称锁肚。如果婴儿初生即能排出大便，以后便秘不通，即不属本病范围。

初生儿大便不通的原因，主要是由胎中受热，热毒壅结和肛门内合所致。属热毒壅结者，症见大便不通，肚腹胀满，烦躁多啼，或不吮乳，甚则吐乳，面赤唇红，口舌干燥，指纹青紫。此时宜清热散结，用朱蜜法或一捻金。若不大便见于先天不足之早产婴儿，元气怯弱，面㿠唇淡，哭声低微，按腹不坚，症见大便不通。此时不可骤然攻下，只能导便下行，用蜜煎导法或用甘油 2mL 和温开水等量混匀，用针筒吸入，灌于谷道（即肛门中）。属先天畸形，肛门内合者，应手术治疗。

【方剂详解】

（1）朱蜜法：方见拭口。

（2）一捻金：方见不乳。

【医案助读】

新生儿大便不通，即称"锁肚"。笔者临床 30 余年，每见此证，常用一捻金散加减治之，收效颇佳。方药组成：人参、黑丑、白丑、生大黄、槟榔各

10g。共研细末，装入瓶中备用。每日 4~6g，分 2 次，温开水送下。

张某某，女，3 天，1991 年 1 月 20 日初诊。患儿足月分娩，平产。出生后不慎着凉而发热，出生 2 天未见大便，婴儿啼哭阵作，曾去某卫生院求治不效，而来我处。见婴儿发育正常，呕吐，烦躁，少腹胀满，青筋暴露，指纹浮露、色红。此乃先天胎热壅结，又感受风寒，致胃失和降，脾失健运。治拟通腑行滞，清热散结。投一捻金散加减。每次 5g，每日 2 次，温开水送服。服药 3 次，排出黑褐色便，热退神清，余症均平。[朱守庆."锁肚"治验.浙江中医杂志，1994（3）：133.]

# 大小便不通

【原文】　　　　　　二便俱秘胎热极，木通散与紫霜丸。

行热开结真神妙，口噙①之法悉如前。

〔注〕小儿初生大小便不通者，为最急候，乃胎中热毒太甚而成也。急用前口咂五心脐下法，再以木通散行其热，紫霜丸开其结，庶可望生。若延至七日，谓之一腊，肚腹硬胀，常作呻吟，则难治矣！

【提要】叙述了初生儿大小便不通的成因与治疗方法。

【注释】①口噙：即口咂五心脐下法。

【白话文】大小便不通，是指小儿大小便闭塞不通的病证。此病属于新生儿的急危重症，由胎中热毒太甚所致。本病症见，除大小便不通之外，尚可见到肚腹膨硬、喘满、不能食乳、呻吟不宁，甚则呕吐等症状。倘若 7 天内不治，往往就难以挽救。治疗的方法，除了急用"口咂五心脐下法"以外，再用木通散和紫霜丸，以清热开结，或可挽救一二。

【解读】《内经》云："六腑泻而不藏，五脏藏而不泻。"无论人之大小长幼，六腑均以通为顺。如果大小便不通，则升降功能必然紊乱，可以变生他病。甚至危及生命，不可忽视。反之小便频频，大便泻稀，这属消化不良，也需重视。

【方剂详解】

（1）木通散：车前子　萹蓄　瞿麦　木通　赤苓　山栀　滑石飞　黄芩

生甘草　大黄

引用灯心，水煎服，或入薄荷同煎。

方中车前子、黄芩清上焦肺经火，因为肺与大肠相表里，肺火清则大便可通，同时肺又是水之的上源，肺火清则小便亦可自利。木通、瞿麦、灯心草可以清心火，因为心和小肠相表里，心火降而小便可以自利。大黄可以泻下焦火，通利大便。栀子能泻三焦火，利小便。甘草、滑石相配名为六一散，可以清利湿热，加上萹蓄、赤苓清热利水的作用，可以更快取效。

方歌：二便闭兮如何医，木通散用甚为奇，

车蓄瞿通苓栀子，滑苓甘草大黄宜。

（2）紫霜丸：代赭石火煨，醋浸三、五次，研，一两　赤石脂一两　杏仁炒，去皮尖，六十粒　巴豆去油膜，三十粒

上研细末，饭糊如麻子大，日服 3 丸，白水下。

方中巴豆是一味峻烈泻下药物，能够开通闭塞，行水破结。使用巴豆，必须去油，因巴豆油具有强烈泻下作用，虽用少量，亦能使人泻下，并且易于中毒，所以现在多用巴豆霜。惟恐小儿质薄，经受不住峻下，故用味酸性涩的赤石脂以缓和巴豆的峻泻作用。使用本方时，必须谨慎，应结合自己的用药经验，掌握适当剂量。

【医案助读】

施某，13 天，1977 年 12 月 26 日初诊。

出生后除第 1 天尿布有小便渗湿，沾有黑色黏便外，以后二便一直闭结，继即呕吐不食。强制灌入，亦必吐出。曾去某医院诊治，诊为新生儿肠梗阻。婴儿面色苍白，精神委顿，哭声不扬。腹诊尚软，仅脐左侧摸及条状硬块。因思二便不通，又见呕吐，与"关格"症似较符合；腹中有块，与"肠结"亦相近。今上下不通，宜疏其中；治宜通肠导积，兼顾正气。仿黄龙汤意。处方：炒枳壳6g，生大黄 2.5g，川厚朴 2.5g，党参 10g。1 剂后解出酱色粪便较多，小便亦通；吐渐止，能开始少量吸乳。前症已减，原方加用炒白术 6g，茯苓 6g，藿香 5g。连服 2 剂，大便已由酱色转黄，量多，小便也正常，能按时吮乳，然食后仍有轻度恶心，啼声较前响亮，神情较前活跃，腰部柔软。乃以四君子汤加味调理善后。

按：本案患儿临床表现为二便不通、呕吐不食、腹中条状硬块、面色苍白、精神萎靡等症，与西医学胎粪性肠梗阻相类似，属中医"关格""肠结"范畴。《诸病源候论》有"大便不通谓之内关，小便不通谓之外格，二便不通为关格"的记载。其治疗应以通下为主。但此患儿证候虚实并见，宜攻补兼施立法。用生大黄、枳壳、川厚朴泻热通便，理气除满；党参益气补虚；再以白术、茯苓健脾和中。诸药相伍，共成标本兼治之剂。[林晓峰. 儿科临证医案. 北京：人民军医出版社，2009：12. ]

# 肛门内合

【原文】　　　　　有因热毒肛门结，或是内合无隙通。

　　　　　　　　　清毒宜服黑白散，脂瞒簪通①导法②精。

〖注〗小儿初生，肛门内合有二：一者热毒太甚，壅结肛门；一者脂膜遮瞒，无隙可通。如肛门壅结者，急服黑白散，外用苏合香丸，作枣核状纳入孔中，取其香能开窍，又能润泽。大便一下，庶可望生。如脂膜遮瞒，无隙可通者，先以金玉簪透之，刺破脂膜。再以苏合香丸照前法导之，庶可挽回于万一耳！

【提要】叙述了初生儿肛门内合的成因与治疗方法。

【注释】①脂瞒簪通：就是肛门因脂膜遮闭，可用金玉制成的簪子（妇女装饰品）把脂膜刺破。

②导法：是一种利用药物外治来导引通便的方法。它是将液体药物灌入肠中，或用滋润性的锭剂塞入肛门内。对于身体虚弱，肠中津液枯燥的病人，最为适用。临床上常备的有蜜煎导法和猪胆汁导法等方法。

【白话文】肛门内合是临床上稀有之病，也是一种比较难治的病，初生婴儿服药或做手术都有困难，必须精心诊治，使之脱险。其病因主要有二：一是胎儿受热，毒火流结肛门，发生壅肿，故使肛门内合，粪不得出；二是发育异常，肛部有脂膜遮瞒，无隙可通。若肛门内合由于壅肿，必有肛门肿胀，似无孔隙之象，但能看到隐约的小纹。治宜清热解毒消肿，急服黑白散，外用导法，将苏合香丸加搓成枣核状般的大小，塞进肛门。因为苏合香丸是多种香药组成，既有开窍功能，又有润泽作用，如果用后能够下大便，就无生命危险了。若肛合由于脂膜遮瞒的，便见肛门部位的皮肤浑无孔隙，也全无小纹，急用手术处理，可以先用玉簪将脂膜刺破（或用手术刀切开肠孔），然后用苏合香丸导引大便，或可挽救一二。

【解读】目前临床上肛门内合，因肛部有脂膜遮瞒所致者，十分少见，但因肛周脓肿所致者愈发多见。肛周脓肿多因肛门隐窝腺感染而生，或由肛裂、直肠脱垂经药物注射后继发感染而发。新生儿肛门括约肌松弛，肛管易外翻，常因粗糙尿布擦伤肛门隐窝，继发感染而发生本病。本病多因外感风湿燥热，或因肌肤破损，感染毒邪，或因饮食不节，过食厚味，引起湿热内生，诸邪结聚魄门，致使肛周瘀血凝滞，经络阻塞，血败肉腐成痈。也可因肺、脾、肾三阴亏损，湿热诸邪乘虚下注肛而成。早期多为实热证，治宜清热解毒，凉血祛瘀，软坚散结，以消法为主；中期脓成邪留，治宜扶正托毒，以托法为主；后期毒尽体虚，治宜补养气血，以补法为主。

肛门脂瞒簪通，用玉簪刺破脂膜，小儿容易出现疼痛神昏，故用苏合香丸，开窍通闭。在历史条件的限制下，虽为一种手术疗法。究竟不如现代在麻醉消毒的情况下进行手术刀切开肠孔安全、可靠。

【方剂详解】

（1）黑白散：黑牵牛半生，半炒　白牵牛半生，半炒　大黄生　槟榔　陈皮各五钱　生甘草三钱　元明粉一两

以上除槟榔不过火，余五味或晒或焙。仍合槟榔为末，同元明粉入乳钵内研细，每服五分至六七分，温蜜汤调化。

方中黑白牵牛名为二丑，有排痰泻下的作用；大黄、元明粉、甘草三味是调胃承气汤，为三承气汤之一，亦是具通下作用；槟榔、陈皮破气，利气行气，有利于肠胃的传导使二便通畅。

（2）苏合香丸：苏合香油入安息香内，五钱　安息香一两，另为末，用无灰酒半斤熬膏　丁香　青木香　白檀香　沉香　荜茇　香附子　诃子煨，取肉　乌犀镑　朱砂水飞，各一两　熏陆香　片脑研，各五钱　麝香七钱半

以上为细末，入安息香膏，炼蜜和剂。圆如芡实大，空心用沸汤化下，酒下亦可。

方中苏合香、麝香、冰片、安息香芳香开窍，辟秽化浊，为君药。木香、檀香、沉香、丁香、乳香、香附行气解郁，散寒止痛，活血祛瘀；犀角、朱砂辟秽解毒，安神，为臣药。佐以荜茇温中散寒，与君臣药配合，增强散寒、止痛、开郁的作用；白术补气健脾，诃子肉收涩敛气，两药相伍，补气敛气，以防诸香辛散太过，耗散正气。诸药相合，以奏芳香开窍、行气止痛之功。

# 噤口

【原文】　　　　噤口舌上如黍米，吮乳不得啼渐难。

清肝龙胆汤极妙，腹硬便秘紫霜丸。

吐涎牙紧擦牙①效，次用辰砂全蝎煎。

病势稍安勿过剂，调和脾胃匀气②先。

〔注〕小儿噤口之证失治，多至不救。其候舌上生疮如黍米状，吮乳不得，啼声渐小，因胎热所致也。法当清热疏利，以龙胆汤主之。若肚腹胀硬，二便不通者，紫霜丸主之。又有一种口吐白沫，牙关紧急者，此胎热内结，复为风邪外袭，当以秘方擦牙散先擦其牙关，次服辰砂全蝎散。中病即止，不可过服。证退当调和脾胃，以匀气散主之。

【提要】叙述了初生儿噤口的成因、临床表现与治疗方法。

【注释】①擦牙：指擦牙散。

②匀气：指匀气散。

【白话文】噤口一证，即口噤不开，又称为"噤风"，就是牙关紧急，口不能张开。由于本病属于儿科的急危重症，必须尽快治疗，如果延误失治，多至不救。噤口除牙关紧急、口不能张开外，尚有舌上生出黍米样的小疮，不能吮乳，啼声微细，或伴见二便不通等症状。该病主要由于胎热所致。其治疗方法，应清热疏利，可用龙胆汤，清热泻火，息风解痉，疏利二便。倘若肚腹胀硬，二便不通的，又宜清利开结，可用紫霜丸清热利下、开通闭塞；倘若出现口吐白沫，牙关紧闭的症状时，便是胎热与风邪合病，首先当用秘方擦牙散，擦其牙关，使其口开。然后内服辰砂全蝎散，清热息风开窍，但用药要以中病为度，病势稍缓之后，就不宜再用了，以免损伤正气。当噤口症状消除以后，又宜用匀气散，来调和脾胃，恢复正常。

【解读】口噤以牙关紧闭，口合不开为主症，多与项强、神昏、不语、痉挛、抽搐等同时出现，内伤外感均可引起，应从整体辨证论治。在儿科患者中多属于脐风证候的局部表现，亦出现在痉挛混合型脑瘫患儿中。《诸病源候论》的风口噤候指出："诸阳经筋，皆在于头。手三阳之筋，结入颔颊，足阳明之筋，上夹于口。诸阳为风寒所客则筋急，故口噤不开也。"但因症情较急，首先要开其牙关，给药进食均得张口，故须单独采取局部针刺治法。以手三阳，足阳明经穴为主，进行针刺，均取得满意效果，临床取穴下关、合谷（因牙关紧急切不可用颊车）。轻刺留针，每3~5分钟轻捻行针一次，时间最好不要超过30分钟。退针后，再轻刺风池穴，得气后即出针。口不能开也要退针，第2天再如法再针，一般2~3天可愈。由于患者数日不得食，张口后切不可暴食暴饮，慢慢调理。

【方剂详解】

（1）龙胆汤：柴胡　黄芩　生甘草　钩藤钩　赤芍　大黄纸裹煨　龙胆草　蜕螂去翅足　桔梗　赤茯苓

引用枣肉，水煎服。

方中柴胡、黄芩、清热平肝；龙胆草、钩藤息风镇惊；蜕螂破血散结；桔梗、甘草开提肺气；大黄、赤芍、赤苓通利二便。是一张清热疏利的方剂，宜及早投之或可奏效。

方歌：噤口龙胆汤极灵，柴胡黄芩草钩藤，

　　　赤芍大黄龙胆草，蜕螂桔梗赤茯苓。

（2）紫霜丸：方见大小便不通。

（3）秘方擦牙散：生南星去皮脐，二钱　龙脑少许

研为极细末，用指蘸，合生姜汁放大牙根擦之立效。如不开者，将应用之药调和稀糊，含在不病患口内，以笔管插入病患之鼻孔，用气将药吹入。

方中南星辛烈，有祛痰散风、开泄走窜的功效，一般必须经过炮制后，方可使用。此处虽然生用，但已合生姜汁，因生姜能监制南星的毒性，在实际上已相当于炮制。龙脑又名冰片，或梅片，可以通窍散火，是口疮痈疡、中风口

噤的良药。

（4）辰砂全蝎散：辰砂水飞，五分　全蝎去毒，三枚　硼砂　龙脑　麝香各一分

上为极细末，用乳母唾调抹口唇里及齿上。

方中辰砂、龙脑、麝香功能辛香走窜，镇痉安神；全蝎息风镇痉；硼砂解毒清火。

（5）匀气散：方见不乳。

【医案助读】

刘某某，4月大，2015年6月初诊。

因"口噤难开间断发作3月"前来就诊。现病史：其母怀胎时因羊水不足，后在妇幼保健院予以保胎治疗，予以输液、吸氧治疗，20多天后因羊水极少被迫早产，当时怀胎7个月，生时体重1.3Kg，医生诉其肺部发育情况不良，在呼吸机里吸氧10余天，无新生儿黄疸、湿疹，奶粉喂养为主，从出生至1月大小，食奶后须臾即吐，后在儿童医院检查，检查显示脑部少量积水，予以脑多肽等治疗；后出现发热，予以退热针治疗，第2天热退后出院。出院后出现全身僵硬，四肢肌张力偏高，后出现牙关紧闭，在北京太阳城医院检查，检查为脑瘫、痉挛混合型四肢瘫。

现症：患儿时或出现牙关紧闭，多出现在受惊吓之后（患儿平素即容易受惊，他人打喷嚏都可能受惊），拍打或抚摸其背部、四肢后，可以自行缓解。近2日来，轻微鼻塞，流清水鼻涕，轻微咳嗽，晨起一两声咳嗽，夜寐时无咳嗽，发热未作，手脚控制力偏差，喜动，活动时或者取物时只用左手，右手无明显感觉。头部偏软，喜侧向两边。大便2～3天1次，成形，量多，褐色，臭秽，不黏，便后无所苦。小便7～8次/天，色偏黄，晨尿啤酒色，常有尿等待、激射力较差，但较前改善，无明显尿中断，小便前后无所苦。面色稍青，头部易偏向两侧，脉弦细偏紧，略涩；舌质偏小，淡红，偏向右侧歪曲，苔薄少。诊断为肾精大亏，脾气不足，太阴厥阴风湿郁热。处方：大豆黄卷6g，赤小豆芽6g，僵蚕3g，胆南星3g，防风3g，海风藤3g，杏仁2g，薏苡仁3g，炙甘草2g，全蝎4g，蜈蚣2条，林下山参1.5g。3剂，水煎沸35分钟，1日1剂，1日2次，饭后温服。患儿服药后，牙关紧闭消失，四肢肌张力下降。后续服3剂，牙关紧闭未再发至今。

# 撮口

【原文】　　　　　撮如囊口吮乳难，舌强<sup>①</sup>唇青吐沫痰。

面色赤黄胎热极，四肢厥冷命难全。

痰盛宜用僵蚕散<sup>②</sup>，便秘须进紫霜丸。

惊热龙胆汤极妙，抽搐撮风散自安。

〔注〕撮口者，口撮如囊口也。吮乳不得，舌强唇青，面色黄赤，乃心脾之热，受自胎中而然也。其证为危候，急当随证治之。如气高痰盛者，辰砂僵蚕散主之；二便秘结者，紫霜丸主之；身热多惊者，龙胆汤主之；手足抽搐者，撮风散主之。若更口吐白沫，四肢厥冷，虽有神丹，终属无济。

【提要】叙述了初生儿撮口的成因、临床表现与治疗方法。

【注释】①舌强：指舌体强硬，活动不灵，舌体伸缩不自然的症状。

②僵蚕散：指辰砂僵蚕散。

【白话文】撮口，是初生小儿口唇痉挛收紧，撮如袋口，不能吮乳的一种病证。撮口以口撮不开为主症，或见舌强唇青、痰涎满口、面色赤黄。其病缘自胎中的心脾之邪热过甚，证候比较危险，急应随证施治。如见气喘痰盛、撮口如囊的，宜用辰砂僵蚕散，豁痰通窍；如口撮不开、二便秘结、腹膨胀痛，宜用紫霜丸，开结通利；身热多惊，宜用龙胆汤，清热镇惊；手足抽搐，宜用撮风散息风解痉。临床上若见到脐边青黑，面青唇紧，口吐白沫，四肢厥冷，乃痰蒙心窍，属危象，往往难以挽回。

【解读】撮口是脐风三证之一，多由风痰入络引起，唇口肌肉紧急，难于开合，不能进食或吮乳。撮口与唇紧、口噤不同。唇紧又名口紧或口唇紧急，指口唇肌肉紧急、难于开合、不能进食，小儿患此不能吮乳。而口噤则有牙关紧闭。

【方剂详解】

（1）辰砂僵蚕散：辰砂水飞，五分　僵蚕直的，去丝嘴，炒，一钱　蛇蜕皮炒，一钱　麝香五分以上为末，用蜜调敷唇口。

方中辰砂清心镇惊，安神解毒；麝香辛窜通络开窍；僵蚕、蛇蜕息风镇惊豁痰。诸药合用共奏安神镇惊、豁痰开窍之功。

（2）紫霜丸：方见二便不通。

（3）龙胆汤：方见噤口。

（4）撮风散：赤脚蜈蚣炙，半条　钩藤钩一钱五分　朱砂水飞　直僵蚕焙　全蝎尾各一钱　麝香一字

以上为末，每服一字，竹沥调下。

方中蜈蚣、蝎尾、钩藤、僵蚕为息风止痉功效很强的药物，合以辰砂、竹沥清热豁痰，开窍定惊，辅以麝香辛窜通络。诸药合用，息风解痉，豁痰开窍。

# 脐湿脐疮

【原文】　　　　　浴儿不慎水浸脐，或因襁袍①湿渍之。

脐间淋漓多痛疮，甚则焮肿作疮痎。

脐湿必用渗脐散，疮肿金黄散最宜。

治疗之法须如此，临证施之不可疑。

〔注〕儿生洗浴，不可久在水中，任意洗濯。既包裹毕，宜时常留意，勿令尿湿浸脐。如不知慎，遂致肚脐浸渍不干，名曰脐湿。须以渗脐散敷之。甚则焮赤成疮，名曰脐疮。须以金黄散敷之，庶不致寒湿之气内攻也。

【提要】叙述了初生儿脐湿脐疮的成因与治疗方法。

【注释】①襁袍：即襁褓，襁指背负婴儿用的宽带，褓指包裹婴儿的被子，泛指裹束小儿的衣被。

【白话文】脐湿与脐疮，是新生儿脐部疾患中的两个常见病。脐部湿润不干者称为脐湿；脐部红肿热痛，流出脓水者称为脐疮。产生脐湿、脐疮的原因主要是由于断脐后护理不当，感受外邪所致。婴儿洗浴时，脐部为水湿所侵，或为尿液浸渍；或脐带未干，脱落过早；或为衣服摩擦损伤等。使湿浊浸淫皮

肤，久而不干者，或肿或痛或痒，或三者皆有之，则为脐湿。若湿郁化热，或污秽化毒，则湿热之邪蕴郁，致营卫失和、气滞血瘀，而致脐部红、肿、热、痛，进而湿热酿毒化火，毒聚成疮，致脐部溃烂化腐，渗流黄水，则为脐疮。脐湿可用渗脐散外敷脐部，吸收渗水，临床效果令人满意。脐疮，宜用金黄散外敷脐部。由于脐湿与脐疮容易导致寒湿之气内攻，变生他病，应如上法及时治疗，不可迟疑。

【解读】脐湿、脐疮相当于西医学中的新生儿脐炎，是由于断脐时或生后脐残端被细菌感染所引起，常见细菌是金黄色葡萄球菌、大肠杆菌等。慢性脐部炎症是急性脐炎的延续，或在脐创口未愈时，由于不适当地应用脐带粉、爽身粉一类的异物刺激而形成脐部肉芽肿。

临床上首先应该要明辨脐湿、脐疮的常证与变证：若仅见脐部发红，创面肿胀，有脓水渗出，一般情况尚好为常证；若脐部红肿，有脓性或血性渗出，伴烦躁不宁，甚则昏迷抽搐为变证。轻证可见局部有浆液脓性分泌物，常有臭味，且脐部与周围皮肤发红和肿胀。重证脐部红肿明显，可发展成腹壁蜂窝织炎，或形成脓肿、坏死，或向邻近的腹膜扩散而引起腹膜炎。感染若沿着尚未闭合的脐血管蔓延，可引起脓毒性血栓性静脉炎、肝脓肿或脓毒败血症。慢性脐炎常形成脐部肉芽肿，经久不愈。

【方剂详解】

（1）渗脐散：枯矾　龙骨煅,各二钱　麝香少许

共研细末，干撒脐中。

方中枯矾、龙骨性涩有收湿敛疮的作用，麝香可以辛窜走窍解毒，三药合用可以收湿敛疮解毒。

（2）金黄散：川黄连煅,二钱半　胡粉　龙骨各一钱

共为末，敷患处。

方中黄连清火解毒，龙骨、胡粉收湿，该方对于局部渗液流水、红肿热痛的效果颇佳。

【医案助读】

晋某某，男，18天，2013年1月7日就诊。

7天前，患儿脐部出现红肿，自行涂用金霉素眼药膏，但患处红肿不减，

并出现发热，后转至省儿童医院治疗，予以抗菌素静脉注射治疗，但脐部红肿热痛不减，并流溢脓水，脐部渗出混有暗色血液，发热，体温38.6℃，啼哭不安，不思乳食，烦躁，唇红舌燥，舌质红，指纹紫红。辨证为湿风火交织，邪毒内攻，治宜清热解毒，佐以外治。方用犀角消毒饮加减，处方：金银花3g，水牛角5g，甘草2g，防风3g，牛蒡子3g，连翘3g，蒲公英4g，煎汤内服。先用3%过氧化氢溶液及生理盐水清洗患儿脐部后，再用75%乙醇消毒，再敷以云南白药，并嘱其父母换尿布时，注意尿布不要覆盖于脐部，以防尿布被尿湿后感染脐部。患儿服药1剂，1日后热退，3日后，脐部结痂。

# 脐突

【原文】　　　　　　婴儿蕴热在腹中，伸引频频卧不宁。

努胀其气冲脐本①，虚大光浮脐突成。

速服犀角消毒饮，二豆②能消肿赤攻。

最忌寒凉敷脐上，冰凝毒热反成凶。

〔注〕婴儿热在腹中，无所发泻，故频频伸引，睡卧不宁，努胀，其气冲入脐间，所以脐忽肿赤，虚大光浮，名曰脐突。此乃胎热所致，非断脐不利之过也。内服犀角消毒饮，外敷二豆散，其肿自消。最忌寒凉之药敷于脐上，恐寒凝毒热，反为害也。

【提要】叙述了初生儿脐突的成因与治疗方法。

【注释】①脐本：指肚脐及其周围。

②二豆：指二豆散。

【白话文】脐突也是新生儿的脐部疾患之一。脐突的形成，是由小儿蕴蓄胎热，无所发泄，以致小儿手足频频伸引，睡卧不宁，由于用力努胀，其气冲入脐间，因而脐部忽然肿赤，虚大光浮，甚至局部皮肤赤肿，以上皆是内热蓄积、而非断脐不利的结果。治疗的方法，主要着重解热，可以速服犀角消毒饮，以清其热，配合外敷二豆散，消其红肿。但是敷脐药物，最忌过分寒凉，以免热毒被寒凉凝结不散，产生其他的不良后果。

【解读】脐突俗称"气肚脐""脐疝气"，引起小儿脐突的原因有内因与外因两大类。内因是由于初生儿腹壁肌肉嫩薄松弛，或先天发育不全，脐孔未全闭合，留有脐环，或腹壁部分缺损。外因为啼哭叫扰，屏气所致。上述原因致使小肠脂膜突入脐中，成为脐突。若肿物突起久不回纳，致外邪侵入，可因邪毒化热化火，致高热、腹胀、腹痛等症。小儿脐突一症，亦有因为脐部束缚不紧，小儿啼哭过甚，使肚脐努胀而突出的，其症状除了脐眼突出以外，并无赤肿现象，无须药物治疗。但注意局部护理，不使过分啼哭，即可自愈。

脐突包括西医学所称的脐疝与脐膨出。脐膨出为先天性脐疝，除脐部突起外，往往伴有其他先天性畸形，如膀胱外翻、肠旋转不全等。脐突的治疗以外治为主，压脐法外治。先将突出脐部的小肠脂膜推回腹内，再以纱布棉花包裹光滑质硬的薄片，厚垫脐部，外用纱布扎紧。若脂膜突出过大，或不能回纳，并见哭闹不安，或年龄已逾2岁仍未见痊愈者，应考虑手术治疗。

【方剂详解】

（1）犀角消毒饮：牛蒡子炒，研　生甘草　荆芥　防风　金银花

水煎服，临服入犀角细末调匀服。

方中犀角凉血清热解毒，目前临床上采用水牛角（即水牛的双角）作为犀角的代用品。犀角配伍金银花则清热解毒之功益增。荆芥、防风透毒散邪，牛蒡子宣发透毒，甘草解毒和中。上药合用，则热清毒解肿消，则脐突自愈。

方歌：犀角消毒牛蒡加，甘草荆防金银花，

　　　细研犀角调匀服，脐突能消功最佳。

（2）二豆散：赤小豆不去皮　豆豉　天南星去皮脐　白蔹各一钱

以上为细末，用五分芭蕉汁调敷脐四旁，日2次。

方中赤小豆宣发解毒；天南星燥湿散结消肿；白蔹苦寒，可以豁痰通络解毒。该方外用，可使局部红肿自消。

【医案助读】

王某某，女，3岁，病史由其母代述。患儿于出生后不久便见脐部有一肿物如枣大小，尤以哭闹时明显增大。曾在当地医院诊为"小儿脐疝"，并用过中西药内服等多方治疗无效，脐疝逐渐增大而来我处就诊。笔者予上述中药粉外敷脐部1个疗程后脐疝基本消失，嘱再敷1个疗程而愈。随访1年，病没再复发。

治疗方法选用中药黄芪、当归须、滑石、甘草按2∶2∶6∶1的比例配制，研末备用。临证时先用纱布缝个小布袋，布袋大小较疝四周略大0.5cm，然后袋入以上备用中药粉，药粉上再放一个同疝大小的瓶盖口对准病灶，最后将药袋盖住脐迹，并用腹带或绷带缠绕固定，以布袋不滑动即可。15天为一疗程，亦可连用2个疗程。

按：小儿脐突发生的原因，笔者分析认为与小儿脐部发育不全，没有完全闭锁有关，或因初生洗浴系脐不紧，秽水侵入于内而成。"敷脐疗法"，又称"脐疗"。肚脐在中医外治法中是一个常用的穴位，《针灸经》称之为神阙穴。而且肚脐与命门平齐，位于任脉与冲脉交会处，隶属于任脉而居下焦之间，故有承上启下的作用。本法用的中药滑石味淡性寒，重能清降，滑能利窍；甘草清热和中，亦可缓解滑石的寒滑太过；黄芪健脾补气，当归须通行气血，从而达到调畅气机，使脐部气血流畅，水邪得去而正气不伤的目的，促使脐局部组织的发育和修复加速，同时，肚脐表皮角膜最薄，用药易于吸收，故能收到显著疗效。应用中药脐疗治疗小儿脐突，方法简单见效快，患儿易于接受，可使小儿免受针刀之痛和内服药之苦。[高家信，申国祥.中药外敷治愈小儿脐突6例.深圳中西医结合杂志，1997，7（3）：47.]

# 脐风

【原文】　　　断脐不慎起脐风，感受风寒湿水成。

将作驱风散最效，已成兼证要分明。

腹胀便秘黑白散，面白肢寒用理中①。

痰涎壅盛僵蚕散，壮热面赤龙胆②清。

呕吐多啼益脾③治，唇青撮口撮风④平。

脐青口噤为不治，一腊⑤逢之命必倾。

〔注〕脐者，小儿之根蒂也，名曰神阙。穴近三阴，喜温恶凉，喜干恶湿，如断脐悉遵前法，脐风何自而起? 惟不知慎重，以致水湿风冷之气入于脐中，儿必腹胀脐肿，日夜啼叫，此脐风将作也，须急用驱风散治之。若寒邪深入，已成脐风者，又当视其所兼之形证

治之。如肚腹胀硬，大便不通者，风兼实也，黑白散主之；面青肢冷，二便不实者，风兼虚也，理中汤主之；痰涎壅盛，气高喘急者，风兼痰也，辰砂僵蚕散主之；身体壮热，面赤口干者，风兼热也，龙胆汤主之；面青呕吐屈腰多啼者，风兼寒也，益脾散主之；撮口唇青，抽搐不止者，风兼惊也，撮风散主之。若脐边青黑，口噤不开者，是为内抽不治。脐风见于一腊者，亦不治，一腊者七日也，儿生七日，血脉未凝，病已中脏，医之无益。

【提要】叙述了初生儿脐风的主要病因病机与治疗方法。

【注释】①理中：指理中汤。

②龙胆：龙胆汤。

③益脾：益脾散。

④撮风：撮风散。

⑤一腊：我国古代民间风俗，生子七日为"一腊"。

【白话文】脐风为小儿初生恶候，因为脐部又名"神阙"，穴近三阴经脉，是小儿的根蒂，最宜温而干，不宜凉而湿。脐风多是由于未按上文断脐法断脐，如断脐时剪脐用具不洁，或因用铁器断脐，剪脐带太短，结扎不紧，致使外风侵入脐中。或因浴儿时牵动脐带，脐部伤口，护理不周，以致水湿乘隙而入，风湿毒气进入脐中，出现脐部轻微红肿，伴有微热，躁动不安，多啼善叫，张口不利，或见不时喷嚏，攒眉而叫等症状，这是脐风将作的一种先兆。可急用驱风散，疏风散寒，舒经活络。

如果寒（风毒）邪深入，已成脐风者，此时患儿症见唇口撮紧，牙关紧闭，啼声不出，不能乳食，口噤舌强，呕吐涎沫，喉中有痰。在辨治时，必须根据患儿所兼形证进行施治。如小儿体质壮实，惊搐而腹满胀硬，大便不通，此属脐风而兼有里实之证，急当通利攻下，可用黑白散。如果面色青白，四肢厥冷，大便溏泻，小便清长，此属脐风而兼里虚之证，应当温中祛寒，可用理中汤。如果痰涎壅盛，喉间有痰嘶声，呼吸喘急，此属脐风夹痰，治宜祛风化痰，可用辰砂僵蚕散。如果身体壮热，面赤口干，此属脐风夹热，治宜祛风清热，可用龙胆汤。如果面青呕吐，屈腰多啼，此属脐风寒证，治宜醒脾温运，可用益脾散。如果撮口面青，抽搐不止的，此属脐风惊证，宜祛风镇惊，可用撮风散。以上是风毒之邪深入，中伤脏腑，气机逆乱，肝风内动，故以抽搐频作，并伴苦笑面容，牙关紧闭为主。此时往往伴有五脏证候，如口撮不乳，腹肚胀硬，气促痰壅，啼而无声等。

倘若热毒甚者，则见脐部红肿青黑，甚至溃烂，或脐突腹紧，撮口不开，面青唇紫，爪甲黑色，呼吸喘促等现象，这是一种脐风内抽（与上文"风毒之邪深入"，引动肝风相对而言，属无外风引动的肝风内动）的征象，属极危险的证候。尤其是生后 7 日以内的小儿，血脉未充，脏腑未坚，见此危证，每多不治而死亡。

【解读】脐风即新生儿破伤风，是由破伤风杆菌引起的一种急性感染性疾病。以全身骨骼肌强直性痉挛，牙关紧闭为特征，多在生后 7 日左右发病。本病是由厌氧性破伤风杆菌引起。当处理脐带时，通过接生者污染的手、未消毒的剪刀或敷料将该菌带入脐部。若受外伤染菌，也可感染。该菌产生的外毒素（痉挛毒素）是引起本病典型症状的直接原因。该毒素可引起全身骨骼肌强直性痉挛。咀嚼肌痉挛可使牙关紧闭，面肌痉挛可呈苦笑面容，腹背肌痉挛因背肌收缩较强而呈角弓反张。

古人曾有"脐风一作，百无一生"之说，因此对于该病，临床上除了积极治疗之外，更重要的是预防与护理。当今各地如能建立健全卫生保健网，认真推行新法接生，断脐时严格执行无菌操作，本病是完全可以预防的。小儿若患脐风，应有专人护理，密切观察病情。对体温不升者要注意保暖。有高热者，应及时降温。室内应安静、遮光。各种治疗及护理操作集中在止痉剂发挥最大效应时进行。可鼻饲母乳、牛乳或中药。及时清洗口腔，清除鼻咽分泌物，保持呼吸道通畅，必要时给氧。注意隔离消毒，所换敷料用火烧掉。

【方剂详解】

（1）驱风散：苏叶　防风　陈皮　厚朴姜炒　枳壳麸炒　木香煨　僵蚕　钩藤钩　生甘草

引用生姜，水煎服。

方中苏叶可以解表散寒，行气和胃；防风可以治"三十六般风，去上焦风邪，头目滞气，经络留湿，一身骨节痛"，内外风同治。苏叶、防风二药合用，能够疏风解表散寒。枳壳、木香、陈皮、厚朴行气宽中，僵蚕、钩藤息风镇惊，生甘草和中解毒。诸药合用，解散风寒兼治内风，可以在脐风将发或邪气尚未深入之时应用。

方歌：脐风将作用驱风，苏防陈朴枳香从，

　　　　僵蚕钩藤与甘草，生姜加入更灵通。

（2）黑白散：方见肛门内合。

（3）理中汤：方见不乳。

（4）辰砂僵蚕散：方见撮口。

（5）龙胆汤：方见噤口。

（6）益脾散：白茯苓　人参　草果煨　木香煨　炙甘草　陈皮　厚朴姜炒
紫苏子各等份

炒共为末，每服一钱，姜枣汤调服。

方中人参、茯苓、甘草健脾益气；草果、厚朴醒脾理湿；木香、陈皮、苏子利气豁痰；生姜、大枣调和营卫。诸药合用，共奏理脾和中，豁痰燥湿之功。

（7）撮风散：方见撮口。

【医案助读】

刘某某，女，7天，城郊公社龙台六队。于1978年4月初诊。

患儿母亲诉说：此儿生下5天起病，经西医诊断为新生儿破伤风。但治疗无效，特来就诊。颈项痉强，角弓反张，四肢拘挛，触动则抽搐状更甚，口撮不能吮乳，不啼哭，面黄腹胀，息促出汗，已是脐风危候。治以驱风解痉、畅通经气、调和营卫。并随即施行灸疗，施灸穴位：百会三燋、印堂、人中、承浆、膻中各一燋，合谷、少商、承山、大墩、涌泉两则各一燋，上脘、中脘、下脘、气海、关元各一燋，神阙三燋。逐穴灸遍，仍无啼声。处方：桂枝5g，白芍10g，僵蚕10g，钩藤10g，全蝎5枚（酒洗），蜈蚣一条（去头足），细辛0.5g，甘草3g，大枣3枚，生姜1片，麝香末0.05g（调入煎成的药汤内）。

次日复诊：病情如昨，又施灸疗，灸至神阙，即发啼声，仍用前方，减细辛、麝香、蜈蚣。

三诊：痉强拘挛等症已较减轻，口开能吮乳，又予施灸，仍用前方，嘱其2天服1剂。

四诊：诸症已完全消失，再灸一次，服下方巩固疗效。处方：黄芪10g，潞参10g，桂枝5g，白芍10g，甘草3g，陈皮3g，茯苓5g，大枣2枚，生姜1片，水煎服1剂以善后。至今随访小儿发育正常。

按：脐风正是病毒入脏，营卫循行障碍，气血阻滞而发痉的。于是肖老采用桂枝汤为主方，与镇痉息风的撮风散加减组成方剂，历经反复改进而定出的，并经几十年的临运用，取得了一定疗效。［肖独清，肖功熊．脐风治验．成都中医学院学报，1979（3）：38－39.］

# 天钓

【原文】　　　　　天钓邪热积心胸，痰涎壅盛气不通。

瘛疭①壮热同惊证，头目仰视若钓形。

九龙控涎②医搐搦，牛黄散用善驱风。

瘛疭减参钩藤饮，爪甲青色苏合③精。

〔注〕小儿天钓证，由邪热痰涎壅塞胸间，不得宣通而成。发时惊悸壮热，眼目上翻，手足瘛疭，爪甲青色，证似惊风，但目多仰视，较惊风稍异。痰盛兼搐者，九龙控涎散主之；惊盛兼风者，牛黄散主之；搐盛多热者，钩藤饮主之；爪甲皆青者，苏合香丸主之。

【提要】　叙述了初生儿天钓的主要证候类型及其治疗方法。

【注释】①瘛疭：即手脚痉挛、口眼斜歪的症状。也叫"抽搐"。语出《黄帝内经》，宋金成无己《伤寒明理论》："瘛者筋脉急也，疭者筋脉缓也，急者则引而缩，缓者则纵而伸，或缩或伸，动而不止者，名曰瘛疭。俗谓之搐者是也。"

②九龙控涎：指九龙控涎散。

③苏合：指苏合香丸。

【白话文】天钓是以眼睛上翻为特征的一种病证。古人认为天钓每由乳母过食酒肉之类，毒气入乳，小儿食后不化，以致心肺生热，痰郁气滞，或加外风侵袭，则邪热痰涎壅塞胸间，不得宣通，气机逆乱而化风（《临证指南医案》"内风，乃身中阳气之变"），遂成天钓一病。天钓多为突然起病，高热惊搐，手足痉挛，两目翻腾上视，头面仰视，甚则角弓反张，气促痰鸣，爪甲色青，与惊风证候非常相似。但本病以面目仰视，眼珠上吊为症状特点，因其"如鱼之上钓"，故名天钓，这是与惊风的区别之处。

本病亦是初生小儿急证之一，因此必须及早治疗。如痰涎壅盛而兼抽搐，宜用九龙控涎散，祛风镇痉，清热豁痰；如惊悸较甚而兼风者，宜服牛黄散，以镇惊息风；如惊搐较甚而热多者，宜钩藤饮减人参，以清热解痉；惊搐痰盛，爪甲现青者，宜急用苏合香丸，以芳香开窍。

【解读】天钓，是小儿时期常见的一种急重病证，因其以眼睛上翻为症状特征，可归为"惊厥""惊风"的范畴。任何季节均可发生。惊风的症状，临床上可归纳为八候。所谓八候，即搐、搦、颤、掣、反、引、窜、视。天钓者，两目上吊，为惊风八候之"视"候。本病西医学称小儿惊厥，其中伴有发热者，多为感染性疾病所致，颅内感染性疾病常见脑膜炎、脑脓肿、脑炎、脑寄生虫病等；颅外感染性疾病常见高热惊厥、各种严重感染（如中毒性菌痢、中毒性肺炎、败血症等）。不伴有发热者，多为非感染性疾病所致，除常见的癫痫外，还有水及电解质紊乱、低血糖、药物中毒、食物中毒、遗传代谢性疾病、脑外伤、脑瘤等。临证时要详细询问病史，进行细致体格检查，并做相应的实验室检查，以明确诊断，及时进行针对性治疗。

【方剂详解】

（1）九龙控涎散：赤脚蜈蚣酒涂炙干，一条　滴乳　天竺黄各一钱，二味研匀　腊茶　雄黄　炙甘草各二钱　荆芥穗炒　白矾枯各一钱　绿豆半生半熟，百粒

共为末，每服五分，人参薄荷汤调下。

方中蜈蚣、荆芥穗祛风镇痉。蜈蚣息风镇痉，通络止痛，攻毒散结，善治经脉之内风；荆芥穗解表散风。二药合用，同治内外之风。雄黄、腊茶、绿豆清热解毒，天竺黄、白矾清热豁痰，甘草解毒和中。滴乳，为中药熏陆香的别名，即乳香也，《南方草木状》云：熏陆，出大秦国，其木生于海边沙上，盛夏木胶流出。滴乳可以活血行气止痛。腊茶，茶的一种。腊，取早春之义。腊茶以其汁泛乳色，与溶蜡相似，故也称蜡茶。

（2）牛黄散：牛黄细研，一钱　朱砂水飞，细研，一钱　麝香五分　天竺黄二钱　蝎梢一钱　钩藤二钱

上研匀，每服一字，新汲水调下。

方中牛黄、朱砂、天竺黄清热豁痰安神；蝎梢、钩藤息风止痉；麝香辛窜通窍。蝎梢，即蝎尾，是指中药全蝎单用其后腹部者，其息风、走窜之力更佳。

（3）钩藤饮：人参　全蝎去毒　羚羊角　天麻　甘草炙　钩藤钩

〖注〗天钓乃内热痰盛，应减人参。

水煎服。

方中羚羊角、钩藤镇肝息风；天麻、全蝎增强息风止痉之力；甘草和中。天钓乃内热痰盛，故方中去人参不用。

方歌：天钓须用钩藤饮，瘛疭连连无止歇，

　　　　人参羚羊与钩藤，炙草天麻共全蝎。

（4）苏合香丸：方见肛门内合。

【医案助读】

王某，女，45 天，2015 年 1 月 8 日初诊。

发热 3 日，现体温 38.5℃，伴有呕吐，不啼不乳，囟门突起，两目上视，项强肢搐，呼吸气促，腹膨便秘，舌苔灰白厚腻，舌质淡红，指纹向内侧透过气关。西医诊断为流行性脑脊髓膜炎，因发热 3 日未退，加之惊厥未止，特延请中医会诊。此乃风、热、痰三者为病，其中以热痰闭为重，闭者宜开，先宜豁痰开窍，清热息风降逆。方用钩藤 6g，天麻 3g，天然牛黄（研极细，水冲，灌服）0.3g，朱砂 1g，天竺黄 4g，全蝎尾 3g，2 剂，另加服苏合香丸。上药每 4 小时 1 次。患儿 1 日之后，大便解，抽搐止，两目上吊除，转危为安。[此为跟师姚梅龄教授所见]

# 内钓

【原文】　　　　内钓肝脏病受寒，粪青潮搐①似惊痫。

　　　　　　　　伛偻②腹痛吐涎沫，红丝血点目中缠。

　　　　　　　　瘛疭甚者钩藤饮，急啼腹痛木香丸。

　　　　　　　　肢冷甲青唇口黑，养脏③温中或保全。

〖注〗内钓者，多因肝脏素病，外受寒冷，其候粪青潮搐者，作止有时也。伛偻腹痛者，屈腰而痛也。口吐涎沫，证虽与惊痫相类，但目有红丝血点。瘛疭甚者，钩藤饮主之；急啼腹痛者，木香丸主之；若肢冷甲青唇口黑者，养脏散主之。然内钓至此，乃中寒阴盛不治之证，用此救治，庶或保全。

【提要】叙述了初生儿内钓的成因、主要临床表现与治疗方法。

【注释】①潮搐：指定时发生的抽搐。

②伛偻：指背曲身蜷不得直伸。

③养脏：指养脏散。

【白话文】内钓也是初生小儿的危重疾患之一，多系肝经受病。每多由胎中受寒，生后复受风冷，以致寒气壅结不散，发病时大多见屈腰腹痛，泄泻青色粪便，呕吐涎沫，痛甚狂叫，继则抽搐，手足惊掣，其证候与惊痫类似。但内钓患儿眼内每有红筋斑血缠绕，这是二者的不同之处。严重的病例，往往可见唇黑爪青，肢冷汗出，短期内即可导致死亡。抽搐较严重者，可用钩藤饮。急啼腹痛者，宜内服木香丸，温中祛寒，行气止痛，镇惊止搐。若见肢冷、甲青、唇黑等症，这是一种中寒阴盛不治的证候，可以用养脏散温中祛寒，或可治愈。

【解读】内钓出自《幼科发挥》，应属惊风病证的范畴，多由内伤寒冷所致，因寒则拘急，内脏掣痛，临床以内脏抽掣、腹痛多啼为特征。

天钓与内钓二证，在临床上虽然有某些症状相同，例如搐掣若惊、角弓反张等，可是二者在病因病机、治疗等方面区别甚大。天钓每由乳母过食酒肉之类，毒气入乳，遂使小儿心肺生热，若加外感风邪的侵袭，则发此疾；内钓多属脾胃寒气壅结，兼惊风并病而致。从疾病的性质来说，天钓属于外感风热，病在心肺，属于阳证；内钓属于内伤寒凉，病在肝脾，属于阴证。再从发病的特点来看，天钓发病陡然，初起即见惊搐，高热，项强，而且目多仰视，眼珠上吊，两目翻腾，或哭或笑，喜怒无常，严重时则角弓反张，痰鸣气促，爪甲色青。内钓是先有腹痛，眼有红筋，继则惊搐交作，特征是屈腰而啼，粪青抽搐，痛极则狂叫，或大便泄泻，缩脚而卧，忍痛啼叫，口吐涎沫，相继发惊搐，头面仰视，两目翻腾，四肢抽搐，时作时止，眼球有红筋血斑。若肢冷爪青唇黑，囊肿者，则难治。由于内钓病属虚寒，抽搐虽然厉害，但用钩藤饮时，可酌加南星、附子，则照顾更为周到。

【方剂详解】

（1）钩藤饮：方见天钓。

（2）木香丸：没药　木香煨　茴香炒　钩藤　全蝎　乳香各等分

先将乳香、没药研匀，后入诸药末和毕，取大蒜少许研细，和丸如桐子大，晒干，每次二丸，钩藤汤下。

方中木香、小茴香行气散寒；钩藤、全蝎息风止痉；乳香、没药活血止痛。诸药合用，共奏温中祛寒、行气止痛、镇痉定搐之功。

（3）养脏散：当归　沉香　木香煨　肉桂　川芎各半两　丁香二钱

共为末，每服一钱，淡姜汤调服。

方中肉桂温中补阳，散寒止痛；木香、当归、川芎理气活血，助肉桂增强温经止痛之功；丁香、沉香温中降逆而止呕。共成温中散寒、理气止痛之剂。

【医案助读】

5个月小儿，入夜则大叫哭，屈腰，唇青，目睛上视，时作时止。日则略定，发作时未见抽搐。病因肝受寒邪，腹中作痛。急温其内，驱散寒邪，用当归吴萸汤加味治之。当归3g，吴茱萸1.5g，炒小茴香3g，甘草1.5g，木通2g，木香3g（煨）。2剂，剂尽痛止，疗效如神。

按：此病临床常有见到，往往会作惊风治疗，但实为内钓。明万全《育婴家秘》有"内伤寒冷则为内钓"，以腹痛较剧为特征，明确指出内钓的病因和症状。方用当归吴萸汤温中祛寒，吴茱萸为厥阴之主药，寒气内盛，临床用之如神，故剂尽病退而收全功。[吴盛荣，吴春荣，吴天真.吴光烈儿科经验选集.厦门：湖南科学技术出版社，2004：204.]

# 盘肠气痛

【原文】　　　　　盘肠寒搏①肠中痛，曲腰不乳蹙双眉。

　　　　　　　　　定痛温中豆蔻散，熨脐外治法堪垂。

〖注〗凡盘肠气痛，皆由寒邪所搏，肝肾居下，故痛则屈腰，宜白豆蔻散主之。外用熨脐法，其效甚速。

【提要】叙述了初生儿盘肠气痛的临床症状与内服外治方法。

【注释】①搏：音 túan，即抟。

【白话文】盘肠气痛的发病原因，主要由于小儿初生时被风冷所侵，以致腹部中寒，寒凝气滞，经脉不利，因而发生疼痛。本病往往突然发作腹痛如绞，弯背屈腰，干哭无泪，皱眉不乳，面色青白，严重时可见二便秘结，呕吐胆汁、粪便，极为危险。治疗的方法，主要是温中止痛，内服宜白豆蔻散，外治可用熨脐法，或用温水熨暖腹部，用手轻缓揉按，帮助阳气畅通，使大小便通行，疼痛自可缓解。

【解读】新生儿腹痛中医学称之为"盘肠气痛"，又称"吊肠气痛""盘肠钓痛""盘肠内吊"，是小儿急性腹痛中最常见的疾病，多发于3~4个月以内的婴儿，并多见于易激动、兴奋烦躁不安的婴儿。其发病突然，证情险恶，演变迅速，严重者，短期内可导致死亡。盘肠气之病因：一是胎寒，脏寒或生下时沐浴当风，腹中感寒，寒为阴邪，搏结肠间；二是乳食不节，凝滞不化，肠胃功能失司，以致气滞于中而生疼痛。症见突然发作，腹痛如绞，肠鸣辘辘，甚至身屈伛偻，干泣无泪，面青唇白，四肢厥冷，或下利青粪，或呕吐上吊，痛剧时可使眼白充血，且有红筋血斑出现，并可抽搐厥逆。《幼科心法》有"内吊"之称，实为盘肠气痛已进入严重阶段矣。其治法，腹部中寒者宜温中止痛；乳食不节者，宜行气化滞。如遇痛极生厥，而致抽搐者，可参镇惊之法。

有少数新生儿，初次"胎粪"特别浓厚，极易形成肠梗阻，其痛势与盘肠气类似，需注意分辨。

【方剂详解】

（1）白豆蔻散：白豆蔻　砂仁　青皮醋炒　陈皮　炙甘草　香附米制　蓬莪术各等份

共为末，每服一钱，紫苏煎汤调下。

方中白豆蔻、砂仁行气暖胃而止痛；陈皮、青皮、香附行气解郁；蓬莪术消滞去结；炙甘草补中益气、缓急止痛。诸药协同，共奏行气暖胃，理气健脾之效，祛除阴寒之气，则肠气通顺，腹中肠痛自可消除。

（2）熨脐法：淡豆豉　生姜切碎，各二钱　葱白五茎　食盐一两

同炒热，置脐上熨之。

方中淡豆豉发散邪毒，生姜、葱白能够发散寒邪，食盐软坚。以上诸药炒热敷肚，因热性焕散，局部得以温通，则能止腹痛。

【医案助读】

张某，男，2个月，1986年12月27日初诊。

阵发性惊哭月余。在当地治疗虽一度好转，近1周来哭闹加重，夜间尤甚，睡中常惊哭一声，继而哭闹不停，两手紧握，面色灰白，约5~10分钟才倦怠入睡，移时会惊哭再起。近4天伴有腹泻，日行5~6次，为稀黄便夹有乳片，大便镜检未见异常。白天精神尚可，吮乳不减，舌苔薄白，体检无异常发现。此乃寒客小肠，气滞腹痛。治以散寒止痛，内外同治。处方：太子参10g，焦白术10g，炮姜3g，香附子10g，吴茱萸3g，肉桂3g，元胡10g，建曲10g，广木香5g，甘草5g。2剂，煎服4天。另用小茴香、广木香各30g研粗末，炒热，外敷腹部。

1987年元月5日二诊。药后惊哭好转，夜间哭闹1~2次，哭闹时间也较前为短，大便转稠，日行1~2次，舌苔薄白。仍以温中散寒，理气止痛，遂以附子理中丸，每日10g煎水服，外敷药继用。

按：盘肠气痛是小儿肠痉挛绞痛，"由冷气入脏所为也"。其痛来时甚急，缓解时又如常人，当与急腹症相鉴别。盘肠气痛一年四季都有，冬季为多，一天当中，夜间较重，冬季和夜间阴气甚，可见盘肠气痛乃寒凝气滞为多，属湿热为患者不多，即备湿热禀赋，治疗在清热利湿的同时，仍当理气活血。通则不痛理气为通，活血为通，温散亦为通。故内服常用香附子、延胡索，外用热敷，亦为常法。[李乃庚，李志山，李志武，等.中医名家学术经验集4幼科医录.北京：中医古籍出版社，2009：105.]

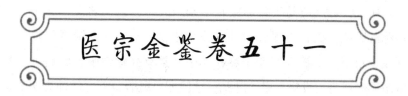

## 初生门下

## 目烂

【原文】　　　　　儿生两目痛难睁，胞边赤烂胎热攻。

内用地黄汤清热，外点真金①目即明。

〔注〕目烂者，胞边赤烂，痛痒难睁。因胎中蕴热，生后，毒热上攻于目，故有是证。内服地黄汤以清热，外用真金散以点目，其证自愈。

【提要】　叙述了初生儿目烂的原因及治法。

【注释】　①真金：指真金散。

【白话文】　初生婴儿，两眼胞赤烂，痛痒异常，影响到眼睛的睁开，这是胎中蕴热，毒气上攻于眼所致。宜用内外兼治的方法治疗，内服生地黄汤，清热解毒，外用真金散点眼，很快就可治愈。

【解读】　目烂属中医学睑弦赤烂。俗称烂弦风、烂眼边。其发于新生儿者，则名胎风赤烂；其赤烂限于眦部者，又称眦帷赤烂。目烂从病因病机与临床表现上看类似于西医学之眼睑炎，该病是睑缘部的急性或慢性炎症。临床表现为眼睑充血肿胀，结膜充血，有黏液或黏液脓性分泌物，上下眼睑常胶黏在一起，轻度怕光和异物感，一般病程为 1～2 周，宜及早治愈，以免引起视力障碍或失明。该病多由饮食不节，恣食辛辣，脾胃蕴热夹湿，复感风邪，风湿热合邪，结于睑缘；或外感风邪，心火内盛，风火上炎，灼伤睑眦而成。

在临床上，目烂应与天行赤眼相鉴别。天行赤眼又名天行赤热、天行暴赤，俗称红眼病。天行赤眼多因外感疫疠之气所致，或伴肺胃积热，内外合邪，交攻于目而发。该病好发于春秋季节，常有接触红眼患者病史，起病较急，双眼同时或先后发病。眼睑肿胀，结膜充血显著，近穹窿部更明显。严重者角膜边缘部发生浸润，或有结膜下出血点，球结膜水肿。多见眼红眼痒，畏光流泪，眵多黏结等症。一般 3～5 日达高潮，随后逐步减轻，10～14 日即可痊愈。

【方剂详解】

（1）生地黄汤：方见目不开。

（2）真金散：黄连生　黄柏生　当归　赤芍药各一钱　杏仁炒，去皮尖，五分

以上剉散，乳汁浸一宿，晒干，为极细末，用生地黄汁调一字，频频点眼即愈。

方中黄连、黄柏，苦寒，清热解毒；当归、赤芍活血解毒；杏仁、乳汁降气消肿；生地清热凉血。诸药合用，共奏清热解毒、活血消肿之功。真金散在使用时，用生地黄汁调少许，频频点眼；或新绵裹荆芥煎汤，放温，时时洗眼。

【医案助读】

刘某，女，8 月龄大小。2015 年 2 月 16 日初诊。

患儿双目上下眼睑红赤微肿，两目眦部位轻度糜烂，眵多黄黏，目不能睁，近两天内又在风雪天外出之后，症状加重，两眼眦部及整个睑缘呈糜烂状，并以两内眦部为最，眦角有黄色脓性黏液聚积，结合膜充血，睫毛稀疏不整。患儿眼内似有异物感，故其多有搔揉眼睛，家长恐其不知轻重，损害眼球，故时刻限制患儿搔揉眼睛，患儿且有轻度畏光流泪；舌边尖红，舌苔中根白腻；脉偏数，边界不清（濡）。当地医院予以托百士和可乐必妥滴眼液滴眼，效果不显。诊断为小儿目烂，辨证为脾胃湿热蕴积，兼有外风。治宜运脾除湿、清热祛风。方用《眼科纂要》除湿汤加减，处方：连翘 5g，滑石 6g，车

前子 4g, 枳壳 4g, 黄芩 4g, 黄连 4g, 木通 3g, 陈皮 10g, 栀子 4g, 赤芍 5g, 防风 3g, 荆芥 3g, 生甘草 10g, 5 剂。日服 1 剂, 水煎分 3 次服。另用珍视明四味珍层冰硼滴眼液, 冲洗患眼, 日 3 次。

2 月 24 日复诊: 服用 3 剂后, 患儿搔揉眼睛大减, 痒痛明显好转, 睑缘糜烂亦明显减轻, 眦角部脓性黏液明显减少, 结合膜充血大减。原方去荆芥, 加陈茶叶 3g, 继续使用滴眼液。再服 5 剂, 双侧眼睑皮色恢复正常。

# 悬痈

【原文】　　　　　　腭上肿起号悬痈, 皆因胎毒热上冲。

法当刺破盐汤拭, 如圣①一字②掺之灵。

〔注〕凡喉里上腭肿起如芦簜盛水状者, 名曰悬痈 (芦簜者, 芦笋也)。此胎毒上攻, 须以绵缠长针留锋刺之, 泻去青黄赤汁。未消者来日再刺。刺后以盐汤拭口, 用如圣散或一字散掺之。

【提要】叙述了初生儿悬痈的病因和治疗方法。

【注释】①如圣: 指如圣散。

②一字: 指一字散。

【白话文】悬痈是初生儿的常见口腔疾患之一。其主要临床表现有喉前上腭有水泡肿起如痈, 下垂如珠, 红肿疼痛, 如同盛满水的芦笋外壳, 以致妨碍吮乳, 甚或阻塞喉部不能啼哭。该病多因小儿胎中受热, 毒火上攻所致。治疗上可用消毒后的长针, 将悬痈刺破, 泻去青黄有赤色的液体。若不消, 次日可再刺, 刺后用盐水洗净创口, 外敷如圣散或一字散, 临床疗效颇佳。

【解读】痈生于口内上腭处, 因其悬于上腭, 故名悬痈, 又称之为重腭。该病相当于发生在扁桃体周围及其附近部位的脓肿。临床以局部疼痛、肿胀、焮红、化脓, 并伴有恶寒发热的全身症状为主要特征。病情发展迅速, 每致咽喉肿塞、吞咽、呼吸均受影响。它包括西医学的扁桃体周围脓肿、咽后壁脓肿、上腭脓肿、上腭部喉痈等疾病。若壮热神昏谵语者, 舌苔黄、脉数有力。为邪毒内陷之候, 治宜解毒、泄热、消肿, 可用黄连消毒饮、五味消毒饮、仙方活命饮等加减，或待脓熟时以刀针刺破排脓。

【方剂详解】

（1）如圣散：铅霜一钱　真牛黄一钱　太阴元精石　朱砂水飞,各二钱五分　龙脑五分

以上为极细末，每用一字掺患处。

方中铅霜又名黑锡，功能平逆降气，坠痰涎。太阴元精石能泄热滋阴，制约铅霜之燥，牛黄清心解毒，通窍豁痰，朱砂、龙脑通窍安神。每用"一字"者，古时服药时用汉代五铢钱币抄取药末，填去一字之量。因方中诸药皆为有毒辛温之品，故服用量不宜过大，每用"一字"（约相当于今 0.5 至 1g）即可。

（2）一字散：朱砂水飞　硼砂各五分　龙脑　朴硝各一字

以上为极细末，用蜜调少许，鹅翎蘸搽口内。

方中朱砂安神，清热解毒；硼砂防腐解毒；龙脑清热化痰消肿；朴硝清热解毒，消肿定痛。

# 重龈

【原文】　　　　　重龈胎热胃中蓄，牙根肿胀痛难禁。

　　　　　　　　　刺破一字散敷上，继进清胃①效如神。

〔注〕重龈者，因小儿在胎有热蓄于胃中，故牙根肿如水泡，名曰重龈。治法用针刺破，以盐汤拭净，外敷一字散，内服清胃散，其肿自消。

【提要】叙述了初生儿重龈的病因及治疗方法。

【注释】①清胃：指清胃散。

【白话文】重龈是初生儿常见的口腔疾患之一。该病多因胎中受热，蕴积于阳明经脉。由于人体之上下齿龈，是阳明经脉所过之处，所以阳明积热，循经上攻齿龈，以致在婴儿的牙床上出现针头或米粒大小的白点，疼痛明显，影响小儿吮乳与进食，并经常啼哭不安。治疗重龈，宜用消毒后的锋针挑拨患处恶液，以盐汤拭净，外敷一字散，内服清胃散，可以达到消肿止

痛的目的。

【解读】重龈,俗称"马牙",是1岁以内婴儿常见的口腔疾患。在婴儿未长牙前,牙床上出现针头或米粒大小的白点,以上腭或齿龈内外侧为多,呈粒状成串或3~5个聚集在一起,做三角形、梅花样不规则排列。本病系母体妊娠期多食辛辣炙煿之品,或素体火旺,胎儿受之,蕴于阳明经,出生后不久又常因外邪诱发。但有几种情形,不属病态,应予以鉴别:其一,西医称为"上皮珠",新生儿口腔黏膜柔嫩、血管丰富,唾液腺发育不良,较干燥易受损伤。上腭中线两旁及牙龈切缘上常有黄白色小点,称为"上皮珠"。是上皮细胞堆积或黏液腺分泌物潴留肿胀所致,生后数周内会自然消失,一般不影响吸吮,可自动脱落,不需处理。千万不能用针挑破,以防引起创伤及感染。其二,是颊脂体,即颊部脂肪团,在婴儿吸乳时,或哭笑时明显突出于口腔中,颊脂体有协助颊肌做吸吮活动的作用。其三,是上下颌骨相当牙列处各有一条致密的隆凸,可以起到帮助婴儿吮乳的作用。

1个月以内的新生儿,马牙常发生在上腭及上齿龈,出现呕吐、不乳等的足阳明胃经证候;1个月以上的婴儿,马牙则多在上下齿龈间,并见胃肠功能紊乱症状,如不乳、吐泻、腹胀等,甚则伤津脱液。马牙常使婴儿哭吵不安,吮乳不畅,甚至拒食,导致营养缺乏,机体抵抗力降低,易合并消化道及呼吸道严重的症状。对此,在治法上必须内服外治兼进,方能取得速效。

【方剂详解】

(1)一字散:方见悬痈。

(2)清胃散:生地 丹皮 黄连 当归 升麻 石膏煅

引用灯心,水煎服。

方中用苦寒之黄连,直泻胃腑之火;升麻清热解毒,升而能散,可宣达郁遏之伏火,有"火郁发之"之意;生地凉血滋阴;丹皮凉血清热;当归养血和血。诸药合用,共奏清胃凉血之效。

方歌:清胃散治胃热熏,生地黄连当归身,

丹皮升麻石膏煅,临煎须要入灯心。

【医案助读】

李某,女,10个月。

齿龈内外侧发现白色小疹点数个，已月余，反复发热，狂啼难眠，乳食锐减，喜咬奶头，哭时两目上视。经服中、西药等治疗，症状虽有好较，但无法根除。现高热少汗，鼻流清涕，项强肢厥，哭时手足抽动，纳食欠佳，小便短少，大便如常。检查：神倦，颧赤唇红，体温39.2℃，心、肺未见异常，舌质红，舌根苔黄腻，指纹紫滞达命关，系热毒炽盛，外邪引动，发为马牙。采取挑拨术，内服中药：柴胡、山桅、豆豉各4.5g，黄芩、钩藤各6g，银花、连翘各9g，蝉蜕7只，川连、薄荷、甘草梢各2g。1剂药后，夜吵一阵，后即安静入睡，吮乳舒畅，体温下降37.6℃。第2天再行挑拨术，诸恙得愈。[张超景. 浅谈马牙. 福建中医药，1981，(5)：60-62.]

# 鹅口

【原文】　　　　　鹅口①白屑满舌口，心脾蕴热本胎原。

　　　　　　　　　清热泻脾②搽保命③，少迟糜烂治难痊。

【注】鹅口者，白屑生满口舌，如鹅之口也。由在胎中受母饮食热毒之气，蕴于心、脾两经，故生后遂发于口舌之间。治法以清热泻脾散主之，外用发蘸井水拭口，搽以保命散，日敷二三吹，白退自安，倘治之稍迟，必口舌糜烂，吮乳不得，则虽痉矣。

【提要】叙述了初生儿鹅口疮的病因、主要临床表现及治疗方法。

【注释】①鹅口：即鹅口疮，是以口腔白屑为特征的一种常见疾病。因口腔满布白屑时状如鹅口，故名。又因其色白如雪片，故又称"雪口"。

②清热泻脾：指清热泻脾散。

③保命：指保命散。

【白话文】鹅口疮是小儿常见的口腔疾患，多见于哺乳中的小儿，因口腔满布白屑时状如鹅口，故名。本病初起，口腔内出现白屑，后逐渐蔓延，以致舌上、颊内、牙龈，或唇内、上腭散布白屑，可融合成片，白屑周围绕有赤色红晕，相互粘连，似凝固之牛乳，擦去之后，旋即复生；重者可向咽喉等处蔓延，影响吮乳及呼吸。该病多是孕母体内蕴积热毒遗于胎儿，蕴积心脾两经，出生后伏热上攻，熏灼于口舌而成。其治法，宜内服清热泻脾散，以清解心脾积热。外用洁净的头发（现用清洁纱布或清洁棉球）蘸冷开水，拭清口内白点，然后外敷保命散，每日 2~3 次，稍加时日，便可痊愈。

此病一经发现，必须早期治疗，否则白屑布满全口，可蔓延至鼻腔、咽喉、食管，甚至白屑叠叠，壅塞气道，妨碍吮乳，啼哭不止。若见脸色苍白或发灰，呼吸急促，哭声不出者，为危重证候，临床治疗相对难度较大，往往会引起不良预后。

【解读】鹅口疮又名雪口病、白念菌病，由真菌感染引起，是儿童口腔的一种常见疾病。本病的发生无明显季节性，常见于禀赋不足、体质虚弱、营养不良、久病、久泻的小儿，尤以早产儿、新生儿多见。一般预后良好。检查小儿口腔可见黏膜上有白色斑块，如凝乳、糜粥样，斑块易被刮除，留下微微渗血的创面，不久斑块又重生出。少数严重者可蔓延到咽、喉、气管、食管，甚至侵入血液，成为败血症。

本病以胎热内蕴、口腔不洁、感染秽毒之邪为主要病因。孕母体内蕴积热毒遗于胎儿，或生后护理不当，口腔不洁，柔嫩黏膜易于破损，秽毒之邪乘虚而入，发为本病。或因疾病用药不当，正气受损，体内阴阳平衡失调，阴液暗耗，虚火内生，上熏口舌而成。鹅口疮的病变部位在心脾，病久可影响肾。脾开窍于口，脾络布于舌下，口腔黏膜有赖于脾气煦养；心开窍于舌，心脉布于舌上。心脾积热，循经上炎，熏灼口舌，秽毒外侵，致使口腔舌上产生白屑，周围红甚，面赤唇红，烦躁不宁，吮乳啼哭，或伴发热，口干或渴，大便秘结，小便短黄，舌质红，脉滑数，或指纹紫滞。治宜清泄心脾积热，方用清热泻脾散加减。先天禀赋不足，后天调护失宜，或久病久泻，致肾阴亏损，水不制火，虚火上浮，症见口腔舌上白屑稀散，周围红晕不著，形体怯弱，面白颧红，手足心热，口干不渴，或大便溏，舌嫩红，苔少，脉细数无力，或指纹淡紫。治宜滋肾养阴降火，方用知柏地黄丸加减。

临床上，鹅口疮尚需与口疮进行鉴别，口疮是指以口腔内黏膜、舌、唇、齿龈、上腭等处发生溃疡为特征的一种小儿常见的口腔疾患。口疮发生于口唇两侧者，又称燕口疮；满口糜烂，色红作痛者，又称口糜。本病相当于西医学口炎。鹅口疮多发生于初生儿或体弱多病的婴幼儿，口腔黏膜上出现白屑而不是溃疡，周围有红晕，疼痛不明显。

【方剂详解】

(1) 清热泻脾散：山栀炒　石膏煅　黄连姜炒　生地　黄芩　赤苓

引用灯心，水煎服。

方中山栀、石膏清心泻火，加黄连、黄芩则清热解毒之功更著，生地、赤苓、灯心草清心利小便，使热毒从下而泄。

方歌：清热泻脾治鹅口，石膏生地赤苓煎，

　　　　芩连栀子合成剂，加入灯心病即安。

(2) 保命散：白矾烧灰　朱砂水飞，各二钱五分　马牙硝五钱

以上研末，以白鹅粪水搅取汁，涂舌与口角上。

方中白矾能去腐生新；朱砂镇惊安神；马牙硝活血解毒消肿。诸药合用，共奏清热止痛，去腐生新之效。

【医案助读】

金某，女，3月。

初诊：1周以来患儿口腔黏膜、舌面渐满布白屑，纳少吐乳，烦躁面赤，体温38.2℃，腹满便干，小溲短赤，舌尖红苔黄腻，治以清热化湿。处方：川连1.2g，淡竹叶5g，黑山栀6g，连翘6g，木通1.5g，生甘草3g，茯苓10g，制军3g，炒麦芽10g，甘露消毒丹12g（包）。3剂。并嘱绿茶清洗口腔后，涂冰硼散少许，日2次。

二诊：药后热平，体温37.2℃，口内白屑已少，烦躁稍平，纳乳仍少，便通，舌苔化薄，原法主之。处方：川连1.2g，淡竹叶5g，连翘6g，通草3g，麦芽3g，生甘草3g，茯苓10g，银花5g，佩兰叶10g，甘露消毒丹12g（包）。3剂。继用外治法。

三诊：药后雪口已除，烦躁转安，腹软便通，舌苔薄黄，纳乳一般，偶有作恶，治以清化和胃。处方：北沙参6g，淡竹叶5g，炒竹茹5g，藿香6g，佩兰叶6g，茯苓10g，炒麦芽10g，陈皮3g，通草3g。4剂。药后吐乳已和，纳乳亦香，再以调理脾胃之方4剂而安。

按：该患儿素体湿热偏旺，久而未除，导致湿热内蕴心脾，上熏口腔，内积肠胃，故初用清热化湿（积）之方，以川连、淡竹叶、黑山栀清心、连翘辅以清热；木通、甘草、茯苓、制军导湿热下行；麦芽消乳和胃；甘露消毒丹以

清化湿热。3剂以后，积热已去大半，则去木通、黑山栀、制军之苦，易银花、佩兰以清余留之湿热。药后诸恙得愈，唯胃纳未醒，乃以轻清和胃而收功矣。另需提出：木通之药，以其药理，虽对肾有伤，但用之对症，则病去正可安，贵在用有寸度，中病即止也。古人有言"大黄救人无功，人参杀人无过"此告诫后人，治病必须辨证也。[董幼祺，董继业．董氏儿科．北京：中国中医药出版社，2010：327-328．]

# 吐舌

【原文】　　　　　吐长收缓名吐舌，皆是心经有热成。

　　　　　　　　　面红烦渴溺赤涩，泻心导赤①服即宁。

〔注〕吐舌者，伸长而收缓也。因心经有热所致，故面红烦躁，口渴尿赤，宜泻心导赤汤主之。

【提要】叙述了初生儿吐舌的病因与治疗方法。

【注释】①泻心导赤：指泻心导赤汤。

【白话文】小儿不断地把舌头伸出口外而缓慢回缩，或者竟出而不缩入的，称之为吐舌。这是由于心经有热引起，因为舌是心之苗窍，心经有热，舌头必然干涩而紧，时时吐出，或可以得到暂时的舒缓。临床上患儿不仅有吐舌的表现，而且还有一系列的心热症状，如面红赤，烦躁口渴，小便赤涩等。治疗的方法，应以清心除热为原则，可以用泻心导赤汤，临床疗效颇佳。

【解读】舌为心之苗，心系舌本，心火亢盛，引动内风，则发为吐舌。脾络连舌，脾气不足，肾阴亏损，阴虚肝旺也可发为吐舌。临床上小儿吐舌主要分为虚、实两大类，尤以实证多见。证候属实者症见舌伸出即收，甚或左右吐弄，身热面赤，烦躁不安，唇焦口燥，饮水多，口舌生疮，大便秘结或便下臭秽，舌质红，苔黄燥。实证治宜清心泻脾，用泻心导赤汤合泻黄散。热甚可用冰片少许点舌下。证候属虚者，舌时时吐出口外，口角流涎，烦躁不安，手足心热，舌红苔少。虚证治宜健脾益肾，滋阴清热，可用四君子汤合知柏地黄丸，泻黄散也可应用。另有痫证吐舌者，见后文"痫证门"。

**【方剂详解】**

泻心导赤汤：木通　生地　黄连　甘草<sub>生</sub>

引用灯心，水煎服。

方中黄连降心火，因心属火而色赤，导赤即引导心火下降之义。生地清热凉血，木通、灯心降心火利小便，甘草和中解毒。

方歌：泻心导赤汤最良，心热吐舌即堪尝，

　　　　木通生地黄连草，灯心加入服自强。

**【医案助读】**

陈某，女，8月龄，1990年4月23日诊。

3天前突然出现舌伸出口外不收回，服西药无效，介绍来中医科治疗。症见患儿舌伸出口外，不收回，精神爽快，活蹦乱跳，纳少，饮水一般，大便正常，小便短黄，舌质红，苔黄白厚少津，指纹青紫。属心火亢盛，胃阴受伤，治以泻心火，养胃阴。用导赤散合益胃汤加味。处方：生地、泡参各10g，竹叶、黄连各3g，木通、麦冬、玉竹、花粉各6g，甘草5g，服药1剂，舌已收回，偶尔伸出口外。效不更方，再服1剂，舌不再自动伸出，纳增，病愈。随访至今，病未复发。

按：舌为心之苗，心火亢盛，伸舌欲使心火得以宣泄。心火亢盛，灼伤（心）胃阴，故舌质红，纳呆，用导赤散引心火从小便出，黄连增强泻心火的作用，益胃汤养胃阴，泻心火，胃阴补，舌收回，食欲增，诸症消失，病愈。

［陈振益．小儿吐舌治验．四川中医，1991（5）：16.］

# 弄舌

**【原文】**　　　　弄舌时时口内摇，心脾发热口唇焦。

　　　　　　　　烦热舌干大便秘，泻黄<sup>①</sup>导赤<sup>②</sup>并能疗。

〖注〗儿热口中摇动者，因心脾有热，以致唇焦舌干，烦热便秘。先用泻黄散，次用泻心导赤汤。

【提要】叙述了初生儿弄舌的病因及治疗方法。

【注释】①泻黄：指泻黄散。

②导赤：指导赤散。

【白话文】弄舌是指小儿舌体频频伸出口外，又立即内收，上下左右伸缩不停，状如蛇舐，不断玩弄。弄舌多因心脾两经积热所致，因为脾开窍于口，舌为心之苗，若心脾有热，势必循经上攻，从而出现弄舌的症状。本病除了舌伸出即收、左右吐弄之外，临床上往往伴有胃肠积热，气血两燔的症状，症见身热面赤，时时烦躁，口渴喜冷饮，或伴有口舌生疮，大便秘结，或便下臭秽。辨治时首先应分清心热与脾热的轻重程度。证属心热偏重的，治宜清心解热，可用泻心导赤汤。若证属脾热重的，治宜清泻脾火，方用泻黄散。

【解读】弄舌，往往与吐舌共见。一些严重的病例中，甚至出现惊厥、角弓反张等肝风内动的症状。但是健康小儿，在吮乳或口渴时，亦可偶有类似吐舌弄舌的现象，甚至在睡梦中也会如此。辨治时首先应分清心热与脾热的轻重程度。证属心热偏重的，多见面赤心烦，夜寐较差，多有啼哭，甚则扰动欲惊，口中气热，渴喜冷饮，治宜清心解热，可用泻心导赤汤。若证属脾热重的，多见大便偏干、色偏深，面黄腹胀，治宜清泻脾火，方用泻黄散。

弄舌多为惊风之先兆，也可见于小儿智能发育不良与先天性吐舌性痴呆之中。先天性吐舌性痴呆最常见的是唐氏综合征，即 21 - 三体综合征，又称先天愚型或 Down 综合征，是由染色体异常（多了一条 21 号染色体）而导致的疾病。60% 患该病的胎儿在胎内早期即流产，存活者有明显的智能落后以及特殊面容体征。如眼距宽、鼻根低平、眼裂小、眼外侧上斜，有内眦赘皮；外耳小；舌胖，常伸出口外，流涎多；身材矮小，头围小于正常，头前、后径短，枕部平呈扁头；颈短、皮肤宽松；骨龄常落后于年龄，出牙延迟且常错位；头发细软而较少；前囟闭合晚，顶枕中线可有第三囟门；四肢短，由于韧带松弛，关节可过度弯曲，手指粗短，小指中节骨发育不良使小指向内弯曲，指骨短，手掌三叉点向远端移位，常见通贯掌纹、草鞋足，拇趾球部约半数患儿呈弓形皮纹。

【方剂详解】

（1）泻黄散：藿香叶　山栀子<sub>炒</sub>　石膏<sub>煅</sub>　防风　甘草<sub>生</sub>

引用灯心，水煎服。

方中石膏、山栀泄脾胃积热为君；防风疏散脾经伏火为臣；藿香叶芳香醒脾为佐；甘草泻火和中为使。配合成方，共奏泻脾胃伏火之功。

方歌：弄舌泻黄散最神，藿香叶配山栀仁，

　　　甘草防风石膏煅，临时煎服入灯心。

（2）泻心导赤汤：方见吐舌。

【医案助读】

患儿，男，半岁，二胎。

其父母均在事业单位工作，小儿托人在乡下照管。2004 年 5 月 14 日其母抱其前来就诊，刻诊见患儿舌头不时吐出唇外，伸缩不停，上下左右翻弄，烦躁不宁，问其发病已有数日，1 周前曾发热，自行服药后热减，近几日不断弄舌，纳差，寐安，平素喂食奶粉，大便偏干。查其舌质红，舌尖尤甚，舌苔黄略厚，面赤唇赤，手足心热。辨其证乃属心脾两经积热，热邪循经上炎，舌为心之苗，心系舌本，心经热盛可见舌质红舌尖红甚，热扰心神则烦躁不宁，脾之经脉连舌本散舌下，其经伏热循经上炎，灼津烁液，致舌体失濡，急需自伸自收以图缓之，两经之邪热上扰共致"弄舌"诸症。证属"弄舌"之心脾积热型，治以清心泻火、泻脾散热之法。方药导赤散合泻黄散加减：生地 10g，甘草梢 6g，灯心草 2g，藿香 6g，石膏 15g，炒栀子 6g，竹叶 3g，大黄 3g。2 剂，每剂煎取 120mL 左右，每 4 小时左右服 20mL，日 3 服，两日服完 1 剂药。小儿推拿：清小肠经 300～500 次，揉小天心 300～500 次以泄心脾之热，清天河水 30～50 次以泄余热之邪，推清板门穴、推四横纹各 30 次，清脾胃积热，每日 1 次。依上法服药结合小儿推拿，两日患儿诸症大减，4 日诸症皆愈。

按：据《内经》记载与舌相关的论述，从经脉而言有"手少阴之别……循经入于心中，系舌本""脾足太阴之脉……连舌本，散舌下""肾足少阴之脉……循喉咙，夹舌本""肝足厥阴之脉……环唇内"（《灵枢·经脉第十》）；从经筋而言，有"足太阳之筋……其支者，别入结于舌本""手少阳之筋……其支者，当屈颊入系舌本"（《灵枢·经筋第十三》）；就经别而言，"足少阴之正……直者，系舌本""足太阴之正……上结于咽，贯舌中"（《灵枢·经别》）。故而"弄舌"之证循经脉而言，心、脾、肾皆其所属所过。就经别而言足少阴、足太阴之正系舌本，贯舌中，而其受足太阳之筋、手少阳之筋裹束牵制。或于热病之初，热邪循经而上炎，夹风而致弄舌；或素体肝肾阴亏，于热病之后诸经阴亏液燥，致舌失濡养而吐弄，均是与舌之相关经筋脉络失和失养所致。经脉者，属脏络腑，属腑络脏，就脏腑辨证而言，本证与心、脾、肝、肾关系最为密切，其临床辨证分型、选方用药、推拿选穴、手法运用，如前所述，需循证而论，观其脉证，知犯何逆，随证治之。[张红卫. 小儿"弄舌"的中医辨证论治. 基层医学论坛，2016，20（17）：2392–2393.]

# 重舌

【原文】　　　　　　舌下肿突似舌形，心脾积热上攻冲。

　　　　　　　　　　内服宜以清热饮，外敷凉心①功最灵。

〖注〗重舌者，因舌下近舌根处其肿形似舌，故名重舌。此心脾之热，宜服清热饮外吹凉心散。

【提要】叙述了初生儿重舌的病因与治疗方法。

【注释】①凉心：指凉心散。

【白话文】重舌，是初生小儿在舌下连筋处，红肿突起，状似舌下又生小舌。或红或紫，或连贯而生，状如莲花，以致饮食难下，言语不清，日久则易溃腐。多由心脾积热，循经上结于舌而成。可以内服清热饮，外敷凉心散以清热解毒消肿。

【解读】重舌，又名子舌、重舌风、莲花舌，出自《灵枢·终始》。大体症状可见舌卷短缩，舌下血脉肿起，质软，形似小舌之状，其色或红或紫；或见肿物连贯而生如莲花，脉管怒张，颌下臖核肿大压痛；或见舌腹肌膜溃破，流涎流血。舌体转动不利，语言不清，吞咽受阻，颊下多呈浮肿，饮食时剧痛，口流热涎。本病多见于西医学所指舌下腺炎、舌下间隙感染等。本病需与口舌痰包相鉴别，口舌痰包多为舌下肿块，表面淡红或淡黄色，光滑，触之柔软，微胀不痛，穿刺可抽出淡黄色液体。

【方剂详解】

(1) 清热饮：黄连<sub>生</sub>　生地　木通　甘草<sub>生</sub>　连翘<sub>去心</sub>　莲子

引用淡竹叶，水煎，时时灌入口中。

方中生地、木通、生甘草即为导赤散，方中生地甘寒，凉血滋阴降火；木通苦寒，入心与小肠经，上清心经之火，下导小肠之热；生甘草清热解毒，调和诸药。黄连、连翘、莲子清热解毒。此方中莲子，应为莲子心，而不是中药莲子一味，只因莲子味甘涩，性平，补益功效明显，何况其涩性较著，与"火郁发之"之要义相悖。

方歌：清热饮内用黄连，生地莲子木通甘，

连翘更加淡竹叶，一同煎服自然安。

(2) 凉心散：青黛　硼砂　黄柏　黄连<sub>人乳拌晒</sub>　人中白<sub>煅过，各二钱</sub>　风化硝<sub>一钱</sub>　冰片<sub>二分</sub>

以上为极细末，吹之甚效。

方中青黛、硼砂、黄柏、黄连、人中白、风化硝清热，青黛偏于凉血，黄柏、黄连偏于燥湿，人中白偏于止血散瘀，硼砂偏于消肿，风化硝偏于散结。其功用是清热泻火为主，兼以开窍消肿。

【医案助读】

项某，男，9 岁，1989 年 5 月 20 日就诊。

患儿 3 日前发热。当日发现舌下连接处肿胀疼痛，口半张，舌运动受限，发音不清，吞咽困难，口角流涎，纳不展，便干。治以清心泻火，凉血解毒。处方：黄连 3g，生地黄 12g，金银花 6g，黄芩 6g，连翘 6g，生栀子 9g，生蒲黄 9g，赤芍 9g，人中白 4g，木通 4g，生大黄 5g。3 剂后便解热退，肿痛减轻。再 3 剂而愈。

按：重舌因舌下红肿胀突如小舌故名。舌为心之苗，脉之络，脉出于舌下。若患者心脾两经壅热，热毒上炎，循经上行舌本；脉络阻塞不通，肿胀突出成重舌。[钱小莉. 小儿脐疝、重舌治验. 四川中医，1992 (4)：19. ]

# 木舌

【原文】　　　　　木舌心脾积热成，肿胀木硬证多凶。

外用川硝①敷舌上，内服泻心导赤②灵。

〖注〗木舌一证，皆因心脾积热而成。盖脾之脉络在舌下，又舌为心苗，遇火上冲，令儿舌肿满木硬，不能转动，故名木舌。外用川硝散敷舌上，内服泻心导赤汤。若不急治，必致难救。

【提要】叙述了初生儿木舌的病因与治疗方法。

【注释】①川硝：指川硝散。

②泻心导赤：指泻心导赤汤。

【白话文】脾之脉络在舌下，又为心苗，木舌是因心脾积热，或心火过盛，火热循经上冲所致的口腔疾患之一。其临床表现为舌体肿胀，形似木杆，甚至肿满口腔不能开合，板硬麻木，不能转动，以致患儿进食困难，不能吮乳，啼哭不安。严重者舌体糜烂，舌吊于口外，病情极其凶险。若见患儿出现木舌，必须及早治疗，避免病情恶化。临床上多采用内服外治结合的方法进行治疗，外用川硝散敷舌上，内服泻心导赤汤，常可取效。

【解读】根据《诸病源候论》《千金方》和《外台秘要》记载，木舌原称舌肿、舌强、舌胀等，宋元以后称谓木舌。此证系心脾积热，患儿往往由外感而诱发，故有壮热气促、舌心干燥等症。舌体肿大转动不利，难于吮乳，重者可导致死亡。治法泻心火而清脾热。

临床应注意木舌与重舌的鉴别：重舌又名子舌，舌下连贯而生，轻者吮乳无妨，重者口臭舌糜。木舌若心经火盛，舌胀满口，色紫如猪肝，饮食难进，不能语言，坚硬疼痛，失治则危。

【方剂详解】

（1）川硝散：朴硝五分　真紫雪二分　盐一分

以上为细末，以竹沥调敷舌上。

方中朴硝泄热解毒；食盐防腐解毒；紫雪散清热通窍，解毒止痉；竹沥豁痰通窍。上药合用可以清热消肿，活血通窍。

（2）泻心导赤汤：方见吐舌。

【医案助读】

张某，女，6个月。

混合喂养。其母言：3个月前，由吮乳改为补加奶粉喂养。因喂养不当，初时烦躁哭闹，继而出现舌体胖大，吮乳困难。某医院诊为无病。以后，病情逐渐加重，1991年5月18日来本院治疗。症见：烦躁哭闹，舌体肿大，塞满口腔，伸露唇外，舌质红，苔黄厚，指纹紫滞，大便5至7日一解，便干，尿黄而少。诊为木舌。证属心脾积热。治以导赤散加牛黄散，3日后复诊，诸症好转，继服上药3天痊愈。

按：木舌病证，见《圣济总录》卷一百八十。又名木舌胀、木舌风、死舌。由心脾积热上冲所致，多见于小儿。症见舌肿胀，木硬满口，不能转动，无疼痛。初起憎寒壮热。若心经火盛，舌胀满口，色紫如猪肝，饮食难进，不能语言，坚硬疼痛，失治则危。木舌在症状上与舌下间隙感染有些相似。笔者所治均属轻型患者，若为重症，应中西医结合，内外施治，或配合手术治疗，以免延误时机。

附：所用本院散剂药物组成。

导赤散：生地、木通、竹叶、滑石、甘草等份为末。

牛黄散：二丑、大黄等份为末。[王梅花，未金堂．木舌治验2例．实用中医内科学杂志，1994，8（3）：36-37．]

# 呃乳

【原文】　呃乳①之候非一端，伤乳停痰胃热寒。

热宜和中清热饮，寒用温中止吐②煎。

伤乳平胃散最妙，停痰二陈汤③可痊。

若是满而自溢者，常须节乳自能安。

【注】小儿呪乳，证非一端，有宿乳、停痰、胃寒、胃热之分，不可一例而治。如面色多赤，二便微秘，手足指热，此为热呪也，宜和中清热饮主之；面色青白，粪清多沫，手足指冷，此因寒而呪也，宜温中止吐汤主之；口热唇干，夜卧不宁，手足心热，此为伤乳而呪也，宜平胃散主之；胸膈膨满，呕吐痰涎，此因停痰而呪也，宜枳桔二陈汤主之；若吃乳过多，满而自溢者，不须服药，惟节乳则呪自止矣。

【提要】叙述了初生儿呪乳的原因与治疗方法。

【注释】①呪乳：呪，读 xiàn，即不作呕而吐，病证名。又称之为"转奶""噎奶"，现多俗称为"漾奶"，为哺乳期婴儿常见的病证。《幼科发挥》："呪乳者，小儿无故乳常流出，口角唇边常见，如瓶之漏而水渗出也，即哺露。"

②温中止吐：指温中止吐汤。

③二陈汤：指枳桔二陈汤。

【白话文】呪乳为哺乳期婴儿常见的病证，其发病原因以伤乳、停痰、胃热、胃寒四种多见。因于胃热者，患儿大多面色红赤，吐出乳汁酸臭，大便干结，小便短赤，手足发热，可用和中清热饮，清热止呕。因于胃寒者，患儿大多面色青白，吐乳不化，大便色青多沫，手足稍冷，宜用温中止吐汤，温中散寒，降逆止呕。因于伤乳者，患儿多见食后而吐，口唇干热，烦躁多啼，夜卧不宁，手足心发热，宜用平胃散健脾和胃，行气止呕除满。因于停痰者，患儿多见胸膈胀满，呕吐痰涎，治疗宜用枳桔二陈汤行气化痰。此外，还有因乳哺过度，自行溢出，无须服药，只须节制哺乳即可。

【解读】呪乳可包括日常所见的吐奶与漾奶两种情形。吐奶也可称喷奶，呕吐时奶水多是喷射性地从嘴里甚至鼻子里涌出的，主要与喂养不当有关。如喂奶量过多，奶瓶嘴打的孔太大，小儿喂奶过急；另外，喂奶时奶嘴中没有充满奶而进入空气，婴儿在吸奶同时吸进很多空气；或者喂奶时翻动小儿过多，或边哭边吸吮都会引起吐奶。

漾奶，则是正常的新生儿出生后的头几周内，在吃完奶后从口边流出一些奶液，每天可有多次。临床上，吐奶应与漾奶进行鉴别。漾奶的量一般比较少，多为几口，一般表现为喂奶后的一种强烈的、无压力的、非喷射性地从口边流出少量奶汁。由于奶已入胃与胃酸结合，故有时吐出的奶有奶块，呈酸臭味。漾奶小儿每天可溢奶 1 次或多次，但无任何其他症状，也不影响新生儿生长发育。

漾奶和吐奶都与新生儿解剖生理特点有关。新生儿卧位为主，胃呈水平位，再加上胃上口的贲门括约肌发育不全，而胃下口的幽门括约肌相对紧张，故喂奶后小儿一旦活动，就很容易使奶从胃中又反流到食道、口腔造成漾奶和吐奶。

如出现频繁呕吐，或大量奶液呕出，婴儿还伴有厌食、腹胀及哭闹不安时，则往往是病理性呕吐。可能是消化道感染，也有可能是神经系统感染，则需诊治。一般来说，食道闭锁、先天性巨结肠等先天性消化道畸形所致的病理性呕吐情况较严重，次数频繁，呕吐量大，常呈喷射状，呕吐物中除进食的奶汁外，还会含有胆汁，或呕吐物为粪样液。

小儿内科性疾病所致的吐奶一般不甚严重或间歇性发作，但临床兼症较为明显。如新生儿上呼吸道感染常有发热、流涕、鼻塞、咳嗽等症状；新生儿室息所致的脑水肿和颅内出血除呕吐症状外，常有呻吟、发绀、抽搐等症状。

生理性漾奶和大部分吐奶，只要注意改进喂奶方式即可纠正，无需药物治疗。根据日龄特点和体重，新生儿第 1 周适宜奶量每次 30 ~ 50mL，第二周逐渐增加到 75mL。母乳喂养者，若乳汁充足，正常新生儿一般 10 ~ 15 分钟即可吃饱，每次吃饱后，将小儿轻轻竖抱，头靠在母亲肩上，轻轻拍背，最好等小儿打嗝后，再放到床上，最好采取右侧卧位。注意喂乳后尽量不要翻动和逗引婴儿以免漾奶。且随着婴儿成长，溢奶逐渐减少，在 6 ~ 8 个月时可完全消失。

【方剂详解】

（1）和中清热饮：黄连姜炒　半夏姜制　陈皮　茯苓　藿香　砂仁

引用姜，水煎服。

方中黄连配伍藿香，颇似《湿热病篇》之"苏叶黄连汤"，清热化湿，芳香辟秽，和胃止呕。陈皮、姜制半夏、茯苓三味合用，取"二陈"之义，健脾化痰止呕，砂仁芳香醒脾，化食止呕。诸药合用，共奏清热止呕，消食化痰之功。

方歌：和中清热饮黄连，半夏陈皮茯苓攒，

藿香砂仁合成剂，水煎徐服可安全。

（2）温中止吐汤：白豆蔻研　茯苓　半夏姜制　生姜

水煎，冲磨沉香汁服。

方中白豆蔻温中止呕；茯苓、半夏益胃和中，化痰止呕；生姜温胃散寒止呕，加用沉香以增强理气降逆，温胃和中之力。

方歌：温中止吐白豆蔻，茯苓半夏共生姜，

临服沉香汁加入，专治哯乳自寒伤。

（3）平胃散：苍术炒　陈皮　厚朴姜炒　甘草炙　麦芽炒　砂仁研

引用姜，水煎服。

本方为治疗湿滞脾胃证之基础方。临床应用以脘腹胀满，舌苔厚腻为辨证要点。后世诸多健脾、化湿或燥湿方剂，都有该方的影子。小儿乳停以致吐奶者，因脾为太阴湿土，居中州而主运化，其性喜燥恶湿，滞于中焦，则脾运不健，且气机受阻，故见脘腹胀满；胃失和降，上逆而为呕吐恶心。治当燥湿运脾为主，兼以行气和胃，使气行则湿化。方中以苍术为君药，以其辛香苦温，入中焦能燥湿健脾，使湿去则脾运有权，脾健则湿邪得化。湿邪阻碍气机，且气行则湿化，故方中臣以厚朴，本品芳化苦燥，长于行气除满，且可化湿。与苍术相伍，行气以除湿，燥湿以运脾，使滞气得行，湿浊得去。陈皮为佐，理气和胃，燥湿醒脾，以助苍术、厚朴之力。使以甘草，调和诸药，且能益气健脾和中。炒麦芽健脾消食，砂仁芳香醒脾，煎加生姜温散水湿，且能和胃降逆。

方歌：小儿伤乳多吐哯，平胃调和功可见，

苍陈厚朴甘草偕，加入麦砂姜一片。

（4）枳桔二陈汤：枳壳麸炒　桔梗　陈皮　半夏姜制　茯苓　甘草炙

引用姜水煎服。

方中枳壳、桔梗，一降一升，理气化痰；二陈汤标本兼顾，燥湿理气，祛已生之痰，健脾渗湿，杜生痰之源。诸药合用共奏燥湿化痰，理气和中之功。

方歌：停痰哯乳不能安，枳桔二陈汤最先，

枳桔陈半苓甘草，生姜加入实时瘥。

【医案助读】

张某，男，4个月，2014年12月26就诊。

患儿为足月剖宫产，无新生儿黄疸，人工喂养至今。5天前在无明显诱因下，出现饮奶后吐奶，呈喷射状呕吐，呕吐物为奶液与大量痰涎，或伴有涕泪俱下。家长予以温敷肚脐，内服妈咪爱之后，上症并无好转。现症：饮奶后即吐奶，涌出状呕吐（非喷射状，无干呕声，张口即来），呕吐物为奶液与大量清稀痰涎，色不黄，亦无酸馊或腐臭气味，或伴有涕泪俱下，但呕吐时面色不红。摸之四肢末端不温，观之面色苍白；小便清，大便糊状，色黄略青；舌质淡苔白不厚，指纹淡紫隐隐。此患儿饮奶后吐奶，并无热象，寒象明显，该证由寒而起，治宜温胃驱寒，降逆止呕，宜用温中止吐汤加减。处方：丁香1g，吴茱萸1.5g，黄连1g，白豆蔻1g，茯苓4g，半夏（姜制）3g，生姜2g，3剂。患儿服用1剂后，吐奶次数大减；3剂后，无明显吐奶。嘱其香砂六君子丸细研和水善后，喂养乳品时避风寒。

# 夜啼

【原文】　　　　　夜啼寒热因胎受，须将形色辨分明。

寒属脾经面青白，手腹俱冷曲腰疼。

面赤溺闭属心热，热用导赤①寒钩藤②。

若无寒热表里证，古法蝉花散最精。

〔注〕小儿初生夜啼，其因有二，一曰脾寒，一曰心热。皆受自胎中，观其形色便知病情矣。如面色青白，手腹俱冷，不欲吮乳，屈腰不伸者，脾寒也，钩藤饮主之；面赤唇红，身腹俱热，小便不利，烦躁多啼者，心热也，导赤散主之。若无以上形症，但多啼者，用蝉花散最当。

【提要】叙述了初生儿夜啼的主要证候类型与相应的治疗方法。

【注释】①导赤：即导赤散。

②钩藤：指钩藤饮。

【白话文】夜啼，婴儿白天能安静入睡，饮食活动亦如常儿一般，但每到夜间则啼哭不安，时哭时止，或每夜定时啼哭，甚则通宵达旦。临床上导致小儿夜啼的原因有很多，以脾寒与心热两种最为常见，其临床表现也有较大差异，因此在治疗时须审证求因。如果患儿面色青白，口中气冷，四肢不温，屈腰而啼，不思乳食，腹痛便青，证属脏寒脾冷，宜用钩藤饮，活血行气定痛。倘若患儿出现面赤唇红，多泪烦躁，遍体发热，或口中气热，小便短赤大便秘结，此证属心经热盛，宜用导赤散，清心安神。如若小儿仅见啼哭，并无明显的寒象或热象的表现，古人往往用蝉花散，常可收到预期的疗效。

【解读】夜啼，多见于新生儿及 6 个月内的小婴儿。初生小儿初离母体，由胎内环境转变为胎外自然环境，又因其脏腑娇嫩，阴阳二气稚弱，调节能力差，环境适应能力低下。不论外感六淫还是内伤乳食，都可导致脏腑功能失调，阴阳气血失于平衡，常以啼哭表达要求或痛苦，诸如饥饿、惊恐、尿布潮湿、衣被过冷或过热等均可引起啼哭。此时若喂以乳食、安抚亲昵、更换潮湿尿布、调整衣被厚薄后，啼哭可很快停止，不属病态。此外，夜间开灯而寐，摇篮中摇摆而寐，怀抱而寐，边走边抱而寐等不良习惯也可导致小儿夜啼。

通过分析众多的夜啼病例，除口疮、肠套叠、寒疝等明显的疾病所引起的啼哭外，脾寒、心热、惊骇、脾虚肝旺是小儿夜啼最常见的病因病机。

脾寒腹痛是导致夜啼的最常见原因。脾为太阴，为阴中之至阴，喜温而恶寒。若孕妇素体虚寒，恣食生冷，胎禀不足，脾寒乃生；若用冷乳喂儿，中阳不振；或因调护失宜，腹部中寒，以致寒邪内侵，凝滞气机，不通则痛，因痛而啼。由于夜间属阴，阴胜则脾寒愈盛，故啼在夜间。白天阳气盛，阴寒之气得阳而暂散，故白天能安然入睡。若孕妇内蕴郁热，恣食辛热动火之食，或过服温热药物，蕴蓄之热遗于胎儿；或婴儿将养过温，受火热之气熏灼，心火上炎，心中懊恼，烦躁而啼。夜间阴盛阳衰，阳入于阴则入静而寐。由于心火过亢，阴不能潜阳，故夜间不寐而啼哭不止。彻夜啼哭之后，阳气耗损，无力抗争，故白天入寐；正气未复，入夜又啼，周而复始，循环不已。

【方剂详解】

（1）钩藤饮：川芎　白当归　茯神　白芍炒　茯苓　炙甘草　木香煨　钩藤引用红枣水煎服。

方中钩藤息风止痉，茯苓、茯神健脾安神，当归、川芎、白芍养血息风，木香理气和中，甘草红枣和中补营。

方歌：夜啼之证因脾寒，须服钩藤饮可痊，

　　　　芎归神芍苓甘草，木香钩藤红枣煎。

（2）导赤散：方见小便不通。

（3）蝉花散：蝉蜕用下半截，不拘多少。

以上研细末，每服少许，薄荷煎汤调下。

蝉花即蝉蜕壳头上有一角如花冠者，功同蝉蜕而质优。方中蝉蜕，味甘、咸，性凉，具有清热息风之功效。此处使用蝉蜕，取其昼鸣而夜息也。

【医案助读】

余某，男，6 个月，1992 年 12 月 19 日初诊。

夜啼月余，患儿每于午夜啼哭，哭声低弱，拍哄无效，约 10 分钟自止，白天一切如常。追问病史，家长诉小儿有腹部受寒史，伴见纳少，吮乳无力。睡时喜蜷卧伏卧，大便溏薄。舌淡苔薄，指纹淡红，脉细弱。辨证：中焦虚寒，寒凝气滞。治法：温中散寒。方药：高良姜 6g，乌药 6g，蝉蜕 3g，钩藤 6g，茯苓 10g，山药 10g，藿香 10g，白术 6g，炒谷芽 10g，炒麦芽 10g，炙甘草 6g。服药 3 剂，夜啼明显减轻。又服 3 剂，夜啼消失，但仍纳少，便溏。前方加苍术 6g，生薏苡仁 15g，以加强健脾祛湿之功，又服 3 剂而愈。半年后又见该小儿，家长诉夜啼未发。

按：《诸病源候论》云："小儿夜啼者，脏冷也，夜阴气盛，与冷相搏则冷动，冷动则脏气相并，或烦或痛，令小儿夜啼也。"小儿为稚阴稚阳之体，五脏属阴，脾为至阴，喜温而恶寒，夜属阴，午夜为至阴，故午夜之时，其脾寒愈重。此患儿因腹部中寒与脾寒相合，寒主凝滞，气机不利，故入夜寒盛而啼；寒与虚并生，故哭声低弱；患儿纳少，吮乳无力，便溏，舌淡，指纹淡，皆为脾虚之征。故认为患儿脾虚是本质，脏寒是关键，而投以温中散寒、健脾之剂，佐以镇惊止啼之品。服药后夜啼渐止，后期再加强健脾调中之力，最终痊愈。[宋祚民，李晓梅，钱进．中医临床证治系列讲座 第 15 讲 小儿夜啼．中级医刊，1997，32（3）：53－55.]

# 胎黄

【原文】　　　　　儿生遍体色如金，湿热熏蒸胎受深。

法当渗湿兼清热，地黄①犀角②二方神。

［注］胎黄者，遍体面目皆黄，其色如金，乃孕妇湿热太盛，小儿在胎受母热毒，故生

则有是证也。法当渗湿清热，须分轻重治之，色微黄者，地黄汤；深黄者，犀角散。

【提要】叙述了初生儿胎黄的病因与治疗方法。

【注释】①地黄：指生地黄汤。

②犀角：指犀角散。

【白话文】胎黄是指婴儿出生后遍体肌肤、眼睛等处出现黄色，甚则色黄如金的一种病证。其病因多是由于孕妇过食辛热，湿热内蕴，胎儿受之，出生之后就会发生胎黄。治疗的方法，当以清热、解毒、渗湿为主，并根据病情的轻重分别治之。若黄色不重，症状轻微的，可用生地黄汤；若颜色深黄，症状危重的，宜用犀角散，疗效颇佳。

【解读】胎黄以婴儿出生后皮肤面目出现黄疸为特征。因与胎禀因素有关，故称"胎黄"或"胎疸"。胎黄分为生理性与病理性两类。生理性胎黄大多在生后2~3天出现，4~6天达高峰，7~10天消退，早产儿持续时间较长，除有轻微食欲不振外，一般无其他临床症状。病理性黄疸，一般出现早（出生24小时内），若生后24小时内即出现黄疸，3周后仍不消退，甚或持续加深，或消退后复现，亦有黄疸出现迟者，持续不退，日渐加重。胎黄往往伴见肝脾肿大，精神倦怠，不欲吮乳，大便或呈灰白色等症状。

形成病理性胎黄的病因很多，主要为胎禀湿蕴，由于孕母素蕴湿盛或内蕴湿热之毒，遗于胎儿，或因胎产之时，出生之后，婴儿感受湿热邪毒所致。若孕母体弱多病，气血素亏，可致胎儿先天禀赋不足，脾阳虚弱，湿浊内生；或生后为湿邪所侵，湿从寒化，寒湿阻滞。还有小儿禀赋不足，脉络阻滞，或湿热蕴结肝经日久，气血郁阻，均可以形成本病。

【方剂详解】

（1）生地黄汤：生地黄　赤芍药　川芎　当归　天花粉　赤茯苓　泽泻猪苓　甘草生　茵陈蒿

引用灯心，水煎，食前服。

方中当归配伍川芎具有活血化瘀止痛的作用，生地黄配伍赤芍药清热凉血解毒，上述四味可以看作是四物汤，但以生地黄易熟地，赤芍药易白芍，使四物汤由原来的补血活血之功效，变为清热凉血活血。茵陈为治疗黄疸的必用之药，有利湿退黄作用，猪苓、泽泻、赤茯苓功能利水渗湿；天花粉、生甘草，灯心草可以清热利湿解毒。清热凉血活血药与利湿解毒药合用，可治疗深入血分之湿邪。

方歌：胎黄须用地黄汤，四物花粉赤苓良，

泽泻猪苓甘草等，茵陈加入水煎尝。

（2）犀角散：犀角镑　茵陈蒿　栝楼根　升麻　生甘草　龙胆草　生地　寒水石煅

水煎，不拘时服。

方中犀角（现用水牛角代）、生地黄凉血解毒；茵陈蒿、甘草利湿退黄；寒水石、栝楼根清热生津；龙胆草、升麻清热解毒。

方歌：胎黄又有犀角散，甘草犀角与茵陈，

升麻胆草生地共，寒水石同栝楼根。

【医案助读】

涂某，女，40 天，1986 年 4 月 5 日初诊。

母诉患儿出生 5 日起，面目及皮肤出现淡黄，日渐加深，至今未愈。目前全身橘黄，小便黄少，吮乳少，腹胀气，呕吐，大便黄清，指纹紫红。病为胎黄，当从湿热治。处方：茵陈 10g，栀子 5g，厚朴 3g，大腹皮 3g，鲜风尾草 10g，车前子 3g，鲜小野鸡尾 10g，鲜白茅根 10g，枳壳 3g，大黄 2g，神曲 2g。5 剂。

二诊：色黄较淡，小便长，大便稀，腹胀减，呕止，吮乳频作。处方：上方去大黄，加薏苡仁 5g。5 剂。

三诊：身黄基本消失，吮乳正常，大便每日 1 次，腹胀消失。处方：太子参 5g，白术 3g，茵陈 5g，鲜小野鸡尾 3g，鲜风尾草 5g，薏苡仁 5g，茯苓 5g，怀山药 5g，枳壳 5g，大腹皮 3g，厚朴 3g。5 剂。诸症悉除，病愈。

按：方中用茵陈、栀子清利湿热；风尾草、小野鸡尾清热解毒；厚朴、大腹皮、枳壳宽肠导气；神曲健胃消食；大黄、薏苡仁、白茅根利导湿热；太子参、白术、怀山药、茯苓健脾胃。治则先以清利湿热为主，继佐以健脾益气。脾土强旺可捍御湿热，湿热不留，黄自不生。[漆济元著，漆兴芝辑．名老中医漆济元医案珍藏录．南昌：江西科学技术出版社，1995：327 - 328.]

# 胎赤

【原文】　　　　　　胎赤胎中受毒热，生后遍体若丹涂。

清热解毒汤极妙，蒋氏化毒①功效殊。

〖注〗胎赤者，因孕妇过食辛热之物，以致毒热凝结，蕴于胞中，遂令小儿生下头面、肢体赤若丹涂，故名曰胎赤。当以清热解毒汤主之。热盛便秘者，蒋氏化毒丹主之。

【提要】叙述了初生儿胎赤的病因和治疗方法。

【注释】①蒋氏化毒：即蒋氏化毒丹。

【白话文】胎赤的发病原因，大多是由于孕妇过食辛热的食物，以致热毒壅结，蕴藏于血分，传给胎儿。婴儿出生后，其头面部、肢体的皮肤一片红赤，就像涂了丹砂一样。一般而言，胎赤病证的预后良好，其治疗的方法，往往以清热解毒为主。清热解毒汤作为治疗胎赤的主方，效果很好。倘若热重便秘，可以用蒋氏化毒丹清热凉血，降火解毒，数日之内，赤色即可逐渐消退。

【解读】胎赤，出自《证治准绳·幼科》。多因胎儿禀赋不足，触冒风邪；或由于断脐，疮痂未敛，致使风邪侵入体内，蕴结为热；或由母体脾胃积热，传给胎儿所致。在临床上多表现为胎儿出生后，身热皮肤湿红，形如水烫火伤之状。还可见壮热呕吐，精神不宁，睡易惊醒，手足抽掣等。如小儿出生之初，由于皮肤娇嫩，骤与外界接触，出现鲜红色斑者，数天后可自行消退，不必药治。

【方剂详解】

（1）清热解毒汤：生地　黄连　金银花　薄荷叶　连翘去心　赤芍　木通　甘草生

引用灯心，水煎服。

方中银花、连翘辛凉透毒；生地、黄连清热凉血解毒；木通、赤芍清火利尿；薄荷、甘草、灯心清心利水，解毒和中。

方歌：清热解毒汤堪夸，生地黄连金银花，

薄荷连翘赤芍药，木通甘草灯心加。

（2）蒋氏化毒丹：犀角 黄连 桔梗 玄参 薄荷叶 生甘草 生大黄各一两 青黛五钱

以上为细末，炼白蜜为丸，重六分，每服一丸，灯心汤化服。

方中犀角（现水牛角代）、黄连泻火解毒；青黛、薄荷清热解毒；玄参、桔梗、甘草宣发解毒；使毒从上出，宗"火郁发之"之义。

【医案助读】

李某，男，36天。

头胎，母乳喂养。面红赤，皮损严重，表皮剥落，真皮龟裂，鼻腔干燥，口唇开裂，目闭，呼吸浅表。解黄色涎便，不思食，食即呕吐，曾高烧40.5℃。认为患儿染病系母亲在孕期过食辛燥食物，燥热之邪移于胞胎，染胎毒所致。处方：青黛9g，龙胆草9g，焦栀子6g，酒军6g，黄柏9g，黄芩9g，蒲公英24g，生地24g，丹皮9g，赤芍10g，水牛角15g，紫花地丁15g，玄参18g。上方母儿同服，多饮果汁，同时结合青霉素针剂注射，另配紫雪丹4支分次冲服。共服4剂，其舌干、质红，皮损已愈，脱薄白色屑皮，大便稀、淡黄。以清热解毒滋阴善后而愈。[曾应台.胎毒（一名胎赤）治验.成都中医学院学报，1979（7）：28.]

# 赤游风

【原文】　　　赤游胎中毒热成，皮肤赤肿遍身行。

头面四肢犹可治，若归心腹命难生。

内服犀角①蓝叶散，外用砭法敷神功②。

百日之内忌砭血，贴涂二法可安宁。

〖注〗小儿赤游风证，多由胎中毒热而成。或生后过于温暖，毒热蒸发于外，以致皮肤赤热而红肿，色若丹涂游走不定，行于遍身，故名曰赤游风。多发于头面四肢之间，若内归心腹则死。治法当服犀角解毒饮。如不愈，继以蓝叶散，外用砭法刺出毒血。毒甚者，敷以神功散；毒轻者，不用敷药。在百日内者，小儿忌砭血，以其肌肉难任也。须用猪肉贴法，或以赤小豆末鸡子清调涂之甚效。

【提要】 叙述了初生儿赤游风的病因和治疗方法。

【注释】 ①犀角：指犀角解毒饮。

②神功：指神功散。

【白话文】 赤游风，又名赤游丹、丹毒，是一种新生儿多见的皮肤病。其病主要由于孕母热毒壅结于内，搏于气血，化为热毒，胎热内壅，加上婴儿初生时由于护理不当，过于温暖，热毒蒸发于外，因而形成赤游风证。一般说来，该病的发生多有类似于外感的先期症状，如发热、微惊、眼屎多、啼哭不安等，其后很快就发现肌肤赤色而稍肿，形如云片，大小不一，光亮，局部灼热疼痛。临床上有先见于头面四肢的，也有先见于胸腹躯干的，多先见于一处，逐渐遍及全身，其性游走不定，流窜很快。

在预后方面，可以根据它所游行的方向来进行推断。一般认为自胸腹而流于四肢的容易治疗，预后良好；若从四肢流于胸腹的难于治疗，预后不好。倘若已经内流胸腹，而见胸腹胀满，神识昏迷，呼吸气促，鼻翼扇动，双目直视等，多属危候。同时年龄越小，危险性也越大，所以，初生儿患此，多属急危重症。因此，必须及早治疗。

治疗赤游风的方法，应以清火、凉血、解毒为主，内服犀角解毒饮；假如不效，换服清火凉血解毒作用较大的蓝叶散，以阻断病势的进展。还可外用砭法，刺去毒血，使内伏的毒热，得到外泄的机会。然后局部敷以清热解毒的药物，如神功散。如果毒势不重，局部就不必敷药。这种砭刺方法，在生后百日以内的小儿，不宜使用，因为小儿肌肉柔嫩，不能忍受砭刺的痛苦，可用猪肉贴法，或用赤小豆涂法，也能取得同样的疗效。

【解读】 赤游风是发于皮肤网状淋巴管的炎症，以患处皮肤突然出现界限清楚、稍高出皮肤的片状红斑为特征。一般说来，胎热内壅是内因；局部皮肤损伤，如脐部疾患、湿疹、种痘、虫咬以及护理不当致邪毒入侵是外因。邪毒入于经络，随气血游走全身，发于肌表；热毒炽盛，则入脏入腑，内迫营血或邪陷心营。

本病见于婴幼儿，尤以新生儿多见。起病较急，可发于全身各处，尤以颜面、眼、鼻及耳部多见。发病部位的皮肤红肿、硬结、焮热疼痛，形如云片，边缘隆起，界限分明，并可出现水疱。常先发一处，继则游走至其他部位。但新生儿则常见于脐部及下腹部为多。

中医学根据赤游风不同的发病部位而有不同的命名。如生于颜面者，称抱头火丹；发于腰胯者，称内发丹毒；发于下肢者，称腿游风，又称流火；发无定处，称赤游丹，也称赤游风、胎毒发丹、赤游火丹。风热邪毒较盛者，常可入脏入腑，出现发热、呕吐及腹泻等症。严重者邪毒可内陷营血，而见神昏、抽搐等危象。本病发于四肢的较轻，发于腹背的较重；先起于腹背再流出于四肢的较轻，先起于四肢，继流入于腹背的较重。丹毒可由里出表，也可以由表攻里。毒轻者丹发则轻，毒重者丹发亦剧。

本病初起以风火热毒为主，症见皮肤局部红肿，形如云片，焮热肿痛，游走不定，发热恶寒，烦躁多啼，唇焦口干，舌红，苔白或黄。治宜疏风散邪，泻火解毒。后期则以邪毒入营为主，症见患部皮肤焮赤疼痛，高热，心烦，唇燥口干，舌绛苔黄，甚则出现神昏、抽搐等症。治宜凉血解毒，开窍息风。

本病须与胎赤相鉴别，胎赤是因胎毒炽盛，毒热内结，蕴于胞中，令婴儿出生之后，头面、肢体赤若丹涂，此称为"胎赤"。胎赤的皮色与赤游丹的相似，但症状不同。赤游丹以皮肤红赤，硬结，焮热疼痛，边缘隆起，形如云片，界限分明，发无定处，并可出现疱疹为主症。胎赤以初生婴儿遍身皮肤头面红赤如丹，界限不清为主症，无边缘隆起、硬结及游走不定等现象。

【方剂详解】

（1）犀角解毒饮：牛蒡子<sub>炒</sub> 犀角 荆芥穗 防风 连翘<sub>去心</sub> 金银花 赤芍药 生甘草 川黄连 生地黄

引用灯心，水煎服。

方中犀角（现代用水牛角代）、赤芍、生地黄凉血，犀角偏于解毒，赤芍偏于散瘀，生地黄偏于益阴；黄连、灯心、连翘、金银花清热，黄连偏于燥湿，灯心偏于通利，连翘偏于散结，金银花偏于消肿；牛蒡子、荆芥、防风辛散透达，牛蒡子偏于辛凉疏散，荆芥、防风偏于辛温透达，兼防寒药凝滞；生甘草清热益气和中。

方歌：犀角解毒药最良，牛蒡犀角合荆防，

连翘银花赤芍药，甘草川连生地黄。

（2）蓝叶散：蓝叶<sub>五钱</sub> 黄芩 犀角屑 川大黄<sub>微炒，</sub><sub>到</sub> 柴胡 生栀子<sub>各二</sub>

钱　川升麻—钱　石膏　生甘草—钱

以上为粗末，每服一钱，水一小盏，煎五分，去渣兑竹沥一酒杯，煎三两沸，放温，量儿大小用之，气怯弱者可去大黄。

方中蓝叶清热解毒，加用犀角（现代用水牛角代）以清心凉血，柴胡、升麻升散火郁，山栀、石膏、大黄、黄芩清热泻火解毒，甘草调和诸药。

（3）砭血法：口吮毒血各聚一处，用细磁器击碎，取锋芒者，将箸头劈开夹住，用线缚定，两指轻撮箸梢，令磁芒对聚血处，再用箸一根频击，刺出毒血，砭后毒甚者，以神功散敷之，毒轻者，砭后不可用，恐皮肤即破，草乌能作痛也，如患在头者，不用砭法，只宜卧针倒挑患处，出毒血则愈。

（4）神功散：黄柏炒　草乌生

以上为末，等分用漱口水调敷，频以漱口水润之。

方中黄柏坚阴清热，草乌攻毒通络。

（5）猪肉贴法：用生猪肉切片，贴于赤肿处，数数更换。

（6）涂法：生赤小豆不拘多少，研为细末，用鸡子清调涂患处，干则再涂。

【医案助读】

金某，女，16天，出生半个月。

襁褓中臀部肌赤，形如云片，局部肌肤灼热，数日来游走背腹，啼哭不已。热毒郁结，更兼皮肤感染。钱乙谓："热毒气客于腠理，搏于血气，发于外皮，上赤如丹。"小儿脏腑柔脆，虑其热毒内攻，而致昏迷抽搐之变，不可不慎。急为凉血解毒。

乌犀尖—分（磨，调服）　鲜生地四钱　牡丹皮—钱　赤芍—钱　金银花钱半
板蓝叶钱半　生甘草五分

次日改方啼哭稍宁，加黑栀子钱半，续服1剂。

二诊（9月8日），T37.5℃，两进犀角地黄汤加减，身若涂丹，十退五六，啼哭渐安，昨夜已能进乳，大便深黄而臭。热毒有下行之趋势，内攻之患，可无虑矣。

黄连四分　鲜生地四钱　牡丹皮钱半　赤芍钱半　黑栀子钱半　金银花钱半　大青叶钱半　生甘草五分　鲜芦根—尺（去节）

三诊（9月10日）肌肤色素渐成淡红，热毒蕴蓄，已退三舍，原法出入，徐图臻吉。

连翘钱半　鲜生地四钱　牡丹皮一钱　金银花钱半　赤芍一钱　绿豆衣钱半　黑栀子钱半　板蓝根钱半　生甘草五分［奚伯初著，奚竹君，梅佳音整理．奚伯初中医儿科医案．上海：上海科学技术出版社，2015：97．］

# 初生无皮

【原文】　　　儿生无皮有二端，父母梅毒遗染传。

或因未足月生早，无皮赤烂痛难堪。

梅毒换肌消毒散，胎怯①当归饮能痊。

外敷清凉②鹅黄③粉④，毒解形完肤自坚。

〔注〕婴儿生下无皮，其证有二：或因父母素有杨梅结毒，传染胞胎，故生下或上半身赤烂，或下半身赤烂，甚至色带紫黑；又有因月分未足，生育太早，遍体浸渍红嫩而光。二证俱属恶候。遗毒者，内服换肌消毒散，外用清凉膏，或鹅黄散敷之；胎元不足者，内服当归饮，外用稻米粉扑之。毒解形完者，谓解去毒气，其皮自渐渐生完而坚实矣。

【提要】叙述了小儿初生无皮的原因与治疗方法。

【注释】①胎怯：中医病名，初生儿出生时形体瘦小，肌肉瘦薄，面色无华，精神萎靡，气弱声低，吮乳无力，筋弛肢软。胎儿的生长发育与胎儿在胞宫内所受气血的供养有关，胎怯的病变脏腑主要在肾、脾。肾精薄弱与脾肾两虚为主要病因。

②清凉：指清凉膏。

③鹅黄：指鹅黄散。

④粉：指扑粉法。

【白话文】婴儿生下无皮的原因，一般有两种：一种是父母素有梅毒，遗传胎儿所致；另一种则多因早产，婴儿皮肤发育未全所致。由于梅毒遗传的，多表现为上半身或下半身赤烂，甚至色带紫黑，以鼻唇沟、肛门、腹股沟或阴囊等部位尤为明显。因早产所致的，多半遍身红嫩光亮，触之疼痛，面色发白，四肢不温。虽然本病症状有轻重，但都属于危恶证候，必须及早治疗。由于遗传梅毒的，应当清解胎毒，内服换肌消毒散，外敷清凉膏，或用鹅黄散调敷；由于胎元不足的，应当调补气血，宜服当归饮，外用稻米粉扑之。使其毒解，气血充足，皮肤才能逐渐生长坚实。

【解读】小儿无皮，并不是小儿体表或体表局部无皮肤，在临床上主要见于三种情况：一是早产儿，因皮肤没有发育完全，故多见皮肤透明且薄，称之为"玻璃宝宝"。二是先天性皮肤缺陷，婴儿出生时即有界限清楚的皮肤缺损，表现为局部较大的厚壁大疱，但其顶部很快脱落，形成缺损创面，缺损创面愈合较慢，可反复结痂，脱落而历时数月乃至数年。三是先天性梅毒，先天性梅毒是一种性传播疾病，孕妇患病遗传给小儿，其"无皮"主要因脓疱疹、斑丘疹溃破后脱皮所致。由此可知，以上三种情形，皆命名为"初生无皮"，但形成机理却迥异，因此在临床治疗之时须病证结合方能取效。

【方剂详解】

（1）换肌消毒散：当归　生地黄　赤芍药　川芎　皂刺　土茯苓　金银花　连翘去心　生甘草　白芷　苦参　白鲜皮　防风

引用灯心，水煎服。

方中土茯苓为治疗梅毒的要药，具有解毒除湿的功效。当归、生地黄、赤芍药、川芎活血解毒；金银花、连翘可以清热解毒；苦参、防风、白鲜皮祛风除湿止痒；皂角刺、白芷托毒排脓；甘草和中。诸药合用，共奏清热燥湿，活血解毒之功。

方歌：无皮换肌消毒治，四物皂刺土茯苓，

　　　银花连翘草白芷，苦参白鲜共防风。

（2）当归饮：何首乌制　白鲜皮　白蒺藜　甘草　当归　生地黄　白芍药　人参　黄芪　川芎

水煎服。

当归饮由当归饮子化裁而来，为调养气血，祛风润燥之剂，多用于治疗气血不足，湿热稽留所致的血虚风燥证。方用当归、白芍、生地、川芎，养血活血，补中有通，补而不滞；黄芪、人参补脾益气，以生养气血；首乌滋补肾精而化生为血，又可润肤止痒；白蒺藜、白鲜皮可祛风除湿止痒；甘草调和诸药。诸药配伍组方合理严谨，使气血充足有利于清除遗毒，生肌长皮，使得病证得愈。

方歌：当归饮治儿无皮，面白肢冷服最宜，

首乌鲜皮白蒺藜，甘草四物共参芪。

（3）清凉膏：石灰<sub>未经水湿成块者</sub>，四两

用水泡之，没指半许，露一宿，面上有浮起如云片者，轻轻取之，微带清水，视其多寡，兑小磨香油亦如之，以顺搅成膏为度，用鸡翎搽之自愈。

中药石灰具有燥湿，收疮，蚀恶肉的功效。香油主要为脂麻科植物脂麻的成熟种子用压榨法得到的脂肪油，具有解毒，生肌的功效，与石灰同用，可缓和石灰的腐蚀之性。

（4）鹅黄散：黄柏<sub>生</sub>　石膏<sub>煅，各等份</sub>

共研为细末，扑之，湿则干扑，干则用猪苦胆调搽。

方中黄柏可以燥湿而不伤阴，煅石膏具有收敛解毒之功。若患处渗出，创面潮湿则干扑，若创面干燥可用猪苦胆汁调搽，干湿适宜效果良好。

（5）扑粉法：早稻白米作粉，时时扑之，其皮渐生，神效。

按：罗天益《宝鉴》云，粳粟米粥气薄味淡，阳中之阴也，所以淡渗下行，能利小便。方中早稻白米作粉，既有利于淡渗收湿，又有利于补气长肌。

【医案助读】

杨某，男，1岁。

患者出生后背部表皮流出鲜血，当即入院治疗。被多家医院诊断为无皮症。曾于多家医院治疗，经集中会诊无效，遂至本处就诊。家长述患儿疼痛剧烈，夜间尤甚，夜夜啼哭。曾用过磺胺结晶、双氧水冲洗、黄纱布、糖皮质激素软膏、抗菌素、凡士林膏等均无效。至本处就诊时，整个背部表皮呈鲜红色、光亮肿胀状态，有两处出血，左肩胛内缘处呈三角形状，右腰部呈圆形状。用凉开水冲洗整个背部，小二仙草、野菊花研末与茶籽油混合涂抹，早晚各1次。内服5剂中药：连翘、积雪草、生地、白术、茯苓、甘草、苏叶。经过10天治疗，背部约70%皮损已现白色皮肤。[王新中.小儿无皮慎用外用药.中国医学文摘-皮肤科，2009，26（2）：82-83.]

# 变蒸

【原文】　　　　　万物春生夏热长，儿生同此变形神[1]。

三十二日为一变，六十四日曰一蒸。

变长百骸生脏腑，蒸增智慧发聪明。

十八五百七十六[2]，变蒸即毕形神成。

变蒸之状身微热，耳尻骨冷无病情。

〔注〕天地生化万物，必以春温夏热。儿之初生，变生形神亦同此理。自生之日至三十二日，曰一变；至六十四日，曰一蒸。变则长其百骸，生其脏腑；蒸则增其智慧，发其聪明也。曰十八五百七十六者，谓十变五蒸之外，又有三大蒸，合计五百七十六日也。变蒸即毕，形神俱足，此后则不复变蒸矣。然每变蒸之时，其状惟身微热、耳冷、尻骨冷，而无他病情状。盖以阴阳和变，生化神气，故无他病情状也。身微热者，以阴阳氤氲变蒸之气而然也；耳尻冷者，耳尻属阴，以阳不伤阴，而与阴和之象，故不热也。

【提要】阐释了我国古代医家用来解释小儿生长发育规律的"变蒸学说"。

【注释】①形神：形指物质形体、人的身体等；神指精神、意识等。

②十八五百七十六：变蒸完毕需 18 个 32 天，合计 576 日。

【白话文】天地间万物的蓬勃生长，都遵循着一定的规律。以植物为例，大多在气候温和的春季萌芽，在气候炎热的夏季，生长茂盛。依次类比，婴幼儿的生长发育也像植物的生长一样，在婴儿出生之后，随着饮食逐渐增加，接触外界事物增多，肌肉筋骨也随之强健，智力提高，情感也日益丰富。古人把小儿生长发育旺盛，其形体、神智都在不断地变化，蒸蒸日上，称之为"变蒸"。小儿的体格发育与智慧增长是一个连续不断的变化过程，每经过一定周期，则显示出特殊的变化发展。小儿自初生起，32 日为一变，64 日为一蒸。所谓变，即长其百骸，生其脏腑。所谓蒸，即增其智慧，发其聪明。所以每一次变蒸之后，小儿的情绪与性格与既往相较有所改变。小儿一般自出生后，要经过十变五蒸，共计 320 天，另外还有四大蒸，计 256 天，总计 576 天，变蒸完毕。小儿经变蒸之后，机体脏腑功能逐步健全完善。小儿在"变"与"蒸"及其前后的一段时间内，身体会出现一些轻微的症状，如体热、微惊，尻（尾骶骨周围）冷，上唇白泡如鱼目珠子，微汗出，不思饮食，甚则呕吐等，数天后便可自然消退，不属病态。这是小儿在生长发育过程中，阴阳和变、生化神气的一种自然现象。其中身微热者，是人体阴阳二气氤氲变蒸的结果；耳尻冷者，因为耳尻属阴，是变蒸过程中，阳不伤阴、阳与阴和的征象。

【解读】变蒸之名，始见于西晋王叔和《脉经》。《诸病源候论》等医籍关于变蒸的记载认为：小儿自初生起，32 日一变，64 日一蒸，十变五蒸，历 320 日，小蒸完毕；小蒸以后是大蒸，大蒸共 3 次，第 1、2 次各 64 日，第 3 次为 128 日。合计 576 日，变蒸完毕。小儿变蒸时，机体脏腑功能逐步健全完善，也就反映为表现于外的形神同步协调发展。变蒸学说总结出婴幼儿生长发育具有这样一些规律：小儿生长发育是一个连续不断的变化过程，且每经过一定周期，则显示出特殊的变化发展；在小儿的周期性生长发育显著变化的是形、神相应发育、同步发展的；变蒸周期在 320 日内为 32 日，以后延长为 64 日、128 日，说明婴幼儿生长发育经历着一个逐步减慢的过程；576 日后不再有明显的变蒸周期。

变蒸学说揭示的婴幼儿生长发育规律是符合实际的，给我们留下了宝贵的历史资料。今天我们认识变蒸学说，要摒弃某些古籍中关于变蒸时有体热、汗出等症状的说法，取其精华，仿其思路，应用现代方法，进一步总结出现代我国儿童的生长发育规律，为当代儿童保健服务。

# 惊风门

## 惊风总括

【原文】　　　　心主惊①兮肝主风②，心热肝风作急惊。

素虚药峻因成慢，吐泻后起慢脾风。

急惊阳证有实象，慢脾阴证有虚形。

慢惊半阴半阳证，虚实寒证要详明。

【注】心藏神，心病故主惊也；肝属木，肝病故主风也。凡小儿心热肝盛，一触惊受风，则风火相搏，必作急惊之证也。若素禀不足，或因急惊用药过峻，暴伤元气，每致变成慢惊之证，更有因吐泻既久，中气大虚，脾土衰弱，肝木乘虚而内生惊风者，名曰慢脾风也。三者致病之因即不同，故所现之证亦各异。急惊属阳，必有阳热有余等实象也；慢脾属阴，必有阴冷不足等虚象也。至于慢惊初得之时，阴阳尚未过损，或因急惊传变而成，其中常有夹痰夹热等证，如属半阴半阳，不比慢脾纯阴之病也。治者需详分虚、实、寒、热以治之，庶不致误矣。

【提要】概述了小儿惊风的主要证候类型与相应的病因病机。

【注释】①心主惊：心者君主之官，神明出焉。古人认为心是全身的主宰，是一切智慧思维的起源，心病每多惊惕不安，所以说心主惊。

②肝主风：肝属风木，风性善动，所以眩晕、抽搐、痉挛等症，都称为肝风证。

【白话文】惊风是小儿常见的急重病证，该病与心和肝的关系最为密切。心者，君主之官，主神明，"惊则神越气乱"，惊是心有病的一种征象。肝者魂之居，血之藏，五行属风木，"诸风掉眩，皆属于肝""厥阴之上，风气主之"，风是肝有病的一种征象。倘若小儿素体心肝火盛，加之外感六淫或疫疠之邪，由表入里，邪热鸱张，热极生风；或猝遇异物、异声，神明受扰而引动肝风，以致风火相搏，一时抽搐发作，发为急惊风。若小儿素体虚弱，或急惊风发作时过用一些辛香走窜、峻烈攻下的药物，损伤了小儿的元气，以致虚风内动，发为慢惊风。尚有一种称为慢脾风的，是因为吐泻日久，中气大虚，脾气大伤，土虚木贼，肝木乘虚而动（脾主静，肝主动），发为惊风。

急惊风、慢惊风、慢脾风三证致病的原因不同，故临床表现也多有差异。急惊风多属阳证，因此在临床上多起病迅速，且有高热、烦急、痰壅、气促等阳热有余的表现。相对而言，慢惊风和慢脾风则属阴证，但两者亦有较大差异。慢脾风证属无阳纯阴的虚寒之证，症见闭目摇头，面唇发青发黯，额上汗出，四肢厥冷，手足微搐，气弱神微，昏睡不语等不足之象。慢惊风初发之时，人体阴阳尚未过度损耗，或急惊风初转为慢惊风时，临床常见夹痰夹热的表现，这种属于虚中有实的证候，又称为慢惊风中的"半阴半阳"证。故慢惊风不同于纯阴无阳的慢脾风证。由上述可见，临床上需辨清其虚实、寒热的属性，再确定治疗方法，才不至于失治误治。

【解读】小儿惊风，可发生于许多疾病的过程中，临床以抽搐，并伴有神志障碍为特征。一年四季均可发生，以 1～5 岁小儿发病率最高，年龄越小，发病率越高。其发病突然，变化迅速，证情凶险，列为中医儿科四大证之一。惊风之惊，乃惊吓也，小儿神气怯弱，若偶闻异声，乍看异物，吹风遇寒，容易引起惊搐。惊风之风，风性主动，乃抽搐也。

临床上依据惊风发作的缓急，患儿的动静姿态、体位动作与机体的阴阳盛衰和病性的寒热、虚实关系，把惊风分为急惊风、慢惊风、慢脾风三种。阳主动，阴主静。阳、热、实证病人，机体功能亢进，多表现为躁动不安，急性发病；阴、寒、虚证病人，机体功能衰减，多表现为喜静懒动，慢性发病。《望诊遵经》说："体态异焉，总而言之，其要有八：曰动、曰静、曰强、曰弱、曰俯、曰仰、曰屈、曰伸。八法交参，则虽行住坐卧之际，作止语默之间，不外乎此。"此即所谓"望诊八法"，其辨证意义一般是：动者、强者、仰者、伸者，多属阳证、热证、实证；静者、弱者、俯者、屈者，多属阴证、寒证、虚证。

该病相当于西医学的小儿惊厥，伴有发热者，多为感染性疾病所致。其中脑膜炎、脑脓肿、脑炎、脑寄生虫病等颅内感染性疾病较为常见；颅外感染性疾病常见有高热惊厥、各种严重感染（如中毒性菌痢、中毒性肺炎、败血症等）。不伴有发热者，多为非感染性疾病所致，除常见的癫痫外，还有水及电解质紊乱、低血糖、药物中毒、食物中毒、遗传代谢性疾病、脑外伤、脑瘤等。临证要详细询问病史，细致体格检查，并做相应实验室检查，以明确诊断，及时进行针对性治疗。

# 惊风八候

【原文】        惊风八候搐搦掣，颤反引窜视之名。

附臂伸缩名为搐，十指开合搦状成。

势若相扑谓之掣，颤则头肢动摇铃。

反张身仰头向后，引状两手若开弓。

窜则目直常似怒，视则睹物不转睛。

内外左右分顺逆，须视急慢证皆同。

〔注〕八候谓搐、搦、掣、颤、反、引、窜、视是也。搐谓肘臂伸缩，搦谓十指开合，掣谓肩头相扑，颤谓手足动摇，反者身仰向后，引者手若开弓，窜则目直而似怒，视则睛露而不活。其搐以男左手女右手，男大指在外，女大指在内为顺，反是为逆，此候急惊、慢惊同皆见之，虚实无所异焉，治者宜切记之。

【提要】 叙述了小儿惊风发作时的八种主要症候及其临床诊断意义。

【白话文】 小儿惊风，临床常出现"风动"的各种症状，前人归纳为搐、搦、颤、掣、反、引、窜、视八种证候。搐，即手臂伸缩的现象；搦是十指开合的现象；掣是肩头相搏，势如相扑的现象；颤是手足头身动摇的现象；反是颈项强直，身向后仰，角弓反张的现象；引是手如开弓的现象；窜是目睛上视，或直视似怒的现象；视是目睛斜视，或偏右，或偏左，眼露白睛而不灵活的现象。这些证候，无论急惊或慢惊都能出现，并表示惊风已经发作。但是，八候不一定同时出现，发作时亦有急慢、强弱之分。

古人认为八候的表现形式对小儿惊风的预后判断，有一定的参考价值。如果在抽搐时，男孩左手症状比较明显，大拇指抽向外的，眼睛上窜的，目斜向左的，都是顺证的表现，反之则为逆象。女孩则跟男孩不同，抽搐时右手比较剧烈，大拇指向内抽的，眼睛下窜的，目斜向右的，都是顺证的表现，反之则为逆象。

【解读】 惊风八候是全身或局部肌群呈强直性和阵挛性抽搐的表现。八候中无论出现哪一"候"，都反映了惊风已经发作，此时应急救为先。对于预后的判断，要看病情的变化、治疗是否及时及治疗后患儿的反应来决定，至于以男女、左右及抽搐的轻重来鉴别顺逆，实际临床意义不大。

一般而言，无论是急惊风还是慢惊风，其典型表现为突然起病、意识丧失、头向后仰、眼球固定上翻或斜视、口吐白沫、牙关紧闭、面部或四肢肌肉呈阵挛或强直性抽搐；严重者可出现颈项强直、角弓反张、呼吸不整、面色青紫或大小便失禁；持续时间数秒至数分或更长，继而转入嗜睡或昏迷状态。在发作时或发作后不久检查，可见瞳孔散大、对光反应迟钝、病理反射阳性等体征。发作停止后不久意识恢复。在惊风八候出现之前，都会或多或少出现一些先兆症状，如患儿极度烦躁或不时"惊跳"，精神紧张；神情惊恐，四肢肌张力突然增加；呼吸突然急促、暂停或不规律；体温骤升，面色剧变，或发青；体温升高，但四肢冰凉，初期往往可以见到"指头冷"，瞳孔大小不等，或摇头弄舌。如果治疗及时，往往可以阻断惊风的发生。

# 通关救急法

**【原文】** 惊风搐搦神昏愦①，痰壅气塞在心胸。

急用通关②吹入鼻，无嚏则死有嚏生。

〖注〗惊风搐搦，必神气昏愦，皆由痰壅气塞，壅结胸中而致。急用通关散吹入鼻内，无嚏者不治；有嚏者，审其表里、虚实随证治之。

**【提要】** 叙述了小儿惊风神昏窍闭急危重症的通关急救法。

**【注释】** ①昏愦：指头脑昏乱，神志不清。

②通关：指通关散。

**【白话文】** 惊风发作时，患儿多会出现神志昏迷，意识丧失。这是由于痰热壅盛，里气壅塞，气机失于条达，神机闭塞，以致昏厥。可急用通关散吹入鼻内，若吹入后毫无反应，表示生机已绝，临床上多难以挽回；若吹入后见打喷嚏者，表示患儿还有生机，一般会慢慢清醒过来，然后应当仔细辨别其病情的表里、虚实，再进行辨证论治。

**【解读】** 当惊风发作之际，应迅速予以紧急处理，应使患儿侧卧，解开衣领，清除口、鼻、咽喉分泌物和呕吐物，以防吸入窒息，保持呼吸道通畅。在上、下磨牙间安放牙垫，防止舌咬伤。运用丸、散、针灸、按摩、注射、外治等方法，及时有效地控制抽搐，促使神志苏醒。当抽搐停止，神志苏醒后，再辨证施治，惊风有以下几种急救处理方法：

（1）针灸疗法，一般取水沟穴、曲池穴、神门穴、合谷穴、十宣穴、大椎穴、太冲穴、涌泉穴，以及手部的十二井穴，即少商、商阳、中冲、关冲、少冲、少泽等。辨证配穴：痰多者，加列缺、丰隆穴；口噤者，加颊车、合谷穴。在操作中，应使用重手法，即用泻法捻转，强刺激。其中水沟穴向上斜刺，用雀啄法；十二井穴、十宣穴可用点刺挤血法；大椎穴可用点刺、拔罐放血法。

（2）灯火疗法，又称爆灯火疗法，是我国少数民族土家族人民应用非常广泛的一种治疗方法。其方法是，用灯心草的一端浸蘸灯油或植物油，点燃后，以燃烧的灯火点烧一定的穴位，操作时，可听到轻微的"噗、噗"爆响声，被点烧过的皮肤会出现米粒大小的白色焦点，患者有痛感。

（3）推拿疗法，惊风欲作时，拿大敦穴、鞋带穴。惊风发作时，身体表现为前屈者，掐委中穴；表现为后仰者，掐膝眼穴；牙关不利者，掐合谷穴。除此之外，再配合其他手法治疗，如推三关、退六腑、清天河水，用以退高热；捻耳垂，掐委中，用以醒神；掐天庭、掐人中、拿曲池、拿肩井等用以止痉。

（4）中成药治疗，如羚羊角粉可退热定惊，是治疗高热、惊风的常用药物，每次 0.3～0.6g，冲服；安宫牛黄丸用于邪陷心肝之高热抽搐者，每次0.5～1丸，化服；小儿回春丹用于高热动风的小儿，1 岁以内每服 1～2 粒，1～3 岁每服 3～5 粒。2 小时后可重复使用。或每次 0.3～0.9g，化服，日 1～2 次。

【方剂详解】

通关散：半夏<sub>生</sub>　皂角　细辛　薄荷<sub>各等份</sub>

共为细末，用笔管吹入鼻内少许。

方中皂荚通关开窍，祛顽痰，能迅速通利气道，入鼻则嚏，入喉则吐，开噤通窍。半夏生用是取其涌吐之功，现代药理学研究发现，生半夏多有喉头、消化道的强烈刺激作用，可引起呕吐。细辛性味芳香辛烈，善于走窜，能开九窍，薄荷芳香疏理气机。诸药合用则鼻窍开，神志得苏，共奏通关开窍之功。

# 急惊风

【原文】　　　急惊触异心惊热，或由风郁火生风。

暴发痰盛或热极，壮热烦急面唇红。

痰壅气促牙关噤，二便秘涩脉数洪。

惊用镇惊①风至宝②，牛黄③攻痰凉膈④清。

平治羌活⑤泻青⑥等，化痰⑦导赤⑧共凉惊⑨。

〔注〕急惊风一证，有因目触异物耳闻异声，神散气乱而生者；有因心肝火盛，外为风寒郁闭，不得宣通而生者；有因痰热极盛而内动风者。然证多暴发壮热，烦急，面红唇赤，痰壅气促，牙关噤急，二便秘涩。噤急者，齿紧急不能开也。二便秘涩者，大便秘结而小便涩难也。脉洪数者主阳热也。触异致惊者，清热镇惊汤、安神镇惊丸主之；火郁生风者，至宝丹主之；痰盛生惊者，牛黄丸攻下之；热极生风者，凉膈散清解之。病不甚者，则用平治之法。风热者，羌活散主之；肝热者，泻青丸主之；痰兼热者，清热化痰汤主之；心经热者，导赤散、凉惊丸主之。惟在临证者审而用之。

【提要】叙述了小儿急惊风的病因病机及治疗方法。

【注释】①镇惊：指清热镇惊汤、安神镇惊汤。

②至宝：指至宝丹。

③牛黄：指牛黄丸。

④凉膈：指凉膈散。

⑤羌活：指羌活散。

⑥泻青：指泻青丸。

⑦化痰：指清热化痰汤。

⑧导赤：指泻心导赤汤。

⑨凉惊：指凉惊汤。

【白话文】急惊风的发病原因主要有三：一是小儿神气怯弱，元气未充，若乍见异物，乍闻异声，或不慎跌仆，暴受惊恐，心肾内伤，以致神志不宁，惊惕不安，发为惊风。二是小儿素体心肝火盛，外受风寒，体内火热之邪不得宣泄而化生为风邪。三是小儿乳食不节，中焦阻塞，湿热郁蒸，痰浊蒙蔽心包，神志昏乱，引动肝风而成惊风。急惊风一病虽然病因不同，但其病都有来势急骤，传变迅速，证情凶险。症见突然高热，面红唇赤，烦躁神昏，大便秘结，小便涩难，痰壅气促，牙关紧闭，抽搐颤掣，窜视反张，脉象洪数，指纹青紫等。本病主要病机是热、痰、惊、风的相互影响，互为因果。其主要病位在心肝两经。以清热、豁痰、镇惊、息风为治疗原则。

具体而言，小儿急惊风因暴受惊恐所致者，应镇惊安神，用清热镇惊汤或安神镇惊汤治之；风邪偏盛者，当息风开窍，宜用至宝丹；痰邪壅盛者，当豁痰开窍，宜牛黄丸；因热盛动风者，当清热息风，内泄热结，宜以凉膈散治之。此外，临床惊风不重者，可以用一些平治的方法，避免药重病轻，如风热可用羌活散，疏风清热；肝热可用泻青丸，清肝泻火；心热可用泻心导赤汤或凉惊丸，清心泻火。总之，临床是应详辨证候，随证治之，才能迅速取效。

【解读】急惊风往往惊、风、痰、热四证并见，此时需审察每一证候的孰轻孰重，孰主孰次，把握时机，顿挫其势。热盛者重在清热，痰盛者重在豁痰，惊盛者重在镇惊，风盛者重在息风。根据《素问·标本病传论》"间者并行，甚者独行"的原则选方用药。

小儿暴受惊恐，见惊惕不宁，身体颤栗，喜投母怀，夜间惊啼，甚至抽搐，神志不清，脉率不整，指纹紫滞者，应镇惊安神，用清热镇惊汤或安神镇惊汤治之。风邪偏盛者，牙关紧闭，口噤不开，或口角牵引，手足抽搐，颈项强直，角弓反张，身体颤动，眼目窜视，当息风开窍，宜用至宝丹。痰邪壅盛者，咳嗽气促，痰涎壅盛，或满口痰沫，喉间痰鸣，声如拉锯者，当豁痰开窍，宜牛黄丸。因热盛动风者患儿高热眼红，唇颊发赤，口中热气，渴喜冷饮，大便不解，小便黄赤，手足抽搐，神昏谵语，脉象洪数，舌质红绛，苔黄黑干焦者，当清热息风，内泄热结，宜以凉膈散治之。

急惊风邪陷心包时，需急急开窍为要，使之尽早苏醒。开窍中成药首选"三宝"（安宫牛黄丸、紫雪丹、至宝丹）。三药功能清心开窍，凉解热毒，主治略同，但各有侧重。吴鞠通指出："大抵安宫牛黄丸最凉，紫雪次之，至宝又次之。"心经热盛，神昏窍闭者，用安宫牛黄丸；抽搐较剧，风证为甚者，用紫雪丹；窍闭神昏，热势相对较轻者，用至宝丹。此外，琥珀抱龙丸、小儿回春丹等中成药也可选用。

急惊风是实证、热证，化火伤阴动液是本证的主要转归。小儿体禀"稚阴稚阳"，病情变化迅速，故在病理上"易虚易实"。因此，在实象、热象充斥的同时要注意突然出现虚象、寒象，必需见微知著，先证而治，谨防剧变。

文中论及导致小儿急惊风的外感因素时，只提到了风寒之邪，但就目前临床所见而言，除风寒之外，风、暑及疫疠之邪亦为多见的外感因素。此类外感病因的病机转归，一为热极生风，二为邪陷心包。冬春之交，寒暖不调，气候骤变，或夏秋之季，暑热熏蒸，若感受风、暑之邪，迅即化火。小儿脏腑柔弱，肌骨嫩怯，难以适应骤然之壮热，热极生风，风胜则动而抽搐。若温热疫疬之邪由表入里，内陷厥阴，邪犯手厥阴心包则神志昏迷，邪犯足厥阴肝经则频繁抽搐。即系叶香岩《外感温热篇》"温邪上受，首先犯肺，逆传心包"之属。

【方剂详解】

（1）清热镇惊汤：柴胡　薄荷　麦冬去心　栀子　龙胆草　川黄连　茯神　钩藤钩　甘草生　木通

引用灯心、竹叶，调朱砂末服。

方中用柴胡、钩藤、薄荷疏散肝热：栀子、川黄连、龙胆草清肝经气分热，引热从小便出；麦冬、栀子、黄连清心经之热；竹叶、灯心草、木通清心利尿；茯神木以木治木，是息肝风较柔和的药，符合小儿脏腑娇嫩的生理；朱砂甘寒入心经，清心镇惊，安神解毒。诸药合用，共奏清热利尿、息风镇惊之功。

方歌：清热镇惊治外惊，柴胡薄荷麦门冬，

栀子黄连龙胆草，茯神钩藤草木通。

（2）安神镇惊丸：天竺黄　茯神各五钱　胆星　枣仁炒　麦冬去心　赤芍　当归各三钱　薄荷叶　黄连　辰砂　牛黄　栀子　木通　龙骨煅,各三钱　青黛一钱

上为细末，炼蜜丸如绿豆大，赤金铂为衣，量儿大小与之，淡姜汤化下。

方中牛黄、辰砂、龙骨清热镇惊，薄荷、山栀、黄连、木通、青黛清热泻火，天竺黄、胆星豁痰镇惊，麦冬、酸枣仁、茯神宁心安神，当归、赤芍养血安神。本方具有安神镇惊、息风定惊的作用，较清热镇惊汤为优，但是散发风邪的功能则以清热慎惊汤为良。

（3）至宝丹：麻黄　防风　荆芥　薄荷　当归　赤芍　大黄　芒硝　川芎　黄芩　桔梗　连翘去心　白术土炒　栀子　石膏煅　甘草生　滑石　全蝎去毒　细辛　天麻　白附子　羌活　僵蚕炒　川连　独活　黄柏各等份

共为细末，炼蜜为丸，每丸重五分，量儿大小与之，姜汤化下。

方中麻黄、防风、荆芥、薄荷疏风解表，黄芩清上焦热，黄连清中焦热，黄柏清下焦热，山栀通泻上中下三焦之热，加石膏以清解胃热，大黄、芒硝涤肠胃积热，羌活、独活、天麻、白附子、全蝎、僵蚕功能息风止痉，当归、赤芍、川芎调血，白术益胃，细辛、桔梗清肺通窍，甘草、滑石通利小便，此丹

能开窍闭，解热结，除秽浊，豁痰壅，对小儿惊厥有拨乱反正之功。但对阴液耗竭，阳亡风动所引起的惊厥不宜使用。

（4）牛黄丸：黑牵牛 白牵牛各七钱半 胆星 枳实麸炒 半夏姜制，各五钱 牙皂去皮弦，二钱 大黄一两半

研极细末，炼白蜜为丸，重五分，量儿大小与之，姜汤化下。

牛黄丸中用黑白丑、大黄通利二便；牙皂、半夏豁痰开窍；胆南星、枳实清热化痰，使痰从大便出。

（5）凉膈散：黄芩 大黄 连翘去心 芒硝 甘草生 栀子 薄荷

引用竹叶、生蜜，煎服，无汗者加防风、羌活。

凉膈散见于《太平惠民和剂局方》，方中重用连翘，清热解毒，以清除上焦无形之邪热，功专量重，是为君药。配黄芩以清胸膈郁热；山栀通泻三焦，引火下行；大黄、芒硝泻火通便，以荡有形之热于中，共为臣药。薄荷、竹叶轻清疏散，以解上焦之热，体现"火郁发之"之义而为佐。使以甘草、白蜜，甘以缓之，既能缓和硝、黄峻泻之力，又能藉其缓行之功，彻清上中二焦之火。综观全方，既有连翘、黄芩、栀子、薄荷、竹叶疏解清泄胸膈邪热于上；更用调胃承气汤，通便导滞，荡热于中，使上焦之热得以清解，中焦之实由下而去。是以清上与泻下并行，但泻下是为清泄胸膈郁积而设，所谓"以泻代清"，其意在此。

方歌：凉膈散治膈热盛，栀翘芩薄芒硝黄，

　　　　便秘硝黄加倍用，无汗更加羌活防。

（6）羌活散：羌活 防风 川芎 薄荷 天麻 僵蚕炒 甘草生 川黄连 柴胡 前胡 枳壳麸炒 桔梗

引用生姜，水煎服。

方中羌活、防风、薄荷疏风清热；柴胡、前胡、枳壳、桔梗清热宣肺；天麻、僵蚕、川芎定风止抽搐；黄连清热解毒；甘草和中。

方歌：羌活散风兼清热，羌防川芎薄荷叶，

　　　　天麻僵蚕草黄连，柴胡前胡枳壳桔。

（7）泻青丸：龙胆草焙 栀子 大黄煨 羌活 防风各一钱 川芎钱半

上研末，炼蜜为丸，如梧桐子大，竹叶薄荷汤调下。

方中羌活、防风引火上行，散之于外；当归、川芎养血润燥，疏之于内；龙胆草大苦大寒，直泻肝火，山栀子、大黄通利二便。导热从小便而出。

（8）清热化痰汤：橘红　麦冬去心　半夏姜制　赤苓　黄芩　竹茹　甘草生　川连　枳壳麸炒　桔梗　胆星

引用生姜、灯心，水煎服。

清心化痰汤，由温胆汤化裁而来，方中陈皮、半夏、赤苓、甘草化痰和胃，黄芩、黄连清上中焦之热，胆星、竹茹清热化痰，麦冬清心安神，桔梗、枳壳二药配伍一升一降，宣畅气机。

方歌：清热化痰有橘红，麦冬半夏赤茯苓，

　　　　黄芩竹茹生甘草，川连枳桔胆南星。

（9）泻心导赤汤：方见木舌。

（10）凉惊丸：龙胆草　防风　青黛各三钱　钩藤钩二钱　黄连五钱　牛黄一钱

上为细末，面糊为丸，如粟米大，量儿大小与之，金器煎汤化下。

方中龙胆草、青黛、防风泻肝镇惊；黄连、牛黄清心解毒，钩藤息风止痉。

【医案助读】

刘某，男，3岁，昆明市人。1958年。

患者住某医院，因发热4日不退，今晨突发抽搐，约余前往会诊。症见面色青紫，神识昏迷，牙关紧闭，喉中痰声辘辘。小便失禁，大便秘。脉象洪数有力，舌尖红，苔黄而干，指纹青紫，透关射甲。此肝阳上亢，痰热壅塞，积滞不化，风动症危。急投下方：

双钩藤4.5g，醋煅云母石6g，桑枝12g，醋法夏6g，姜蚕3g，楚薄荷4.5g，焦山楂6g，甘草梢2.4g，竹茹4.5g，炒谷、麦芽各6g，蛇胆陈皮2支，牛黄清心丸半丸，两药分次调服。

二诊：服上方后，发热较退，神识转清，抽搐已止，痰声渐消。能张口呼唤，饮水。便通，下黏液宿食等物。脉弦滑，舌苔淡黄。易怒。此风势渐平，肝肺余热未净。处方：

双钩藤4.5g，醋煅云母石6g，桑枝12g，炒白芍6g，光杏仁6g，炒青皮

3g，炒枳壳 4.5g，桑叶 6g，芦根 9g，甘草 3g，竹茹 4.5g，烧鸡金 3g，蛇胆陈皮 1 支，分次调服。

三诊：上方尽剂，神识已清，思饮食，二便正常。脉弦缓，苔薄有津，指纹退至风关。此风平病退，续用健脾养肝，清调互进。处方：

京半夏 6g，广橘络 4.5g，茯苓 9g，炒杭芍 6g，桑叶 4.5g，炒扁豆 9g，炒苡仁 9g（冲），生甘草 3g，竹茹 4.5g，小枣 5 个，化红 3g，并嘱兼用小儿健脾丸、清肝肥儿丸交替服用，以善其后。

按：小儿惊风，多因热毒灼阴，风火妄动，痰热壅滞，上犯心包，而作抽掣。方用平肝息风，化痰宣肺，兼调脾胃，配伍灵活。［姚贞白诊疗经验整理小组．姚贞白医案．昆明：云南人民出版社，1980：137－138.］

# 急惊后调理法

【原文】　　　　　急惊之后尚未清，痰热琥珀抱龙①灵。

神虚气弱痰兼热，清心涤痰②大有功。

【注】急惊多用寒凉之药，亦急则治标之法。但得痰火稍退，即当调补气血。若过用寒凉，必致转成慢惊等证。故惊邪一退，余热尚在者，当用琥珀抱龙丸主之；若脾虚多痰者，宜清心涤痰汤主之。

【提要】叙述了小儿急惊风后调理的治法与方药。

【注释】①琥珀抱龙：即琥珀抱龙丸。

②清心涤痰：即清心涤痰汤。

【白话文】急惊风多属阳、属热、属实，故惊风发作时，首当治其标，临床多用大苦大寒之剂，息风定惊治疗，以取速效。由于苦寒之剂易伤人体之阳气，过用寒凉则易成慢惊，故待痰火稍退时症状缓解，则当治其本，注重调理气血。在临床上当症状缓解，痰热稍退时可用镇惊安神、清热化痰的琥珀抱龙丸治之。若患儿素体脾虚而痰多，宜用清心涤痰汤清热涤痰以治之。

【解读】《内经》指出："诸暴强直，皆属于风""诸热瞀瘛，皆属于火"，小儿具有"肝常有余"的生理特点，故小儿肝气偏盛而肝风易被引动；又因小

113

儿体禀少阳，受邪后极易化热化火，热极生风，风火相扇，发为急惊。至于小儿痰的由来，总由父母过度的喂养和小儿脾胃的虚弱，从而形成痰火之基。痰火被风扰动，发为急惊风，初起病，病情属实，来势凶猛，变化迅速，甚至可威胁小儿生命，故当急治其标，多投以琥珀抱龙丸清热化痰开窍之剂治之。病情拖延日久或者过用寒凉之品损伤脾气遂成慢惊，又宜清心涤痰汤清心涤痰、益气健脾。

【方剂详解】

（1）琥珀抱龙丸：人参　琥珀　茯神各五钱　山药炒，一两　甘草炙，四钱　檀香三钱　天竺黄　枳壳麸炒　枳实麸炒，各五钱　辰砂三钱　胆星五钱　赤金铂二十片

上为细末，炼蜜为丸，每丸重一钱，大儿一丸，小儿半丸，淡姜汤化下。

方中山药、人参健脾益气；朱砂、琥珀重镇安神；茯苓健脾宁心；天竺黄、胆南星清热化痰；檀香、枳壳、枳实行气通窍；甘草调和诸药。诸药共奏清热化痰、镇静安神之功。琥珀抱龙丸适用于小儿急惊而体质虚弱、痰多，惊惕不安者，是扶正祛邪相结合的方剂。

（2）清心涤痰汤：竹茹　橘红　半夏姜制　茯苓　枳实麸炒　甘草生　麦冬去心　枣仁炒　人参　菖蒲　南星　川黄连

引用生姜，水煎服。

清心涤痰汤，是由涤痰汤化裁而来，人参、茯苓、甘草补心益脾。陈皮、南星、半夏、竹茹清热化痰。枳实破痰利膈。菖蒲化痰开窍通心。麦冬、枣仁、黄连清心安神。诸药合用，化痰开窍，清心安神。

方歌：清心涤痰汤效灵，补正除邪两收功，

　　　参苓橘半连茹草，枳实菖枣星麦冬。

# 慢惊风

【原文】　　　慢惊多缘禀赋弱，或因药峻损而成。

　　　　　　　缓缓搐搦时作止，面白青黄身则温。

　　　　　　　昏睡眼合睛或露，脉迟神惨大便青。

　　　　　　　气虚夹痰醒脾①效，脾虚肝旺缓肝②灵。

〔注〕慢惊一证，或缘禀赋虚弱，土虚木盛者有之；或由急惊过用峻利之药以致转成此证者有之。发时缓缓搐搦，时作时止，面色淡黄，或青白相兼，身必温和，昏睡眼合，或睡卧露睛，脉来迟缓，神气惨惨，大便青色。此乃脾胃虚弱，治宜培补元气为主。虚而夹痰者，醒脾汤主之；脾虚肝旺者，缓肝理脾汤主之。

【提要】叙述了小儿慢惊风的病因、主要临床表现及治疗方法。

【注释】①醒脾：醒脾汤。

②缓肝：缓肝理脾汤。

【白话文】小儿慢惊，由于禀赋不足，脾胃素虚，或大吐大泻，或其他慢性疾病，损伤脾胃，后天乏源，以致营养不良；或急惊治疗不当，肝木侮土，致脾虚生风，或苦寒攻伐太过，造成脾肾阳虚，而成慢惊。该病临床主要症见抽搐缓而无力，时发时止，小儿多身体消瘦，面色苍白，或发青，或淡黄不华，神萎，食少，出冷汗，大便色青稀薄，或澄澈清冷，嗜睡露睛，睡中惊醒，或昏睡中手足蠕蠕震颤，脉迟缓。由于"脾主静""肝主动"，脾胃虚弱以致肝风内动，因而在治疗方面应以培补元气，温运脾胃为主。倘若脾虚，脾失健运，痰浊内生，治宜补虚化痰，方用醒脾汤；若脾虚肝旺，肝风内动，治宜益气健脾，柔肝止痉，方用缓肝理脾汤。

【解读】"慢惊者，阴证也，虚证也，此脾肺俱虚，肝邪无制，因而侮脾生风，无阳之证也，故其形气、病气俱不足者是为慢惊，此当专顾脾胃以救元气"（《景岳全书·小儿则·惊风》）。慢惊风属阴证、虚证，来势缓慢，以抽搐无力，时作时止，反复难愈，常伴昏迷、瘫痪为特征。病位在肝脾肾，病性以虚为主，也可见虚中夹实。一般多见于 1~5 岁的婴幼儿，年龄越小，发病率越高，常见有因受惊吓而起，或因高热而伴发。

小儿大病久病后，气血阴阳俱伤，如大病久吐久利，津液伤亡，脾胃俱戕，无以化生气血，濡养骨骼关节肌肉，筋脉失养，肢体搐搦不定，形成慢惊风。或急惊风反复抽搐，阴血耗伤，阴虚内热，灼烁筋脉，出现虚风内动，"邪热久羁，吸烁真阴，或因误表，或因妄攻，神倦瘛疭，脉气虚弱，舌绛苔少，时欲脱"（《温病条辨》）。或先天元阳元阴不足，后天脾胃调护失当，肾精既虚，脾胃水谷之精化生不足，而致脏腑失其溉养，四肢百骸失其濡润，也能导致慢惊。如解颅、佝偻病，也可产生斜视、凝视，或躯干颤动搐搦的慢惊风证。

慢惊风多属虚证，但也有虚中夹实者。此时"若疗惊则无惊可解，祛风则无风可祛，除痰则无痰可除，解热则无热可解"，总以补虚柔肝为要，搜风之味只是一时权宜之计。由于抽搐日久，一般的息风镇惊药已无显效，需用虫类药物搜剔络中之风，如白僵蚕、蕲蛇、全蝎、蜈蚣等，其中以蜈蚣最为峻烈，全蝎次之，蕲蛇、白僵蚕又次之。由于搜风之药多有燥血之弊，故可配当归、生地、何首乌等养血药并用，也即"治风先治血，血行风自灭"之意。同时要注意中病即止，切勿过剂。

【方剂详解】

（1）醒脾汤：人参　白术土炒　茯苓　天麻　橘红　半夏姜制　全蝎去毒僵蚕炒　甘草炙　木香　仓米　胆南星

引用生姜，水煎服。

醒脾汤，由六君子汤化裁而来。方中人参、白术、茯苓、炙甘草补气健脾，陈皮、半夏燥湿化痰，天麻、全蝎、僵蚕、胆南星息风止痉、化痰散结，木香理气，陈仓米益气和中。全方补虚化痰、醒脾止痉。

方歌：气虚夹痰醒脾治，参术天麻白茯苓，

　　　　橘半全蝎僵蚕草，木香仓米胆南星。

（2）缓肝理脾汤：广桂枝　人参　白茯苓　白芍药炒　白术土炒　陈皮山药炒　扁豆炒，研　甘草炙

引用煨姜、大枣，水煎服。

该方由异功散合桂枝汤加山药、扁豆组成。方中人参、白术、茯苓、炙甘草、陈皮健脾理气，具有补而不滞的特点；桂枝、芍药、甘草、生姜、大枣温中补虚，调和肝脾；山药、扁豆健脾化湿。全方既益气健脾、缓肝和中，具有补土抑木、以平肝亢之义。

方歌：肝旺脾虚缓肝汤，桂枝参苓芍术良，

　　　　陈皮山药扁豆草，煎服之时入煨姜。

【医案助读】

杨某，男，3岁，住昆明市。

病经半月，始发热咳嗽，呕吐腹泻，经服中西药物，热渐退而腹泻不止，呕吐仍频。又进清凉退热剂，反而抽搐阵作。延3日，神迷抽搐，面目、指甲青暗，指纹发绀，透过三关。且自汗，便溏，呕逆，手足厥冷。舌淡苔白，脉细微。此因发热后，脾胃虚弱，误服寒凉，伤及中阳，发为慢风之证，急拟下方：川附子9g（开水先煨透），焦白术9g，茯苓9g，党参9g，法半夏9g，广陈皮3g，西砂仁3g（冲），生甘草2.1g，川干姜4.5g，炒老米6g。

服1剂后，神迷未全苏，抽搐尚作，而脉较起，略进饮食，啼声不扬。此脾胃阳虚，惊风未平，原方加减：川附子9g（开水先煨透），川干姜4.5g，党参9g，焦白术9g，茯苓9g，炒吴茱萸1.5g，西砂仁3g，钩藤2.4g，生甘草3g，炒老米6g，烧鸡金1个。

此方进2剂，神识全苏，抽搐、呕泻均止。手足转温，面色转润，指甲口唇青暗全消，啼声清扬。指纹淡红，延至风关，舌润，脉调。此惊风已平，中阳渐复。仍气虚脾弱，续宜温暖调理：党参9g，焦白术9g，茯苓9g，西砂仁3g，川干姜4.5g，炒杭白芍3g，生甘草3g，大枣2枚，炒玉米、老米各6g，川附子9g（开水先煨透）。连进5剂，痊愈。

原按：烧热呕泻，误进凉遏，致脾虚气弱。阴寒难散。心阳不振，神明不安，筋脉失濡，遂发抽搐。《内经》云："阳气者若天与日，失其所则折寿而不彰。故天运当与日光明。"方投加味理中，温寒健运，阴霾散，日照当空，病遂愈。［姚贞白诊疗经验整理小组．姚贞白医案．昆明：云南人民出版社，1980：135－136.］


# 夹热夹痰慢惊

【原文】　　　　慢惊夹热或夹痰，身热心烦口溢涎。

宜以清心涤痰①治，白丸②柴芍六君③煎。


〖注〗慢惊之证，本无热可言，但脾虚虚热内生，故痰涎上泛，咽喉气粗，身热心烦，所谓虚夹痰热是也。痰热相兼者，清心涤痰汤主之；脾虚肝旺痰盛者，青州白丸子，柴芍六君子汤主之。

【提要】叙述了小儿夹痰夹热慢惊的临床表现与治疗方法。

【注释】①清心涤痰：清心涤痰汤。

②白丸：青州白丸子。

③柴芍六君：柴芍六君子汤。

【白话文】慢惊证大多数属虚、属寒，本无热证可言，但是临床上有些患儿会出现夹痰或夹热的证候。其临床主要症见除抽搐缓发、时发时止外，尚有身热、口渴、心烦不能安睡、呼吸气粗、泛吐痰涎等症状。若痰热相兼的，可用清心涤痰汤，以补正祛邪。若脾虚肝旺痰涎较多的，可用青州白丸子化痰，或用柴芍六君子汤化痰息风，疏肝健脾。

【解读】慢惊是半阴半阳证，虽为虚实夹杂证候，但在临床上有偏虚、偏实的差异。偏虚者，多因急惊风用药过峻或误汗误下，损伤正气，重伤胃液，津液消亡，气血两伤，脾脏受损，中土已虚，故见虚风内动，两手震颤，嗜卧微搐，或大便清稀，唇舌俱红，口渴干恶，项软目露。此乃正阴两亏，脾胃虚弱，治当养阴培元，调和脾胃。偏实者，多因急惊风邪恋不解，其邪入里，入络，或热从里陷，灼烁真阴，血燥则筋急，筋急则反张，木动则生风，风生则火炎，故有反引掣颤，内闭神昏，不啼无泪。内火既甚，熬炼成痰，痰声辘辘，四肢温和，大便坚实，面色青滞，抽搐乍发乍静，静则神气衰惫，已转慢惊风。凡慢惊风病程必长，往往数月不愈，正阴必虚。若风痰蟠踞、心肝之火不息，仍当息风平肝，清心涤痰，先治其实，后治其虚，不得固执于久病属虚而"误补益疾"，当以辨证为要。即为本书在在慢惊门类尚立一条"夹热夹痰慢惊"之目的所在。

【方剂详解】

（1）清心涤痰汤：方见急惊后调理法。

（2）青州白丸子：生川乌去皮脐，五钱　生半夏七两　南星生，三两　白附子生，二两

上为末，盛生绢袋内，用井花水摆出粉，未尽再摆，以粉尽为度，置瓷盆内，日晒夜露，每早撇去旧水，别用新水搅，春5日，夏3日，秋7日，冬10日，去水晒干，研为细末，用糯米粉煎粥清丸绿豆大，每服三五丸，薄荷汤送下。

方中白附子辛温，归肝胃经，其性上行，为风药之良品，能燥湿化痰，祛风止痉。半夏辛温而燥，归脾胃肺经，为燥湿化痰，温化寒痰的要药，专治脾胃寒湿之痰。南星辛温，善行走经络，温化寒痰，专主经络风痰。川乌下行，其性疏利，迅速开通关膝，祛寒湿之力甚捷。四药合用辛温偏燥，专治风痰。

（3）柴芍六君子汤：人参　白术<sub>土炒</sub>　茯苓　陈皮　半夏<sub>姜制</sub>　甘草<sub>炙</sub>　柴胡　白芍<sub>炒</sub>　钩藤钩

引用姜、枣，水煎服。

柴芍六君子汤，实乃六君子汤加柴胡、炒白芍、钩藤组成。方中党参、白术、茯苓、甘草为四君子汤组方，重在健脾益气渗湿，为治疗脾虚的基础方，陈皮、半夏二者配伍辛温燥湿，化脾胃之痰。柴胡、白芍二者配伍一散一收，重在疏肝柔肝，敛阴和营；钩藤甘凉入心肝经，清热平肝，息风止痉。诸药配合健脾化痰，平肝止痉。

　　方歌：脾虚木旺风痰盛，四君人参术草苓，

　　　　　痰盛陈半因加入，肝风更用柴芍藤。

【医案助读】

钟某，男，2 岁。

就诊时患儿已发间歇性抽搐伴意识丧失半年。患儿出生 60 天后，因咳嗽、发热，当地医疗站诊为"急性支气管炎"。予肌注链霉素针一次及口服西药。药后病情好转。3 天后，出现烦躁易惊，口唇抽动；继而四肢冰凉，面色苍白，口吐白沫，喉中痰鸣，两眼直视，神志不清，抽搐，大小便失禁。经针刺等治疗数分钟后清醒。自此每次大声惊动则出现抽搐。每月发作 2～3 次不等。X 医院诊为"链霉素迟缓反应"，迭经治疗不效。邀余诊治。症见病孩，表情呆滞，口周及鼻根青紫，口周轻微颤动，喉中痰鸣，口角流涎，舌质淡，苔薄白，指纹青紫。诊断为小儿慢惊风，此因正气损伤，脾胃虚弱，聚湿生痰，肝风内动所致，治宜培元补土，除痰养肝。以生脉散合二陈汤加减，处方：北沙参 5g，麦冬 5g，五味子 1g，黄芪 5g，法夏 2g，陈皮 3g，茯苓 3g，甘草 1g，郁金 2g，石菖蒲 0.5g，远志 1g，白芍 3g，钩藤 3g，代赭石 3g，3 剂，水煎频喂。

1975 年 9 月 5 日家人来告之，3 剂后抽搐未发作，续服 2 剂以巩疗效。现小孩 11 岁，从未复发。[黄洪坤．慢惊风一例治验．四川中医，1985（4）：23.]

# 慢脾风

【原文】　　　　　　肝盛脾衰金气弱，金失承制木风生。

　　　　　　　　　　每因吐泻伤脾胃，闭目摇头面唇青。

　　　　　　　　　　额汗昏睡身肢冷，舌短声哑呕澄清。

　　　　　　　　　　温中补脾①为主剂，固真②理中③随病情。

　　〔注〕慢脾风一证，多缘吐泻既久，脾气大伤，以致土虚不能生金，金弱不能制木，肝木强盛，惟脾是克，故曰脾风。闭口摇头，面唇青黯，额汗昏睡，四肢厥冷，舌短声哑，频呕清水，此乃纯阴无阳之证。逐风则无风可逐，治惊则无惊可治，惟宜大补脾土，生胃回阳为主。吐泻亡阳者，温中补脾汤主之；大病后成，固真汤主之；四肢厥冷者，理中汤加附子主之。

【提要】叙述了小儿慢脾风的病因、主要临床表现与治疗方法。

【注释】①温中补脾：即温中补脾汤。

②固真：即固真汤。

③理中：即理中汤。

【白话文】慢脾风的形成，多是因为吐泻日久，脾土大伤，导致土不能生金，金弱不能制木，以致肝木强盛，土虚木贼，出现木动风摇，故称之为脾风，本病的虚弱程度较慢惊更甚。其临床主要症见：闭口摇头，手足微微抽搐，面色青晦，唇紫暗，额头汗出，昏睡不语，四肢厥冷，舌短声哑，频繁呕吐清水等症状。此证属纯阴无阳的虚寒败象，预后大多不良。慢脾风属虚风内生，惊系缓成，逐风既不相宜，治惊也不妥当，因为逐风治惊的药物，全是辛香窜动，误用之后正气大虚，故只能大补脾土，益胃回阳。吐泻过度亡阳者，当补脾温中，益胃回阳，以温中补脾汤治之；大病之后而成者，当健脾益胃，补火助阳，以固真汤治之；四肢厥冷者，当回阳救逆，以理中汤治之。

【解读】慢脾风是小儿惊风的一种，与急惊风、慢惊风有异有同，详见附表："惊风三证鉴别表"。其病变部位主要在脾胃，系由脾胃虚怯生风所为，临床以精神萎靡、昏睡露睛、面色苍白或灰滞、口鼻气冷、额汗不温、四肢厥冷、溲清便溏、手足蠕蠕震颤为主要表现。

小儿乃少阳之体，如同"草木之萌芽，娇嫩畏寒"。慢脾风的主要病因由于暴吐暴泻，久吐久泻，或因急惊反复发作，过用峻利之品，以及它病误汗误下，以致脾阳不振，木旺生风。或因禀赋不足，脾肾素亏，长期腹泻，阳气外泄，先则脾阳受损，继则伤及肾阳，而致脾肾阳虚，虚极生风，即所谓"纯阴无阳"之慢脾风证。《素问·经脉别论》曰："食气入胃，散精于肝，淫气于筋。"肝藏血，主筋脉，获得脾胃生化气血的充分濡养，才可运动自如，活动灵活，矫健有力。反之，若脾胃虚弱，生化无源，气血生成不足，津液亏虚，则肝无所藏，筋脉失其所养，而出现筋脉拘挛紧张、伸缩不能自控、手足抽搐等类似于风的病理变化。尚有中焦受损，脾胃虚弱，土虚则木贼，肝木来乘脾土所致的虚风内动；脾胃阳气衰败，阴霾四布，不能温煦筋脉而致时时搐动之慢脾风证。

《幼幼新编》："风搐频者，风在表也，易治，易发之。搐稀者，风在脏也，难治，宜补脾。"治疗上应以补虚治本为主，从脾胃论治，以未病先防，既病防变为原则，以实脾胃，调中，平内风为治法。依据患儿脾常不足，肝常有余，脾虚木乘，易引动内风等特点，以温中健脾，温阳逐寒，育阴潜阳，柔肝息风等治法，补脾胃，以滋补后天之本为治则治法。

【方剂详解】

（1）温中补脾汤：人参　黄芪蜜炙　白术土炒　干姜　陈皮　半夏姜制　附子制　茯苓　砂仁　肉桂去粗皮，研　白芍炒焦　甘草炙　丁香

引用煨姜，水煎服。

方中人参、黄芪补气健脾；肉桂、附子辛热补火助阳，回阳救逆，温散中焦寒湿；茯苓、白术、白芍健脾和中；陈皮、半夏燥湿化痰；丁香、干姜、砂仁温胃降逆；甘草和中。

方歌：慢脾温中补脾汤，参芪白术共干姜，

　　　　陈半附苓缩砂桂，白芍甘草共丁香。

（2）固真汤：人参　白术土炒　肉桂去粗皮　白茯苓　山药炒　黄芪蜜炙　甘草湿纸裹，煨透　附子去皮脐，汤泡浸

引用姜、枣，水煎服。

方中人参为君药，甘温大补元气，健脾养胃。白术、黄芪、茯苓、山药健脾益气利湿，为臣药。附子、肉桂温肾助阳，温中散寒，使火旺土健，虚寒可去，为佐药。姜、枣调和脾胃，甘草调和诸药为使药。全方合用共奏健脾益气、温阳祛寒之效。

方歌：固真汤治慢脾风，人参白术桂茯苓，

山药黄芪煨甘草，附子浸泡最宜精。

(3) 理中汤：方见不乳。

【医案助读】

金某，男，3岁，昆明市人。

泄泻旬余，色黄绿，质稀薄，日七八行，呕吐不食，时有自汗。自服参苓白术散等方无效。继见唇口青，四肢厥冷，服附子理中汤，病势仍无转机，竟趋垂危，抱负来诊：颜面及口唇苍白夹青，神迷，肢厥，抽搐阵作。口流白沫，下利不止。舌淡苔白，脉象沉微，指纹隐没。此因久病吐泻，脾阳欲绝，虚寒至极，厥逆生风，急用逐寒荡惊汤加味挽救，处方：肉桂4.5g（开水兑服），公丁香3g，白胡椒1.5g（冲），川干姜6g，川附子6g（开水先煨透），荜澄茄3g，炙吴茱萸3g，灶心土1块（烧红，淬开水）。

服此方2剂，抽搐渐平，呕吐减少。下利未止，面色苍白，四肢未温，神迷嗜睡，脉稍起。此里寒稍化，而泻久中虚，真阳不足，以前方加减：肉桂4.5g（开水兑服），公丁香2.4g，川附子9g（开水先煨透），川干姜6g，西砂仁3g（冲），炒老米9g，生甘草1.5g，白胡椒1.5g（冲），烧大枣2枚。

服2剂后，抽搐已止，呕泻轻减，四肢转温，神识渐清，发声啼哭，能进少量饮食，但面色仍苍白。舌淡红，脉象较前有力，指纹显露，色淡青。此真阳渐复，脾虚中弱，续以温固调理：红人参4.5g（另煨，分次兑服），炒白术6g，肉桂3g（开水兑服），云茯神6g，川附子9g，西砂仁3g（冲），川干姜6g，生甘草3g，大枣2枚，2剂。

四诊：症情大见好转，呕泻均止，四肢温暖。食增，面色红润。舌粉红，苔薄，脉象调和。再拟下方调理：党参6g，炒白术6g，白茯苓9g，炙甘草3g，川附子6g（开水先煨透），广陈皮3g，川干姜6g，西砂仁3g（冲），大枣2枚，炒玉米、老米各6g。

原按：脏腑阴寒至极，惊抽厥逆，故投加味逐寒荡惊汤。此方叠用肉桂、丁香、胡椒、附子、干姜、吴茱萸等一派温热峻品，宜驱脏腑阴霾沉寒，荡惊回阳。患儿服后阴寒渐散，脾阳复苏，惊定风平，体现了"寒者热之"的治疗大法。［姚贞白诊疗经验整理小组．姚贞白医案．昆明：云南人民出版社，1980：131－132.］

**附：惊风三证鉴别表**

| | 急惊风 | 慢惊风 | 慢脾风 |
|---|---|---|---|
| 起病情况 | 暴急 | 缓慢 | 缓慢 |
| 病程 | 较短 | 较长 | 较长 |
| 神志 | 不清 | 不清或尚清 | 不清或似清非清 |
| 抽搐 | 剧烈 | 微弱或较剧 | 较弱 |
| 发热 | 高，常骤起 | 无或低热 | 不发热或体温不升 |
| 痰鸣 | 常有 | 可有可无 | 常无 |
| 舌质 | 红、绛 | 淡红或绛 | 淡白或暗晦 |
| 苔 | 白腻、黄、干 | 白滑、灰黑或干 | 白滑或灰黑 |
| 脉象 | 数而有力 | 细数无力 | 沉细微弱 |
| 属性 | 实、热、 | 阳虚、寒、阴虚 | 阳虚纯阴无阳 |
| 治则 | 首先急症处理，然后辨证论治 | 补脾平肝，滋水涵木 | 温补脾肾，镇摄虚风 |
| 预后 | 不一 | 较差 | 差 |

# 痫证门

# 痫证总括

【原文】　　　　小儿痫证类痉惊[①]，发时昏倒搐涎声。

　　　　　　　　食顷[②]即苏如无病，阴阳惊热痰食风。

〖注〗痫证类乎惊风。痉风者，谓发时昏倒抽搐，痰涎壅盛，气促作声，与惊、痉二证相似也。但四体柔软，一食之顷即醒，依然如无病之人，非若痉风一身强硬，终日不醒也。阴者，阴痫也，见脏阴证。阳者，阳痫也，见腑阳证。惊痫因惊热，痰痫因痰，食痫因食，风痫因风，其证不一，治亦不同，临证宜详辨之。

【提要】概述了小儿痫证的概念，常见证候及痫证与惊、痉的鉴别。

【注释】①痉惊：痉，是指筋肉紧张强急，发作时筋肉抽缩。惊，是指惊风。

②食顷：是指吃一顿饭的时间，形容时间短。

【白话文】小儿痫证是一种类似于痉证、惊风的症状。发作时的症状主要是突然间昏倒，不省人事，手足抽搐，痰涎较多，口吐白沫，呼吸急促，喉间痰鸣等，与惊、痉二证十分相似。但是痫证四肢柔软，一顿饭左右的时间，患者就能苏醒过来，醒后就像没有发病的人一样。痫证没有痉证、惊风发作时的全身强硬，整天醒不来的症状。一般，本病可分为阳痫与阴痫两大类，阴痫多出现脏阴证，阳痫多出现腑阳证（脏属阴，腑属阳）。在成因上又有惊痫、食痫、痰痫、风痫等的区别，顾名思义，惊痫因惊热而发，痰痫因痰而发，食痫因食滞而作，风痫因风而导致，它们的症状各不一样，治疗方法也不一样，临床审证时应该详细分辨。

【解读】痫证可归于西医学"癫痫"病的范畴，有原发性癫痫，也有继发于外伤、感染、中毒、肿瘤、代谢紊乱和先天畸形者为症状性癫痫。本病常有家族史、产伤缺氧史、颅脑外伤史等。脑电图检查常出现典型的癫痫波形。癫痫发作前常有先兆，如头晕胸闷、心慌眼花、肢麻、恐惧等。

癫痫可突然大发作，多见全身肌肉痉挛，意识丧失，两眼上翻，口吐白沫，喉头发出叫声，有时可有舌咬伤及二便失禁。发作持续 1～5 分钟或更长，发作停止后转入昏睡，醒后常诉头痛，全身乏力，精神恍惚。以往有类似发作史。亦可呈小发作，出现短暂的意识丧失，语言中断，活动停止，固定于某一体位，不跌倒，无抽搐。发作持续 2～10 秒，不超过 30 秒，很快恢复意识，继续正常活动，对发作情况不能回忆。还可见到精神性发作，精神失常，激怒狂笑、妄哭，夜游或呈一时性痴呆状态。尚有局限性发作，常见身体局部阵发性痉挛。

痫证病位在脑窍，涉及心、肝、脾、肾四脏。病理性质为邪实正虚，邪实者，顽痰阻窍为主，肝风、瘀血、郁火为之助虐；正虚者，因反复发作，或素体虚弱，致心、肝、脾、肾内亏，气血耗伤，痰浊内生隐伏。因痰有聚散，风有动静，气有顺逆，故时发时止。发作期风痰上涌，邪阻心窍，内扰神明，外闭经络；休止期脏腑气阴亏虚，痰浊内生。久发不愈，脏腑愈虚，痰结愈深，反复发作，乃成痼疾。

一般初起较轻，如反复发作，正气渐衰，痰结不化，愈发愈频而正气愈虚，症情逐渐加重。局部抽动多属风痰中络；全身抽动多属肝风扇动；面色青紫，舌暗红，脉涩为瘀血阻络；面色时红时白，脉弦滑乍大乍小为惊恐气乱；痰鸣气粗，舌红苔黄腻为痰火偏盛；痰鸣流涎，舌苔白腻为痰湿偏盛。平素面色萎黄为脾胃虚弱；面色晦暗为肝肾阴虚；面色苍白为心脾两虚；面色潮红为阴虚火旺；小便黄少，心烦少寐，舌红为心肝有热；纳少脘痞，多寐少动，舌质胖嫩，苔腻为脾虚有痰；小便清长，四肢不温，舌淡为阳气不足。

癫痫的治疗，宜分标本虚实。发作时以实证为主，宜先治其标，治疗原则为涤痰息风，镇惊开窍。因惊所致者，治以镇惊安神；因风所致者，治以息风定痫；因痰所致者，治以涤痰开窍；瘀血所致者，治以化瘀通窍。发作控制后，正气虚馁，宜治其本，多以健脾化痰，调气补血，养心益肾为主，固本培元。要坚持长期、规律服药，以图根治。

本病与惊风的鉴别点在于：惊风常由高热、电解质紊乱、低血糖等引起，脑电图检查无典型的癫痫波形，发作时无吼叫声，无口吐白沫。但是"惊风三发便成痫"，惊风若反复发作，日久可发展为癫痫。

本病与痉证的鉴别点：痉证是以项背强急，四肢抽搐，甚则角弓反张为主要特征，一般呈持续性四肢抽搐，无神昏。

# 阴痫

【原文】　　　　　　阴痫①属脏肢厥冷，偃卧拘急面白青。

　　　　　　　　　　吐沫声微脉沉细，醒脾②固真③定痫④灵。

〖注〗阴痫属阴，脏寒之病也。多因慢惊之后，痰入心包而得。发时手足厥冷，偃卧拘

125

急，面色青白，口吐涎沫，声音微小，脉来沉细。轻者醒脾汤，甚者固真汤。病退调理，用定痫丹主之。

【提要】阐述了小儿阴痫的主要症状与治疗方法。

【注释】①偃（yan）卧：仰卧，睡卧的意思。

②醒脾汤：指醒脾汤。

③固真汤：指固真汤。

④定痫：指定痫丹。

【白话文】阴痫是属于脏寒的一种病证，多因慢惊之后，祛痰不尽，痰入心包所引起。发病时面色青白，四肢厥冷，睡卧拘紧挛急，口吐涎沫，声音低微，脉象沉细。治疗的方法，应该培补回阳，病势较轻者，可以用醒脾汤来补中益气、化痰定痫；病势较重的者，可以用固真汤健脾益胃，补火助阳。待患儿病情稳定，可以用定痫丸来补益安神，巩固疗效。

【解读】阴痫是痫证偏于虚寒的一种类型，患此病的小儿体质多较虚弱，痫证反复发作，正气渐衰，痰结不化，遂成阴痫。发作时症见面色苍白，呆滞无知，不动不语，身冷，脉沉弦。但亦有不少医家认为阴痫即慢惊风。如《证治准绳·幼科》："阴痫乃慢惊也"，"小儿急慢惊风，古谓阴阳痫也。急者属阳，阳盛而阴亏；慢者属阴，阴盛而阳亏。阳动而躁疾，阴静而迟缓，皆因脏腑虚而得之。"尚有一些医家认为阴痫是慢惊之后，痰迷心窍之症。如《证治准绳·幼科》："阴痫者，因慢惊后去痰不尽，痰入心包而得。"

【方剂详解】

（1）醒脾汤：方见慢惊门

（2）固真汤：方见慢脾风。

（3）定痫丹：人参三钱　当归三钱　白芍炒，三钱　茯神　枣仁炒，各五钱　远志去心，三钱　琥珀三钱　天竺黄四钱　白术土炒，五钱　橘红　半夏姜制　天麻各三钱　钩藤钩四钱　甘草炙，二钱

共为细末，炼蜜丸如榛子大，每服一丸，淡姜汤化服。

方中以人参、炒白术、茯神、炙甘草补益脾气；当归、白芍调血养阴；橘红、半夏燥湿化痰；天麻、钩藤祛风镇惊；枣仁、远志、琥珀、天竺黄安神定志。该方诸药配伍，共奏补益气血、化痰镇惊、安神定志之功。

【医案助读】

朱某，女，9岁，夏邑县韩镇乡。

患者两目上视，手足抽掣，面青身冷，口吐白沫，频频发作，夜间尤甚。发时惊叫，醒后自觉头痛，疲乏无力，神情呆钝1年余。曾在地区人民医院作脑电图，诊为"癫痫"，用西药苯妥英钠及中药3月余效不显。察患儿面浮白，舌淡胖而润，畏寒肢冷，指甲黯紫，脉沉伏，一派阴寒内盛元阳衰微之象，诊为阴痫。投制附子（先煎30分钟）10g，茯苓15g，党参12g，白术10g，白芍6g，肉桂3g，水煎服。5剂痫证发作止，此方配成丸剂，每服3g，每日3次，共服3个月巩固疗效，复查脑电图恢复正常，随访2年未复发，智力、发育正常。

按：本例患儿一派阴寒之象，故予附子汤加肉桂治之。方中附子、肉桂温阳散寒大补命门之火，使离照当空，阴寒自散；党参、白术、茯苓益气健脾，以绝生痰之源；白芍和营平木。全方共图其本，竟获良效。［韩秀芝．附子汤加肉桂治愈小儿阴痫．河南中医药学刊，1995，10（3）：20.］

# 阳痫

【原文】　　　　阳痫属腑身热汗，仰卧面赤脉数洪。

　　　　　　　　噤急①啼叫吐涎沫，龙胆②泻青③与抱龙④。

〖注〗阳痫属阳，腑热之病也。多因急惊祛风下痰不净，久而致成此证。发时身热自汗，仰卧面赤，脉象洪数，牙关噤急，或啼叫不已，口吐涎沫。如风兼热者，用龙胆汤；肝经热者，用泻青丸；痰涎壅盛者，用四制抱龙丸主之。

【提要】叙述了小儿阳痫的主要症状与治法方剂。

【注释】①噤急：常指牙关紧闭，口不能开的症状。

②龙胆：指龙胆汤。

③泻青：指泻青丸。

④抱龙：指四制抱龙丸。

【白话文】阳痫属于阳实之证，是腑热的一种病证，多数情况是由于急惊风后，祛风化痰不彻底，以致风、痰、热久蓄体内，变生此证。该病发作时，症见身发热自汗，仰卧面红，脉象洪数，牙关嘌急，或啼叫不已，口吐涎沫。临床上如果风邪兼夹热邪，可以用龙胆汤；肝经热邪较重的，可以用泻青丸；如果有痰涎壅盛的情况，可以用四制抱龙丸治疗，来祛痰泄热。

【解读】阳痫是指风火痰邪，上扰神窍的病证。患儿平素情绪急躁，心烦失眠，口苦咽干，便秘尿黄。病发前多有眩晕、头痛而胀，胸闷乏力，喜伸欠等先兆症状。其发作期证候主要有突然昏仆，不省人事，牙关紧闭，两目上视，四肢抽搐，面色潮红、紫红转为青紫或苍白，口唇发绀，口吐涎沫，或喉中痰鸣，或怪叫，移时苏醒如常人，甚至二便自遗，舌红，苔白腻，脉弦滑等。

阳痫偏于实热，阴痫偏于虚寒。临床辨别主要根据症状、舌象和脉象。阳痫：猝然仆倒呼叫，声高有力，倏即不省人事，两目上视，肢体抽搐有力，牙关紧闭，面色先为潮红或紫红，渐转青紫，口吐大量白色涎沫，5～10分钟逐渐清醒，舌红，苔黄腻，脉弦滑数；阴痫：面色晦暗，手足清冷，双眼半开半阖，神志昏愦，抽搐时发，口吐涎沫，一般不呼叫，或呼叫声低气微，也有表现为呆木无知，不闻不见，不动不语，但一天数十次发作，舌淡，苔白腻，脉沉细或沉迟。

【方剂详解】

(1) 龙胆汤：方见噤口。

(2) 泻青丸：方见急惊风。

(3) 四制抱龙丸：天竺黄五钱　辰砂二钱　胆星一两　雄黄二钱　麝香一分半

上为极细末，另用麻黄、款冬花、甘草各五钱，煎汤去滓，慢火熬成膏，合药末为丸，如芡实大，每服一丸，薄荷汤化下。

方中天竺黄、胆星可治痰热上壅，麝香开窍，雄黄、辰砂镇心清肝，解毒安神，合而为化痰镇痉、通窍安神之剂；另用麻黄、款冬花、甘草、薄荷宣肺化痰，用于小儿惊风痫证痰热内阻，神昏痉厥，痰鸣气粗之候最为合适。

【医案助读】

1958年3月12日，余在泰安县范镇公社卫生院工作时，有莱芜县水北村3岁女孩来诊。其母代述，此女患癫痫病已1年余，屡治不愈。现发作已10余天。1 天发作 5 次或 6 次，发则昏不知人，口吐涎沫，两目上视，手足抽搐，时呼叫，视其舌质红，苔黄腻，面部潮红，指纹青紫，脉滑数。诊断为阳痫。证系风阳上扰，痰热蒙蔽清窍。治宜息风泄热，化痰开窍，方用风引汤加减。处方：大黄3g，龙骨10g，牡蛎10g，生石膏10g，滑石10g，寒水石10g，赤石脂10g，白石脂10g，紫石英10g，干姜3g，桂枝3g，石菖蒲5g，远志5g，天竺黄5g，胆南星4g，郁金5g，朱砂1g（冲服）。3 剂，水煎服，一日 3～4 次服。3 日后复诊，癫痫未发作。继服 3 剂，随访 1 年，未复发。

　　按：风引汤出自《金匮要略·中风历节脉证治》，方后注云："治大人风引，少小惊痫瘛疭。"方中龙骨、牡蛎潜镇息风；石膏、滑石、寒水石清热；大黄配桂枝能祛风泄热，且大黄有活血祛瘀作用，治风先治血，血行风自灭；紫石英、朱砂镇静安神；赤石脂、白石脂收敛浮越之阳；干姜温胃，以防大黄、石膏之苦寒败胃；石菖蒲、远志、郁金、天竺黄化痰开窍。全方有息风泄热、潜镇安神的作用。[王光辉. 赵正俨医案医话. 北京：人民军医出版社，2013：42.]

# 惊痫

【原文】　　　　　惊痫触异惊神气，吐舌急叫面白红。
　　　　　　　　　发作如人将捕状①，安神大青②镇惊③功。

【注】小儿心、肝热盛，偶被惊邪所触，因而神气溃乱，遂成痫证。发时吐舌急叫，面色乍红乍白，悚惕不安，如人将捕之状。先服大青膏，次服镇惊丸，则痫自定矣。

【提要】叙述了小儿惊痫的发病机理、主要症状及治疗方法。

【注释】①如人将捕状：如被逮捕时惊慌的模样。

②大青：指大青丸。

③镇惊：指镇惊丸。

【白话文】惊痫一证的产生，由于小儿素体之心、肝火热较甚，偶然遭受意外或被惊险的事物所触发，导致神气溃乱，于是发展成为痫证。惊痫发作的时候，患儿大多吐舌惊叫，急啼，脸色时白时红，心神不安好像犯人要被抓住时惊慌失措的样子。治疗方法，可以先用大青膏来安神镇惊，然后用镇惊丸来清热定痫。

【解读】惊痫的原因，主要是小儿突然受了惊吓，因而神气溃乱所致；故《证治汇补·痫病》云："或因卒然闻惊而得，惊则神出舍空，痰涎乘间归之"，因惊则心神失守，突然感受大惊大恐，或其他强烈的精神刺激都可导致发痫，此即《诸病源候论》"惊痫者，起于惊怖大啼，精神伤动，气脉不足，因惊而作痫也"。另有由于在母腹中遭受惊怖而引起者，俗称"胎痫"。

【方剂详解】

(1) 大青膏：天麻三钱　白附子二钱　青黛研，一钱　蝎尾去毒，一钱　朱砂研，一钱　天竺黄二钱　麝香三分　乌梢蛇肉酒浸，焙干，一钱

同研细末，炼蜜和膏，每服大儿五分、小儿三分，薄荷汤化服。

方中天麻、白附子、青黛平肝息风，蝎尾、乌梢蛇肉通络息风，朱砂、天竺黄豁痰镇痉安神，麝香通窍醒神。诸药相配伍，共奏安神镇惊之功。

(2) 镇惊丸：茯神　麦冬去心，各五钱　辰砂　远志去心　石菖蒲　枣仁炒，各三钱　牛黄一钱半　川黄连生，三钱　珍珠二钱　胆星五钱　钩藤钩五钱　天竺黄五钱　犀角三钱　甘草生，二钱

共研细末，炼蜜为丸，每丸重五分，量儿与之，用淡姜汤下。

方中牛黄、犀角、黄连可以清心泻火，辰砂、珍珠、茯神、枣仁能安神镇惊，远志、菖蒲、胆星、钩藤、天竺黄豁痰通窍，甘草解毒和中，共奏清热定痫之效。

【医案助读】

张某，女，9岁。

1984年3月15日初诊。6岁时随母去部队探亲，一日玩耍时不慎从3米高处坠下，幸被一树所隔，才免于难。此后夜不安寐，梦中常惊呼而醒，面清神呆，筋惕肉瞤，继则出现昏不知人，两目上视，口吐白沫，四肢微抽。虽经中西药多方治疗，但无效验。近年来发作渐频，持续时间趋长，症状有增无减，经人介绍而来求诊。见患者精神不振，面色萎黄带青，询之纳呆怕声，心悸易惊，头晕乏力，不耐学习。舌质偏淡、苔薄白腻，脉濡缓带弦。治宜安神定惊，息风止痉。处定惊止痫汤30剂，处方：茯苓20g，龙骨、牡蛎各15g，辰

灯心 1g，僵蚕、蝉蜕、地龙、钩藤、太子参、山药、生麦芽各 10g。每日 1 剂，水煎 2 次，分 4 次温服。另用定惊止痫散（茯苓 40g，山药、北沙参各 30g，僵蚕、象贝、炙鸡金各 20g，全蝎、月石各 6g，蜈蚣 2 条组成。研细末过筛，和匀装瓶备用，此为一料量，约可服 1 个月），每日 3 次，每次 2g（5 岁量），开水调服。全部病例先汤散并进，1 个月为 1 个疗程，一般服 2 个疗程。如无复发，第 3 个月汤剂即可。药后未见发作，继服 1 个疗程。第 3 个月汤剂改为隔日 1 剂，又 3 个月，遂停汤药，继服散药，坚持半年，一切正常，乃停药观察。至今已 10 年有余，从未反复，且面色红润，思维敏捷，学习成绩优异。

按：《景岳全书·癫狂痴呆》认为小儿惊痫"有从胎气而得者，有从生后受惊而得者。盖小儿神气尚弱，惊则肝胆夺气而神不守舍，舍空则正气不能主而痰邪足以乱之。"故方中重用茯苓化痰安神宁心为君，配辰灯心、龙骨、牡蛎镇惊宁神、安魂定魄；配象贝、月石豁痰清心；配僵蚕、蝉蜕、地龙、钩藤、全蝎、蜈蚣平肝息风镇痉以治标；配太子参、北沙参、山药、鸡金、麦芽益气健脾助运以培本。标本兼施，因果同治，故其效满意。用茯苓治惊，是受我先师用其治小儿夜啼之启发，而敢于大胆重用乃得益于张锡纯先生的《医学衷中参西录·茯苓解》，用于临床，确有效验。[金雪明．定惊止痫汤散联用治疗小儿惊痫 12 例的体会．浙江中医杂志，1994（11）：514.]

# 痰痫

【原文】　　　　　　痰痫平素自多痰，发时痰壅在喉间。

气促昏倒吐痰沫，一捻金与滚痰丸[①]。

〖注〗痰痫者，因小儿平素痰盛，或偶因惊热，遂致成至痫。发时痰涎壅塞喉间，气促昏倒，口吐涎沫。宜先服一捻金，以急下其痰；次服朱衣滚痰丸，则气顺，痰清而痫自止矣。

【提要】叙述了小儿痰痫的病因、主要临床表现与治疗方法。

【注释】①滚痰丸：指朱衣滚痰丸。

【白话文】痰痫大多是由于平素小儿痰热内伏较多，或突然遭受惊吓，或感受热邪，以致痰热阻滞心窍，发为痫证。发作时，患儿因痰涎壅盛，以致塞满喉间而出现口吐痰沫，气息急促，突然仆地昏倒等症状。治疗的方法，可以先服一捻金，急下痰涎，以免阻塞气道；然后服用朱衣滚痰丸，以顺气清痰，如此痫证可以获得治愈。

【解读】痰与痫证的发生密切相关，积痰内伏是痫病发病的原因之一。故有"无痰不作痫"之论。痰热之生，可由五志过极或房劳过度成郁火，如郁怒忧思可生肝火；房劳伤肾，肾阴不足，因肾水不济，心火过盛，火邪炼熬津液，酿成热痰，或过醇酒肥甘，损伤脾胃而生痰热，痰热迷塞心窍可成痫；另外，火邪可触动内伏痰浊，痰随火升，阻闭心包，可使痫发，即"无火不动痰"之谓。

【方剂详解】

(1) 一捻金方：见不乳。

(2) 朱衣滚痰丸：礞石一两，煅　沉香五钱　黄芩七钱　大黄一两

以上为细末，水泛为丸，朱砂为衣。多寡量儿大小，白滚水化服。

方中大黄、黄芩苦寒降火泄泻；礞石蠲逐顽痰；沉香降气；朱砂为衣可以安神镇痉。诸药合伍确是治疗痰热的得力方剂，对于痰火胶结致痫，临床疗效确切。因其药性峻烈，体虚气弱者易慎用。

【医案助读】

周某，男，8岁。

患儿3年前无明显诱因，突然昏倒，不省人事，四肢抽动，约半分钟后缓解。曾到天津某医院就诊，诊为"癫痫"，给予"安定""丙戊酸钠"等药治疗，效果欠佳。现仍每3~6个月发病1次，每次发病持续1周左右，在发病期间，每日发作7~8次，发作时表现为四肢抖动，两目直视，约在30秒后缓解。患儿面色萎黄，形体消瘦，纳呆食少，夜寐不安，二便正常。舌淡红苔白，脉沉细。脑超声波检查，未见异常。脑电图示"轻度不正常脑电图"。诊为脾虚湿阻，痰蒙清窍之痫证。治以益气健脾、豁痰开窍之法。药用：太子参10g，茯苓10g，石菖蒲15g，胆南星10g，羌活6g，清半夏10g，川芎6g，青果20g，天麻6g，橘红6g，琥珀0.5g，水煎服，每日1剂，共服50剂。并嘱其逐减西药。二诊：药后平和，未抽搐，余无不适，西药已停服。原方改研细末，每日3次，每次5g，装胶囊吞服，嘱服1年。1年后停服上药，复查脑电图示"正常脑电图"。2年后随访，未见复发，已上小学。

按：患儿患病时间较长，症状较轻，并有长期服用抗癫西药史，体质较差，正气不足，故以六君子汤化裁，益气健脾化痰，并佐以镇惊安神之药，标本兼顾，攻补并施，调节气机升降，达到正复痫止之目的。[马融，李少川，金雪明．小儿痰痫治验．河北中医，1986（6）：33－34.]

# 食痫

【原文】　　　食痫食过积中脘，一时痰热使之然。

面黄腹满吐利臭，妙圣①滚痰②和胃③安。

〖注〗食痫者，其病在脾。因小儿乳食过度，停结中脘，乘一时痰热壅盛，遂致成痫。其初面黄腹满，吐利酸臭，后变时时发搐。宜用妙圣丹主之，痰盛者，朱衣滚痰丸主之，后用清热和胃丸调理，则积滞清而惊痫定矣。

【提要】　叙述了小儿食痫的病因、主要临床表现与治疗方法。

【注释】①妙圣：指妙圣丹。

②滚痰：指朱衣滚痰丸。

③和胃：指清热和胃丸。

【白话文】　食痫的病位主要在脾。大多是因为小儿乳食过度，停滞在中脘，脾胃不能运化，一时痰热壅盛，因胃络通心，上扰神明，于是逐步形成痫证。发作时临床上初起大多见患儿脸色发黄，腹满膨胀，吐出泻下的东西，气味多酸臭，后期时时发抽搐。治疗方面，宜用妙圣丹，以通下降逆。痰涎壅盛者，可用朱衣滚痰丸，以清热泻痰。积滞一清，痫证自可平定，再用清热和胃丸，以作调理。

【解读】　食痫俗称"食厥"，是由饮食失节而诱发的一种癫痫病，发作时多数伴有胃肠道症状，如嗳气打嗝，脘腹胀满，纳呆厌食或阵发性剧烈腹部疼痛。正如《全婴方》所云："验其证，嗳吐馊气即发搐，此病或大便酸臭。"治疗的方法《千金要方》云："食痫早下则瘥。"因此，治疗时必须选用山楂、麦芽、神曲、鸡内金、莱菔子等以消食化滞，祛风化痰、通窍镇惊、清热通下等方法同时运用，才能取效。

【方剂详解】

(1) 妙圣丹：雄黄　蝎梢　朱砂　代赭石煅，醋淬，各二钱　巴豆去油，三个
杏仁炒，去皮尖，二钱

以上共为细末，蒸枣肉丸如桐子大，每服三五丸，木香煎汤化服。

方中雄黄解毒祛痰，巴豆破结攻邪，二药相协，既能涌泻痰食，又能通关
解毒。代赭石、杏仁可以开发胸中郁邪，利于涌吐，又可行气降逆，可使吐后
调畅气机。朱砂、蝎梢镇痉安神，服后既吐且利，则痰食自消，病即告愈。

(2) 朱衣滚痰丸：方见痰痫。

(3) 清热和胃丸：川连生，五钱　栀子生，五钱　竹茹四钱　麦冬去心，五钱
连翘去心，四钱　山楂一两　神曲炒，一两　麦芽炒，一两　陈皮四钱　枳实麸炒，五钱
大黄五钱　生甘草三钱

以上为细末，炼蜜为丸，每丸重一钱，量儿与之，用白滚水化下。

方中川连、山栀、麦冬、连翘可以清热去火；山楂、麦芽、神曲消食导
滞；枳实、大黄能够荡涤肠胃；陈皮、竹茹、甘草理气和中。共奏清热导滞，
理气和胃之功。

【医案助读】

张某，男，3岁，1975年5月20日就诊。

患儿近8个月来，出现发作性抽搐，多在早晨，突发双目上视，握拳，头
后仰。开始发作时，每天早晨抽搐1次。春节期间再次发作，持续4天，一天
发作七八次。最近又发作，一天10数次，持续3天。每次发作前都有进食过
多史，发作时肚腹胀满，大便呈不消化样。查体：舌苔白厚，舌质红，腹胀，
手足心热。诊断为"食痫"。治以消积定痫汤，焦山楂、槟榔各12g，枳实、炒
莱菔子、连翘、黄芩各9g，炒栀子6g，钩藤、菊花各9g，薄荷6g。6天服完3
剂，未再抽搐，睡中尚有惊惕。

近两三天，夜间仍有面颊红赤，手心热，舌苔白厚，舌质红，唇红，腹
胀。上方继服3剂，并嘱节制饮食，勿过食肉类等难消化之食物。随访2年，
未再发作。

按：食痫首重消积导滞，佐清肝息风。如《千金方》云："凡小儿有癖，
其脉大必发痫，此为食痫，下之便愈。"以焦山楂、槟榔、枳实、炒莱菔子消食

导滞，连翘、黄芩清解郁热，栀子、钩藤、菊花清肝息风，薄荷疏散肝气。［毕可恩，毕鸿雁．食湿与小儿疾病．济南：山东科学技术出版社，1991：34－35.］

# 风痫

【原文】　　　　风痫汗出风袭经，二目青黯①面淡红。

十指屈伸如数物，化风②羌活③牛黄④宁。

〖注〗风痫因汗出脱衣，腠理开张，风邪乘隙而入。发时目青面红，手如数物。治法先宜疏风解表，轻则化风丹主之；重则羌活桂枝汤主之，风兼痰者，牛黄丸主之。

【提要】　阐述小儿风痫的发病机理、主要症状以及治疗方法。

【注释】　①黯：深而无光的意思。

②化风：指化风丹。

③羌活：指羌活桂枝汤。

④牛黄：牛黄丸。

【白话文】　风痫的产生大多数是因为小儿汗出脱衣，腠理疏松开通，风邪乘隙而入，营卫失调，血气不和，内外风相引发为痫证。发病时，主要症见：患儿眼睛发青而无光，面色淡红，十指抽动，屈伸如同手握数物。治疗的方法，应当疏风解表。症状较轻的可以用化风丹；较重的可以用羌活桂枝汤；风邪兼有痰多的，可以用牛黄丸，以祛风化痰。

【解读】　风痫是因风而发，风邪有外风和内风的区别，外风多指风寒或风湿之邪，从口鼻或皮毛而入，风邪阻于经络可见剧烈头痛，肢体麻木，摇头动肩，口眼震颤或为全身强直抽搐。风性数变，痰升昏厥，显属风痰上涌，邪阻心窍，神气怫郁所致，治当涌泄风痰。内风则是由于肝阳上亢，风夹痰浊上扰神明，而引起抽搐，治当平肝息风；若阴虚风动，可以滋水涵木；如果久病血虚而风动不已，则可以遵循"治风先治血，血行风自灭"的原则。

【方剂详解】

（1）化风丹：胆星二钱　羌活　独活　天麻　防风　甘草生　荆芥穗　人参　川芎各一钱

共为细末，炼蜜丸皂子大，每服一丸，薄荷汤化开服。

方中羌活、独活祛风通络；防风、荆芥疏散风邪；川芎散血中之风；天麻息内风；胆星豁痰通窍；人参、甘草益气安中。诸药配伍，共奏益气调血，散风豁痰止痛之功。

（2）羌活桂枝汤：羌活　防风　麻黄　桂枝　天麻　大黄　甘草生

引用生姜，水煎服。

方中防风、羌活祛风胜湿；麻黄、桂枝发汗解表；天麻息内风；大黄通腑泄热；甘草和中。诸药共用，取疏风泄热定痫之效。

方歌：羌活桂枝治风痫，疏风泻热妙难言，

羌防麻桂天麻草，大黄煎服自然安。

（3）牛黄丸：胆星　全蝎去毒　蝉蜕各二钱半　防风　牛黄　白附子生　僵蚕炒　天麻各一钱五分　麝香五分

上为细末，煮枣去核皮，取肉和丸，如绿豆大，每服三、五丸，生姜汤化服。

方中牛黄、胆南星清心化痰；天麻、防风、白附子祛风定痫；蝉蜕、僵蚕、全蝎息风止痉；麝香通窍开闭。诸药配伍，共奏清心化痰，息风定痫之效。

【医案助读】

高某，女，7岁，1981年3月7日就诊。

4年前开始，每次发热都引起抽搐，不发热不犯病。平素夜睡不实，有时肢体抖动。就诊前3天，因着凉感冒，发热38.6℃，又引起意识丧失，全身抽搐。当即抱至附近门诊部急救处理。经治已获效，但为了根除，防止复发，转来我院儿科门诊治疗。营养发育中等，面色尚华，舌淡苔白润，脉沉细。心肺未闻异常，腹部软平，肝脾不大。据每次抽搐都由感冒发热引起，按中医风痫辨证，治以清热疏风，平肝息风法。处方：薄荷15g，葛根15g，钩藤15g，大青叶10g，地龙10g，珍珠母20g，夜交藤25g，水煎日2次服，先后治疗3个多月，基方未变，仅随症有1~2味增减。中间曾感冒发热39℃，并未发生抽搐。继用数剂巩固疗效。停药后未再来诊。［李树勋．小儿风痫．中医函授通讯，1982（3）：32.］

# 医宗金鉴卷五十二

## 疳证门

## 疳证总括

【原文】　　　　大人为劳①小儿疳②，乳食伤脾是病原。

甘肥失节生积热，气血津液被熬煎。

初患尿泔午潮热，日久青筋肚大坚。

面色青黄肌肉瘦，皮毛憔悴眼睛眬③。

【注】大人者十五岁以上也，病则为劳。若十五岁以下者，皆名为疳。缘所禀之气血虚弱，脏腑娇嫩，易于受伤。或因乳食过饱，或因肥甘无节，停滞中脘，传化迟滞，肠胃渐伤，则生积热。热盛成疳，则消耗气血，煎灼津液。凡疳病初起，尿如米泔，午后潮热，日久失治，致令青筋暴露，肚大坚硬，面色青黄，肌肉消瘦，皮毛憔悴，眼睛发眬，而疳证成矣。然当分其所属而治之，庶不致有误也。

【提要】概述了小儿疳证的病因病机及主要临床表现。

【注释】①劳：其含义主要有二：一是为痨，二是为虚劳，即虚损也。此处主要指虚劳，是由于禀赋薄弱、后天失养及外感内伤等多种原因引起的，以脏腑功能衰退，气血阴阳亏损，日久不复为主要病机，以五脏虚证为主要临床表现的多种慢性虚弱证候的总称。本病范围十分广泛，五劳、六极、七伤等都归属于劳的范畴。

②疳：小儿疳证，是儿科常见四大病证之一。历代医家对"疳"的注解有两种：一是通"干"，即脾胃气血津液干涸的意思；另一是通"甘"，指小儿过食肥甘厚腻所生的病。

③眼睛眦：由于白睛生翳膜，到后期会遮住眼睛，翳膜白而发亮，黑睛呈灰白色胶冻样混浊，知觉丧失，甚至表面糜烂破损，并有黄液上冲。

【白话文】小儿疳证，是儿科四大要证之一，也是儿科的常见病证。古人有"十五岁以上为痨瘵，十五岁以下为疳证"的说法。疳证的发病多因小儿脏腑娇嫩，精气未充，易虚易实。若食物摄入过多过杂、过肥甘厚腻；或由于饮食不洁，感染诸虫。以致小儿脾胃受损，形成积滞，导致中焦气机不畅，日久化热，煎熬水谷精微和人体气血津液，致使气血俱虚，阴液消耗，遂成疳证。

疳证初起，即可见小儿形体干瘪消瘦，面色萎黄，脾胃气虚，不能升清，致使水谷精微从下而出，可见小便如米泔水一般；食积于阳明胃肠，"阳明旺于申酉"，阴液不足，则火热愈盛，故多见午后潮热。日久失治，就会出现肚大腹膨，青筋暴露，皮毛憔悴，肌肉消烁，两眼昏烂，嗜食瓜果、咸酸、炭米、泥土，又喜饮水。小儿疳证在很多症状体征上与成人的虚劳病证相似。疳证的病因虽有不同，但疳证日久，气血虚衰，全身失养，必累及其他脏腑受病，而出现兼证，在治疗时应首先辨别其主要病位与病因，掌握重点，以利于指导治疗。

【解读】小儿疳积发病没有明显的季节性，临床上多见于5岁以下小儿，往往起病较缓，病程迁延，轻者会不同程度地影响小儿生长发育，重者则易阴竭阳脱，一直被历代医家视为恶候，列为儿科四大要证之一。

疳之病名，首见于《诸病源候论》："蒸盛过伤，内则变为疳，食入五脏"，"久蒸不除，多变成疳"，指出疳为内伤慢性疾病，可病涉五脏。嗣后代有发展，且命名繁多，分类也不一致，使后人难以适从，但归纳起来不外以下几类：以五脏命名，如肝疳、心疳、脾疳、肺疳、肾疳。以病因命名，如热疳、冷疳、哺乳疳、食疳、蛔疳等。以病位立名，如外疳、内疳、口疳、鼻疳、脑疳、脊疳等。以病情分类，如疳气、疳虚、疳极、干疳等。以某一主症命名，如疳泻、疳痢、疳肿胀、疳渴、疳嗽、丁奚疳等（奚即奴仆。指遍身肉削骨露，形状如"丁"）。众说不一，临床难以掌握运用。

参照古代文献资料，结合病程和病情，执简驭繁，将疳证分为疳气、疳积、干疳三类。以前由于生活水平低下，本病发病率较高，可见于各年龄儿童，且无明显的季节性。随着生活水平和医学水平的提高，本病发病率逐渐降低，病情也逐渐减轻。在临床上，本病目前多见于5岁以下儿童，且以疳气为主，干疳少见。

小儿疳证病因主要是喂养不当和禀赋不足，饮食不节、喂养不当是引起疳证最常见的病因，与小儿脾常不足的生理特点密切相关。小儿智识未开，乳食不知节制，喂养不当，辅食添加失宜，乳食太过或者不及均可损伤脾胃。总之疳证是先由积证引起，有积为疳之母的说法；小儿先天禀赋不足，由于早产、多胎、孕期用药、孕妇孕期气血亏虚致新生儿元气亏损，脾胃功能薄弱，纳化不健，水谷精微摄入或者吸收不足，渐致小儿气血亏虚，形体官窍失养，形体羸瘦，形成疳证。

值得指出的是当代父母由于过于担心自己孩子的发育，过度的给予营养已经成为引起疳气、疳积的主要病因，而禀赋不足引起此病的却越来越少。除了药物治疗以外，医生对患儿父母的正确喂养教育，日益成为治愈本病的一个不可或缺的重要的环节。

本病主要相当于西医学中的"Ⅱ度营养不良"，其诊断主要依据以下几点：①饮食异常，大便干稀不调，或肚腹膨胀等明显脾胃功能失调者。②形体消瘦，体重低于正常值15%～40%，面色不华，毛发稀疏枯黄。严重者形体干枯羸瘦，体重可低于正常值40%以上。③兼有精神不振，或好发脾气，烦躁易怒，或喜揉眉擦眼，或吮指磨牙等症。④有喂养不当或病后失调，及长期消瘦病史。⑤贫血者，血红蛋白及红细胞数都减少。出现肢体水肿，属于营养性水肿者，血清总蛋白量大多在45g/L以下，血清白蛋白常在20g/L以下。

古人有"十五岁以上为痨瘵，十五岁以下为疳证"的说法，因此，有人认为小儿的疳证，就是成人的痨瘵。但实际情况，不是如此，临床上尽管有一些症状，如消瘦、潮热、缠绵难愈、精血衰枯等，与痨证相同，但是成人痨病，多为肾脏虚损，精髓衰枯，先伤肺肾，小儿疳证，多为脾脏虚损，津液消亡，先犯脾胃。二者之间，病机既然不同，证治也就不一样了。所以，决不能把它们看成一种病证。

# 脾疳

【原文】　　脾疳面黄肌消瘦，身热困倦喜睡眠。

　　　　　　心下痞硬满肿胀，卧冷食泥腹痛坚。

　　　　　　头大颈细食懒进，吐泻烦渴便腥黏①。

　　　　　　攻积消疳②肥儿③治，补脾参苓白术④先。

〔注〕脾属土，色黄主肌肉。故脾疳则见面黄，肌肉消瘦，身体发热，困倦喜睡，心下痞硬，乳食懒进，睡卧喜冷，好食泥土，肚腹坚硬疼痛，头大颈细，有时吐泻，口干烦渴，大便腥黏之证也。宜先攻其积，用消疳理脾汤，肥儿丸主之。积退，然后调理其脾，以参苓白术散主之。

【提要】　叙述了小儿脾疳的病因病机、主要临床表现及治疗方法。

【注释】　①便腥黏：腥指大便气味腥臭，黏指大便挂厕不易冲掉，均是湿浊之邪郁滞体内的表现。

②消疳：即消疳理脾汤。

③肥儿：即肥儿丸。

④参苓白术：即参苓白术散。

【白话文】　脾疳，是疳证中最常见、最基本的证候。由于脾属土，色黄，主肌肉，故其临床症见：面色发黄，肌肉瘦削，常自觉身体时有发热，困倦嗜睡，睡觉时喜欢贪凉，胃中胀满闷塞，喜欢食泥土等异物，时腹部痞硬疼痛，患儿头大颈部细，食欲食量皆差，口干口渴，烦躁不安，时有呕吐或泄泻，大便腥臭、黏腻挂厕，或排出蛔虫。由上述症状可知，脾疳多是虚实并重的证候，须依据其病情发展的不同阶段、患儿的体质差异、临床症状特点等确定治疗方法。一般而言，证候偏实者，宜选用消疳理脾汤，清热消疳，杀虫消积；若虚实夹杂则选用肥儿丸，益气健脾，消疳化积，攻补兼施；待积去之后，证候以虚证为主的，方宜参苓白术散，益气健脾，渗湿消疳。

【解读】脾疳属疳气、疳积的范畴，是临床上最为常见疳证类型，往往病情也比较轻浅。脾疳的病理机制是"亡津液，生内热"，影响脾胃运化水谷的功能，使水谷精微不能化生气血，其临床证候总括起来不越脾胃受伤、气血虚惫、肠胃虫积三个方面。

脾胃受伤者症见食欲不振或消谷善饥，口干燥渴，午后潮热，肠鸣泄泻，或津枯便结，腹部膨大如鼓，青筋暴露，尿如米泔，舌苔薄白或厚腻。气血虚惫者症见面色萎黄，皮肤苍白，肌瘦骨露，四肢羸弱，毛发干焦稀少，口唇淡白，潮热时则焦红，脉细弱或细数。若肠胃虫积者则症见经常腹痛下虫，肚大痞结，咬牙龃齿，嗜食异物等。

脾疳证候偏实者症见身体发热，困倦喜睡，心下痞硬为主，面色稍黄，肌肉略显消瘦，肚腹痞痛伴有灼热感，口干口渴，烦躁不安，大便腥黏，选用消疳理脾汤。

虚实夹杂者症见患儿面色发黄，神疲乏力，少气懒言，形体消瘦，头大颈细或肥胖浮肿，困倦嗜睡，时常低热，睡觉时喜欢贪凉，胃中胀满闷，嗜食泥土等异物，时腹部略硬疼痛，食欲食量不佳，口干口渴，烦躁不安，时有呕吐和泄泻，大便经常腥臭、黏腻挂厕，舌苔淡白，脉细弱。选用肥儿丸。

证候以虚证为主的症见小儿面色萎黄，形容憔悴，毛发枯槁，精神萎靡，不思饮食，睡卧不宁，或脾虚水肿，大便腥黏不臭，选用参苓白术散益气健脾，渗湿消疳。

在临床上，往往还有喜动、易怒的特点，诸如患儿注意力不易集中，注意力短暂，小动作过多，情绪易冲动等，由于"脾为坤土，主静"，"肝气主升"、"主动"，脾胃不足，不足以制肝，肝旺乘脾，加之内有邪热，更易化风，"风性主动"以致患儿喜动、易怒。在治疗过程中应加入绿萼梅、代代花、麦芽、茵陈等芳香之品，疏理肝气往往会提高脾疳的临床疗效。

【方剂详解】

（1）消疳理脾汤：芜荑　三棱　莪术　青皮炒　陈皮　芦荟　槟榔　使君子肉　甘草生　川黄连　胡黄连　麦芽炒　神曲炒

引用灯心，水煎服。

方中使君子、芜荑、芦荟、川连、槟榔功专杀虫；三棱、莪术破气行积；

141

青皮、陈皮、麦芽、神曲行气消积；胡黄连尤擅长清疳热；甘草和中。诸药相配有清热消疳，杀虫消积的作用。

方歌：消疳理脾用芜荑，三棱莪术青陈皮，

芦荟槟榔使君草，川连胡连麦芽曲。

（2）肥儿丸：人参二钱半　白术土炒，五钱　茯苓三钱　黄连二钱　胡黄连五钱　使君子肉四钱　神曲炒　麦芽炒　山楂肉各三钱半　甘草炙，钱半　芦荟煨，二钱半

上为末，黄米糊丸，如黍米大，每服二三十丸，米汤化下。

方中以四君子健脾益气，黄连、胡黄连、芦荟、使君子清热杀虫，焦山楂、麦芽、神曲化食消积，如此则脾气健疳积除。

（3）参苓白术散：人参二钱　茯苓　白术土炒　扁豆炒　薏苡仁炒　山药炒，各五钱　陈皮三钱　缩砂　桔梗各二钱　甘草炙，一钱　建莲子去心，五钱

共为细末，每服一钱，老米汤调服。

方中人参、白术、茯苓益气健脾渗湿为君。配伍山药、莲子肉助君药以健脾益气，兼能止泻；并用白扁豆、薏苡仁助白术、茯苓以健脾渗湿，均为臣药。更用砂仁醒脾和胃，行气化滞，是为佐药。桔梗宣肺利气，通调水道，又能载药上行，培土生金；炒甘草健脾和中，调和诸药，共为佐使。

方歌：参苓白术薏砂仁，甘桔淮山扁豆陈，

再加莲子枣汤送，脾虚湿盛此方珍。

【医案助读】

纳某，男，3岁。

初诊：患儿初生时因母病，哺乳少，禀赋不足。发热后，叠用寒凉消导，热退而腹胀肠鸣，下利清谷不止，继则纳呆食减，酷嗜瓜果、咸酸。病经半年余，症见毛悴色夭，肌肉消瘦。唇白，睑烂，善啼易怒，渴水自汗。便稀溏，溺浊而短。脉象弦数兼细滑，舌质红，苔黄少津。证属脾疳，乃因久病，津液气血受损，脾失运化，肝旺，胃滞有虫，积而成疳。法当调中益气，固脾养肝，和胃清热，化虫消积。处方：明党参9g，土炒白术9g，茯苓9g，炒黄连3g，炒白芍6g，使君子6g，广芦荟1.5g，槟榔片3g，烧乌梅2枚，焦山楂6g，生甘草3g，鲜淘米水2碗（代水煎药）。

二诊：上方服七八剂，面色稍润。自汗、腹胀、肠鸣及便溏均减，胃纳渐

开。但仍多啼易怒，不时咬甲磨牙。仍见睑烂目涩、鼻干唇白等症。此乃积渐消，疳未除。仍守原方加减。处方：明党参 9g，炒白术 9g，茯苓 9g，炒杭白芍 6g，西砂仁 6g，广陈皮 6g，甜百部 6g，焦山楂 6g，槟榔片 6g，炙甘草 3g，炒薏苡仁 9g，炒陈米 9g，小红枣 7 枚，乌梅炭 3 枚。

三诊：上方服 10 余剂，患儿毛色转润，目明、肌肤渐充、啼怒、干渴等状渐渐消除，且食纳增进，不再酷好瓜果等物。脉细数，舌苔薄。此乃疳积渐消，气血尚虚，续宜滋补。处方：条参 9g，当归 9g，炒杭白芍 9g，白术 9g，大熟地黄 9g，怀山药 9g，烧乌梅 9g，西砂仁 6g，炒陈米 12g，小红枣 7 枚。

四诊：上方再进 10 余剂，疳积消，肌肤转丰。脉缓有力，舌苔红润。嘱配下方制丸剂常服，数月后病痊愈。

按：初诊用四君子汤加黄连、使君子、乌梅、槟榔、焦山楂、芦荟等味，消积和治疳并进。二诊减消重补。三诊疳积消，气血未复，纯以滋补。方药改丸剂常服。[姚贞白诊疗经验整理小组. 姚贞白医案. 昆明：云南人民出版社，1980：138－139.]

# 疳泻

【原文】　　　　　　疳疾伤脾因作泻，先清后补为妙诀。

　　　　　　　　　初宜清热和中汤，久泻参苓白术[1]捷。

〖注〗疳泻之证多缘积热伤脾，以致水谷不分，频频作泻，法当清热渗湿，以清热和中汤主之。若泻久不愈，当渐为调理，参苓白术散主之。

【提要】叙述了小儿疳泻的病因病机及治疗方法。

【注释】①参苓白术：指参苓白术散。

【白话文】疳泻是由积热伤脾后，脾胃升降功能失调，以致腹泻常作，水谷不别，大便中常有不消化的食物残渣。其治疗方法，疳泻初期宜清热渗湿，消疳止泄，选用清热和中汤；若久泻不止，以脾胃运化功能失常为主要表现，宜益气健脾，渗湿消疳，选用参苓白术散。

【解读】疳泻是在疳气和疳积的基础上形成的，除了症见食欲差，面黄发疏，形体偏瘦，肚腹膨隆，烦躁多啼，夜卧不宁，善食易饥，或嗜食异物等疳证常见症状以外，最突出的症状特点就是腹泻次数多，大便中有不消化的食物残渣。其病因病机中主要有脾虚、湿热、食积，因此在疳泻初起应用清热和中汤，若久泻不止，选用参苓白术散，确为临床之真知灼见。有湿热者，当清热渗湿，有食积者，当消食导滞，至虚甚邪不显时方以补虚为主，在此过程中尚应遵循《医学纲目》所讲的有积应当渐消，不宜补涩的观点。李中梓在总结前人治疗经验的上提出了治泻九法，即淡渗、升提、清凉、疏利、甘缓、燥脾、温肾、固涩、酸收，治泻九法对小儿疳泻适用。

【方剂详解】

（1）清热和中汤：白术土炒　陈皮　厚朴姜炒　赤苓　黄连　神曲炒　谷芽炒　使君子　生甘草　泽泻

引用灯心，水煎服。

方中重用使君子、黄连清热杀虫，消疳化积共为君药；白术、陈皮、厚朴、谷芽、神曲补脾运土，助其运化是为臣药；赤苓、灯心草使湿热从小便出，使邪有出路，为佐药；甘草和中缓急为使药。诸药合用，可以清热渗湿，消疳止泄。

方歌：疳久泄泻名疳泻，清热和中功甚捷，

白术陈厚赤苓连，神谷使君草泽泻。

（2）参苓白术散：方见脾疳。

【医案助读】

孙某，男，2.5岁。

患儿出生后发新生儿黄疸，除照射蓝光外，服用茵栀黄与钩藤茶，黄疸退，而出现长期腹泻至今。现患儿每日大便3～5次，蛋花样，多夹有不消化食物残渣，或绿色稀便恶臭。患儿干瘦，鼻柱青筋；食欲较差，但喜食红烧油炸等厚味，口干口渴；平素多动，但体力较差；夜寐不安，多有露睛，龄齿；小便清，但感受风寒后可见米泔水样小便。舌质红，苔少；指纹淡紫红，不流利。此为脾胃虚弱，以致肝旺乘脾，湿热内生的疳泻。予以清热和中汤加减，处方：太子参4g，云茯苓5g，炒白术4g，陈皮4g，姜厚朴4g，黄连4g，焦神曲7g，桔梗2.5g，法半夏3g，葛根4g，炒泽泻3g，5剂，日服1剂，1日2

次。患儿服用 5 剂后，大便逐渐成形，后改用参苓白术散加天冬 4g，山茱萸 5g，玫瑰花、腊梅花、厚朴花各 6g，续服 15 剂，患儿口干除，情绪稳定。

按：此例疳泻是因新生儿黄疸病过用苦寒药物伤及脾胃，日久则脾胃虚弱，不能运化水谷，气血不足，而见腹泻频频，水谷不别，身体瘦削，体力较差。脾虚则不能抑木，肝旺则生热生风，症见鼻柱青筋，口干口渴，夜寐不安，夜寐多有露睛、龄齿，舌质红，苔少等症状。治疗时应用清热和中汤加减，清热渗湿，消疳止泄。

# 疳肿胀

【原文】　　　　　疳疾肿胀面浮光，传化失宜脾肺伤。

气逆喘咳胸膈满，御苑匀气①服最良。

〖注〗疳病肿胀之证，多因传化失宜，以致肺脾两伤。现证气逆喘咳，胸膈痞闷，肚腹肿胀，面色浮光。宜用御苑匀气散治之，其肿胀自消矣。

【提要】叙述了小儿疳肿胀的病因病机及治疗方法。

【注释】①御苑匀气：即御苑匀气散。

【白话文】疳肿胀为脾疳的兼夹证之一，脾胃虚弱是其主因。脾主运化，升清，脾升胃降为人体气机升降出入的枢纽，脾胃虚弱，则传化失宜，以致清阳不升，浊阴不降，土不生金，肺脾两伤，以致水湿停聚，脾虚不能运化水液发为肿胀，肺不通调水道亦可发为肿胀。疳肿胀症见面部浮肿，腹部胀满膨大，常伴下肢浮肿，气逆咳嗽，胸膈满闷、脘腹胀满等症状。其治疗方法宜选用御苑匀气散，开宣胸膈，利水消肿。

【解读】小儿疳肿胀除疳证的基本症状之外，临床上还有面部浮肿、气逆咳嗽、胸膈满闷、脘腹胀满等症状。由于患儿气血未充，脾胃运化功能不足，肿胀一旦出现必须尽快进行恰当的治疗。否则很可能向鼓胀转化，形成腹部胀满膨大，四肢细小，按之如囊裹水，常伴下肢浮肿，青筋暴露，阴囊肿大等症状，此时病情复杂，较难医治。临床上疳肿胀患儿必须从药物和饮食两方面来调护。首先疳肿胀在浮肿期间应减少食盐摄入量，每天以 1g 为宜，在小便增加后浮肿减退时，再增加食盐量；患儿要加强营养，特别注意多吃一些含蛋白质丰富的食品，如蛋类、鱼类、牛羊乳、肝类、瘦肉、豆类等，例如乌鱼或鲤鱼汤（加生姜、葱，少放盐）连鱼带汤食用，就是治疗疳肿胀疗效颇佳的食疗方，既能补充蛋白，又有利尿作用。在药物治疗方面，可用御苑匀气散、五苓散、五皮丸、济生肾气丸、真武汤等方剂。

【方剂详解】

御苑匀气散：桑皮蜜炒　桔梗　赤苓　生甘草　藿香　陈皮　木通

引用姜皮、灯心水煎服。

方中桔梗开宣肺气，桑白皮泻肺中水气，两药合用则肺部气机升降得宜，水液代谢趋向正常，姜皮、藿香外散水气，赤苓、木通、灯心草利水消肿，甘草固护中焦脾胃之气。诸药合用则胸膈开，水肿消病向愈。

方歌：疳久脾虚肿胀生，御苑匀气有奇功，

桑皮桔梗赤苓草，藿香陈皮合木通。

【医案助读】

刘某，男孩，2岁。住院号14224。

患儿因浮肿20天入院。患儿反复腹泻3月多，初为水样，近来完谷不化，一天六、七次，形体逐渐消瘦，下肢出现浮肿，有时颜面亦肿，时轻时重，食欲不振，小便清利无异常。体检：发育营养均差，脸色苍白，四肢颜面凹陷性浮肿，毛发黄少，精神萎靡，脉象沉弱，苔薄白，质淡红。化验：血清总蛋白2.6g%，白蛋白1.3g%，球蛋白1.3g%；小便常规（－）。临床诊断：小儿疳肿胀（脾病及肾型）。

治疗经过：入院后因腹泻不止，胃纳不佳，先治脾胃，而以六君子汤加麦芽、神曲、炮姜等，治疗半月，腹泻减轻，食欲转佳，但浮肿不退，改用黄芪、防己、五苓、五皮之属益气利水，此法仅服数剂，因感冒发热而停用，此后浮肿不仅未消，反见增重，全身浮肿，因虑其射肺致喘，暂予开肺利水，用五苓、五皮加麻黄、桑皮、冬瓜皮等，药后小便频数，色清量多，而浮肿更甚，苔剥光净，舌质红绛，脉沉无力，因虑浮肿迁延，势必及肾，作脾病及肾治疗，抓住小便清多而浮肿不消，舌虽红绛而扪之潮湿，口中不干等特点，应用大剂金匮肾气丸加鹿角霜、枸杞子、菟丝子，服3剂，下肢浮肿消失，加黄芪又服 10 剂，脸肿亦消，小便正常，改用参苓白术散善后，基本痊愈出院。

按：本病的治疗当以健脾为主。即使在浮肿明显、小便不利、并有苔腻等湿象时，除行水化湿以治其标外，还不能放弃治本，否则会使正气更虚而迁延病程。对脾病及肾的患者，当双补脾肾，尤以温阳为主，只有阳气充足，方能化湿行水。如果浮肿明显，也不得大投利水之品，以免重伤阴阳，促其恶化。

[ 徐惠之，王苹芬. 小儿疳肿胀 102 例临床分析. 中医杂志，1964（6）：3. ]

# 疳痢

【原文】 疳疾日久频下痢①，多缘肠胃热凝滞。

或赤或白腹窘急，香连导滞②为妙剂。

〖注〗疳痢之由，皆因热结肠胃所致。故痢时或赤或白，腹中窘痛，急用香连导滞汤治之，其痢自愈。

【提要】 叙述了小儿疳痢的病因病机及治疗方法。

【注释】①下痢：即，痢疾，其典型的临床症状为下痢脓血黏液，腹痛急迫，里急后重，大便次数增多。

②香连导滞：即是香连导滞汤。

【白话文】疳证日久，脾胃积热与脾胃虚弱不能运化的水湿，或胃肠积滞夹杂在一起，致使湿热壅滞肠道，从而形成下痢。其临床主要症见除了疳证的一般见证之外，尚有下痢或赤或白色，腹痛急迫，里急后重，大便次数增多等。其治疗方法，应急则治其标，宜选用香连导滞汤，清热利湿止痢，调和气血。

【解读】疳痢为疳证的兼证，临床上疳久可以致痢，痢久亦可以致疳，形成原因是由于湿热之邪壅滞肠道与积滞互结，病位是在肠，但来源于脾胃，肠道传导失司，气机滞塞，因而化为痢疾。疳痢以脾胃气虚为本，肠道湿热为标，由于标急，病因为湿热之邪，依据"六腑以通为用"基本原则，其治疗应以清利湿热，通腑止痢为主，待痢止，方可补益。但临床上疳久致痢或痢久致疳者，往往多发为久痢缠绵不已，痢下赤白清稀或白色黏冻，无腥臭，此时治宜温补脾肾，收涩固脱，方用桃花汤合真人养脏汤。

【方剂详解】

香连导滞汤：青皮炒　陈皮　厚朴姜炒　川黄连姜炒　生甘草　山楂　神曲炒　木香煨　槟榔　大黄

引用灯心，水煎服。

香连导滞汤是根据香连丸合枳实导滞丸之方义变化而来。香连丸燥湿清热，行气和胃；厚朴、大黄涤荡胃肠积滞，使邪有出路；陈皮、青皮梳理气机；山楂、神曲帮助脾胃运化；槟榔功专杀虫消积。诸药合用湿热得清，气血能和，疳痢自止。

方歌：疳久下痢名疳痢，香连导滞功最良，

　　　　青陈厚朴川连草，楂曲木香槟大黄。

【医案助读】

患者，2岁半。

当年7月发病，患滞下无度，色多如蛋清，间有红积赤冻。投芩芍汤加木香、枳壳，旋增脱肛坠不能起。转予五味异功散加山药、芡实，服10余剂，其效不显。再审视之曰：色如清涕，气无臭恶，此下焦虚寒，非温补不愈。因素有胃热，牙床腐烂，不敢骤投大剂温补。仰原方去冬术、芡实、甘草，加肉豆蔻、熟附片各1.5g。服10余剂症情减半，再服不效。又加补骨脂、菟丝子各3g，虽肛收痢减，但牙腐更甚。即用芦荟、青黛、冰片、白鳝头焙焦存性，共为细末擦患处。仍服此方，10余剂尚未了了。再细加详审，疑擦药误吞有弊，加赤石脂于末药内，制凉药不能为害，又加1.5g于煎药内助补药易于见功也。不数剂果愈。[余惠民．卉而隐儿科医案四则．江苏中医，1989（6）：12－13．]

# 肝疳

【原文】　　　　肝疳面目爪甲青，眼生眵泪涩难睁。

　　　　　　　　摇头揉目合面卧①，耳流浓水湿疮生。

　　　　　　　　腹大青筋身羸瘦，燥渴烦急粪带青。

　　　　　　　　清热柴胡②同芦荟②，调养逍遥④抑肝⑤灵。

〖注〗肝疳属木,色青主筋。故肝疳则见面目爪甲皆青,眼生眵泪,隐涩难睁,摇头揉目,合面睡卧,耳疮流脓,腹大青筋,身体羸瘦,燥渴烦急,粪青如苔之证也。治宜先清其热,用柴胡清肝散,芦荟肥儿丸主之。治病势稍退,当以逍遥散,抑肝扶脾汤调理。

【提要】叙述了小儿肝疳的病因病机及治疗方法。

【注释】①合面卧:指小儿喜欢趴着睡的姿势,往往提示小儿脾虚,或体内水湿痰饮之邪。

②柴胡:指柴胡清肝散。

③芦荟:指芦荟肥儿丸。

④逍遥:指加味逍遥散。

⑤抑肝:指抑肝扶脾汤。

【白话文】肝疳是由于小儿脾胃虚弱,积热停聚于肝经的一种病证。临床上主要症见,颜面、眼睛、爪甲颜色发青,眼睛眼屎较多,常有泪水或迎风流泪,眼睛因为眼屎多黏住睫毛难以睁开,头不自主的摇动,喜欢揉眼睛,俯卧而眠,耳常流黄脓水,或见身体湿疮,腹大青筋显露,身体羸瘦,心烦口渴,性情急躁,大便常带有青色,如同青苔一般。其治疗方法,首先应该清泄肝热,可用柴胡清肝散,次用芦荟肥儿丸以清热除疳健脾消积;病势稍退,必须治其本,采用扶脾抑肝的方法,选用加味逍遥散或者抑肝扶脾汤。

【解读】肝疳是一种由于乳食不调,积热停留肝经的证候。临床上除了脾疳具有的腹大青筋显露,身体瘦弱不堪以外,还有一系列的湿热循肝经上干症状,如眼涩不能睁开,眼眵眼泪甚多,摇头揉眼,耳流脓水,湿疮浸淫等,若不早治,必将形成瞽目。

叶天士所谓:"久发之恙,必伤其络,络乃聚血之所,久病必瘀闭。"疳积之证,往往伴见血瘀证候,由于肝藏血,亦可归属于肝疳。临床上可症见口唇紫绀,肢冷面青,胸闷窒塞,爪甲紫绀、指尖不温或有肌肤甲错、面色黧黑,颈静脉怒张,舌青,或紫,或黯,或有瘀点、瘀斑、舌下脉络紫黯怒张,脉细涩等,甚者出现"血不利则为水",发为臌胀一证。但是,小儿"血瘀"之证并不一定都有瘀点、瘀斑、刺痛等典型的瘀血征象,而是会出现:①甲床紫黯按不褪色;②颜面青筋,或出现血络,一般色红者为瘀热,色暗者为寒或气郁

149

所致；③舌下络脉较正常小儿明显，舌系带两侧的纵行大络脉明显，超过舌尖至舌根的2/3，周围小络脉显现，或见网状血络；④上颚可见明显血络；⑤脉涩；⑥主动索水，置前不欲饮或只饮一两口。

治疗时，如表现为偏热之证者，可用丹参、红花、赤芍、银杏叶等活血化瘀偏于清凉之药。如表现为偏寒之证者加用川芎、当归等，亦可配伍黄芪等补气药，取"气行则血行"之意。若血瘀明显者，可以加用地龙、水蛭等活血化瘀药随症化裁。

【方剂详解】

（1）柴胡清肝散：银柴胡　栀子微炒　连翘去心　胡黄连　生地黄　赤芍　龙胆草　青皮炒　甘草生

引用灯心、竹叶，水煎服。

方中银柴胡、胡黄连善清疳热，栀子、生地黄、赤芍清血分湿热，龙胆草清肝经气分湿热，连翘、灯心草、淡竹叶清心除烦，甘草和中。诸药合用，功在清肝泻火。

方歌：柴胡清肝治肝疳，银柴栀子翘胡连，

生地赤芍龙胆草，青皮甘草一同煎。

（2）芦荟肥儿丸：五谷虫炒，二两　芦荟生　胡黄连炒　川黄连姜炒，各一两　银柴胡炒，一两二钱　扁豆炒　山药炒，各二两　南山楂二两　虾蟆煅，四个　肉豆蔻煨，七钱　槟榔五钱　使君子炒，二两半　神曲炒，二两　麦芽炒，一两六钱　鹤虱炒，八钱　芜荑炒，一两　朱砂飞，二钱　麝香二钱

共研细末，醋糊为丸，如黍米大，每服一钱，米饮下。

方中芦荟、银柴胡、胡黄连、黄连清肝泄热，槟榔、使君子、鹤虱、芜荑消积杀虫，五谷虫、山楂、神曲、麦芽消食导滞，虾蟆为消疳圣药，朱砂镇心安神，麝香气味雄壮，有使药效迅速通达病所之妙，加扁豆、山药、肉豆蔻固护脾胃，诸药合用则脾胃健、疳积除。

（3）加味逍遥散：茯苓　炒白术　当归　白芍炒　柴胡　薄荷　炙甘草　丹皮　栀子炒

引用姜、枣，水煎服。

方中柴胡疏肝解郁，使肝气得以条达，为君药；当归甘辛苦温，养血

和血；白芍酸苦微寒，养血敛阴，柔肝缓急，为臣药。白术、茯苓健脾祛湿，使运化有权，气血有源，炙甘草益气补中，缓肝之急，为佐药。用法中加入薄荷少许，疏散郁遏之气，透达肝经郁热；生姜温胃和中，为使药，加入丹皮、炒栀子清除肝经阴分的郁热。加味逍遥散用于小儿肝疳后期的调理。

方歌：加味逍遥散如神，茯苓白术当归身，

白芍柴胡薄荷草，再加丹皮栀子仁。

（4）抑肝扶脾汤：人参　白术<sub>土炒</sub>　黄连<sub>姜炒</sub>　柴胡<sub>酒炒</sub>　茯苓　青皮<sub>醋炒</sub>　陈皮　白芥子　龙胆草　山楂　神曲<sub>炒</sub>　炙甘草

引用姜、枣，水煎服。

方中用四君子健脾气；柴胡、胡黄连、龙胆草清肝经之湿热；白芥子、山楂、神曲消食导滞；陈皮、青皮梳理肝脾气机，则湿热清，脾胃运，疳积除。诸药合用则能扶脾抑肝，清热消疳。

方歌：调理抑肝扶脾汤，参术黄连柴苓良，

青陈白芥龙胆草，山楂神曲甘草尝。

【医案助读】

邓某之女，5岁。

近因饮食不佳，常泄泻，肌肉日削，神倦嗜睡，午后颜面潮红，心烦多啼。近复双眼翳障满布，目赤羞明，隐涩难睁，便结溲热。切脉弦细而数，尤以左关数而无伦。审诸证候，系"脾病及肝，疳积入眼"。患儿首病在于脾胃，泄泻日久，五脏精华暗耗，不能上营于目，故目不明，治宜先折肝火，清血热，次补脾胃。方拟：夏枯草9g，刺蒺藜6g，白菊花6g，胡黄连5g，龙胆草6g，生地黄9g，北玄参9g，粉丹皮3g，酒白芍5g，真芦荟1g，水煎热服，6剂。另用：望月砂30g，夜明砂30g，研末，每次6g，猪肝120g，共蒸服。取肝以补肝，借二砂以明目。过一旬，热除目清，翳障尽除，欣然索食，精神爽健，继以参苓白术散、人参启脾丸，以善其后。[李执中.湖南省老中医医案选.长沙：湖南科学技术出版社，1980：87.]

151

# 心疳

【原文】　　　　　心疳面赤脉络赤，壮热有汗时烦惊。

咬牙弄舌口燥渴，口舌生疮小便红。

胸膈满闷喜伏卧，懒食干瘦吐利频。

泻心导赤①珍珠②治，茯神③调理可收功。

〔注〕心属火，色赤主血脉。故心疳则见面红目脉络赤，壮热有汗，时时惊烦，咬牙弄舌，口舌干燥，渴饮生疮，小便红赤，胸膈满闷，睡喜伏卧，懒食干瘦，或吐或利也。热盛者，泻心导赤汤主之；热盛兼惊者，珍珠散主之；病久心虚者，茯神汤调理之。

【提要】叙述了小儿心疳的病因、主要临床表现与治疗方法。

【注释】①泻心导赤：指泻心导赤汤。

②珍珠：指珍珠散。

③茯神：指茯神汤。

【白话文】心疳，是因小儿恣食肥甘，积滞生热，热传心经所致。临床主要症见患儿面红，白睛中有红丝，高热有汗，时时惊烦，咬牙弄舌，口燥渴饮，口舌生疮，小便红赤，胸膈饱闷，睡喜伏卧，不思进食，身体干瘦，或吐或利。若心脾积热较盛，心火上炎、下移者，选用泻心导赤汤以泻心脾积热；若热盛动风，患儿出现易受惊吓，咬牙弄舌，甚至两目上吊，手足抽搐等症状者，宜选用珍珠散解毒镇惊、豁痰息风。若以虚证为主的选用茯神汤以养血安神。

【解读】本证多见于疳证后期，因脾胃受损，阴液化生不足，虚火上扰，由于"胃络通心"（《素问·平人气象论》："胃之大络，名曰虚里，贯膈络肺，出于左乳下，其动应衣，脉宗气也。"）引动心火，致使心火内炽而成。主症为身热，面红，口舌生疮，消瘦，不欲饮食。次症为口烂糜腐堆积、秽臭难闻、五心烦热、毛发干枯、哭闹无力等。心疳应当引起重视及时治疗，心疳极易传变，形成牙龈局部坏死，肉腐，牙齿动摇或者脱落的走马疳，或痰热蒙蔽心窍的恶候。

【方剂详解】

（1）泻心导赤汤：方见木舌。

（2）珍珠散：珍珠三钱　麦冬去心, 五钱　天竺黄三钱　金箔二十五片　牛黄一钱　胡黄连三钱　生甘草二钱　羚羊角　大黄　当归各三钱　朱砂二钱　雄黄一钱　茯神五钱　犀角三钱

上为细末，每服五分，茵陈汤调服。

方中用珍珠、朱砂、金箔、茯神木镇惊安神；羚羊角、犀角、雄黄、牛黄解毒息风；麦冬、天竺黄、黄连清化痰热；当归配大黄涤荡肠腑血分湿热瘀毒，则痢疾自止；甘草调和诸药。诸药合用风痰得定，湿热毒解，小儿自然安康。

（3）茯神汤：茯神　当归　炙甘草　人参

引用龙眼肉，水煎服。烦热者加麦冬。

方中人参益气，当归养血调血，茯神、龙眼肉养心安神，甘草和中。烦热者加麦冬以清心除烦，共伍成清补之剂。

方歌：茯神汤内用茯神，当归甘草共人参，

　　　若是烦热麦冬入，清补兼施功最纯。

【医案助读】

患儿，男，6 岁，1993 年 6 月 12 日初诊。舌尖及口腔溃烂，小便短赤，心烦易怒，夜卧惊悸不安，口臭，便秘，脉细数，苔薄腻，舌质偏红。辨证为心胃积热上炎，治宜消疳清火。处方：炒香干蟾皮 10g，胡黄连 2g，人中白 12g，琥珀 12g（包），焦栀子 10g，青黛 10g（包），连翘 10g，甘草梢 3g，生石膏 50g，瓜蒌皮 15g。5 剂药后，前症改善，前方出入，续服 14 剂，病愈。

按：心疳临床上亦可见到，五行中心属火，脾属土，火生土，故心为脾之母，小儿脾有积不治，气血津液生化乏源，心血、心阴不足，导致子病犯母，而成心疳，在《幼幼新书》中名为"心惊疳"。由于小儿为"纯阳之体"，阳气相对偏旺，心为火脏，故心疳除了有疳积本身的一些症状以外，还有心火偏旺、热盛伤津的症状，如面黄、两颊红赤、身壮热、口鼻干燥、夜啼、五心烦热、易出头汗、大便干、尿黄赤、舌尖红、少苔等。治宜运脾化源、清心保津。[童舜华. 陈祖皋应用消疳散治疗小儿疳积经验. 山东中医杂志，2010，29（6）：415.]

# 疳渴

【原文】　　　　肥甘积热伤津液，大渴引饮心烦热。

速用清热甘露①宜，热减津生渴自歇。

【注】疳渴者，多因肥疳积热煎耗脾胃，以致津液亏损，故不时大渴引饮，心神烦热。速用清热甘露饮，其渴自愈。

【提要】叙述了小儿疳渴的病因病机及治疗方法。

【注释】①清热甘露：指清热甘露饮。

【白话文】疳渴是由于小儿过食肥甘厚腻之品，以致脾胃积热，热在气分，热邪灼耗津液，所以患儿出现大渴引饮，壮热，大汗出，渴喜冷饮，微喘鼻扇，倦怠乏力，热扰心神则出现心烦不安。该病脾虚为本，标热伤及津液，恐变生他疾，宜速用清热甘露饮，清热生津保津，则口渴自愈。

【解读】疳渴一名，出自《小儿药证直诀》，是疳疾兼有口渴喜饮，饮不解渴，伴心神烦热不安等症状的病证。多因胃热或津液不足所致。胃热，宜清热和胃，用小儿疳渴方（《证治准绳·幼科》：人参、干葛、黄芩、柴胡、甘草）。津液不足，宜益气生津，用清热甘露饮。

【方剂详解】

清热甘露饮：生地黄　麦冬去心　石斛　知母生　枇杷叶蜜炙　石膏煅（按，宜用生者为是）　甘草生　茵陈蒿　黄芩

引用灯心，水煎服。

方中石膏配知母取白虎汤之义，大清阳明气分之热是为君药；石斛、生地、麦门冬生津清热，且麦冬、生地兼以养肾为臣药；枇杷叶轻宣肺气，黄芩、茵陈蒿清泄湿热，灯心草清心除烦均为佐药；甘草调和诸药使药。合用则肺胃热清，津液自生，疳渴自止。

方歌：耗液伤津成疳渴，清热甘露饮如神。

生地麦冬斛知母，枇杷石膏草茵芩。

【医案助读】

朱某，女，5岁。

1983年7月3日就诊。其母代诉：患儿春夏之交，因感冒咳嗽，经中西药治疗3周方愈。尔后食欲渐减，日益消瘦，易烦躁激动，平日嗜食酸菜，饮水无度。每吃饭时，必先盛水一盏于前，否则拒食之。虽吃饭亦不过两三口，水则倾杯而尽。连求数医鲜效，遂转诊于余。症见全身明显消瘦，头大颈细，肌肤干瘪，面色萎黄无华，毛发稀黄如穗结，精神萎靡不振，时有低热，口燥唇干，大便秘结，小便气臊，舌红少苔。辨证为疳渴。乃胃阴不足，津液干涸所致。予白参6g，玄参6g，麦冬10g，玉竹10g，乌梅5g，怀山药10g，山楂6g，生地10g，甘草3g。水煎服，每日1剂。复诊（7月6日）：其母喜告，患儿服药后当晚即见明显好转，烦渴见减，翌日大便转软，躁除神安，食欲渐复。效不更方，继用3剂，未再来诊。2个月后追访，患儿康复。

按：疳渴一证，为"干疳"的兼证之一。疳证至此，脾胃气阴俱虚，用药务必平和，偏阴偏阳，皆非所宜。是方集酸甘性平之品，以甘淡实脾，酸甘以化阴，益气健脾而不燥，滋阴生津而不腻，宗胃家"以喜为补"的原则，故获捷效。[伍光亚. 参麦玉梅汤治疗疳渴. 湖南中医杂志，1987（1）：53.]

# 肺疳

【原文】　　　面白气逆时咳嗽，毛发焦枯皮粟干①。

发热憎寒流清涕，鼻颊生疮②号肺疳。

疏散生地清肺③效，清热甘露饮为先。

肺虚补肺散最妙，随证加减莫迟延。

〖注〗肺属金，色白主皮毛。故肺疳则见面白气逆，咳嗽，毛发焦枯，皮上生粟，肌肤干燥，憎寒发热，常流清涕，鼻颊生疮也。先用生地清肺饮以疏解之，继用甘露饮清之。日久肺虚者，当以补肺散主之。

【提要】叙述了小儿肺疳的病因病机、主要临床表现及治疗方法。

【注释】①皮粟干："皮上粟起"俗称鸡皮疙瘩，若遇冷风即起疙瘩者，常常提示机体肌表有饮邪郁滞。此处皮粟干为皮肤干燥，似粟米一般，摸之碍手。

②鼻颊生疮：鼻颊指鼻根于鼻翼之间的部位，鼻颊对应肺脏，肺疳常可出现鼻颊生疮的症状。

③生地清肺：指生地清肺饮。

【白话文】肺疳一证是由于小儿脾胃积热传于肺经而成，肺属金，五色中对应白色。临床上肺疳主要症见，患儿面部色白，邪热干肺，肺热叶焦则皮肤干燥，毛发焦枯，肺气上逆则咳嗽时作，或皮上起鸡皮疙瘩，抚之碍手，鼻颊两旁容易生疮，患儿平素多流清涕、易感冒，感冒后多发热恶寒。其治疗方法，若兼有恶寒发热、流涕等表证症状时，宜先选用生地清肺饮疏散风热，生津润燥；若外证已除，则宜选用甘露饮滋阴清热，行气利水；若阴血不足，痰热壅肺者，则宜用补肺散清热化痰，补益肺阴。

【解读】肺疳在临床上较为常见，在五行中，肺属金，脾属土，脾土生肺金。明代著名儿科学家万密斋在《育婴家秘》中指出"小儿肺脾皆不足"，故临床上肺脾常相兼为病。因肺主气而脾益气，脾气的强弱决定了肺气的盛衰。若脾疳，运化失常，则肺气亦不足；肺疳则肺气虚，宣降失职，水液代谢不利，水湿困脾，导致脾虚，脾虚生肺积。所以，肺脾在生理病理上都有密切的联系。肺疳除了症见"面白气逆时咳嗽，毛发焦枯皮粟干，发热憎寒流清涕""鼻颊生疮"以外，还有泻痢频下、胸闷少气、呼吸不畅、腹胀纳呆等。治宜补肺健脾，"培土生金"。疳之始成于脾，后传于肺，故治疗肺疳，要更加注意脾肺同调。

【方剂详解】

（1）生地清肺饮：桑皮炒　生地黄　天冬　前胡　桔梗　苏叶　防风　黄芩　生甘草　当归　连翘去心　赤苓

引用生姜、红枣，水煎服。

方中前胡、桔梗、苏叶、防风使邪从外散；赤苓、连翘、黄芩清热解毒；桑白皮、生地、麦冬清解肺热；生姜、大枣调和营卫，助邪外散；当归养血活血；甘草和中。诸药合用共奏疏风散热，生津润燥之功。

方歌：生地清肺用桑皮，生地天冬前桔齐，

苏叶防风黄芩草，当归连翘赤苓宜。

（2）甘露饮：生地黄　熟地黄　天冬　麦冬<sub>去心</sub>　枳壳<sub>麸炒</sub>　桔梗　黄芩

枇杷叶<sub>蜜炙</sub>　茵陈蒿　石斛

引用红枣肉，水煎服。

方中二地、二冬、甘草、大枣、石斛之甘润，治肺胃之虚热、补津液，茵陈、黄芩之苦寒清泄湿热，枳壳、枇杷叶降肺胃之火，直折火势。诸药合用则津液生，湿热去，病向愈。

方歌：甘露饮治肺火壅，生熟地黄二门冬，

枳桔黄芩枇杷叶，茵陈石斛共煎成。

（3）补肺散：白茯苓　阿胶<sub>蛤粉炒</sub>　糯米　马兜铃　炙甘草　杏仁<sub>炒，去皮尖</sub>

水煎服。

方中马兜铃擅长清降肺气，止咳平喘，阿胶滋补肺之阴血共为君药；杏仁宣降肺气是为臣药；糯米、茯苓、甘草是取其"培土生金"之义共为佐药；甘草调和诸药是为使药。

方歌：肺虚补肺散通仙，茯苓阿胶糯米攒，

马兜铃配炙甘草，杏仁微炒去皮尖。

【医案助读】

民间常多验方，随时搜集，择而用之，多有显效。10余年前，余供职于本县人民医院，一军人携一儿，持一方，求为审视。余察该儿已4岁，面黄肌瘦，频见咳嗽，双颈瘰疬累累，与古书之"肺疳"相似，胸透为肺门淋巴结核，视其方为猫爪草30g，夏枯草9g，天冬9g，百部12g，矮地茶12g，鸡蛋2枚（每煎1枚，不去壳，煎后去壳食蛋），片糖2块（每煎1块，药汤冲服），每日1剂，服1个月。月余复诊，患者咳已止、瘰疬消失，面色红润，体重增加，胸透正常。后遇此证近百例，率以此方为基础，如盗汗而面色白者加黄芪、当归、牡蛎；食欲不振，大便不调者，去天冬，加淮山药、薏苡仁，多在1月内获愈。考猫爪草功能散结消肿，协夏枯草以抗痨，二冬养阴润肺，合百部、矮地茶以镇咳，鸡蛋、片糖，调和药味，增强营养，方只八味，颇为全面，用治是证，实为恰切。10余年来，余因得是方而慕名求诊者颇多，惟良师究为何人，湮没不彰，实为惜矣！［陈义范编著，刘新鲜，毛以林，刘杨等整理．陈义范50年临证心悟．北京：人民军医出版社，2014：125.］

# 肾疳

【原文】　　　解颅①鹤膝②齿行迟，骨瘦如柴面黑黧。

齿龈出血口臭气，足冷腹痛泻哭啼。

肾疳先用金蟾③治，九味地黄④继进宜。

若逢禀赋气虚弱，调元散进莫迟疑。

〖注〗肾属水，色黑主骨。患此疳者，初必有解颅、鹤膝、齿迟、行迟，肾气不足等证。更因甘肥失节，久则渐成肾疳，故见面色黧黑，齿龈出血，口中气臭，足冷如冰，腹痛泄泻，啼哭不已之证。先用金蟾丸治其疳，继以九味地黄丸调补之。若禀赋不足者，调元散主之。

【提要】　叙述了小儿肾疳的病因病机、主要临床表现及治疗方法。

【注释】①解颅：指以小儿囟门应合不合，反而宽大，颅缝裂解为主要特征的病证。

②鹤膝：指以膝关节肿大疼痛，而股胫的肌肉消瘦，形如鹤的膝盖为特征的病证。

③金蟾：指金蟾丸。

④九味地黄：指九味地黄丸。

【白话文】肾疳缘起于小儿先天禀赋不足，肾精大亏。由于肾藏精，五行中属水，主骨生髓，该病多有解颅、鹤膝、五迟、五软等病证，复又因过食肥甘厚腻辛辣之品，食积日久化热，遂形成脾胃积热，日久势必损伤肾精、肾气，导致肾疳一证。其临床上症见小儿骨瘦如柴，面色黧黑，牙龈出血，口气臭秽，足胫怕冷，腹痛腹泻，常哭闹啼叫。治疗方法，急则治其标，先用金蟾丸清热消疳，继而服用九味地黄丸补益肝肾，清泄余热，如果肾之气血均亏损的，宜服用调元散大补肾之气血。

【解读】肾疳当责之小儿先天的禀赋不足、脾胃积热。其他疾患往往会久病及肾，终致肾阴阳两虚的的证候，亦可导致肾疳。肾主骨生髓，肾阴不足，则不能濡养骨髓而致解颅、骨瘦如柴；肾精不足则小儿生长缓慢而致五迟、面色黧黑；阴虚有热则口中热气，牙齿萎软，牙龈出血，耳焦脑热；若肾阳不足，寒湿侵于下肢、流注关节则为鹤膝；火不暖土，脾阳虚衰则不能腐熟食物则水谷不化，甚至出现五更泄泻。

小儿肾疳若症见骨瘦如柴，面色黧黑，牙龈出血，口气臭秽，腹痛腹泻，常哭闹啼叫等症状的，属肾精不足，虚热之象明显者，宜选用金蟾丸清热消疳。若以解颅、五迟、五软为主要临床表现的，宜用九味地黄丸补益肝肾，兼清余热。若以腰膝酸软，神疲乏力，小便频数而清，或尿后余沥不尽，或遗尿，或夜尿频多，或小便失禁，小儿生长发育缓慢等为主要临床表现的，宜用调元散大补肾之气血。

【方剂详解】

（1）金蟾丸：干虾蟆煅，五个　胡黄连　黄连各三钱　鹤虱二钱　肉豆蔻煨　苦楝根白皮　雷丸　芦荟生　芜荑各三钱

上为末，面糊为丸，绿豆大，雄黄为衣，每服十五丸，米汤化下。

方中用干虾蟆清热解毒、健脾消积，为消疳之圣药；黄连、胡黄连清热消疳；芦荟、鹤虱、雷丸、芜荑、苦楝皮功专杀虫消疳；肉豆蔻防止苦寒伤胃。诸药合用则湿热去，疳积消。

（2）九味地黄丸：熟地　茱萸肉各五钱　赤茯苓　泽泻　牡丹皮　山药炒　当归　川楝子　使君子肉各三钱

上为细末，炼白蜜为丸，如芡实大，用滚白水研化，食前服。

方中以六味地黄丸为底方，把茯苓改为赤茯苓，则泻心火，利湿热的力量更强，加使君子杀虫消疳，川楝子清泄肝热，肝无热则虫不生，当归补养肝血。

（3）调元散：人参　茯苓　白术+炒　山药炒　川芎　当归　熟地黄　茯神　黄芪炙　甘草炙　白芍炒

引用姜、枣，水煎服。

方中熟地配人参，以取其人参随阴分化阴之功，人参、茯苓、白术、山药、炙甘草是为四君子之义，补益脾气，使气血生化有源，则机体能自充；川芎、当归、熟地黄、白芍为四物汤之义，补养肝血；黄芪配当归以无形化有形，芍药配甘草取其酸甘化阴之义，茯神安神，神安则主明，身体有所主，身体自然康泰。

方歌：调元散治禀赋弱，参苓白术干山药，

芎归熟地共茯神，黄芪甘草同白芍。

【医案助读】

一小儿耳内出脓，秽不可近，连年不愈，口渴足热，或面色微黑，余谓肾疳证也。用六味地黄丸，令母服加味逍遥散而愈。后因别服伐肝之药，耳症复作，寒热面青，小便频数，此肝火血燥也。用柴胡栀子散以清肝，六味地黄丸以滋肾，遂痊。（《保婴撮要·耳症》）

按：聍耳肾疳，病在肝肾，属阴虚火旺，且患儿哺乳，故令儿服六味地黄丸补肾阴，母服加味逍遥散，药从乳中到儿体，而肝火清，病愈。后因服伐肝药，病又发，呈肝火血燥之证，故用柴胡栀子散以清肝经火热，六味地黄丸以滋肾水而病愈。[张奇文．儿科医籍辑要．济南：山东科学技术出版社，2015：505．]

# 疳热

【原文】　　　　　小儿疳疾身发热，轻重虚实当分别。

初用青蒿饮①为宜，日久鳖甲散最捷。

〖注〗疳疾之证，身多发热。治者宜分别轻重、虚实治之。病初起多实者，鳖甲青蒿饮主之；日久多虚者，鳖甲散主之。

【提要】　叙述了小儿疳热的主要临床表现及治疗方法。

【注释】①青蒿饮：即鳖甲青蒿饮。

【白话文】疳热是疳证发病过程中经常出现的一个症状，主要是积热日久不解，损伤人体津液、阴血，邪热留伏阴分所致，其典型临床表现为骨蒸潮热、夜间盗汗、手足心热、口渴夜甚等症状。治疗时，应综合患儿的临床表现，判断其病情的虚实、轻重，方能对证治疗。就一般而言，疳热多由阴虚引起，但疾病初起，正气尚盛实者，宜用鳖甲青蒿饮，养阴透热，消疳除积；若病久正气大亏者，宜用鳖甲散，补虚清热。

【解读】在小儿疳证的整个疾病过程中往往都伴随发热的症状。初病之时，以脾胃积热为主，症见腹部胀满，嗳腐恶食，口疮口臭，牙龈肿痛溃烂，烦躁易饥，口干唇燥，或见弄舌，须清解脾胃之热，宜用泻黄散合清胃散加减。若日久正虚邪胜，热毒不解，耗伤津液，以致邪陷肝肾阴分。临床表现出面黄肌瘦，食不长肉，嗜食异物，鼻翼赤烂的同时，若出现夜热早凉，热退无汗，舌红少苔，脉细数等症状的，则宜用鳖甲青蒿饮，养阴透热；若伴随骨蒸劳热，神疲乏力，虚烦盗汗，手足心热，口渴夜甚者，则宜选用鳖甲散补虚清热。

【方剂详解】

（1）鳖甲青蒿饮：银柴胡　鳖甲炙　青蒿　生甘草　生地黄　胡黄连　赤芍　知母炒　地骨皮

引用灯心，水煎服。

鳖甲青蒿饮由青蒿鳖甲汤变化而来，方中用鳖甲入络收邪，青蒿芳香清热，引邪外出，有先入后出之妙，生地甘凉滋润，知母苦寒泄热，把丹皮改成赤芍则入血分之力更强，再加银柴胡、胡黄连清热消疳，地骨皮清透伏热。诸药合用则热得清透，阴液自养，疳积自除。

方歌：疳疾血虚身发热，鳖甲青蒿药有功，

　　　　银柴鳖蒿草地芍，胡连知母地骨同。

（2）鳖甲散：人参　黄芪炙　鳖甲炙　生地　熟地　当归　白芍炒　地骨皮

水煎服。

方中生地、熟地、当归、白芍以滋养阴血；鳖甲、地骨皮滋阴清热；人参、黄芪以阳气助运化而化生阴血。诸药合用，共奏补虚清热之功。

方歌：疳疾日久骨热蒸，鳖甲散治效从容，

　　　　参芪鳖甲生熟地，当归白芍地骨同。

【医案助读】

吕某，男，6岁，1962年3月28日就诊。

1年来经常咳嗽，吐痰，有时低热，五心烦热，食欲差，食量少，常感腹胀，便溏，身体逐日瘦弱，精神萎靡不振。曾驱虫治疗，打下蛔虫数条，但上症未减。检查：发育中等，营养差，面黄肌瘦，眼下发青，皮肤无华，毛发干枯成束，口唇干红，舌质红，苔薄微黄。辨证：脾虚痰湿，阴虚发热。治以补气健脾，益阴清热，化痰驱虫。处方：人参24g，白术45g，生鸡内金60g，使君子30g，榧子30g，雷丸24g，草果30g（炒），茯苓24g，天竺黄24g，僵蚕24g，神曲24g，麦冬30g，麻黄24g，生石膏36g，青果24g，川贝母24g，桔梗24g，紫党24g，地骨皮24g，白薇24g，橘络24g，陈皮24g，清半夏24g，甘草18g。共为细粉，水泛小丸，干燥装瓶备用。每次3g，每日3次，饭前服。服药1周，休药1天。

　　按：疳病又称疳积，是指小儿脾胃虚损，津液干涸而致的一种慢性营养不良性疾病。临床上可表现为精神不振，头皮光亮，毛发焦稀，腹大，肢瘦，青筋暴露，或口馋善饥，便秘，溏泻，以及其他气血双虚的症状。《医宗金鉴》有"大人为痨小儿疳"之说，说明本证与成人虚劳相似，常由多种疾病（消化不良、肠寄生虫病、肝病、结核病、营养缺乏病等）所造成，故在儿科疾病中占有重要地位。刘惠民老医生临床治疗本病，多采用健脾调胃、化积消食、清热杀虫等法，攻补兼施，并强调适当的饮食和护理。方中多用白术、党参、鸡内金、神曲、草果、茯苓、陈皮、木香等益气健脾消食，使君子、雷丸、槟榔、榧子等消积杀虫，胡黄连、银柴胡、白薇、地骨皮等清热除蒸。[《刘惠民医案》整理组. 刘惠民医案. 济南：山东省革命委员会卫生局，1976：321.]

# 脑疳

【原文】　　　　　　脑疳多缘受风热，又兼乳哺失调节。

　　　　　　　　　　头皮光急生饼疮，头热发焦如穗结。

　　　　　　　　　　鼻干心烦腮囟肿，困倦睛暗身汗热。

　　　　　　　　　　龙胆①龙脑丸甚良，吹鼻龙脑②效甚捷。

　　【注】脑疳者，因儿素受风热，又兼哺乳失调，以致变生此证。头皮光急，脑生饼疮，头热毛焦，发结如穗，鼻干心烦，腮囟肿硬。困倦睛暗，自汗身热也。脑热生疮者，龙胆丸主之；烦热羸瘦者，龙脑丸主之。外用吹鼻龙脑散吹之，其证自愈。

　　【提要】叙述了小儿脑疳的病因病机、主要临床表现与治疗方法。

【注释】①龙胆：指龙胆丸。

②吹鼻龙脑：指吹鼻龙脑散。

【白话文】脑疳是因为小儿感受风热，再加上乳食不调，内生积热，两邪相和，蕴结血分，循经脉（头为诸阳之会，足厥阴肝经上巅顶）上冲于脑，于肝经血分，合而上攻巅顶。则出现头顶生疮呈饼状，头热，毛发焦枯，发结如穗，甚至毛发脱落，头顶光亮，头皮绷急，鼻干心烦，身体困倦，目睛发黯而无神，腮部和囟门部肿硬，时有身热汗出。治疗的方法，脑热生疮的，用龙胆泻肝汤，清热解毒，除湿消疳；烦热瘦弱的，用龙脑丸，清疳除热。如在内服药的基础上，配合外治，吹鼻龙脑散，奏效更快。

【解读】脑疳，出自《颅囟经》，指疳疾患儿头部生疮，兼见毛发焦枯如穗，甚至脱落光秃，鼻干，心烦，疲倦，困睡，目睛无神，腮肿囟凸，身热汗出不解等。多因气血不足，或风毒侵袭所致。与脑部疾患（如脑炎、大脑发育不全、脑病后遗症等）有别。治宜清热解毒，健脾消疳。用龙胆泻肝汤清解，继用肥儿丸消疳。

【方剂详解】

（1）龙胆丸：龙胆草 升麻 苦楝根皮焙 防风 赤茯苓 芦荟 油发灰各二钱 青黛 黄连各三钱

上为细末，猪胆汁浸糕糊丸，如麻子大，薄荷汤下，量儿大小与之。

方中用龙胆草清肝经实火与肝胆湿热，升麻、防风、薄荷取其火郁发之之义，芦荟、黄连清热消疳，苦楝皮、青黛、油发灰清解血分湿热，猪胆汁清热化浊。诸药合用湿热清，热毒解，病情向愈。

（2）龙脑丸：龙脑 麝香各五分 雄黄二钱 胡黄连三钱 牛黄一钱 朱砂一钱五分 芦荟生，三钱 干虾蟆灰，四钱

上为细末，熊胆合丸，如麻子大，每服3丸，薄荷汤下。

方中龙脑、麝香清心开窍，雄黄、牛黄清解湿毒，胡黄连、芦荟、干虾蟆消疳清热，朱砂镇心安神，熊胆利胆化浊。

（3）吹鼻龙脑散：龙脑 麝香少许，各研细末 蜗牛壳炒 虾蟆灰 瓜蒂 黄连 细辛 桔梗各等份

上为细末，入瓷盒内贮之，每取少许吹入鼻中，日吹2次。

方中龙脑、麝香、细辛通关开窍，蜗牛壳、虾蟆灰、黄连清热消疳，瓜蒂外用取其利湿退黄之功，桔梗上浮肺气，使药力直达头脑。

【医案助读】

薛立斋治一小儿，头患白疮，皮光且急，诸药不应，名曰脑疳疮，乃胎毒夹风热而成也。服以龙胆丸，及吹芦荟末于鼻内，兼搽解毒散而愈。若重者，发结如穗，脑热如火，遍身出汗，腮肿胸高，尤当服此药。一小儿咳嗽喘逆，壮热恶寒，皮肤如粟，鼻痒流涕，咽喉不利，颐烂吐红，气胀毛焦，是名曰肺疳，以地黄清肺饮，及化虫丸治之而愈。一小儿眉皱多啼，呕吐清沫，腹中作痛，肚胀筋青，唇口紫黑，肛门作痒，名曰蛔疳，以大芦荟丸治之而愈。［清·魏之琇. 续名医类案（第一版）. 北京：中国中医药出版社，1996：839.］

# 眼疳

【原文】　　　　　疳热上攻眼疳成，痒涩赤烂胞肿疼。

白睛生翳渐遮满，流泪羞明目不睁。

疏解泻肝散最妙，云翳清热退翳[1]灵。

日久不瘥当补养，逍遥[2]泻肝[3]二方从。

〔注〕眼疳者，疳热上攻于眼，故发时痒涩赤烂，眼胞肿疼，白睛生翳，渐渐遮满，不时流泪，羞明闭目也。先用泻肝散疏解之，再用清热退翳汤消其翳。若日久不瘥，法当调补逍遥散，或羊肝散主之。

【提要】　叙述了小儿眼疳的病因病机、主要临床表现与治疗方法。

【注释】①清热退翳：指清热退翳汤。

②逍遥：指逍遥散。

③泻肝：指泻肝散。

【白话文】眼疳是由于疳热上攻眼睛而成，本病初起以眼部瘙痒干涩，红肿溃烂，眼胞肿痛为主。随着病情的发展则出现白睛生翳膜，胬肉赘生，眼见红丝，逐渐遮住眼睛，时常迎风流泪，畏光羞明。其治疗方法，初期以热证明显的，宜用泻肝散，疏散风热，清泄湿热；初生翳膜的，宜用清热退翳汤，清热利湿，明目退翳。若日久迁延不愈者，多属气血亏耗，可用逍遥散，扶土抑木，调和气血；或用羊肝散，补养气血，明目退翳。

【解读】小儿眼疳，相当于西医学之角膜软化症，是因全身功能低下、高度营养不良、维生素 A 缺乏，所形成结膜角膜干燥性变异，引起角膜基质崩溃和坏死性变化。本证自古就属幼病恶候，属疳证晚期病变，脾病及肝，导致肝阴血亏虚，以致双目失养。肝开窍于目，可见眼睛干涩，畏光羞明，眼珠混浊，白膜遮睛，甚则翳障失明等眼疾。阴血虚则多见皮肤干瘪，精神萎靡，毛发干枯，食少纳差，便溏或干结，时有低热，舌淡或红，无苔。

本病初起，眼部多出现瘙痒干涩，红肿溃烂，眼胞肿痛，眼中赤络，视物不清，宜泻肝散，清肝泄热。若白睛生翳膜，胬肉赘生，白翳遮眼为主要临床表现的，宜用清热退翳汤，清热利湿，明目退翳。眼疳后期，则应以补养气血为主，可用参苓白术散、异功散、启脾丸加减主之。若肝旺者，可用逍遥散；肝血大亏者，可用羊肝散，补养气血，明目退翳。如临床有睛破膏损，形脱昏迷，肢体厥逆，洞泻无度，气冷息微，虚衰至极者，急用理中与四逆加减以解垂危之病例。

【方剂详解】

（1）泻肝散：生地黄　当归　赤芍　川芎　连翘去心　栀子生　龙胆草　大黄　羌活　甘草生　防风

引用灯心，水煎服。

方中栀子、龙胆草、大黄直折肝经风火；防风、羌活，火郁发之，使邪外散；生地黄、当归、赤芍、川芎养血活血养肝，目受血而能视；连翘清热利湿，甘草调和诸药。

方歌：泻肝散治肝热壅，生地当归赤芍芎，

连翘栀子龙胆草，大黄羌活草防风。

（2）清热退翳汤：栀子微炒　胡黄连　木贼草　赤芍　生地　羚羊角　龙胆草　银柴胡　蝉蜕　甘草生　菊花　蒺藜

引用灯心，水煎服。

方中羚羊角、蝉蜕、龙胆草、栀子疏肝泻火；胡黄连、银柴胡清热消疳；菊花、刺蒺藜平肝明目；木贼草、蝉蜕退其翳膜。则湿热清，翳膜退，眼疳除。

> 方歌：清热退翳消云翳，栀连木贼芍生地，
>
> 　　　羚羊龙胆银柴胡，蝉蜕甘草菊疾藜。

（3）加味逍遥散：方见肝疳。

（4）羊肝散：青羊肝一具，去筋膜，切韭吐厚片　人参　羌活　白术土炒　蛤粉各等份

上为细末，令匀听用，将药置荷叶上，如钱厚一层，铺肝一层包固，外以新足青布包裹蒸熟，任儿食之，如不食者，及夏月恐腐坏，则晒干为末，早晚白汤调服，服完再合，以好为度。若热者减人参。

方中君药为羊肝，具有养血明目之功，人参、白术补养脾气助其生化之源则血能自生，羌活疏散病邪，用蛤粉取其清利湿热、消积聚之功。

【医案助读】

余某，男，8岁。

1974年3月5日往诊。视患儿左眼正中有白翳一块，大如绿豆，细视颇似白疔；闭其右眼，则患目视物不清，自感酸痛，手足心发热，入夜尤甚，面色黑而隐青，印堂青筋浮露；舌尖深红，苔少，脉象弦数。指纹青紫；腹大筋露；饮多于食，消瘦。常发鼻衄。《张氏医通》云："肝疳……白膜遮睛，羞明畏日，肚大青筋，口干下血，用芦荟丸以杀虫，地黄丸以滋。"据上所见，即拟清肝滋肾法，方用准绳九味地黄丸加减，处方：生地黄（酒炒）、山茱萸各30g，赤茯苓、炒泽泻、牡丹皮、山药、当归、川楝子、使君子肉（微炒）各18g，芦荟、石决明（煅）、茺蔚子、石斛、地骨皮、广木香、陈皮、鸡内金（炒）各12g，制鳖甲、制龟甲各15g，银柴胡、木贼、刺蒺藜、胡黄连、砂仁各9g，上药24味共为细末，炼蜜为丸，如梧桐子大，每服10丸，渐加至20丸，1日2次，温开水送服。随访，药服至2/3，白翳退尽，续访至30余岁，双目无障。[周正祎.草本皆为药——一名基层老中医的50年中草药简易方.北京：人民军医出版社，2015：231.]

# 鼻疳

【原文】　　　　　疳热攻肺成鼻疳，鼻塞赤痒痛难堪。

浸淫溃烂连唇际，咳嗽气促发毛干。

热盛清金①化毒②效，疳虫蚀鼻化虫丸。

调敷须用鼻疳散，吹鼻蝉壳③效通仙。

〖注〗鼻疳者，因疳热攻肺而成。盖鼻为肺窍，故发时鼻塞赤痒，疼痛浸淫溃烂，下连唇际成疮，咳嗽气促，毛发焦枯也。热盛者，宜清金散、蒋氏化毒丹主之；虫蚀者，用化虫丸主之。外用鼻疳散敷之，或以吹鼻蝉壳散吹入鼻内。

【提要】叙述了小儿鼻疳的病因病机、主要临床表现与治疗方法。

【注释】①清金：指清金散。

②化毒：指蒋氏化毒丹。

③吹鼻蝉壳：指吹鼻蝉壳散。

【白话文】由于疳积之热化火蕴毒，影响肺脏，鼻为肺之苗窍，火毒循肺经上攻于鼻而致鼻孔生赤疮，遂成鼻疳一证。其临床主要症见鼻塞，鼻孔内外赤痒，或见疼痛，小儿时时以手指拭揉或搔挖，日久鼻孔内外赤烂成疮，迁延失治，则连及上唇人中根部，下连唇际，腐烂穿溃，时有咳嗽，呼吸短促，毛发焦枯。其治疗方法，如肺热重的，可用清金散，以清肺泄热，或用蒋氏化毒丹，以清热解毒。由于疳虫蚀鼻的，可用化虫丸，以清热杀虫。外治方面，可用鼻疳散调敷疮面，或用吹鼻蝉壳散，吹入鼻内，均有疗效。

【解读】鼻疳又名鼻疮、鼻匶疮、蜃鼻、赤鼻、疳鼻等，是外疳之一，常反复发作，经久难愈，与肺疳存在着密切的联系。本病相当于西医学的鼻前庭炎，多因脓涕刺激，拔毛伤根，挖鼻染毒等引起。分急慢性两种，多两侧性。凡鼻前庭皮肤的弥漫性炎症，均可参照本病辨证论治。

鼻疳是鼻前孔附近皮肤红肿、糜烂、灼痒、流黄水、结痂的鼻部疾患，有反复发作，经久不愈的特点。若鼻前孔处红肿溃烂，灼热疼痛，结附脓痂者，则称为鼻疮。两者的区别在于：鼻疳以痒为主，且流黄水；鼻疮以痛为甚，擤鼻时疼痛尤为明显，流黏脓或结脓痂。但鼻疳复感邪毒则可转属鼻疮。两者病因基本相同，多由肺经风热，脾胃湿热所致。唯鼻疳偏湿，鼻疮偏热。

【方剂详解】

（1）清金散：生栀子　黄芩　枇杷叶蜜炙　生地黄　天花粉　连翘去心　麦冬去心　薄荷　玄参　生甘草　桔梗

引用灯心，水煎服。

方中生栀子、黄芩清泄肺热；薄荷疏风散热；桔梗、枇杷叶，一升一降，宣降肺气；连翘、玄参、生甘草清热解毒；玄参与生地黄、麦冬同用，滋阴清热；天花粉清热生津、消肿排脓；甘草尚有调和诸药之功。

方歌：清金散治肺壅热，栀子黄芩枇杷叶，

生地花粉翘麦冬，薄荷玄参甘草桔。

（2）蒋氏化毒丹：方见胎赤。

（3）化虫丸：芜荑　芦荟生　青黛　川芎　白芷梢　胡黄连　川黄连　虾蟆灰，各等份

上为细末，猪胆汁浸糕为丸，如麻子大，每服20丸，食后杏仁煎汤下。

方中芜荑、芦荟、虾蟆杀虫消疳，青黛、胡黄连、川黄连清气血分邪热，川芎、白芷为引经药使药物直达鼻窍。

（4）鼻疳散：青黛一钱　麝香少许　熊胆五分

上为细末，干者用猪骨髓调贴，湿者干上。

方中青黛、熊胆清泄热毒，麝香活血散血、消肿止痛，且气味浓烈，使药物渗透力明显增强。

（5）吹鼻蝉壳散：蝉壳微炒　青黛研　蛇蜕皮灰　滑石　麝香各等份，细研

上为细末，每用绿豆大，吹入鼻中，日三用之，疳虫尽出。

方中蝉壳、蛇蜕疏散风热，热散则不聚为毒，青黛、滑石清热燥湿、活血散血、消肿止痛。

【医案助读】

刘某，男，3岁，1983年11月18日来诊。

其母代诉：患儿自幼鼻涕常流，口水不断，面黄肌瘦，夜睡咬牙。望其精神呆滞，发育欠佳，头发萎黄，成缕无泽，面部有蛔虫斑。素伙食偏嗜，不吃

青菜，食少腹胀便溏。检查：鼻下两道色赤，肌肤肿胀，白黏涕附着在鼻口之间，须频频擦去，鼻前孔肌肤亦潮红糜烂，湿浊浸渍，口角亦溃烂肿赤。舌质淡，苔薄黄，指纹色白隐透于风气二关。诊断：食积疳热鼻疳。辨证：脾虚食滞，疳热上蚀而致。治则：健脾消积，渗湿杀虫。方药：保和丸加味。陈皮3g，茯苓10g，山楂10g，神曲5g，连翘5g，莱菔子5g，鸡内金5g。水煎每日服1剂。嘱其母平素服食小儿散剂"疳积散"：鸡内金30g，山楂、神曲、麦芽各50g，共为细末，每次3～5g，糖水调服或和入面汤及做入饼中常食之，以健脾和胃，清积化疳。鼻部涂以杏乳液。

内服外涂，半月后二诊，见患儿面已红润，鼻下浊涕无，仅有肌肤红赤未愈，口水流涎亦停，口角糜烂已消失，每日食欲渐增，精神好转。停服煎药，继以疳积散服之，半月后其母欣喜告余，患儿疳疾得除，顽皮可爱。

按：《小儿药证直诀》中云："小儿鼻下两道色赤，多哭形瘦鼻口生疮，由疳虫上蚀而致。"由于小儿脏腑娇嫩，形气未充，易因乳食肥甘生冷而损脾胃，脾胃既伤则运化功能失职，气血化生不足而面黄肌瘦，升清降浊失职，受纳运化不行其常，积滞于中则食少腹胀；上冲于鼻则鼻流白黏涕，脾虚不能摄津则淌流涎；疳虫上蚀则面部现蛔虫斑、巩膜染蓝、头发萎黄成束。治以健脾益气，渗湿化疳为法，保和丸、疳积散均系治疗脾虚疳积之效方，外用杏乳液乃取其滋养肌肤之功，前后调理月余而愈。由此看来，小儿之病疳，只要辨证用药精良，取效亦速。[蔡福养．蔡福养临床经验辑要．北京：中国医药科技出版社，2000：278.]

# 牙疳

【原文】　　　　　　　疳成毒热内攻胃，上发龈肉赤烂疼。

口鼻血出牙枯落，穿腮蚀唇命多倾。

攻毒消疳芜荑①效，继以芦荟肥儿②灵。

外用牙疳散时上，能食堪药始能生。

〔注〕牙疳者,因毒热攻胃而成。故热毒上发,龈肉赤烂痛疼,口臭血出,牙枯脱落,

穿腮蚀唇，病势危急。急用消疳芜荑汤泻其毒热，继以芦荟肥儿丸清其余热。外用牙疳散，时时敷之自愈。总之，此证必胃能强食，堪胜峻药，始有生机，否则难治也。

【提要】 叙述了小儿牙疳的病因病机、主要临床表现与治疗方法。

【注释】 ①消疳芜荑：即消疳芜荑汤。

②芦荟肥儿：即芦荟肥儿丸。

【白话文】 牙疳的形成，主要是由于毒热攻胃所致。因牙龈属于胃络，胃中的火毒循经脉上攻，致使牙龈赤烂肿痛，甚则肉色紫黑，或肉腐流脓，口气臭秽，牙齿动摇脱落，严重的甚至穿腮蚀唇，此时热毒炽盛，每多预后不良。应急下火毒，宜消疳芜荑汤，继以芦荟肥儿丸消除余热。外用牙疳散，时时敷涂，祛腐生新，消肿止痛。治疗本病的药物峻猛，须患儿胃强能食，若脾胃虚弱，不任药石，则生机全无，其病亦势难挽回。

【解读】 牙疳是指初起时齿龈红肿疼痛，继之腐烂，流腐臭血水的一种牙病。中医学常分为风热牙疳、青腿牙疳、走马牙疳三种。风热牙疳是因阳明蕴热，与风热之邪相搏，邪热上冲，客于牙龈所致。初起红肿疼痛，发热或寒热交作，继之齿龈腐烂，常易出血，或便秘、恶心、呕吐。青腿牙疳是因寒湿之气凝滞经脉，气血不畅，瘀郁于下，加之胃肠郁热，热毒上冲，灼伤齿龈所致。初起齿龈肿痛，渐至牙龈溃腐出脓血，甚则穿腮破唇，两腿青肿。走马牙疳是因病后或时行疫疠之邪余毒未清，复感外邪，积毒上攻齿龈所致。走马牙疳危险性极大，病情变化亦极迅速，势如走马，可见齿龈边缘、颊、鼻翼、腮、口唇、腭等处腐破流黑血水、臭恶等。治疗上主要在初起时，应抓住时机，及时抢救；如果病势发展到了严重阶段，每多预后不良。

【方剂详解】

（1）清疳芜荑汤：大黄　芒硝　芜荑　芦荟生　川连　胡黄连　黄芩　雄黄
水煎服，服后便软及不食者，去大黄、芒硝，加石膏、羚羊角。

方中大黄、芒硝涤荡热毒，为急下存阴之法；芜荑、芦荟、雄黄解毒消疳杀虫，川连、胡黄连、黄芩苦寒，清热燥湿；石膏辛寒，清透阳明之热；羚羊角镇惊解毒，清透肝热。

方歌：芜荑消疳大黄硝，芦荟芜荑二连标，

　　　黄芩雄黄一同入，能清积热牙疳消。

（2）芦荟肥儿丸：方见肝疳。

（3）牙疳散：人中白煅，存性　绿矾烧红　五倍子炒黑，各等份　冰片少许

上为极细末，先用水拭净牙齿，再以此散敷之，有虫者加槟榔。

方中用人中白清解热毒，消肿止痛，与绿矾、冰片、五倍子合用共奏消肿止痛，祛腐生肌之功。

【医案助读】

冯幼，3岁。

初诊（3月16日）：痧后热毒攻胃，胃络上系牙龈，龈缘腐烂，流出紫色血水，口臭喷人，齿牙动摇，身热不退，脉来滑数。势成走马牙疳，急为清解胃热，而泻心火。处方：川黄连五分，乌犀尖一分（磨调服），鲜生地一两，生石膏一两，赤芍一钱，牡丹皮一钱，知母一钱，金银花一钱，生甘草七分，鲜芦根1支。另金枣丹三分，珠黄散一分（交换吹用）。

二诊（3月18日）：身热已浅，牙龈边缘腐肉已浮，拭之易落，内见新肉，血水已减，口臭不如前甚，方既应验，再当去腐生新。乌犀尖一分（磨调服），人中白钱半，生石膏一两，鲜生地一两，黑栀子一钱，牡丹皮一钱，川黄连五分，鲜竹叶三十片，另金枣丹三分，珠黄散一分（交换吹用）。［奚伯初著，奚竹君，梅佳音整理．奚伯初中医儿科医案．上海：上海科学技术出版社，2015：154.］

# 脊疳

【原文】　　　　　积热生虫蚀脊膂①，手击其背若鼓鸣。

　　　　　　　　　羸瘦脊骨锯齿状，身热下利烦渴增。

　　　　　　　　　十指皆疮啮爪甲，此名脊疳病热凶。

　　　　　　　　　芦荟丸同金蟾散，急急调治莫从容。

〖注〗脊疳者，因积热生虫，上蚀脊膂也。以手击其背，必空若鼓鸣，脊骨羸瘦，状若锯齿，始为脊疳外证。亦身体发热，下利烦渴，十指皆疮，频啮爪甲，其证最为可畏。须先以芦荟丸杀其虫，继用金蟾散消其疳，随时调治，或可愈也。

【提要】叙述了小儿脊疳的病因病机、主要临床表现与治疗方法。

【注释】①脊膂：脊膂同义词复用，均指脊梁骨。

【白话文】脊疳，是由于疳证日久累及肝肾，热攻脊髓而成，积热不解，化生疳虫，从而蚀髓。其临床主要症见患儿身体羸瘦，脊骨累累形似呈锯齿状，用手指叩诊，可听闻及脊骨内有如同鼓鸣的声响，除上述局部症状外，患儿常伴有身体发热，或发潮热，下利频频，烦渴不止，十指生疮，喜欢啃咬自己的指甲等症状。此时病情已十分凶险，治疗起来难度颇大。其治疗方法，一般是先用芦荟丸解毒杀虫，清热消疳；继而服用金蟾散消疳杀虫，益气健脾。

【解读】脊疳民间亦称作"骨痨"，发病年龄一般在 10 岁以下，4 岁左右为患儿发病率最高。病变以脊柱为主，常累及髋关节，其次是膝关节，极易形成病理骨折和骨骼发育畸形，所以临床治疗难度颇大。经治疗后，部分患儿的临床症状会有较大程度的好转，但骨骼被疳虫所蚀而形成的空洞，却难以恢复。此时应用大补阴丸与龟鹿二仙胶，填精益髓，补益真阴真阳，往往可以奏效。

【方剂详解】

（1）芦荟丸：生芦荟　青黛　朱砂　熊胆　胡黄连　贯众　地龙微炒　川黄连　蝉蜕去足　雷丸各五钱　麝香一钱　虾蟆酥涂，炙焦，一个

上为细末，用蜗角肉研和，丸如麻子大，每服 5 丸，粥饮下，量儿大小与之。

方中虾蟆为消疳圣药，熊胆、青黛、贯众直泄肝经血分湿热毒，热毒去则疳虫自灭，雷丸功专杀虫，麝香辛窜，使药物直达病之所在，且能活血消肿止痛，朱砂镇心安神，蝉蜕配地龙活血通络，疏散邪热，蜗角肉即蜗牛肉，可以清热解毒。诸药合用则解毒杀虫，消积除疳。

（2）金蟾散：蟾酥涂，炙焦，一枚　夜明砂炒　桃白皮　樗根白皮　地榆　黄柏　诃黎勒皮煨　百合　人参　大黄　白芜荑炒　胡粉各三钱　槟榔一钱　丁香三十七粒

上为细末，每服五分，粥饮调下。

方中虾蟆消疳除胀；大黄、槟榔、芜荑、胡粉消积杀虫；桃白皮、樗根白皮、地榆、黄柏清利湿热；诃黎勒、丁香降逆下气，疏理肝胃气机；益气健

脾；人参、百合补气益阴，补脾调肺；夜明砂清肝散瘀消积。

# 蛔疳

【原文】　　　　　过食腻冷并肥甘，湿热生蛔腹内缠。

时烦多啼时腹痛，口唇色变溢清涎。

腹胀青筋肛湿痒①，使君散治莫迟延。

不愈下虫丸极效，蛔退补脾肥儿丸。

〔注〕蛔疳者，因过食生冷、油腻、肥甘之物，以致湿热生蛔，腹中扰动，故有时烦躁多啼，有时肚腹搅痛，口唇或红或白，口溢清涎，腹胀青筋，肛门湿痒也。先用使君子散治之；不愈下虫丸主之。若蛔退，又当调补其脾，肥儿丸主之。

【提要】叙述了小儿蛔疳的病因病机、主要临床表现与治疗方法。

【注释】①肛湿痒：即肛门周围潮湿瘙痒，甚至肛周湿疮，往往与肝经湿热或下焦湿热有关。

【白话文】蛔疳，是由于小儿过食生冷、油腻与肥甘之物，加之小儿脏腑稚嫩，脾胃不足，不能消化，蕴生湿热，使蛔虫滋生，扰动胃肠，致使气机逆乱、精微不生而成蛔疳一证。其临床症见，有时烦躁多啼，有时腹中搅痛，口唇色深红或者色苍白，口吐清水，腹胀或显露青筋，嗜食泥土、瓜果、树皮等异物，肛门周围潮湿、瘙痒等症状。其治疗方法，宜先用使君子散杀虫化积；若效果不佳，则宜用下虫丸杀虫下积；杀虫后宜用肥儿丸益气健脾，消疳化积。

【解读】蛔疳是好发于学龄儿童的一种疾病，由蛔虫寄生所致。西医学根据虫体的寄生部位和发育阶段的不同，将蛔虫病分为以下3种：

一是蛔蚴移行症：蛔蚴在寄生宿主体内移行时引起发热、全身不适、荨麻疹等。若移行至肺脏则出现咳嗽、哮喘、痰中带血丝等症状，重者可有胸痛、呼吸困难和发绀。

二是肠蛔虫症：亦是最为常见的蛔虫症，常见症状有脐周疼痛、食欲不振、善饥、腹泻、便秘、荨麻疹等；往往伴有流涎、磨牙、烦躁不安等；患儿亦可出现白睛蓝斑，龈交周围有白点等症状；重者出现营养不良；一旦其寄生环境发生变化如高热时，蛔虫可在肠腔内扭结成团，阻塞肠腔而形成蛔虫性肠梗阻，出现剧烈的阵发性腹部绞痛，以脐部为甚，伴有恶心、呕吐，并可吐出蛔虫，腹部可触及能移动的腊肠样肿物。

三是异位蛔虫症：蛔虫有钻孔的习性，肠道寄生环境改变时可离开肠道进入其他带孔的脏器，引起异位蛔虫症，常见以下几种：①胆道蛔虫症，儿童较常见。诱因有高热、腹泻均可促使蛔虫向胆管逆行。突然发病，右上腹偏中有剧烈阵发性绞痛，钻凿样感，患者辗转不安、恶心、呕吐，可吐出蛔虫。发作间期无疼痛或仅感轻微疼痛。若蛔虫钻入肝脏可引起蛔虫性肝脓肿。②胰管蛔虫症，多并发于胆道蛔虫症，临床征象似急性胰腺炎。③阑尾蛔虫症，多见于幼儿，因小儿阑尾根部的口径较宽，易为蛔虫钻入。其临床征象似急性阑尾炎，但腹痛性质为绞痛，并呕吐频繁，易发生穿孔。

【方剂详解】

（1）使君子散：使君子瓦上炒，为末，十个　苦楝子泡去核，五个　白芜荑　甘草胆汁浸一宿，各一钱

上为末，每服一钱，水调服。

方中使君子、苦楝子、白芜荑杀虫消积，甘草固护脾胃且能缓急止痛。

（2）下虫丸：苦楝根皮新白者佳，酒浸，焙　木香　桃仁浸去皮尖　绿包贯众芜荑焙　鸡心槟榔各二钱　轻粉五分　鹤虱炒，一钱　干虾蟆炒黑，三钱　使君子取肉煨，三钱

上为末，面糊成丸，如麻子大，每服20丸，滚白水下。

方中用干虾蟆除疳消肿，苦楝根皮、贯众、芜荑、槟榔、鹤虱杀虫消积，轻粉、槟榔杀虫下气，木香梳理气机，桃仁活血通便，使虫体从大便而出，则疳积自除。绿包贯众，即全绿贯众，杀虫之力颇佳。

（3）肥儿丸：方见脾疳。

【医案助读】

刘某，男，4岁，1990年6月2日诊。

患儿半年前出现腹痛，时痛时止有呕吐蛔虫、下虫史，有时喜吃墙泥土，消瘦，夜睡龄齿。诊见：发黄稀疏，面色萎黄，有白色斑点，身体消瘦，肚腹

胀大硬实，青筋暴露，烦躁不安，大便不调，舌苔花剥，唇内有白点，脉细。诊为蛔疳，先用乌梅丸加减：乌梅10g，使君、川楝、酒大黄、槟榔各5g，广香、花椒、元胡、黄连各3g。

服2剂后，腹痛止，排出蛔虫60多条。后用万氏肥儿丸加减调理：党参、陈皮、使君、神曲、鸡内金各5g，白术、茯苓、山药、麦芽各10g，莲米、当归、砂仁各3g，炙甘草2g。服药半月余，半年后随访患儿健康。

按：疳证又名疳积，是指小儿因多种慢性疾患而致形体干瘦，津液干枯之证。蛔疳是以病因而命名。《慈幼新书》指出："小儿乳食不调，肥甘不节，积郁既久则生热焉。热蒸既久，则虫生焉。有热有虫，而疳成矣。"本例患儿为感染诸虫，而致脾之运化受损，气血虚弱，肌肤羸瘦。故先用乌梅丸加减以安蛔驱蛔止痛。继以万氏肥儿丸调理，以达健脾补气行滞之力，使脾胃受纳、腐熟、运化功能恢复正常，蛔疳乃愈。[王世林．蛔疳治验．四川中医，1992（3）：20.]

# 无辜疳

【原文】　　　　　无辜疳①传有二因，鸟羽污服着儿身。

或缘乳母病传染。颈项疮核便利脓。

虫蚀脏腑身羸瘦，面黄发热致疳生。

清热宜用柴胡饮，消疳肥儿②效如神。

【注】无辜疳者，其病原有二：或因浣衣夜露，被无辜鸟落羽所污，儿着衣后，致成此证；或因乳母有病，传染小儿，以有此疾。其证颈项生疮，或项内有核如弹，按之转动，软而不疼，其中有虫如米粉，不速破之，使虫蚀脏腑，便利脓血，身体羸瘦，面黄发热也。治宜先清其热，柴胡饮主之；再消其疳，以芦荟肥儿丸主之。

【提要】叙述了小儿无辜疳成因、主要临床表现与治疗方法。

【注释】①无辜疳：无辜即枯获鸟，因枯获鸟而得的疳积，所以命名为无辜疳。

②肥儿：指芦荟肥儿丸。

【白话文】古代医家对无辜疳病因的认识有二：一是夜间小儿的衣物晾在外面，被无辜鸟污染，小儿父母没有注意，小儿穿后而得病；一是小儿的乳母有病，传染给小儿。小儿患病后，主要症见颈项部生疮，或者颈项皮肤内生有核块形似弹丸，按之质地柔软，有一定的移动度，溃破后可见"米粉样"物。此时，切不可任其生长，应及时切破之，否则就会侵蚀脏腑，引起一系列的全身证候。诸如大便下利脓血，身体羸瘦，面色萎黄，时有发热等症状。其治疗方法，宜先用柴胡饮清热和中，消散痰结，继而服用芦荟肥儿丸清肝健脾，消积杀虫。

【解读】无辜疳的主要证候是颈项生疮，或者颈项核块形似弹丸，类似于"痰核""瘰疬"一类的病证。其发病情况多由肝、胆、三焦等经风热气毒蕴结而成，肝肾两经气血亏损，虚火内动所致，可分为急性、慢性两类。急性多因外感风热、内蕴痰毒而发；慢性多因气郁、虚伤而发。

该病初起颈项生疮或颈部核块，皮色不变，质稍硬，表面光滑，不热不痛，推之能活动。继则核块渐增大，肿块经切开或自行破溃后，流出清稀脓水，夹有败絮状物质。后期破溃，若日久不愈，可导致气血虚弱，肝肾亏损。症见潮热，盗汗，神疲乏力，形体消瘦，面色苍白，头晕失眠，食欲不佳，苔少舌红，脉细数无力，宜用香贝养营汤合六味地黄汤加减治疗。

【方剂详解】

（1）柴胡饮：赤芍药　柴胡　黄连　半夏<sub>姜制</sub>　桔梗　夏枯草　龙胆草浙贝母　黄芩　甘草<sub>生</sub>

引用灯心，水煎服。

本方是小柴胡汤化裁而来，小柴胡汤去人参、生姜、大枣，易炙甘草为生甘草，其功在清泄少阳郁热；姜半夏、浙贝母、夏枯草消痰散结；黄连、龙胆草、黄芩、灯心清泄湿热；赤芍药活血凉血；桔梗、甘草消肿排脓。

方歌：柴胡饮治无辜疳，赤芍柴胡川黄连，

半夏桔梗夏枯草，龙胆浙贝芩草煎。

（2）芦荟肥儿丸：方见肝疳。

# 丁奚疳

【原文】　　　　　遍身骨露号丁奚①，肌肉干涩昼夜啼。

手足枯细面黧黑，项细腹大突出脐。

尻削身软精神倦，骨蒸潮热渴烦急。

化滞五疳消积②治，补养人参启脾③宜。

〔注〕丁奚者，遍身骨露，其状似丁，故名曰丁奚也。其证肌肉干涩，啼哭不已，手足枯细，面色黧黑，项细腹大，肚脐突出，尻削身软，精神倦怠，骨蒸潮热，燥渴烦急也。先用五疳消积丸化其滞，继用人参散脾丸理其脾病，可渐愈矣。

【提要】　叙述了小儿丁奚疳主要临床表现与治疗方法。

【注释】①丁奚：指小儿面色萎黄、腹部胀大、四肢瘦小的病证。

②五疳消积：指五疳消积丸。

③人参启脾：指人参启脾丸。

【白话文】丁奚疳是因小儿面色萎黄，腹部胀大，四肢瘦，细脚伶仃，因而得名。其临床症见，肌肉干枯，手足枯细，遍身漏骨，臀部肉削，面色黧黑，神疲乏力；骨蒸潮热，平素烦躁，夜啼不止，口干舌燥。其治疗方法，宜先用五疳消积丸消积化滞，杀虫消疳，继而服用人参启脾丸补气运脾。

【解读】丁奚疳的病因，一方面是由于小儿饮食太过，脾胃受伤，不能运化，气血生化不足不能濡养全身；另一方由于食积化热，耗伤人体气血津液，以致不能濡养脏腑、经络、四肢百骸。由于脾为气血生化之源，脾主四肢，因此丁奚疳的病机是以脾虚为本，但临床上由于兼夹实邪程度的不同，可以分为两种类型，若脾虚积滞明显者，临床常症见：喜食肌肉干枯，烦哭不止，口干舌燥，舌苔淡白，舌质胖大边齿痕，脉细弱。此时选用五疳消积丸，消积化滞，杀虫消疳。若属脾虚积滞不明显者，临床症见：腹胀纳少，食后胀甚，肢体倦怠，神疲乏力，少气懒言，形体消瘦，或肥胖浮肿面色黧黑，肌肉干枯，手足枯细，遍身漏骨，臀部肉削则选用人参启脾丸，补气运脾。

【方剂详解】

（1）五疳消积丸：使君子肉炒，五钱　麦芽炒　陈皮　神曲炒　山楂各一两
白芜荑　黄连　胆草各三钱

上为末，陈米饭为丸，每服一钱，米饮下。

方中以山楂、麦芽、神曲消食导滞，兼以健脾，使君子、芜荑杀虫消积，龙胆草、黄连消除疳热，陈皮理气和中。诸药合用则积滞消，疳热除，诸症平稳。

（2）人参启脾丸：人参五钱　白术土炒，五钱　白茯苓五钱　陈皮四钱　扁豆炒，五钱　山药炒，五钱　木香煨，二钱　谷芽炒，三钱　神曲炒，三钱　炙甘草二钱

上研细末，炼蜜为丸，重一钱，用建莲汤化下。

此方为参苓白术散加减而来，方中以四君子补脾益气，山药、扁豆运脾化湿，陈皮、木香理气和中，神曲、麦芽开胃健脾。诸药合用则脾胃得运，气血得充。

【医案助读】

李某，男，7岁。1975年4月5日初诊。

出生后断脐不洁，致成烂脐（脐疳），久治不愈。且因过用清湿热解毒之剂数10剂，遂致食少腹胀，肚大筋青，便溏，四肢枯细，头大脖颈细，面色萎黄，毛发枯焦，皮肤干瘪，满脸皱纹，如小老头状；四肢不温，脐突，中心湿烂流黄水，味臭，午后潮热，唇指苍白，脉数无力，舌淡白无华，已成疳积重证。此证由过用苦寒伤中，致中气下陷，湿热不化。法宜下病上取，内服补中益气汤：生黄芪60g，当归、苍白术、炙甘草各10g，红参（另炖）、柴胡、升麻、姜炭各6g，生薏苡仁30g，鲜生姜3片，枣6枚，5剂。外敷化腐生肌敛疮之品：五花龙骨、枯矾、无名异各10g制粉，每日以盐椒水洗净干掺，纱布包扎。

二诊：药后7年痼疾已痊愈，无丝毫痕迹。予培补脾肾方：全紫河车1具，红参、三七、鸡内金、炒二芽各30g，共研细粉1.5g，2次/日。追访至1983年底，病孩13岁，已上4年级，体质增强，与健康小儿无异。

按："丁奚疳"指小儿疳积，骨瘦如柴，其形似"丁"之证。由脾肾虚损，气血衰颓，以致出现面色萎黄或苍白，低烧潮热，四肢细小，颈长骨露，

尻臀无肉，腹胀脐突，以及食多吐逆，吐泻无度等症，为脾疳重证。本例病情更为严重，先以补中益气汤加龙牡、山茱萸、乌梅、焦三仙，服至潮热退净，能食易饥时增损培元固本散1料可愈。治疳如治痨，有热莫清热，有蒸莫退蒸，保得脾胃健，何愁病不痊。［孙其新. 李可临证要旨. 北京：人民军医出版社，2015：146.］

# 哺露疳

【原文】　　　　　乳食不节伤脾胃，赢瘦如柴哺露成。

吐食吐虫多烦渴，头骨开张晡热蒸。

先用集圣①消积滞，继用肥儿②甚有灵。

若还腹大青筋现，人参丸服莫从容。

〖注〗哺露者，因乳食不节，大伤脾胃也。其证赢瘦如柴，吐食吐虫，心烦口渴，头骨开张，日晡蒸热。先用集圣丸消其积滞，再用肥儿丸清理其脾。若哺露日久，肚大青筋者，又宜清补兼施，以人参丸主之。

【提要】　叙述了小儿哺露疳主要临床表现与治疗方法。

【注释】①集圣：指集圣丸。

②肥儿：指肥儿丸。

【白话文】哺露疳是小儿乳食不节、损伤脾胃之气而成。临床症见小儿赢弱，骨瘦如柴，食入即吐，吐出胃内容物，有时可见疳虫，多见小儿烦渴，疳热上冲导致小儿囟门突出，闭合较迟或者不闭合，日晡潮热。其治疗方法，先用集圣丸杀虫破积，清热导滞，继而服用肥儿丸益气健脾，消疳化积，如若疳证迁延日久，患儿腹大青筋显露的，宜人参丸疏肝健脾、消积除疳。

【解读】哺露，病证名，出自《诸病源候论》，哺露疳多见于哺乳期的幼儿，多因胃弱所致。《幼科发挥》："有胃热者，不能受乳而变化之，无时吐出，所吐不多，此名哺露。"指出哺露疳的病因病机。其病因有两方面：一是父母过于溺爱，使小儿食入过多或者父母不知调护，过早地添加辅食使小儿食物过

179

杂，不能消化，日久积而化热；二是小儿脾胃未坚，用药稍有不慎，容易损伤脾胃。譬如医者见小儿积滞，而过用攻下，以致脾胃受损，食入难化，虚而成疳；再如患儿母亲怀胎之时，喜食辛辣肥甘之品，痰湿郁而化热传于小儿，食入难化，形成积滞。

《万氏秘传片心玉书》中说："凡治疳证，不必细分五疳，但虚则补之，热者清之，冷则温之，吐则治吐，痢则治痢，积则治积，虫则治虫，不出集圣丸加减用之，屡试有验。"临床上哺露疳有入食多吐逆、泄泻无度、夹有蛔虫三大特征。病变以脾胃为主，胃中有热则见小儿烦渴，日晡潮热，食入即吐，囟门突出；脾运化弱则见小儿赢弱，骨瘦如柴，泄泻无度，囟门闭合较迟或者不闭合。哺露疳须分清治疗的先后顺序，一般先用集圣丸杀虫破积，清热导滞。患儿腹大青筋显露突出的，宜人参丸疏肝健脾，消积除疳。

【方剂详解】

(1) 集圣丸：芦荟微炒　五灵脂炒　夜明砂淘洗，焙干　缩砂仁　木香　陈皮　莪术　使君子肉　黄连　川芎酒洗，炒　干蟾炙，各二钱　当归一钱五分　青皮制，二钱

上为细末，用雄猪胆二个，取汁和面糊为丸，每服一钱，米饮送下。

方中干蟾功专消积除疳，使君子、芦荟、黄连清热杀虫，缩砂仁、木香、陈皮、青皮健脾理气，莪术、川芎、当归、五灵脂、夜明砂活血化滞，猪胆汁清解热毒，米汤固护脾胃。该方是治疗疳积的通用方。

(2) 肥儿丸：方见脾疳。

(3) 人参丸：人参　麦冬去心　半夏姜制　大黄微炒　黄芪炙　茯苓　柴胡　黄芩　炙甘草　川芎　诃黎勒煨　鳖甲炙

上为细末，炼蜜为丸，如麻子大，以粥饮下，量儿大小与之。

方中人参、黄芪、茯苓、炙甘草补气健脾，柴胡、黄芩、大黄疏肝泄热，半夏、诃黎勒温中化痰，麦冬和中止呕，川芎、鳖甲活血消积，实有大柴胡汤之义，为攻补兼施之方。

# 吐证门

## 吐证总括

【原文】　　　　诸逆上冲成呕吐<sup>①</sup>，乳食伤胃或夹惊。

　　　　　　　　或因痰饮或虫扰，虚实寒热要分明。

〖注〗呕吐一证，皆诸逆上冲所致也。夫诸逆之因，或以乳食过多，停滞中脘，致伤胃气，不能健运而上逆也；或于食时触惊，停积不化而上逆也；或痰饮壅盛，阻隔气道；或蛔虫扰乱、懊憹不安而上逆也。总之上逆之因虽不同，而皆能成呕吐也。但病有虚有实，有寒有热，治者当于临证时，参合兼见之症，审慎以别之，庶不误矣。

【提要】阐述了小儿呕吐的主要发病原因、病机与证候分类。

【注释】①呕吐：有物有声谓之"呕"；有物无声谓之"吐"；有声无物谓之"干呕"。

【白话文】呕吐这一病证，是由于各种原因，导致胃失和降，胃气上逆所导致的。气逆上冲的原因众多，在小儿疾病中，或因喂养的母乳过多，食物停滞在中焦胃脘，导致胃气损伤，脾胃运化失司，以致胃气上逆；或因进乳食时，受到外界惊吓，导致食物停积而胃气上逆；或因痰饮壅盛，阻塞气道，气机升降功能失常而引发胃气上逆；或因蛔虫扰乱，小儿懊憹不安，气机逆乱而形成胃气上逆。上述不同的病因影响小儿，导致胃气上逆而呕吐，其临床证候有寒、热、虚、实的区别，临证之时，须参合兼见之症，仔细辨别，才能避免失误。

【解读】临床上引起呕吐的病因众多，诸如饮食不节，过食肥甘厚味，或恣食生冷瓜果，使脾胃损伤，乳食停滞，胃气失于和降而见呕吐；风寒或暑湿之邪客于胃腑，使胃气失于通降之性，为外邪客胃所致的呕吐。内伤饮食，外受风邪，内外相招，湿聚生热，湿热郁蒸，胃气上逆而出现呕吐；先天禀赋不足，胃气虚弱，或误用消导攻伐之品，损伤胃气，胃虚不能纳谷，为胃气虚弱呕吐。热病后期，胃阴受损，虚热上扰，胃失和降而出现胃阴虚呕吐。先天禀赋虚弱，或暴受寒冷，留而不去，伤及脾胃之阳，阳虚不能温化水谷，乳食停滞而不运，故食后良久吐出为胃阳虚呕吐。暴受惊恐以后，心虚胆怯，惊则气乱，恐则气下，气机逆乱，肝逆犯胃而致呕吐时作。

在小儿呕吐的治疗过程中，前人特别强调节食，《幼幼集成·呕吐证治》曰："凡治小儿呕吐。先宜节其乳食。节者，减少之谓也。"呕吐频繁者，应于以禁食。中药服用也以少量多次分服为宜。若不能服用中药，可用针灸或推拿疗法，其效亦佳。

婴儿溢乳与呕吐相近，但见哺乳后不久乳汁从口角溢出，而无其它症状，不属病态，随年龄增长会日渐消失。

# 辨呕吐哕证

【原文】　　　　　　有物有声谓之呕，有物无声吐证名。

　　　　　　　　　无物有声谓哕证①，分别医治中病情。

【注】吐证有三：曰呕、曰吐、曰哕。古人谓呕属阳明，有声有物，气血俱病也；吐属太阳，有物无声，血病也；哕属少阳，有声无物，气病也。独李杲谓呕、吐、哕俱属胃虚弱。洁古老人又从三焦以分气、积、寒之三因，然皆不外诸逆上冲也。治者能分虚实，别寒热以治之，自无不曲中病情矣。

【提要】阐释了呕、吐、哕三证的区别要点。

【注释】①哕：要吐而吐不出东西来的样子。

【白话文】吐证主要有三种类型：分别是呕、吐、哕。呕，是指呕吐时有声音有物的样子；吐，是指呕吐时有物无声的样子；哕，是指呕吐时无物有声的样子。古人认为呕病属阳明经，气分血分都受到损伤；吐病属太阳经，主要是血分受到损伤；哕病属少阳经，主要是气分受到损伤。历史上，李东垣认为呕、吐、哕都是属于脾胃虚弱的疾病征象。张洁古又从三焦分气、积、寒三因来论述呕吐发生的机理。总之，三者皆不离气逆上冲的这一关键机理。治疗者能够分辨清楚呕吐的虚实、寒热属性，自然就能够切中病情。

【解读】古人根据呕吐时病人是否能够吐出物体以及声响的有无，将吐证分为呕、吐、哕三种。然而临床上三者往往杂合出现，各代医家为了进一步分辨三者之间的差异，分别从其病位进行论述，对临床诊治有明显的提示意义。

张洁古从三焦分气、积、寒三因来论述呕吐发生的机理，仍对当前临床有着重要的指导意义。上焦在胃口上通天气，主纳而不出；中焦在中脘，上通天气，下通地气，主腐熟水谷；下焦在脐下，下通地气，主出而不纳。故上焦吐者，皆从于气，气者，天之阳也。其脉浮而洪，其证食已即吐，渴欲饮水，治当降气和中。中焦吐者，皆从于积，有阴有阳，气食相假，其脉浮而弦，其证或先痛后吐，或先吐后痛，法当去积和气。下焦吐者，皆从于寒，地道也。其脉大而迟，其证朝食暮吐，暮食朝吐，小便清利，大便不通，法当通其闭塞，温其寒气。

# 伤乳吐

【原文】　　　　乳食过饱蓄胃中，乳片不化吐频频。

　　　　　　　　身热面黄腹膨胀，消乳①保和②有神功。

〔注〕伤乳者，因乳食过饱，停蓄胃中，以致运化不及，吐多乳片，犹如物盛满而上溢也。其证身热面黄，肚腹膨胀。治宜消乳丸、保和丸。化其宿乳，安胃和中，节其乳食，自然止也。

【提要】阐述了小儿伤乳吐的病因、主要症状以及治疗方法。

【注释】①消乳：是指消乳丸。

②保和：是指保和丸。

【白话文】小儿伤乳而吐，多是因为喂养过饱，乳食停积蓄聚胃中，脾胃运化不及而引发呕吐，其吐出物大多是还没有完全消化的乳片，就好比东西装得太满而溢出来了一样。同时还有身发热，面色黄，腹脘膨胀等症状。伤乳吐较适宜使用消乳丸或保和丸，来消导停聚不化的乳食，安胃和中，同时应该适当节制乳食的，待脾胃恢复健运，吐证则自然就好了。

【解读】伤乳吐主要是小儿喂乳过饱，乳食不消化停积在中脘损伤胃气，胃的升降功能失调，而出现涌溢而出的状况。就笔者目前临床所见，其发病率较以往有明显的升高，其主要原因：以牛奶等乳品代替母乳喂养小儿；小儿满岁之后仍频频饮用牛奶，甚至以饮奶代替饮水。该病治疗方法有二：一是消导之法，促进积滞的乳食的消化，以和胃通腑为主；二是节制乳食，合理喂养，杜绝病因之来源。

【方剂详解】

（1）消乳丸：香附制，二两　神曲炒　麦芽炒，各一两　陈皮八钱　缩砂仁炒　甘草炙，各五钱

上为细末，滴水为丸，如粟米大，量儿大小与之，姜汤化下。

方中神曲，麦芽消乳导滞，陈皮、香附、缩砂仁行气止呕，甘草健脾和中。

（2）保和丸：南山楂二两　神曲炒，一两　茯苓　半夏姜制，各一两　连翘去心　陈皮　莱菔子炒，各五钱

上为细末，面糊为丸，麦芽汤化服。

方中山楂、神曲、麦芽助消化积食；茯苓、半夏、陈皮化痰除湿和胃；莱菔子宽胸下气，降浊和胃；连翘散结透热。诸药配伍，是治疗小儿乳食积滞而发热的常用方。

【医案助读】

王某，女，2月。

因患儿食用牛奶后频有呕吐1月，家长携来就诊。患儿足月剖宫产，一直人工喂养，近1月来食用牛奶后频呕吐，呕吐前频作恶心数次，呕吐物多为乳块和不消化食物，多有黏涎，气味酸腐，呕吐时面红，涕泪俱下，大便偏干，须努责，3日1行，舌质红，苔中根部厚腻，指纹紫滞。诊为伤乳吐有热。予以保和丸加减，处方焦山楂4g，焦神曲4g，茯苓3g，姜半夏3g，连翘3g，陈皮2g，莱菔子4g，熟大黄1g，2剂。患儿母亲诉患儿服上药1剂后，解大便，呕吐除。

按：该患儿的伤乳吐，在现代临床与日常生活中较为常见，究其原因，除与小儿体质因素有关外，还与牛奶主要成分与母乳的巨大差异性有关。人体对牛奶的消化吸收出现不同程度的障碍而发生伤乳吐。母乳较牛奶含有更多的不饱和脂肪酸、乳糖，较少的蛋白质，差不多的微量元素，维生素 A、C、D、E

均高于牛奶。母乳中还含有丰富的脂肪酶帮助婴儿消化、吸收。牛奶中则不含胆固醇和脂肪酶，虽然市场上有部分奶粉添加了适量的 DHA、ARA，但相应的价格也偏高。

母乳中较高的乳糖含量有利于婴儿肠道内的乳酸菌的生长，防止肠道感染其他细菌。一般来说脑容量越大的动物乳糖含量越高，因为乳糖是大脑发育必不可少的成分，单从这一点来说，牛奶由于其较低的乳糖含量就不能代替母乳。母乳中的蛋白质主要是乳清蛋白，分子较小，有利于婴儿的消化吸收；另外母乳中各种氨基酸比例比较均衡，有利于婴儿脑部与身体的同时生长。同时母乳中还含有特殊的免疫蛋白，而牛奶中不含有免疫球蛋白，对婴儿没有保护作用；牛奶中蛋白质在婴儿体内易形成凝胶形式的蛋白球不利于婴儿的消化。由此可见，牛奶较母乳难以消化，容易停滞胃肠而生热，以致患儿出现呕吐。

# 伤食吐

【原文】　　　　　　过食伤胃腹胀热，恶食口臭吐酸黏。

眼胞虚浮身潮热，须服三棱①和胃②煎。

【注】伤食吐者，因小儿饮食无节，过食油腻面食等物，以致壅塞中脘而成也。其证肚腹胀热，恶食口臭，频吐酸黏，眼胞虚浮，身体潮热。治宜清胃和中为主。先用三棱丸止其吐，再用和胃汤化其滞，而病渐愈矣。

【提要】叙述了小儿伤食吐的发病原因、主要症状以及治疗方法。

【注释】①三棱：是指三棱汤。

②和胃：是指和胃汤。

【白话文】伤食吐，多是小儿饮食没有节制，过食了油腻物，或生冷，或黏腻之面食，由于小儿消化力较成人弱，多食或过食后，食物易壅塞在中焦胃脘而引发呕吐。其主要临床表现是脘腹胀满发热，不想吃东西，尤其是厌油腻物，口气较臭秽，频繁的呕吐酸臭物或黄黏物，严重的眼胞还会浮肿，身体发潮热。治疗方法主要以清胃和中为主，可以先用三棱丸止呕，再用和胃汤消化积滞，遵照这样的原则来进行治疗，呕吐自然会逐渐痊愈。

【解读】伤食吐形成的原因主要是小儿饮食无度，过食油腻面食等不易消化食物，导致胃不受纳，脾失运化积滞壅塞于中脘，气机升降失调，胃气上逆而引发呕吐。食滞积于中脘郁热，出现肚腹胀满，发热，恶食口臭的症状；呕吐酸馊之物亦是食积化热之象，呕吐黄水浆，则多是由过食生冷不消化之物的状况。食滞在中焦，脾失运化而聚湿生热，眼胞为肉轮，由脾所主，湿热循脾经上攻，则眼胞虚浮；湿邪郁热外透不能则身发潮热。治疗原则与伤乳吐较为相似。

【方剂详解】

（1）三棱丸：三棱煨　陈皮　半夏姜制　神曲炒，各一两　黄连姜炒　枳实麸炒　丁香各五钱

上研细末，面和为丸，如黄米大，每服二十丸，食后姜汤下。

方中三棱、枳实破气消积之力较强，陈皮、姜半夏、丁香降气止呕，黄连清热燥湿，神曲消食导滞。诸药配伍共奏消食导滞，降气止呕之功。

（2）和胃汤：陈皮　半夏姜制　缩砂仁研　苍术炒　厚朴姜制　藿香叶　香附炒　甘草炙　山楂　神曲炒

引用生姜，水煎服。

方中陈皮、半夏、砂仁和胃止呕；苍术、厚朴燥湿除满；藿香、香附、甘草化浊和中；山楂、神曲消食导滞。诸药配伍，共奏消食导滞，下气除满之功。

方歌：和胃汤治呕吐频，陈皮半夏缩砂仁，

　　　　苍术厚朴藿香叶，香附甘草山楂神。

【医案助读】

秦某，女，3岁。

初诊：昨食油炸、饮料之类，今起吐恶频频，食入即吐，舌红苔黄，便下干结，治以清胃导滞。处方：炒川连1.5g，藿香6g，陈皮3g，炒竹茹5g，枳壳5g，姜半夏10g，茯苓10g，炒莱菔子10g，炒麦芽10g。3剂。

二诊：药后吐恶已平，便下亦通，唯纳欠香，再以消食和胃。处方：炒川连1.5g，藿香6g，炒竹茹5g，陈皮3g，茯苓10g，枳壳5g，炒谷芽10g，鸡内

金 6g，佛手 5g。4 剂。

三诊：药后舌洁纳可，再以调和之品。处方：上方去川连，加太子参 5g。
5 剂。

按：该例患儿，素体偏热，又因多食辛热冷饮之类，致使热食滞中，气机
紊乱，上逆而吐。故初以清胃降逆，兼以消积之品。3 剂而使吐愈，再续进消
运和胃之品而巩固善后。[董幼祺，董继业．董氏儿科．北京：中国中医药出
版社，2010：86.]

# 夹惊吐

【原文】　　　　　食时触异吐清涎①，身热心烦睡不安。

截风观音散②极妙，止吐定吐丸可瘥。

〖注〗夹惊吐者，多因饮食之时，忽被惊邪所触而致吐也。其证频吐青涎，身体发热，
心神烦躁，睡卧不宁。先用全蝎观音散截其风，次用定吐丸止其呕，而病可瘥矣。

【提要】叙述了小儿惊吐的病因、主要症状以及治疗方法。

【注释】①清涎：指清色口水或泡沫。

②观音散：指全蝎观音散。

【白话文】夹惊吐的产生，多数是因为患儿在饮食的时候，突然被外界
惊恐或意外的事物所惊吓而触发引起的呕吐。其临床主要症见，频繁呕吐清
色口水或泡沫，身体发热，心神烦躁不宁，睡卧不安等。治疗方法，可以先
用全蝎观音散截断风邪的侵袭，然后用定吐丸降气止呕，这样的话，病便可
以瘥愈。

【解读】夹惊吐主要是小儿在饮食时，突然被外物惊吓所导致的呕吐。其
发病机理是，惊恐之后心神不定，气机逆乱，影响脾胃，脾胃升降功能失常，
而出现惊吐。惊吓之后，神志怫郁，故出现心神烦躁，睡卧不宁的症状；脾胃
虚弱，气机上逆，故出现频繁呕吐清水的症状。治疗原则，一是祛风定惊止
呕，二是调理患儿体质。容易受惊吓的患儿，多有脾胃虚弱，或肝郁脾虚，或
气血亏虚的体质基础存在，可以参看"慢脾风"。

【方剂详解】

(1) 全蝎观音散：人参三钱 黄芪蜜炙 扁豆炒 茯苓各五钱 莲肉去心，三钱 木香煨，一钱五分 白芷二钱 羌活 防风 天麻 全蝎去毒，各三钱 炙甘草一钱五分

上为细末，姜、枣煎汤调服，量儿大小与之。

方中用羌活、防风疏散外风，天麻、全蝎息内风而止痉，人参、黄芪、茯苓、扁豆、莲肉健脾助运，木香、白芷、甘草理气和中。诸药配伍共奏益气扶正，截风之功。

(2) 定吐丸：丁香二十一粒 蝎梢去毒，四十九条 半夏姜制，三个

上为细末令匀，煮枣肉为丸，如黍米大，每服七丸，煎汤化服。

方中丁香温胃止呕，蝎梢镇痉止呕，半夏和胃止呕，三药均有止呕作用。

【医案助读】

李某，女，3岁，1993年3月诊。

1周前因惊吓，面红烦躁，哭闹不安，频频恶心，进食呕吐，睡卧不宁，夜寐啼哭。舌苔腻厚如积粉，舌尖红，脉弦紧。属肝胆湿浊，痰扰清窍，心火内炽，神不安舍。拟温胆汤合甘麦大枣汤加味，清化痰浊，泻心安神，药用：陈胆南星、枳实各10g，竹茹6g，黄连1.5g，朱灯心1.2g，淮小麦30g，炙甘草10g，大枣5个，磁石30g。2剂。服药1剂，哭闹不安止，恶心已除，睡卧较宁，2剂后，纳谷增，寐安宁，舌苔腻厚亦化，续以甘麦大枣汤加陈皮5g，六曲10g。2剂以善其后。

按：本案为肝胆湿浊，痰扰清窍，心火内炽，神不安舍之证。肝胆湿浊，外罹惊恐，夹痰上扰清窍则面红烦躁而恶心，心火内炽则生惊，气血逆乱而呕吐。治疗呕吐病例中，应用温胆汤之方颇多，而且效佳。不但能治肝胆湿热之吐、痰扰清窍之吐、心火生惊之吐，对脾胃食滞之吐、阴虚作眩之吐等，也非温胆汤莫属，可谓治呕吐之良方也。本例为心火内炽，外罹惊吓，故加川连、淮小麦、炙甘草、大枣、磁石，以泻心安神。[包翠娣.小儿呕吐验案四则.辽宁中医杂志，2006，33(8)：1027.]

# 痰饮吐

**【原文】** 痰饮壅盛在胸中，痰因气逆呕吐成。

眩晕面青吐涎饮，香砂二陈①六君②宁。

〖注〗痰饮吐者，由小儿饮水过多，以致停留胸膈，变而为痰，痰因气逆，遂成呕吐之证。其候头目眩晕面青，呕吐涎水痰沫也，宜用香砂二陈汤。虚者，香砂六君子汤治之。

**【提要】** 叙述了小儿痰饮吐的病因、主要症状与治疗方法。

**【注释】** ①香砂二陈：指香砂二陈汤。

②六君：指香砂六君汤。

**【白话文】** 痰饮呕吐，一般是由于小儿饮水过多，脾失其健运，以导致水饮停留，壅盛在胸膈，蒸变为痰，痰滞气阻，上逆所致呕吐的病证。痰饮吐发作时的症状主要是头目眩晕，面色青白，呕吐口水或泡沫痰。治疗方法，宜用香砂二陈汤，行气祛痰；体质虚弱者，可以用香砂六君子汤，健脾补虚化痰。

**【全解】** 痰饮吐，主要是痰饮内停，胃气上逆所致，究其原因当责之脾胃，脾不能运化水液，痰饮聚于胸膈或胃中，闭阻气机而上逆致吐。痰饮内蕴，清阳之气不得上输于头，故出现眩晕，脸色青白的状况。饮邪内停，胃气不得降，反上逆而呕出清水痰涎。在《金匮要略·呕吐哕下利病脉证治》篇中论述精详，提出"病痰饮者，当以温药和之"，如治"干呕吐逆，吐涎沫"，用半夏干姜散温中止呕；"诸呕吐，谷不得下者"，用小半夏汤降逆安胃等，现在在临床上仍有较大的指导价值。

**【方剂详解】**

（1）香砂二陈汤：方见呃乳。

（2）香砂六君子汤：藿香　缩砂仁　白术<sub>土炒</sub>　人参　茯苓　半夏<sub>姜制</sub>　陈皮　甘草炙

引用生姜，水煎服。

本方六君子汤加藿香、砂仁组成。六君子汤具有益气化痰作用，加用藿香，砂仁具有辟秽止呕的作用。

方歌：香砂六君虚痰吐，藿香缩砂共白术，

人参茯苓及陈皮，半夏甘草同煎服。

【医案助读】

鲁某，女，12岁。

患儿6岁开始反复呕吐，不能进食，吐出物为胃内容物及清水，时伴头晕，吐前有上腹不适，吐后稍稍缓解；平时常有嗳气胸闷，头晕肢倦，乏力纳呆，大便粗糙气秽，有时食后即便。辗转中西医治疗，虽能暂时缓解，但未能根治。西医怀疑自主神经性癫痫及神经纤维瘤而住院检查。经各项理化检查，除血红蛋白偏低外均属正常。听力、前庭功能、头颅摄片及胸片均无异常，CT检查亦无特殊。诊断为周期性呕吐。症见面色萎黄，形体消瘦，昨起呕吐发作4次，食入即吐，吐出酸苦水及食物，头晕恶心，脘腹不舒，胃纳不振，倦怠乏力，舌质偏淡，苔白腻带黄，脉细弦。此乃脾虚不运，痰湿内阻，肝胃失和。治宜健脾化痰，调和肝胃。温胆汤加减。处方：姜半夏6g，茯苓9g，陈皮5g，炒竹茹6g，枳壳2g，炒黄芩2g，郁金6g，明天麻6g，神曲9g，炒谷芽9g，炒薏苡仁9g，厚朴花5g。7剂。

服药后呕吐已止，头晕胸闷亦减，胃纳稍增，大便成形气秽，有时食后即便，舌苔白腻，脉细弦。前方去黄芩，加佩兰9g。又服7剂后胃纳正常，精神好转，舌质偏淡，苔转薄白，脉细。上方去佩兰、竹茹、天麻，加党参5g，炒白术5g，调理1个月而愈。

随访1年来，呕吐未再发生，胃纳增加，面色红润，体重由原来29kg增加至33.5kg。

按：患儿肢倦乏力，形瘦面黄，此乃脾胃薄弱，运化不力。长期胃纳不佳所致，脾运失健日久则土虚木郁，肝胃不和以致恶心嗳气，呕吐频繁。其病位在胃，病机关键是脾虚失运，蕴湿生痰，痰湿内阻，日久胃中郁热，气机失于升降，湿扰清阳则晕，痰浊犯胃则呕。詹老用理气化痰，调和肝胃之温胆汤化裁，因辨证中的，却于平和之中见速效。反复6年之顽疾服药1个月获根治。

[盛丽先.詹起苏治反复呕吐6年1例.河南中医，1994，14（2）：39.]

# 虫吐

【原文】　　　　　　虫吐<sup>①</sup>胃热或胃寒，色变时疼呕清涎。

　　　　　　　　　　寒热当以阴阳辨，化虫<sup>②</sup>加减理中<sup>③</sup>瘥。

〔注〕虫吐之证有二：有以胃经热蒸者，有以胃经寒迫者，皆能令虫不安，扰乱胃中而作吐也。其证唇色或红或白，胃口时痛时止，频呕清涎。属寒属热，当从阴阳之证辨之。热者，化虫丸主之，寒者，加减理中汤主之。

【提要】叙述了小儿寒、热二证的主要症状与治疗方法。

【注释】①虫吐：由于虫动不安，扰乱胃肠，导致上逆作呕的症状。

②化虫：指化虫丸。

③理中：指加减理中汤。

【白话文】虫吐一证原因有两种：一种是邪热蒸于胃脘，另一种是寒邪迫于胃脘，这两者都能让虫动不安，扰乱胃中升降之气机，导致胃气上逆而呕吐。发作时的主要症状是颜面口唇，时红时白，胃脘时痛时止，频繁的呕吐清水痰涎。虫吐虽然是蛔虫动而不安所致，临床上仍应分辨其证候属寒、属热、属阴、属阳，做到辨证用药治疗。属于胃热引起的虫吐，可以用化虫丸来杀虫清热止呕；属于胃寒引起的虫吐，则可用加减理中汤，来温中止呕。

【解读】虫吐，主要是由于胃有寒邪或者热邪，导致蛔虫动而不安，扰乱胃的气机升降，导致胃气上逆而引起呕吐。胃热而引起虫吐的，多伴随面色和口唇偏红赤，时常呕吐酸臭食物或痰涎，容易烦躁不安，脉弦数，舌红苔黄等症状；属于胃寒引起虫吐的，多伴随面色或青或白，口唇颜色淡白，呕吐清稀痰涎，大便溏小便清等症状。

【方剂详解】

（1）化虫丸：芜荑<sub>五钱</sub>　鹤虱　苦楝根皮　胡粉　使君子肉　槟榔<sub>各一两</sub>枯矾<sub>二钱五分</sub>

上为细末，面糊为丸，量儿大小与之。

方中鹤虱、使君子善祛蛔虫，苦楝根皮可祛绦虫，槟榔能杀钩虫、蛔虫、姜片虫，胡粉、枯矾也都具有杀虫的功效。其中胡粉有毒，使用时必须慎重。

（2）加减理中汤：人参　干姜　白术土炒　川椒

引用乌梅一个，水煎服。

理中汤能够振奋脾阳，祛除寒邪，治疗中焦脾胃阳虚、寒湿较重的证候。方中以人参补中益气，白术健脾益胃，干姜温散胃中寒气，由于吐由虫起，所以去甘草，加蜀椒、乌梅来杀虫止吐。

方歌：加减理中寒吐虫，人参干姜白术从，

　　　　川椒乌梅伏虫动，煎成服下即安宁。

【医案助读】

陈某，女，4岁，1999年1月16日诊。

其父代诉：5天前因发热、腹痛、吐泻入某医院治疗4天，出院时腹痛吐泻止，但仍有低热。出院翌日腹痛、吐泻重作，呕出蛔虫2条，大便排出4条，其后腹痛未见缓解，伴腹胀、纳呆。诊见：发热（37.8℃），腹痛时作，痛时烦躁不安，呻吟哭闹，腹胀满，神疲，面色苍黄，舌质淡，苔白厚，脉弦细数。诊为蛔虫病，证属寒湿中阻之重证。治宜运脾散寒、理气化浊驱虫。予神术散合大建中汤加减化裁：藿香、党参各12g，苍术、厚朴、槟榔、使君子各9g，柴胡、砂仁、干姜、陈皮各5g，川椒、甘草各3g，吴茱萸2g，水煎温服。药后5小时，大便排出蛔虫4条，热退，呕吐止，腹痛减轻，情绪安静。续上方加莱菔子10g，连服2剂后，3天大便排出蛔虫13条，诸症悉除。予神术散合参苓白术散善后调理。1周内3次大便常规检查未发现蛔虫卵。

按：盖小儿脾常不足，加之饮食不洁，罹多易患蛔虫病。蛔虫寄生于肠内，劫取营养，导致气机紊乱，脾阳受损，湿邪内生，严重影响小儿的生长发育。用本方治疗蛔虫病，旨在破坏蛔虫生长繁殖的内环境，并配合驱虫，使虫去体健。神术散由藿香、苍术、陈皮、砂仁、厚朴、甘草组成，有健脾行气燥湿之功；大建中汤由党参、干姜、川椒、饴糖组成，有温中健脾、降逆止痛之功。专于中阳不足、阴寒内生之证，今去饴糖之滋腻，取方中川椒、干姜味辛，使蛔虫得辛而伏，更加槟榔、使君子利气驱虫。全方既能温中健脾、利气化湿，又可驱虫，具有标本同治、缓急兼顾，驱虫健体之功效。[关俭.中药加减治疗小儿蛔虫病113例.湖北中医杂志，2000，22（4）：3.]

# 虚吐

【原文】　　　　　　虚吐多因胃弱成，神倦囟动①睡露睛。

　　　　　　　　　　自利不渴频呕吐，丁沉四君②药最灵。

〔注〕虚吐之证，多因胃气虚弱，不能消纳乳食，致成此证也。其精神倦怠，囟门扇动，睡卧露睛，自利不渴，频频呕吐者，以丁沉四君子汤治之。

【提要】叙述了小儿虚吐病因、主要症状与治疗方法。

【注释】①囟动：囟门扇动的样子。

②丁沉四君：指丁沉四君汤。

【白话文】虚吐这一病证，大多是因为先天胃气虚弱，或久病胃气虚弱，不能受纳与消化乳食，以致胃气上逆，遂致此证。虚吐发作时的主要表现为频繁呕吐未消化食物，往往伴有精神疲劳倦怠，囟门扇动，夜卧睡觉时眼睛微露成线不能完全闭拢，大便溏泄，口中不渴等症状。其治疗方法，可以用丁沉四君子汤来温脾止呕。

【解读】虚吐一证，主要是由于脾胃虚寒，中阳不振，胃的腐熟与运化功能减退，所以饮食稍有过寒，或过热，或过多，则易引起胃气上逆，诱发呕吐。胃气虚弱，胃气不降反而上逆亦可导致呕吐。由于脾胃的阳气虚弱，难以外达，故出现精神倦怠，四肢不温的症状；脾胃虚弱不能升清则夜寐露睛；胃气上逆则气血上行，小儿则出现囟门扇动；脾失健运，中阳不振，不能运化水谷，故出现大便溏泄，口不渴的症状。

【方剂详解】

（1）丁沉四君子汤：人参　白术土炒　茯苓　炙甘草　丁香　沉香

引用煨姜，水煎服。

本方由四君子汤加丁香、沉香而成。四君子汤为补益中气的主要方剂，适用于脾胃气虚的患者，丁香、沉香温中降气。诸药配伍，共奏补虚止呕的功效。

方歌：胃虚呕吐不思食，丁沉四君治最宜，

　　　　参术苓草补其胃，丁香沉香温其脾。

【医案助读】

常某，男，7月，1941年医案。

作吐半月不止，神弱，睡露睛。辨证：久吐伤胃。脾胃虚弱。治法：补中和胃，降逆止呕。方药：党参3g，丁香2粒，藿香梗3g，木香2g，沉香0.3g，京半夏6g，木瓜3g，伏龙肝10g。水煎温服，煎成1酒杯，分成4次在1小时内服下。

服上方药1剂吐止。

按：陈飞霞在《幼幼集成》中用参香散治疗小儿胃虚作吐，诸药不止者。方中包括人参、沉香、丁香、藿香梗、木香各等份，共研细末，每服1.5～2g，木瓜煎汤调服。周慕新老医生加用半夏降逆止呕，伏龙肝温中和胃止呕。对于呕吐病儿的服药方法，周慕新老医生也很注意，常嘱病儿家长将每剂药分次口服，每次服1口，1小时服完。[赵玉贤. 周慕新儿科临床经验选. 北京：北京出版社，1981：76.]

# 实吐

【原文】　　　　　小儿实吐腹胀满，二便不利痞①硬疼。

　　　　　　　　　　发渴思凉吐酸臭，三一承气可收功。

【注】实吐者，小儿平素壮实，偶而停滞，胸腹胀满，二便秘涩，痞硬疼痛，口渴思饮寒凉，吐多酸臭也。宜用三一承气汤下之，二便利而吐止矣。

【提要】阐述了小儿实吐的主要症状及治疗方法。

【注释】①痞：堵塞感，上下不通。

【白话文】实吐一证，是由于小儿平素体质较为壮实，偶尔由于饮食失节，食滞停积不能运化，故出现胸腹部膨胀满闷，或痞胀疼痛，大小便秘涩不通，腹部可触及腹壁板硬或腹内硬块，口干口渴，欲饮冷水，呕吐的多是酸臭的食物。其治疗方法，可以用三一承气汤泻下，大小便通畅之后，呕吐就可以自止。

【解读】呕吐在临床分虚实两类。实证呕吐的特点为发病急，病程短，有邪实形实的见证。凡外邪犯胃、饮食积滞、胃中蕴热、跌仆惊恐、肝气犯胃等所致呕吐，多为实证。虚证呕吐的特点为发病缓，病程长，有正虚和形不足的见症。如脾胃虚寒、胃阴不足者属虚证。辨证时要审证求因，辨明寒、热、饮食、惊恐或其他脏腑病变影响胃的功能而致吐的病因。如食入即吐，呕吐频繁，多为胃热呕吐；食后移时方吐，吐物不化，常属脾胃虚寒；吐物酸馊，吐后觉舒，多因乳食积滞；若在跌仆受惊之后，呕吐清涎者则为惊恐所致；若嗳气泛酸而呕吐者，常由肝逆犯胃而致。

【方剂详解】

三一承气汤：芒硝　生大黄　枳实麸炒　甘草生　厚朴姜炒

引用生姜，水煎服。

本方是大承气汤加甘草组成，实质上是三个承气汤即大承气、小承气汤、调胃承气汤合而为一，故名三一承气汤。方中大黄攻积泻热，荡涤积滞，以通便缓解腹痛。芒硝软坚润燥。枳实破结行气，导滞消痞。厚朴宽中下气除满。四药配伍，破结泻下通腑之力很强。再加炙甘草调和诸药，兼顾胃气，则泻下的同时又不伤正。

方歌：三一承气治实吐，涤滞通塞功最着，

　　　　芒硝相配生大黄，枳实甘草同厚朴。

【医案助读】

姜某，男，5岁，2008年10月11日初诊。

患儿素体强壮能食，喜食辛辣肉食。2天前吃火锅后出现厌食，食入即吐而来本院。症见：面赤唇干，嗳气臭秽，烦躁汗出，大便干，口干喜冷饮，呕吐物酸臭，吐后能食，苔白厚腻，舌质红。证属胃热冲逆，气不和降。治则：清热和胃，降逆止呕。药物组成：大黄（后下）10g，生甘草5g，苏子6g。1剂，浓煎100mL。分3次温服。嘱：清淡饮食，2剂愈。

按：由于患儿过食辛热油腻，肥甘等物，使肠胃积热，热则生火，所谓"诸逆冲上，皆属于火"。故食入即吐，呕吐气秽，火热耗伤津液故身热烦躁，面赤口干大便秘结，口气秽臭。方选大黄甘草汤加减，用生大黄通腑清热下行，火毒自去呕吐止。[常璟，刘月萍.小儿呕吐治疗五法.甘肃中医，2009，22（12）：38-39.]

# 寒吐

【原文】　　　　朝食暮吐为冷吐，乳食不化不臭酸。

四肢厥冷①面唇白，姜橘②丁萸理中③煎。

〖注〗寒吐者，皆因小儿过食生冷，或乳母当风取凉，使寒气入乳，小儿饮之，则成冷吐之证。其候朝食暮吐，乳食不化，吐出之物，不臭不酸，四肢逆冷，面唇色白，治当温中定吐。微寒者，姜橘散主之；寒甚者，丁萸理中汤主之。

【提要】叙述了小儿寒吐病因、主要症状与治疗方法。

【注释】①厥冷：手足逆冷的意思。

②姜橘：指姜橘散。

③丁萸理中：指丁萸理中汤。

【白话文】寒吐一证，是因小儿过食生冷的食物或瓜果，或是在哺乳时，乳母贪凉而当着风吹，使得寒气侵袭入乳汁，小儿喝了带有寒性的母乳后，以致胃中虚寒，上逆而吐，形成寒吐一证。寒吐主要症见，朝食暮吐或暮食朝吐，乳食得不到消化，吐出的胃内容物，不酸也不臭；严重者还有四肢逆冷，面色和嘴唇青白的症状。治疗原则应当温中定吐。寒邪较轻的情况，可以用姜橘散治疗；寒邪较重的情况，可以用丁萸理中汤治疗。

【解读】寒吐的主要特征朝食暮吐或暮食朝吐。其分虚实两端：属实者，是过食寒凉食物积于胃脘，因食物过寒伤胃而出现起病急，食入即吐，吐势较剧；属虚者，多是缓慢起病，缠绵难愈，因脾胃阳虚，不能温运食入之物体，而出现时呕时止，或干呕恶心之状，但吐出的多是当天的食物。寒吐无论虚实，皆因寒邪在胃，以致不能腐熟水谷，胃气上逆而吐，故其治疗原则，皆是以温中助运止呕为主。

【方剂详解】

(1) 姜橘散：白姜二钱　陈皮一两　炙甘草一钱

上为细末，每服一钱，温枣汤调服。

方中白姜温中止呕，陈皮、炙甘草理气和中。此方一般应用于寒吐的轻证。

（2）丁萸理中汤：即理中汤加丁香、吴茱萸。

理中汤中人参、白术健脾益胃，干姜温胃散寒，甘草和中，加用丁香、吴茱萸温胃散寒，降逆止呕。此方一般应用于寒吐的重证。

【医案助读】

王某，男，4岁，1992年7月19日初诊。

主诉（代）：呕吐7天。

病史：患儿过食瓜果冷饮，1周来朝食暮吐，呕吐物为不消化的食物残渣，无特殊臭气，呕吐次数少而量多。经某医院禁食、输液、应用"爱茂尔""阿托品"等药不效，来院求中医诊治。现症：四肢欠温，腹痛绵绵喜按，大便溏薄，小便清长。检查：面白唇淡，精神疲倦，腹软，无触痛。舌淡苔白，脉沉迟。诊断：呕吐（胃寒呕吐）。治法：温中散寒，降逆止呕。方药：丁萸理中汤加味。丁香1g，吴茱萸3g，党参6g，白术6g，干姜3g，制附片3g，肉桂3g，甘草3g。服药2剂。

7月21日二诊：药后呕吐、腹痛减轻，精神渐复，四肢稍温。效不更方，继服2剂。

患儿过食瓜果、冷饮，损伤脾胃之气，脾胃虚寒，不能运化水谷，胃失和降，气逆于上，故朝食暮吐。胃阳不足，寒邪凝滞，食物不能腐熟，故吐物多为不消化的食物残渣，吐的次数少而量多。乳食未甚腐败，故吐物不酸臭。脾胃虚弱，运化失职，故大便溏薄。脾主四肢，脾阳不振，阳气不能敷布，故四肢不温，面色苍白，精神疲倦。寒邪客于肠胃，气机凝滞不通故见腹痛绵绵喜按。舌淡苔白，脉沉迟均为虚寒之象。治宜温中散寒，降逆止呕。方用丁萸理中汤加制附片、肉桂治疗。方中丁香、吴茱萸、干姜温中散寒，降逆止呕；党参、白术健脾益气；甘草益气和中；制附片、肉桂温阳散寒。诸药合用，温阳寒散，呕吐自愈。[宋传荣.中医儿科学教学病案精选.长沙：湖南科学技术出版，2000：27－28.]

# 热吐

【原文】食入即吐因胃热，口渴饮冷吐酸涎。

身热唇红小便赤，加味温胆汤可痊。

【注】热吐之证，或因小儿过食煎煿之物，或因乳母过食厚味，以致热积胃中，遂令食入即吐，口渴饮冷，呕吐酸涎，身热唇红，小便赤色。治宜清热为主，加味温胆汤主之。

【提要】叙述了小儿热吐的病因，主要症状与治疗方法。

【白话文】热吐一证，一方面是由于小儿过食煎炒炙煿的食物，一方面是由于乳母在哺乳期间过食肥甘厚味之品，导致乳汁蕴热，小儿食热性母乳后，邪热积聚在胃中，胃失和降，胃气上逆而呕吐。其临床主要症见，进乳食即吐，口渴欲饮凉水，呕吐酸水与黏涎，身体发热，口唇红赤，小便黄赤等症状。其治疗应以清热止呕为主，宜加味温胆汤。

【解读】《内经》云："诸逆冲上，皆属于热。"小儿热吐产生的原因多是小儿过食热性食物，积热于胃中；或者是因为乳母过食油腻，乳汁蕴热，小儿食热乳后，亦可积热于胃中；除此之外，湿热之邪困阻脾胃，也是造成小儿热吐的重要原因。以上皆应清热泻火，降逆止呕来治疗。但目前临床上，因胃阴不足而出现的虚热吐也不在少数，可选用竹叶石膏汤、麦门冬汤之类方剂，滋阴清热，降逆止呕。

【方剂详解】

加味温胆汤：陈皮　半夏姜制　茯苓　麦冬去心　枳实麸炒　生甘草　竹茹黄连姜炒

引用灯心，水煎服。

即温胆汤加黄连清热泻火，麦冬养阴清热。

方歌：热吐须用温胆汤，陈皮半夏茯苓良，

麦冬枳实生甘草，竹茹黄连水煎尝。

【医案助读】

介某，女，10个月。1965年3月14日初诊。

主诉（代）：呕吐3天。病史：患儿3天来呕吐呃逆，口渴饮冷，食入即吐，吐物酸臭，伴身热烦躁，大便秘结，小便短赤。检查：体温38℃，舌红苔黄，指纹色紫。诊断：呕吐（胃热呕吐）。治法：清热止呕。方药：温胆汤加味。陈皮5g，半夏5g，茯苓5g，麦冬5g，枳实3g，竹茹5g，黄连5g，甘草3g。服药4剂。

二诊：服药后诸症消失，恢复正常饮食。

按：《素问·至真要大论》云："诸逆冲上，皆属于火。诸呕吐酸……皆属于热。"患儿饮食不节，食郁化热，热积于胃，胃火上冲，故见食入即吐，吐物酸臭。热积胃中，耗伤津液，故口渴喜饮。里热内蒸，故身热烦躁。大便秘结，小便短赤，舌红苔黄，指纹色紫，皆为胃热之征。用加味温胆汤治疗。方中竹茹、半夏降逆止呕；黄连清热泻火；陈皮、枳实理气导滞；甘草、茯苓、麦冬和胃生津。诸药合用有清热和胃，降逆止呕之功。服药4剂，痊愈。［宋传荣．中医儿科学教学病案精选．长沙：湖南科学技术出版，2000：27．］

# 泻证门

## 泻家总括

【原文】　　　　小儿泄泻认须清，伤乳停食冷热惊。

　　　　　　　　脏寒脾虚飧水泻，分消①温补治宜精。

〖注〗泻之一证，多因脾被湿浸，土不胜水而成。然致病之原各异，或乳食停滞不化，或感受寒暑之气，或惊邪外触，或脏受寒冷，或脾虚作泻，更有飧泻水泻之证，致疾之因不同，而调治之法亦异，医者详细辨之。或分消或温补，因证施治，庶不误矣。

【提要】　概述了小儿泄泻的病因病机与相应的治疗大法。

【注释】　①分消：是一种治疗方法，有上下分消，内外分消等。一般多用于脾胃病的治疗。

【白话文】泄泻指小儿大便稀薄，甚至水样，次数增多，或呈水样带有不消化乳食及黏液。关于泄泻的病因病机，古人有"泄泻之本，无不由于脾胃"与"无湿不成泻"之说，一般认为泄泻多系脾胃受水湿所侵，脾土之气不胜水湿，以致水湿下走大肠而成。临床上可有多种具体原因引起小儿泄泻：有因过伤乳食，以致停滞不化，损伤脾胃；有因外感风、寒、暑、湿等邪气，导致脾胃运化失常；有因体质虚弱，又受了惊恐，从而影响到气机升降失调；有因多食瓜果生冷，过服寒凉之药，以致耗损元气，脏腑虚寒；还有因病久脾虚，脾阳不运的。在临床证候方面，还多见小儿泻下不消化食物的飧泄证与泻下如水的水泻证等。总之，小儿泄泻致病的原因不同，治疗方法也就不同，临床必须详细分辨，根据不同的病证变化，结合小儿"稚阴稚阳"的生理特点与"易虚易实，易寒易热"的病理特点，或采用分消的方法，或是采用温补的方法，进行不同的治疗。

【解读】泄泻是小儿最常见的疾病之一，尤以 2 岁以下的婴幼儿更为多见，年龄愈小，发病率愈高。在一年四季均可发生，以夏秋季节发病率为高，南方冬季亦可发生，本病亦有一定的流行性。

引起小儿泄泻的原因主要有感受外邪、内伤饮食、脾胃虚弱、脾肾阳虚四种。此外，脾虚久泻尚可引起肝气犯脾，出现烦躁易怒、哭而便泄等肝气横逆、脾失健运的证候；如久泻不止，脾土受伤，肝木无制，往往可因脾虚肝旺而出现慢惊风证；脾虚肺弱，肺易受邪则可出现面色苍白、咳嗽及便溏等证候。暴泻伤阴，久泻伤阳，由于小儿具有"稚阴稚阳"的生理特点和"易虚易热"的病理特点，如治疗不当或不及时，导致气液亏损，常呈现"伤阳""伤阴"或"阴阳俱伤"的变证。

# 伤乳食泻

【原文】　　　　　乳食过伤泻酸脓，噫臭腹热胀满疼。

口渴恶食溺赤涩，保安①平胃②奏神功。

〔注〕伤乳食泻者，因乳食过饱，损伤脾胃，乳食不化，故频泻酸脓也，噫臭腹热，胀

满疼痛，口渴恶食，小便赤涩。须用保安丸消其滞，次用平胃散和其脾，庶积消而泻止矣。

【提要】叙述了小儿伤乳食泻的主要临床表现与治疗方法。

【注释】①保安：指保安丸。

②平胃：指平胃散。

【白话文】伤乳食泻是指小儿因进食乳食过度，损伤脾胃而出现的一种泄泻。临床主要症见，大便稀溏，次数增多，夹有乳凝块或食物残渣，甚至泻下之物如同脓样，气味酸臭，或如败卵，脘腹胀满疼痛，或见便前腹痛，泻后痛减，嗳气酸馊，或有呕吐，口渴，小便赤涩等症状。伤乳食泻的治疗方法，应以健脾消导为主，一般先用保安丸消积导滞，再以平胃散健脾和胃，待积滞一去，脾胃复健，则泄泻自止。

【解读】小儿伤乳食泻的发病无明显的季节性，一年四季均可发生。一般通过节食与清淡饮食，结合健脾消导药，可以取得较好的临床疗效。但临床上尚有一种以小儿乳糖不耐受为病因的特殊伤乳食泻，需要引起我们极大的注意。乳糖酶缺乏是广泛存在的世界性问题，包括中国人在内的远东人群发生率高，大部分人群不出现症状，但由于小儿乳糖酶分泌少，不能完全消化分解母乳或牛乳中的乳糖，从而引起非感染性腹泻。其主要症状是腹泻每日数次至10余次，大部分患儿肠道气体多，常带出少量粪便在尿布上。大便多为黄色或青绿色稀糊便，或呈蛋花汤样，泡沫多，有奶块，少数患儿有回奶或呕吐。患儿还会伴有腹胀和不同程度的不安、易哭闹，排便或经治疗后腹泻好转。病程中，或可出现肠绞痛；严重者可发生脱水、酸中毒、生长迟缓等，多无发热。

【方剂详解】

（1）保安丸：香附醋炒　缩砂仁各一两　白姜炮　青皮醋炒　陈皮　三棱　莪术　炙甘草各五钱

上为细末，面糊为丸，量儿大小与之，白汤化下。

方中香附、砂仁、陈皮功专行气去胀，健脾运中消食，三棱、莪术活血破积之力很强，故加甘草、白姜以养胃和中，保护胃气。

（2）平胃散：方见呃乳。

【医案助读】

司某，男，5岁。腹泻腹痛1天。

　　患儿于发病前 1 天上午，食入大量鱼虾、肉食、奶油及饮料。当时自觉脘腹撑胀，家人未予重视。至深夜患儿哭叫腹痛，并呕吐大量食物及痰液，其味酸臭，吐后腹痛减轻。约 1 小时后，腹痛又作，并发泄泻。侯半小时复作。目前患儿面容憔悴，痛苦表情，精神不振，皱眉弯腰，眼窝内陷，心烦，时作嗳气，口中气热，有酸腐味，纳呆拒食，脘腹胀满，按之较硬，矢气热臭，尿黄而少，手足心热。舌质红，苔黄厚腻，脉弦滑大。证属食滞中焦，伤于脾胃，升降失调，导致泄泻。治宜消食导滞，调和脾胃。方药：藿香 10g，苏梗 10g，竹茹 10g，佛手 10g，焦三仙 10g，半夏 6g，砂仁 6g，茯苓 10g，大腹皮 6g，军炭 3g。服药 3 剂，大便泻下秽物甚多，自觉腹中舒畅，仍感倦怠，不思饮食，于前方中去军炭、大腹皮，加莲子肉 10g、以焦三仙易谷稻芽各 10g，以调养脾胃，又服 3 剂而愈。

　　按：本例患儿因暴饮暴食，导致脾胃运化不及，食滞中焦，壅塞肠胃，小儿稚嫩之脏腑难以承受，以致中焦逆乱，升降失常，吐泻并作。正如《内经》所论："饮食自倍，肠胃乃伤。"饮食壅塞中焦，故吐泻之后自觉舒适。因此，治疗宜因势利导，通因通用，滞去则病除。但应中病即止，故在后 3 剂减消导之品，加健脾养胃之药而收功。[宋祚民，宋文芳，李建，等. 中医临床证治系列讲座第 18 讲. 泄泻. 中级医刊，1997，32（6）：56.]

## 中寒泻

【原文】　　　　　　　过食生冷中寒泻，肠鸣胀痛泄澄清。

　　　　　　　　　　　面白肢冷懒饮食，理中①诃子散堪行。

【注】中寒泻者，因过食生冷，以致寒邪凝结，肠鸣腹胀，时腹疼痛，所泻皆澄澈清泠，面色淡白，四肢厥冷，饮食懒进也。温中，理中汤主之；止泻，诃子散主之。

【提要】叙述了小儿中寒泻的病因、主要症状与治疗方法。

【注释】①理中：指理中汤。

【白话文】中寒泻者，是因为小儿脏腑稚嫩，脾肺素虚，加以起居饮食不慎，如感受寒冷，或喜食生冷之类的食物等，以致于寒邪凝滞于中而引起的泄泻。其主要症状是肠鸣腹胀，时有腹痛，大便清稀，泻下之物澄澈清泠如水样，或蛋花汤样，臭气不甚，多伴面色淡白或苍白，四肢不温或厥冷，食欲不振等。治疗的方法应以温中止泻为主，温中宜用理中汤；止泻宜用诃子散。

【解读】中寒泻，在目前临床上，很大一部分病例有恶寒发热的症状，类似于西医学中的胃肠型感冒。该病多在天气冷暖变化时发生，主要是由柯萨奇病毒引起的，或同时伴有细菌性混合感染。胃肠型感冒的发病症状主要是胃胀、腹痛、呕吐、腹泻，一天排便多次，乏力，严重时会导致机体脱水、体内电解质紊乱，免疫系统遭到破坏。

胃肠型感冒须与胃肠炎进行鉴别。急性胃肠炎常有不洁饮食史，恶心、呕吐较为剧烈，呕吐物常有刺激性气味，但一般没有发热症状。胃肠型感冒初起，很容易误作急性胃肠炎。胃肠型感冒以足太阳膀胱经与足阳明胃经症状同见，实为病邪由表入里；或手足太阴经同病，由手经传至足经，无论何种情形，皆为由表入里，可以借鉴"逆流挽舟"进行治疗，疏散表邪，补益里气，则表气疏通，里邪亦除。

【方剂详解】

（1）理中汤：方见不乳。

（2）诃子散：诃子<sub>面煨</sub>　肉豆蔻<sub>面煨</sub>　白术<sub>土炒</sub>　人参　茯苓　木香<sub>煨,各一</sub>两　陈皮　炙甘草<sub>各五钱</sub>

上为细末，每服一钱，姜汤调服。

本方即异功散加诃子、肉豆蔻、木香组成。异功散即四君子汤加陈皮，可健脾理气，补而不滞，加诃子、肉豆蔻、木香则温中行气，收涩止泻的功效更著。

【医案助读】

某女孩，3岁半，1999年11月6日就诊。

其母代诉：患儿腹泻5天，在市某医院经中西药物治疗后无效，且日渐加重，经人介绍来我院门诊要求服中药治疗。诊见腹泻为水样大便，日行5～6次，伴纳差，倦怠，面色苍白，舌质淡，苔白，脉沉无力。大便常规检查：脂肪球（＋＋＋）。治以温中健脾止泻。处方：党参6g，焦白术6g，干姜3g，炙甘草3g，车前草7g，炒山楂10g，神曲6g。服药2剂，大便次数明显减少，食欲增加，3剂痊愈。复查大便常规正常。

按：小儿脏腑娇嫩，形气未充，发育迅速，无论是内伤饮食，还是外感六淫之邪均可引起脾胃功能紊乱，造成泄泻。笔者采用理中丸加味健脾利湿，温中止泻。药用党参甘温入脾，补中益气；炮姜辛热，温中而扶阳气；脾虚则生湿，以甘苦温之白术燥湿健脾；车前草利尿止泻；炙甘草补中扶正，调和诸药。全方合用，疗效甚佳。[王爱蓉.理中丸加味治疗小儿泄泻50例.湖南中医杂志，2002，18（2）：49.]

# 火泻

【原文】　　　　　火泻内热或伤暑，暴注下迫①腹痛疼。

烦渴泻黄小便赤，玉露②四苓③可收功。

〔注〕火泻者，皆因脏腑积热，或外伤暑气。故泻时暴注下迫，肚腹疼痛，心烦口渴，泻多黄水，小便赤色也。先用玉露散清其热，再用四苓汤利其水，庶得其要矣。

【提要】叙述了小儿火泻的病因、主要症状与治疗方法。

【注释】①暴注下迫：突然泄泻，便前腹痛明显，便势急迫，兼有里急后重的症状。《素问·至真要大论》："诸呕吐酸，暴注下迫，皆属于热。"《素问病机气宜保命集·泄泻论》："暴注者，是注泄也……下迫者，后重里急，窘迫急痛也"。

②玉露：指玉露散。

③四苓：指四苓汤。

【白话文】火泻者，亦称"热泻"，多因脏腑素有蕴热，或夏季感受暑湿所引起的一种泄泻。其主要的临床表现，泻下时暴注急迫而下，引起腹部疼痛，泻下黄白如糜或带黏腻、气味臭，肠鸣腹痛、痛一阵泻一阵，泻后仍有重坠感，肛门灼热，小便短赤，心烦口渴。治疗上可先用玉露散清其积热，再用四苓汤渗湿利水，临床疗效颇佳。

【解读】火泻多为湿热腹泻，是肠道感染中最常见类型的一种，多发于夏秋之交。因外受湿热疫毒侵及肠胃，传化失常而发生泄泻。常见症状有泻下急迫，泄而不爽；肛门灼热，烦热口渴，小便短赤等。临床上，除了应用药物积极治疗之外，尚应通过日常调摄来预防本病的发生，如提倡母乳喂养、增添辅食不宜太快、品种不宜太多；夏天或小儿患病时不宜断奶，喂食尽量做到定时定量；注意饮食和环境卫生。

【方剂详解】

（1）玉露散：寒水石　石膏各一两　甘草三钱

上为细末，量儿大小，温汤无时调服。

方中寒水石辛、咸、寒，清热降火，利窍，消肿；生石膏，辛、甘、微寒，清热泻火，除烦止渴；甘草和中解毒。诸药合用，功在清热除烦，和中止泻。玉露散为钱乙首创，在《小儿药证直诀》中，以时间为限，"五月十五日"至"八月十五日"这段时间中的"夏秋吐泻"都用玉露散或玉露散配合益黄散治疗，可见钱乙对玉露散的重视和临床应用之多。后世该方的临床主治范围日益扩大，并不拘泥于疾病发生的时间。

（2）四苓汤：茯苓　白术土炒　猪苓　泽泻

引用灯心，水煎服。

方中泽泻以其甘淡，直达肾与膀胱，利水渗湿。茯苓、猪苓之淡渗，增强其利水渗湿之力。佐以白术、茯苓健脾以运化水湿。

方歌：火泻小便不利通，利水除湿用四苓，

　　　茯苓白术猪苓泽，灯心为引共煎成。

【医案助读】

王某，男，13个月。

因"发热伴腹泻1天"前来就诊。现病史：1天前患儿发热，体温波动在38～39℃，偶咳。今晨起，患儿呕吐2次，为胃内容物。至就诊时大便7次，便稀，水样便。诊时，患儿发热，不咳，稀水样便，肛门红，便前哭闹明显，尿黄短。体温38.3℃，皮肤弹性尚好，舌质红，苔薄黄，指纹紫滞。轮状病毒检测：阳性。诊断为泄泻（湿热泻）；属湿热之邪蕴结脾胃，下注大肠，传化失职，发为泄泻。治宜清热利湿，以葛根芩连汤化裁。处方：葛根5g，黄芩5g，川连1.5g，木香3g，法半夏5g，生甘草3g，泽泻5g，2剂，水煎至40～50mL，分服。

1日后，患儿热退，无吐，尚见腹泻，腹胀，水样便稍见转稠，日6～8

次，未见黏液便，尿量增。舌质红，苔薄，指纹淡紫。中药拟健脾止泻法，宗七味白术散加减。处方：藿香5g，葛根5g，木香3g，党参5g，白术5g，云苓5g，甘草3g，川连1g，2剂。

2日后患儿大便次数、便质恢复正常，纳增，精神活泼。舌质偏红，苔薄白，指纹淡紫。腹泻病愈，予"保和丸"调治脾胃。

按：秋季腹泻，在儿科较为常见。初起因感邪热，多表里同病，似《伤寒论》之协热利，宜葛根芩连汤为主以解表清热利湿。小儿脾常不足，热退或表邪解后，多表现脾弱失运，宜以七味白术散为主健脾止泻，若兼泄泻明显或有热象，可少佐川连苦寒坚肠止泻。方中用泽泻者，旨在利小便而实大便。

# 惊泻

【原文】　　　　惊泻因惊成泄泻，夜卧不安昼惕惊。

粪稠若胶带青色，镇惊①养脾②服通灵。

〔注〕惊泻者，因气弱受惊，致成此证。其候夜卧不安，昼则惊惕，粪稠若胶，色青如苔。治宜镇心抑肝，先以益脾镇惊散定其惊；次以养脾丸理其脾，庶可愈矣。

【提要】叙述了小儿惊泻的病因、主要症状与治疗方法。

【注释】①镇惊：指益脾镇惊散。

②养脾：指养脾丸。

【白话文】惊泻，顾名思义本病多与小儿气弱、受惊吓有关。惊泻的患儿平素多有胆怯易惊，夜间不能安卧，昼间多有惊惕不安，其大便溏稀，颜色青如绿苔，便质黏稠似胶水一般，病情严重者，往往伴有抽搐的现象。其治疗方法，要针对该病本虚标实的基本病机，结合病情缓急，以镇心抑肝为主要治法。宜先用益脾镇惊散定其惊，次以养脾丸调脾理中，方可能却病愈疾。

【解读】惊泻好发于6个月以内的婴幼儿。小儿初生，脏腑娇嫩，气血薄弱，脾之运化功能尚未健全，但小儿是纯阳之体，生发之气旺盛，生机蓬勃，常表现出"肝常有余"的征象。所以"肝常有余，脾常不足"是小儿的生理特点之一。肝属木,脾属土,土生木,木克土。肝有余而脾不足之小儿卒受惊恐则易致肝气横逆,传克于脾,脾运失职而成惊泻。幼科《证治准绳》有云:"小儿惊泻者,肝主惊,肝木也,盛则必传克于脾,脾土既衰,则乳食不化,水道不调,故泄泻色青,或兼发搐也。"

脾虚肝旺为惊泻的主要病机,但由于患儿体质各有不同,因此临床上可见以肝强为主受惊,横逆犯脾致泄者,亦可见脾弱受惊,肝木乘脾致泄者。两者在症状与治疗上有所差异,前者症见患儿平素心肝火旺,夜寐不安,多哭易惊,躁扰不宁,泻时腹痛,质稀薄,色青而稠,秽气较重,有泡沫,小便量少,胃纳不佳,舌淡苔薄白,指纹淡紫。后者因素体脾胃虚弱,再受惊恐而起。症见面色萎黄,倦怠乏力,胆怯易惊,食欲不振,大便溏薄或如水样,有泡沫,气味秽臭。若属肝强受惊,横逆乘脾,治以泄肝镇惊助以扶脾,宜用"痛泻要方"为基本方进行加减,药物多用双钩藤、防风、炒白术、杭白芍、陈皮、煨木香、茯苓、扁豆衣、扁豆花、焦曲等。若属脾虚受惊,肝气乘脾型,治疗以扶脾为主,佐以疏肝。方以《医宗金鉴》的"益脾镇惊汤"化裁,药物用双钩藤、杭白芍、辰茯苓、太子参、炒白术、炒扁豆、煨木香、焦曲、桑叶、玉蝴蝶等。

本病如若出现抽搐的现象,又当参看惊风的治法,进行施治。

【方剂详解】

(1) 益脾镇惊散:人参钱半　白术土炒　茯苓各三钱　朱砂八分　钩藤二钱甘草炙,五分

上研细末,每服一钱,灯心汤调服。

方中党参、白术、茯苓、甘草健脾益气化湿;钩藤平肝祛风,朱砂镇惊安神。诸药合用,为扶脾抑肝镇惊之剂。益脾镇惊散主要功效为镇心,抑肝,益脾。

(2) 养脾丸:人参　白术土炒　当归　川芎各三钱　青皮醋炒　木香煨　黄连姜炙　陈皮各二两　神曲炒　山楂　缩砂仁　麦芽炒,各一钱

上研细末,神曲糊为丸,如麻子大,每服20丸,陈仓米饮下。

方中人参、白术健脾益气;当归、川芎养血活血;青皮、陈皮、砂仁理气和中;木香、黄连厚肠止泻;山楂、神曲、麦芽消食导滞。全方攻补兼施,适合泻后调理。

**【医案助读】**

郭某，男，3个月，1993年9月25日初诊。

患儿受惊5天，泄泻3天。5天前因邻居喜庆之日，放母子炮而受惊。当时惊哭不休，随后不思乳食，刚入睡则惊惕哭吵，大便色绿如青苔，日10余次，舌质红，苔微黄，指纹青紫直射命关。此系外受惊吓，而致运化失常。治拟镇惊安神，补脾益气，药用抱木神15g，金蝉花4只，双钩藤10g，净琥珀3g，灯心草5g，太子参10g，炒白术5g，焦神曲10g，川黄连3g，生甘草2g，水煎，频服，1剂。

次日复诊：大便次数减半，惊惕减轻，睡眠也较安静，按上方去琥珀再服1剂，大便日行1次，其他正常，而告痊愈。

按：小儿脏腑娇嫩，形气未充，经脉未盛，神气怯弱，易受惊恐。其特点有受惊历史，受惊之后大便次数增多，性味不臭，无气泡，黏稠黄绿色或色青如苔。本方由《医宗金鉴》益脾镇惊散演变而来。原方去朱砂，茯苓换茯神，蝉蜕换金蝉花，加川黄连，焦神曲。方中金蝉花、抱木神、双钩藤、灯心草具有镇惊安神作用，太子参、炒白术、焦神曲、川黄连、甘草梢具有补脾益气，补而不滞。全方具有镇惊安神，补脾益气之功效。在服药期间必须保持环境安静，适当给予米汤或易消化之品，对痊愈和巩固疗效有促进作用。［张超景.新加益脾镇惊散治疗小儿惊泻178例.福建中医药，1995，26（4）：15.］

# 脐寒泻

**【原文】**　　　　　　剪脐失护受寒冷，粪色青白腹痛鸣。

　　　　　　　　　　　散寒和气饮极效，温补调中汤最灵。

〔注〕脐寒泻者，多因断脐失护，风冷乘入，传于大肠，遂成寒泻之证。其候粪色青白，腹痛肠鸣。先用和气饮温散之，再以调中汤温补之，庶治得其要矣。

**【提要】**　叙述了小儿脐寒泻的病因、主要临床表现与治疗方法。

**【白话文】**　脐寒泻，多见于初生小儿，因断脐时护理不慎，以致寒风侵袭，入里传于大肠，遂成寒泻之证。其临床主要症见，大便色青白，泻前腹痛明显，患儿多大声啼哭，腹中雷鸣。治疗时宜先用和气饮温中散寒，再以调中汤温补脾胃。

【解读】脐寒泻是因脐部着凉而引起的腹泻，与中寒泻同属寒泻的范畴，但在病因、治疗等方面有所区别。在临床上常以内服中药常规治疗基础上运用中药散剂外敷脐部（即神阙穴）或推拿来治疗小儿脐寒泻。

【方剂详解】

（1）和气饮：苍术　紫苏　防风　赤苓　豆豉　藿香　陈皮　厚朴姜炒　炙甘草

引用生姜、灯心，水煎服。

本方属平胃散的加减方，平胃散可燥湿运脾，行气和胃，加紫苏、防风、豆豉散寒解表；藿香解表透湿；茯苓淡渗利湿。诸药合用，解表散寒，燥湿运脾之功。

方歌：和气饮具温散功，苍术紫苏共防风，

　　　　赤苓豆豉藿香叶，陈皮厚朴甘草同。

（2）调中汤：人参　茯苓　藿香　白术土炒　炙甘草　木香煨　香附制　缩砂仁

引用煨姜，水煎服。

方中四君子汤健脾益气，加藿香、木香、香附、砂仁理气燥湿，炮姜温中止泻。

方歌：脐寒泻用调中汤，人参白术煨木香，

　　　　藿香茯苓同香附，缩砂炙草引煨姜。


# 脾虚泻

【原文】　　　　　脾虚食后即作泻，腹满不渴少精神。

　　　　　　　　　面黄懒食肌消瘦，参苓白术奏奇勋。


〖注〗脾虚泻者,多因脾不健运。故每逢食后作泻,腹满不渴,精神短少,面黄懒食,肌肉消瘦也,宜用参苓白术散以补脾,其泻自止。

【提要】 叙述了小儿脾虚泻的主要症状与治疗方法。

【白话文】 小儿脏腑稚嫩，素体脾气不足，加之饮食不调，日久伤脾，脾虚运化失常，引起脾虚腹泻。其临床主要症见，食后腹泻，久泻不愈，或时泻时止，腹满不渴，神疲乏力，面色萎黄，肌肉瘦削，食欲不振等。治疗时应健脾益气，助运止泻，宜用参苓白术散，临床疗效显著。

【解读】 虽然古有"湿多成五泄"之说，但泄泻之成因，无不由于脾胃，因此历代医家治疗本病证，无不从调理脾胃而立法、处方。

脾虚泄泻，多因健运失司，食不消化，故进食则泻。脾虚则气阳不振，不能分化水谷，故多食多泻或厌食作呕。若脾阳长期不振，久必殃及肾阳，肾阳虚则飧泄食不化，寒自中生，酿为虚寒泄泻。脾困则食欲不馨，精神萎靡，面色萎黄，苔花剥，为脾气不足表现。脾虚肝旺，或突受惊恐，肝气横逆，伤及脾胃，而见泻下色青、腹痛多啼、睡中惊叫等症，则为惊泻。临床症状虽复杂，但其本是虚多邪少。

一般来说，脾虚泻的病程较长，常有反复腹泻发作史。大便多溏薄，食后即泻，多吃多泻，若进不消化或生冷油腻食物，则泻次明显增多，常伴有食欲不振，面色萎黄，精神萎靡，睡时出汗及露睛，或泻下色青，腹痛多啼，睡中惊叫等症，舌淡红，苔薄白或花剥。脾虚泻以健脾运脾为主。本证多为先天不足，或后天脾气虚弱，其病不在邪多，而在正虚。故脾健则运，运则脾气自复，所以有"脾健不在补贵在运"之说，补脾则足以碍脾。

【方剂详解】

参苓白术散：方见脾疳。

【医案助读】

周某，女，6个月。

因"腹泻1周"前来就诊。现病史：患儿1周前无明显诱因出现腹泻，为稀水便，夹有不消化奶瓣，气味不臭，无黏液及脓血，日行3~4次。曾自服妈咪爱、思密达等药，症不缓解。为求中医诊治，就诊于我院儿科门诊。诊时患儿腹泻症状基本同前，不发热，纳呆，小便稍少。查体：患儿神清，但精神萎靡不振，面色萎黄无华，口唇不红，皮肤弹性可，咽稍红，舌淡红苔白厚腻，指纹淡。查大便常规：有不消化奶瓣；WBC（－），RBC（－）。诊断为泄泻（脾虚泻），小儿素体脾胃虚弱，运化失职，水反为湿，谷反为滞，清浊不分，合污并走大肠，发为本病。治宜健脾止泻，方用七味白术散化裁。处方：藿香5g，葛根3g，白术9g，茯苓9g，木香3g，桔梗6g，焦神曲6g，党参9g，甘草3g。3剂，水煎服，日1剂，分次温服。服药2剂泻止，纳可，精神反应好。

　　按：婴儿脏腑娇嫩，脾胃虚弱，稍有调护失宜，则脾胃易受损伤，运化失职。湿滞内生，并走大肠，发为泄泻。故治疗关键在健脾止泻，常宗七味白术散化裁。方中以四君子汤益气健脾为主，配藿香辛温芳香以化湿浊，木香行气止痛，桔梗助葛根升发清阳，焦神曲消积化滞。诸药相合使脾气健，湿滞除，泻自止。

# 飧泻

【原文】　　　　清气下陷①失健运，完谷不化②飧泻名。

　　　　　　　　补中益气汤升补，久泻肠滑用四神③。

〔注〕飧泻者，或因春伤风邪，清气下陷，脾失健运，以致完谷不化也。治者须补养脾土，用补中益气汤升其中气；若泄泻日久，肠滑不禁者，用四神丸治之。

【提要】　阐述飧泻的主要病因、临床表现、治法与用药。

【注释】　①清气下陷："脾以升为健"，脾能升清气，若清气下陷，就会出现腹泻不止，肛门脱出，腹部胀满，饮食不化等症。

②完谷不化：就是大便中有大量不消化的食物，即俗说的"吃啥拉啥，整吃整拉"。是脾肾阳虚的临床表现之一。

③四神：指四神丸。

【白话文】　飧泻，多因脾虚清气下陷所致，亦有小儿春季伤于风邪，风木之气，内通于肝，肝木乘脾，脾气下陷，清气不升，反而下陷，日久而成泄泻。其临床以大便泄泻清稀、并有不消化的食物残渣，即所谓"完谷不化"为特征，便前常有腹痛肠鸣，泻后自安等症状。治疗上需用补中益气汤补养脾土，升其中气，若泄泻日久，肠滑不禁者，则可用四神丸温肾扶阳，补火暖土。

【解读】飧泻，即飧泄，临床上主要有三种类型：一是肠风飧泄；二是脾阳虚的脾泄，三是肾阳虚之肾泄，其中后二者可以归属于"五更泻"的范畴。临床上，三者总脱却不了脾虚的病理根本。

肠风飧泄为由风邪入于肠胃引起的飧泄，风邪由表入里，必须由虚风作用于正气不足之人而发病。肠风飧泄的主要表现为腹胀肠鸣，时有气攻痛，矢气频频，一痛则急登厕，泄则不畅，下多完谷不化，并伴劈劈有声，泄后痛减，脉多虚细，并有尺部浮缓。在治疗上，以治风为主，兼健脾和养护阴气，可用痛泻要方。

五更泻主要由于脾肾阳虚所致。病久渐虚，脾病损肾，则见脾肾阳虚。肾阳不足，命门火衰，不能蒸化致病。黎明之前，阴气盛，阳气未复，脾肾阳虚者，胃关不固，隐痛而作，肠鸣即泻，又称"五更泄""鸡鸣泄"；泻后腑气通则安；肾亏则腰膝酸冷，脘腹畏寒，形寒肢冷，四肢不温；肾阳虚衰，命门火衰，温煦无力，小便清长，夜间尿频；舌质淡，舌体胖有齿印，脉沉细无力，均为脾肾阳虚之征。治疗"五更泻"应温肾健脾、固涩止泻。方用四神丸加减。

【方剂详解】

（1）补中益气汤：人参　黄芪蜜炙　当归土炒　白术土炒　炙甘草　陈皮　升麻土炒　柴胡醋炒

引用姜、枣，水煎服。

补中益气汤，为补益剂，具有补中益气，升阳举陷之功效。方中黄芪味甘微温，入脾肺经，补中益气，升阳固表，故为君药。配伍人参、炙甘草、白术，补气健脾为臣药。当归养血和营，协人参、黄芪补气养血；陈皮理气和胃，使诸药补而不滞，共为佐药。少量升麻、柴胡升阳举陷，协助君药以升提下陷之中气，共为佐使。炙甘草调和诸药为使药。

方歌：飧泻多因清阳陷，补中益气汤最验，

　　　参芪归术草陈皮，升麻柴胡功无限。

（2）四神丸：补骨脂四两　五味子　肉豆蔻面裹，煨，各二两　吴茱萸水浸，炒，一两

上为细末，生姜、枣肉为丸，每服一钱，米饮下。

方中补骨脂是君药，善补命门之火，以温养脾阳，辅以肉豆蔻暖脾涩肠，佐以吴茱萸、牛姜以温中散寒，五味子敛酸固涩，另加大枣健脾养胃。诸药合用，成为温肾暖脾、固肠止涩之剂，用于"五更泻"每获良效。

【医案助读】

路某，女，10岁。

主诉：便溏2周。现病史：患儿因考试成绩不理想，被家长指责后心情不舒，郁闷不乐。近2周出现便溏，大便不成形，日行2~3次，时有腹胀腹痛，痛则欲泻，泻后腹痛不减。患儿善太息，自觉胸闷不适，时有头晕，两胁作痛。纳呆神疲，食少。查体：神清，精神反应尚可，咽不红，舌淡红，苔白，脉弦而缓。查便常规：未见异常。诊断为泄泻（肝脾不和）。患儿情志不舒，肝失疏泄，木不疏土，脾运失职，发为本病。治宜疏肝解郁，健脾理气。处方：川楝子9g，姜厚朴10g，香橼皮10g，白芍10g，砂仁3g，白术15g，枳壳12g，茯苓10g，半夏12g，炒青皮9g，当归10g，苏梗9g，陈皮9g，柴胡6g，佛手9g，甘草9g。7剂，水煎服，日1剂，分3次服。患儿服药4剂，自觉胸中豁然，泻止，无腹痛及胁痛，无头晕，纳增，舌红，苔白，脉平。

按：本案患儿年龄较大，情志因素是本病发生的重要因素。情志不舒，肝气郁结，横逆乘脾，运化失常，发为泄泻。故治疗关键在调和肝脾。方中当归、白芍养血柔肝护肝阴，柴胡、佛手、香橼皮、炒青皮、川楝子疏肝解郁理肝气，茯苓、白术、甘草益气健脾，半夏、砂仁、厚朴行气燥湿，苏梗、陈皮、枳壳行气宽中。诸药相配，使疏肝理气而不伤肝阴，行气化湿而不伤脾胃；一身气机和畅，肝疏泄有常，脾运化得健，诸症自除。

# 水泻

【原文】　　　　脾胃湿盛成水泻，懒食溏泻色多黄。

　　　　　　　　清浊不分溺短涩，胃苓①升阳除湿汤。

〔注〕水泻者,皆因脾胃湿盛,以致清浊不分,变成水泻之证。其候小便短涩,懒食溏

泻色黄。宜用胃苓汤以除湿，若泻久不止，则用升阳除湿汤治之，其证自愈。

【提要】 叙述了小儿水泻的病因、主要症状与治疗方法。

【注释】 ①胃苓：指胃苓汤。

【白话文】 水泻，又称水泄、注泄、泄注、注下，其主要病因多为脾虚湿盛，肠道水湿偏盛，以致清浊交混，泻下水多粪少，或泻下如稀水，似水下注，色黄不黏，食欲不振，小便短涩。治疗上首先宜用胃苓汤，化气利湿，若泻久不止，则用升阳除湿汤升阳除湿，健脾止泻，其证自愈。

【解读】 水泻，泻下稀水，如水下注。首见于《素问玄机气宜保命集·泻论》《杂病源流犀烛·泄泻源流》："水泄，肠鸣如雷，一泄如注，皆是水"，多因脾胃虚弱，感寒停湿及热迫肠胃所致。

导致小儿水泻的原因很多，其中很大一部分属于小儿肠炎的范畴。肠炎是小儿时期的常见病、多发病。小儿肠炎是以腹泻为主症的感染性疾病。小儿腹泻分为感染性和非感染性两类，腹泻除已原有固定病名如细菌性痢疾、霍乱不变外，其他细菌性、病毒性、寄生虫、真菌及一些病原不明的感染性腹泻，都诊断为小儿肠炎。

中医学治疗小儿肠炎主要在于辨证论治，如轮状病毒肠炎，据其发病季节和症状，分为风寒、湿热、寒湿等证型辨证治疗；又如大肠杆菌肠炎，其发生于夏季，有大便腥臭，发热等临床症状，则多从暑湿、湿热辨证。只要辨证准确，用药对症，多能取得良好的临床效果。

小儿肠炎的治疗药物归纳起来有以下几类：①利湿药物：多数学者认为轮状病毒肠炎为濡泄、水泄范畴，治疗中加用利湿药。但小儿轮状病毒肠炎为暴泻，易伤阴，故应选用利湿而不伤正之品，如泽泻、猪苓、车前子等。②苦寒药物：本病多实证、热证，苦寒药物可以运用。但小儿脾胃薄弱，不宜过用黄连、黄柏等苦重剂，应选用寒水石、六一散等清热化湿之品。③健脾药物："泄泻之本，无不由于脾胃。"如小儿素体虚弱，或久病重病，或失治误治，可致脾胃虚弱，运化无权，湿邪内生而成泄泻。因此，采用白术、茯苓、山药、陈皮等药健脾利湿，以运化水谷而治其本。④温中药物：由于感受寒湿，影响脾的运化，以致水湿滞留，完谷不化而成泄泻。采用藿香、肉桂、丁香、砂仁等药温中散寒止泻。⑤消食药物：小儿系"稚阴稚阳"之体，脏腑娇嫩，脾胃薄弱，易为饮食所伤。采用神曲、莱菔子、陈皮、焦山楂等药以消积、和中、止泻。⑥辨证结合辨病：小儿肠炎由不同病原体感染引起，结合辨病选用如板蓝根、铁苋菜等抗病毒中药，黄芩、黄连、地榆、木香等广谱抑菌的中药。

【方剂详解】

（1）胃苓汤：苍术炒　陈皮　厚朴姜炒　白术土炒　茯苓　炙甘草　肉桂　泽泻　猪苓

引用生姜、红枣，水煎服。

方用平胃散运脾燥湿，合五苓散利水渗湿，标本兼治为其配伍特点。临床应用以泄泻、脘腹胀痛、小便短少、舌苔白腻，为其辨证要点。

方歌：湿泻胃苓汤堪行，苍术陈皮厚朴同，

　　　白术茯苓炙甘草，肉桂泽泻共猪苓。

（2）升阳除湿汤：苍术炒　陈皮　防风　神曲炒　麦芽炒　泽泻　升麻　炙甘草　羌活　柴胡　猪苓

引用生姜，水煎服。

方中羌活、防风配伍苍术健脾化湿；升麻、柴胡升举清阳；茯苓、猪苓、泽泻渗湿利水，引湿下行；陈皮、神曲、麦芽理气和中，温脾止泻。大枣、生姜调和营卫。诸药合用，共收升阳除湿，健脾止泻之功。脾主运化水湿。脾胃气虚，阳气不升，运化失常，湿自内生，可以导致许多湿病。治疗脾虚湿滞之证，东垣创"升阳除湿"法。着重用升阳风药如羌活、防风、升麻、柴胡、葛根等。风药性温味辛，其气升浮，能鼓舞升举脾阳。脾阳振奋健运，则浊阴自化又因药走表，有解肌祛邪之功，能驱散外湿。

方歌：升阳除湿泻不停，苍术陈皮共防风，

　　　神曲麦芽泽甘草，升麻羌活柴猪苓。

【医案助读】

刘某，男，半岁。

患儿一周来腹泻，大便色黄如水样，伴有奶瓣及黏液，每日7～12次，肚腹胀满，肠鸣，纳食不香，时有恶心欲吐，尿黄较少。其面黄失泽，精神欠佳，舌质红，舌苔中心白厚略腻，指纹紫，脉滑数。证属脾胃失调，湿热内蕴。治宜清热利湿，调理脾胃。药用：藿香10g，苍术6g，茯苓10g，防风6g，乌梅6g，焦山楂3g，川黄连3g，炒白芍6g，炙甘草6g。上方水煎，分4次温服，并令其停用乳食，予米汤代水及奶食。

服上方1剂，患儿大便次数明显减少，一昼夜仅5次，奶瓣、黏液减少，后两次大便略见稠。服完3剂，精神转佳，尿量增加，渐有食欲。遂减少1次米汤，喂服1次奶，并逐渐减汤增奶，于原方加生薏苡仁10g，以增强健脾化湿之力。继服2剂，泄泻基本止住，又服香橘丹10丸，痊愈。

按：本例为湿热泄泻，多发于夏秋之季，常因乳食喂养不当，或饮食不洁与不节，导致湿热内蕴，阻滞中焦运化，脾不升清，胃不和降，清浊不分，下注大肠而作泄泻。本型所采用的止泻汤为痛泻要方、神术散、芍药汤三方之合方加减。其中藿香芳香化湿祛浊，既通表又和里，振奋脾阳以止泻。苍术燥湿健脾，辛香化浊。茯苓甘淡，益脾渗利，分别清浊，使水液从小便排出。防风除湿止泻，且风能胜湿，升散透表。焦山楂消油化肉积，可化奶瓣而导黏浊。乌梅祛暑生津，敛肺涩肠。黄连苦寒，清利湿热止泻，调肠厚胃。白芍、甘草和阴止痛以缓脾急。服药后如泄泻已止，但2～3天内无大便，切不可使用通下之品，以免重伤胃气，须待胃气恢复，其便自行。如食欲不振，亦不可强行给食，以免复作泄泻。[宋祚民，宋文芳，李建．中医临床证治系列讲座 第18讲 泄泻．中级医刊，1997，32（6）：56－57.]

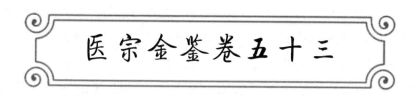

# 感冒门

## 感冒风寒总括

【原文】　　　　　　小儿肌肤最柔脆，偶触风寒病荣卫。

轻为感冒病易瘥，重为伤寒证难退。

夹食夹热或夹惊，疏散和解宜体会。

〔注〕小儿气血未充，肌肤柔脆，风寒所触，邪气入于腠理，荣卫受病，轻者为感冒，易瘥；重者为伤寒，难治。又有夹食、夹热、夹惊等证，或宜疏散，或宜和解，临证时细为体察焉。

【提要】概述了小儿感冒的常见证候类型与兼证。

【白话文】小儿气血尚未充实，体质娇柔，肌肤薄弱，一般抗病力较成人为差。小儿每因饮食不节，或体内蕴热，或受到惊吓，可有夹热、夹惊、夹食的不同。即治疗方法也不同。如感受风邪应疏散风热，寒邪当辛温解表。如感冒夹热配解表清热，夹食配消食化积，夹惊配清热镇惊等方法。总之，临床上应细心审查，对本病做正确处理。

【解读】小儿感冒的发病率占儿科疾病首位，除了4～5个月以内小儿较少发病外，可发生于任何年龄的小儿。本病一年四季均可发病，以冬春多见，在季节变换、气候骤变时发病率高。感冒是因感受外邪而致的，临床以发热、头痛、喷嚏、流涕、咳嗽为特征的小儿常见外感性疾病，亦称"伤风"。根据发病特点和流行趋势，感冒可分为两种：一是普通感冒，为冒受风邪所致，一般病邪轻浅，以肺系症状为主，不造成流行；二是时行感冒，为感受时邪病毒所致，病邪较重，具有传染流行的特征。小儿患感冒，因其生理病理特点，易于出现夹痰、夹滞、夹惊的兼夹证。

感冒在西医泛指急性上呼吸道感染，系由各种病原引起的上呼吸道炎症，简称"上感"。西医学将感冒分为普通感冒和流行性感冒，后者即相当于中医学时行感冒。

小儿感冒的病因有外感因素和正虚因素。主要病因为感受外邪，以风邪为主，常兼杂寒、热、暑、湿、燥等，亦有感受时行疫毒所致。外邪侵犯人体，是否发病，还与正气之强弱有关，当小儿卫外功能减弱时遭遇外邪侵袭，则易于感邪发病。体禀不足，卫外功能不固之小儿，稍有不慎则感受外邪，久之肺脾气虚、营卫不和，或肺阴不足，更易反复感邪，屡作感冒、咳嗽、肺炎等病证，称为反复呼吸道感染儿。

感冒的病变脏腑在肺，随病情变化，可累及肝脾；外邪经口鼻或皮毛侵犯肺卫。肺司呼吸，外合皮毛，主腠理开合，开窍于鼻。皮毛开合失司，卫阳被遏，故恶寒发热，头痛身痛。咽喉为肺之门户，外邪上受，可见鼻塞流涕，咽喉红肿；肺失清肃，则见喷嚏咳嗽。风为百病之长，风邪常兼夹寒、热、暑、湿等病，病理演变上可见兼夹热邪的风热证、兼夹寒邪的风寒证及兼夹暑湿的湿困中焦等证。

肺脏受邪，失于清肃，津液凝聚为痰，壅结咽喉，阻于气道，加剧咳嗽，此即感冒夹痰。小儿脾常不足，感受外邪后往往影响中焦气机，减弱运化功能，致乳食停积不化，阻滞中焦，出现脘腹胀满、不思乳食，或伴呕吐、泄泻，此即感冒夹滞。小儿神气怯弱，感邪之后热扰肝经，易导致心神不宁，生痰动风，出现一时性惊厥，此即感冒夹惊。

# 伤风

【原文】　　　　　肺主皮毛感邪风，发热憎寒头痛疼。

有汗嚏涕脉浮缓，鼻塞声重咳嗽频。

杏苏饮同金沸散，疏风解表莫从容。

〔注〕伤风者，风邪伤卫也。卫主皮毛，内合于肺，故令身体发热憎寒，头疼有汗，嚏涕鼻塞声重，不时咳嗽也。脉浮缓，宜杏苏饮解散外邪，继用金沸草散开通气逆，则愈。

【提要】叙述了小儿伤风的病因、主要临床表现与治疗方法。

【白话文】皮毛有卫外固表的作用，内合于肺，外邪入侵必先伤皮毛而影响到肺气不利。因此，伤风感冒容易出现发热怕冷、头痛、有汗、不时喷嚏、鼻塞咳嗽、脉浮缓等一系列表证。治疗时如表邪重者，有恶寒、发热、鼻塞等宜用杏苏饮来疏风散邪。若咳嗽声重，肺气不畅明显者，可用金沸草散，疏利肺气，止咳化痰。总之，治疗外感伤风的病人，应以解表祛邪为主，防止风邪滞留。

【解读】小儿形气未充，对外邪抵抗力不足，特别在春秋冬三季寒热转变之时，最易感受触冒风寒。邪气入于里，营卫受病，发生感冒，见鼻塞、怕风、有汗、喷嚏、流涕、咳嗽，或带轻微发热，有的并不发热。而在神志方面，有些患儿表现出精神不佳，但亦有很多活泼如常的。发汗解表是中医治疗感冒的总则，但在小儿身上，应只宣卫表，不可过汗，先贤曾云："其感风者，头痛鼻塞，发热流涕，有恶风或无恶寒，或咳嗽脉浮紧，此四时感冒。治法不可大汗，微表即可。"

另需说明的是，原文中认为伤风感冒"有汗"一症，实际上是指"汗出不彻"而言，即《伤寒论》第12条："太阳中风，阳浮而阴弱，阳浮者热自发，阴弱者汗自出，啬啬恶寒，淅淅恶风，翕翕发热，鼻鸣干呕者，桂枝汤主之"，患儿表现为有时有汗，有时无汗。

【方剂详解】

（1）杏苏饮：杏仁炒, 皮尖　紫苏　前胡　枳壳麸炒　桑皮炒　黄芩　甘草生

麦冬去心 橘红  浙贝母去心  桔梗

引用生姜，水煎服。

《医宗金鉴》言杏苏饮治伤风证，伤风者，风伤卫也。杏苏饮用杏苏散中之杏仁、紫苏、前胡、桔梗、枳壳、橘红以开腠理，解肌表，除风寒邪气，又能理气化痰、止咳平喘。方中又加入泻肺平喘之桑白皮，清肺止咳之黄芩，清心润肺之麦冬，清热散结、化痰止咳之浙贝母，且四药皆性寒凉，故此方所治疗的病证非独有风寒犯肺的表证表现，还兼有时有咳喘、咽痒或咽痛、痰黏浊或黄稠的肺热证候表现。

方歌：杏苏饮治风伤肺，杏仁紫苏前桔同，

枳壳桑皮黄芩草，麦冬贝母合橘红。

(2) 金沸草散：旋覆花  荆芥  细辛  半夏姜制  前胡  甘草生  赤苓

引用姜枣，水煎服。

金沸草散首见于宋代王衮的《博济方》，后为《和剂局方》所收录。本方君药金沸草即旋覆花的全草入药，可降气破结，消痰行水。方中配伍前胡，降气化痰，相使为用，以加强疗效；半夏燥湿化痰，能降胸膈之逆气而止咳喘；配合荆芥发散表寒，宣肺止咳平喘；佐用赤芍，敛肺益阴。

方歌：金沸草散微伤风，细辛荆芥半夏同，

旋覆前胡生甘草，生姜红枣赤茯苓。

【医案助读】

洪某，女，9个月，2015年12月。

因"咳嗽1周"就诊。患儿1周前外出受凉后出现咳嗽频作，时有气喘，夜间为甚，喉间痰鸣，咳吐白痰，流清白涕，反复低热，胃纳及精神尚可，舌淡红，苔白腻，指纹红。证属外感风寒，痰湿内停。治拟疏风散寒，消痰降气。方用金沸草散原方：旋覆花、前胡、荆芥、赤茯苓各3g，细辛、炙甘草各1g，半夏1.5g，大枣1枚，生姜3片。3剂，水煎，每日1剂，分2次温服。

二诊咳喘减少，痰鸣音减轻，鼻塞流清涕，无发热，原方加辛夷3g，续5剂。三诊，患儿诸症皆除。

按：毛细支气管炎是一种婴儿较常见的下呼吸道感染，多见风寒痰湿夹杂。此案患儿外感风寒，寒邪凝滞，以致气血运行不畅，津液失于输布，而致痰湿内停发生本病。故本证患儿治疗上以发散风寒、消痰降气为主。方选金沸草散随症加减。方中旋覆花消痰降气为君药，臣以前胡、半夏化痰止咳，佐以荆芥发散风寒，细辛温经散寒，赤茯苓行水，辛夷发散风寒、宣通鼻窍，姜枣和胃，炙甘草和中调药为使。诸药共奏止咳之效。［钱雄，徐浩岑，张春梅，等．金沸草散加减治疗小儿咳嗽运用举隅．中国乡村医药，2018，24（15）：26.］

# 伤寒

【原文】　　　　小儿伤寒表感寒，发热无汗而恶寒。

头痛身痛脉浮紧，呕逆烦渴病邪传。

初用羌活①热通圣②，邪传柴葛③大柴[4]煎。

〚注〛伤寒者，乃寒邪伤表营分也。其证身体发热，恶寒无汗，头痛身痛，而脉浮紧。若呕逆烦渴者，则为邪盛欲传经也。此证初宜九味羌活汤，如热盛者，以双解通圣汤治之。服此药后已，汗下不解而传者，用柴葛解肌汤；兼里证者，用大柴胡汤以解表通里，因证施治，庶不致误。

【提要】叙述了小儿伤寒感冒的主要症状与治疗方法。

【注释】①羌活：指九味羌活汤。

②通圣：指双解通圣汤。

③柴葛：指柴葛解肌汤。

④大柴：指大柴胡汤。

【白话文】小儿伤寒，就是寒邪侵犯在表的营卫，出现寒伤营卫的临床表现。其临床主要症见，身体发热，怕冷，无汗，头痛，身痛，脉浮紧等。本证初起必须辛温散寒，宜用九味羌活汤，若大便闭结当表里双解，可用双解通圣汤。倘若服药上述药物，病仍然不解，且有传经现象，可用柴葛解肌汤来和解清热。如呕逆不止，心胸烦满，是表证未除，里证又显著的一种表现，应当解表通里，可用大柴胡汤。总之，伤寒证情复杂，变化较多，临床当因证施治，不可误事。

【解读】伤寒解表的治法，在仲景《伤寒论》里，用麻黄汤和桂枝汤治疗太阳经的伤寒表证疗效确切。后世发展为使用"羌防"剂，如九味羌活汤或荆防败毒散等方剂来治疗此类病证。对于小儿而言，是使用麻桂剂，还是羌防剂来解表散寒，需要根据临床症状体征来具体辨证论治，一般而言，伤寒夹有湿邪的，多用羌防剂，不夹湿邪者多用麻桂剂。

【方剂详解】

（1）九味羌活汤：苍术炒　白芷　川芎　细辛　羌活　防风　生地　黄芩　甘草生

引用生姜、葱白，水煎服。大便秘者，加大黄。

九味羌活汤证由外感风寒湿邪、内有蕴热所致。治宜疏风散寒，祛湿解表，兼清里热之法。方中羌活解表散寒，祛风胜湿，兼治太阳经头痛而为君药。防风、苍术发汗祛湿，助羌活解表祛邪，同为臣药。细辛、川芎、白芷祛风散寒，止头身痛而为佐药；生地、黄芩清泄里热，并防诸辛温燥烈之品伤津之弊，也为佐药。甘草调和药性，为使药。全方九味配伍，既能统治风寒湿邪，又能兼顾表里，共成发汗祛湿，兼清里热之剂。

方歌：伤寒初起羌活汤，苍芷芎细合羌防，

　　　　生地芩草姜葱入，便秘之时加大黄。

（2）双解通圣汤：麻黄　朴硝　大黄　当归　赤芍　川芎　白术土炒　石膏　滑石　桔梗　栀子　连翘去心　黄芩　薄荷　甘草生　荆芥　防风

引用生姜、葱白，水煎服。

本方即防风通圣散，方中防风、荆芥、薄荷、麻黄轻浮升散，解表散寒，使风热从汗出而散之于上；大黄、芒硝破结通幽，栀子、滑石降火利水，使风热从便出而泄之于下。风淫于内，肺胃受邪，桔梗、石膏清肺泄胃。风之为患，肝木受之，川芎、当归、芍药和血补肝。黄芩清中上之火，连翘散结血凝，甘草缓峻而和中，白术健脾而燥湿。适用于外感风寒，内有郁热所致，治疗以发汗达表、疏风退热为主。

方歌：伤寒热盛通圣汤，表里两解麻硝黄，

　　　　归芍芎术膏滑桔，栀翘芩薄草荆防。

（3）柴葛解肌汤：葛根　柴胡　白芷　羌活　桔梗　石膏　黄芩　赤芍

甘草<sub>生</sub>

引用生姜、红枣，水煎服。

柴葛解肌汤以葛根、柴胡为君。葛根味辛性凉，辛能外透肌热，凉能内清郁热；柴胡味辛性平，既为"解肌要药"，升阳解表，且有疏畅气机之功，又可助葛根外透郁热。羌活、白芷助君药辛散发表，并止诸痛；黄芩石膏清泄里热，四药俱为臣药。其中葛根配白芷、石膏，清透阳明之邪热；柴胡配黄芩，透解少阳之邪热；羌活发散太阳之风寒，如此配合，三阳兼治，并治阳明为主。桔梗宣畅肺气以利解表；白芍、大枣敛阴养血，防止疏散太过而伤阴；生姜发散风寒，均为佐药。甘草调和诸药而为使药。诸药相配，共成辛凉解肌，兼清里热之剂。

方歌：柴葛解肌解三阳，葛根柴胡白芷羌，

　　　　桔梗石膏芩赤芍，甘草煎服自安康。

（4）大柴胡汤：柴胡　黄芩　赤芍　半夏<sub>姜制</sub>　枳实<sub>麸炒</sub>　大黄

引用生姜、大枣，水煎服。

大柴胡汤主治少阳阳明合病，而以少阳为主之证。在治法上，病在少阳，法当禁用下法，但与阳明腑实并见的情况下，则当表里兼顾之法。方中重用柴胡为君药，配臣药黄芩和解清热，以除少阳之邪；轻用大黄配枳实以内泻阳明热结，行气消痞，亦为臣药。芍药柔肝缓急止痛，与大黄相配可治腹中实痛，与枳实相伍可以理气和血，以除心下满痛；半夏和胃降逆，配伍大量生姜，以治呕逆不止，共为佐药。大枣与生姜相配，能和营卫而行津液，并调和脾胃。

方歌：大柴胡治邪传经，少阳阳明表里通，

　　　　柴胡黄芩赤芍药，半夏枳实大黄同。

【医案助读】

张某，男，7岁，于2017年3月20日初诊。

代诉：感冒，发热，鼻塞流涕，喷嚏，咳嗽，咽喉痛，自服小儿氨酚黄那敏，维 C 银翘片，夜间发热加重。今晨来院就诊，发热，39.5℃，面红气促，头痛，鼻塞，流涕，咳嗽，咽痛，检查：脉搏每分钟98次。呼吸每分钟25次。咽部及扁桃体充血，神疲乏力。大便2天未解，舌红苔薄黄，脉浮数。血常规：WBC $9.7 \times 10^9/L$，N 0.75。西医诊断：急性上呼吸道感染。中医诊断：感冒，表寒内热证。治则：发汗解表，清解里热。方用柴葛解肌汤，处方：柴胡、葛根、黄芩、桔梗、羌活、白芍、白芷各10g，石膏30g，银花15g，连翘15g，甘草6g，生姜3g，大枣6g，水煎2次，分3次温服，每服50mL。

第2天，二诊：发热已退，鼻塞已通，头晕已减，不流涕，咽喉不痛，仍有咳嗽。检查：体温37.6℃，脉搏每分钟79次，呼吸每分钟24次，咽及扁桃体充血好转。药已对症，守上方加减续治2天，体温正常，症状消除，感冒痊愈。

按：小儿外感发热，皆因六淫之邪，尤以风邪为主，常兼寒热暑湿燥等，在小儿肺常不足，抗病能力低下的情况时，乘虚而入，侵犯机体，发为感冒。由于外邪客于肺卫，卫阳受遏，郁闭肌肤，肺卫失宣，邪正相争，而致发热，乃至高热。常常伴有恶寒，头痛，鼻塞，流涕，咳嗽，咯痰，口干，咽痛，舌红苔薄白，脉浮数等外感病证。又因小儿生理特点"阳常有余，阴常不足"，阳胜则热，往往外感邪气，腠理闭合，经脉痹阻，汗窍不通，阳气亢奋，或热毒充斥内外机体，故高热不已。笔者对小儿外感高热治疗，宗"因于寒，体若燔炭，汗出而散""热者寒之"之旨，祛邪外出，调整阴阳。采用《伤寒六书》的柴葛解肌汤，原治三阳合病，风邪外客，表不解而里有热者，症见身热，目疼，鼻干，不眠，头痛，眼眶痛，脉来微洪，根据药物组成，既解除表邪，又清里热，表里同治，适合儿童外感高热的病理特点。该方由柴胡、葛根为君药。柴胡味辛性寒，为解表退热之要药，葛根味辛性凉，辛能外透肌热，凉能内清郁热，两药合用增强解肌清热之力。羌活、白芷助君药辛散发表，并止诸痛。黄芩、石膏清里泄热，银花、连翘清热解毒，六药俱为臣药；葛根、白芷、石膏，清透阳明之邪热；柴胡配黄芩，透解少阳之邪热；羌活发散太阳之风寒，如此配合，三阳兼治，银花连翘助君药辛凉透表解热之力；桔梗宣畅肺气以利解表，白芍、大枣敛阴养血，以防疏散太过而伤阴。生姜发散风寒，均为佐药。甘草调和诸药而为使药。诸药合用，共奏辛凉解表，兼清里热。

[赵欣. 加味柴葛解肌汤治疗小儿外感高热的临床观察. 世界最新医学信息文摘，2019，19（4）：169.]

# 感冒夹食

【原文】　　　　内伤饮食感寒风，发热憎寒头痛疼。

恶食嗳臭吐酸物，便秘尿涩腹热膨。

双解①藿香正气[2]饮，化滞平胃[3]斟酌行。

【注】小儿平日饮食无节，内伤停滞，外复为风寒所袭，故成是证也。其候发热憎寒，头痛恶食，嗳臭吐酸，便秘尿涩，腹热膨胀也。热盛者，用双解通圣汤两解之；内无热者，用藿香正气汤和解之。表邪即解，然后调理其脾，用平胃散消导之。庶几外无余邪，内无滞热，而病自愈矣。

【提要】叙述了小儿感冒夹食的主要症状与治疗方法。

【注释】①双解：指双解通圣汤。

②藿香正气：指藿香正气汤。

③平胃：指平胃散。

【白话文】由于小儿不知饱足，家长溺爱，常不加节制，任意乱吃，以致饮食停滞，再加外感风寒，发为感冒夹食之证。本病临床除常见发热、恶寒、头痛等表证外，尚有不思饮食，甚则恶食，腹部胀满拒按，大便不通，小便短少等食积胃脘或食积化热的症状。若症见患儿发热明显，大便秘结，小便短赤等明显热象者，宜用双解通圣汤清热通下；热象不明显者，可用藿香正气汤，以疏化和中，当表证解除后，以调理脾胃为主，可采用平胃散加减。

【解读】万全《育婴家秘》曰："谚云：'若要小儿安，常受三分饥与寒。'饥谓节其饮食也，寒谓适其寒温也，勿令太饱太暖之意，非不食不衣之谬说。"这对于小儿感冒夹滞的预防可谓至理名言。治疗感冒夹食证候时，如单纯治其表，里邪多易郁闭于内，虽可使热退，但降后复升；单纯清里则表邪不解，亦难奏效。因此，须表里双解法，使内外两邪俱除。所谓"扬汤止沸不如釜底抽薪"。故临床常用疏表宣肺、消食导滞之法。在应用时首先应辨清感冒的证候属性（风寒感冒、风热感冒、暑邪感冒、虚性感冒）予以施治，然后再根据兼夹食滞的轻重选择不同的方药。对食滞较轻者，可在感冒方中选加焦三仙、鸡内金等化积消滞之品；对于食滞较重者常大便不调，以干为主或大便黏滞不爽，可在感冒方中选加大黄、枳实、厚朴等。

【方剂详解】

（1）双解通圣汤：方见伤寒。

（2）藿香正气汤：苏叶　白芷　藿香　陈皮　茯苓　半夏姜制　大腹皮
甘草生　厚朴姜炒　桔梗

引用生姜、红枣，水煎服。

方中藿香为君，既以其辛温之性而解在表之风寒，又取其芳香之气而化在里之湿浊，且可辟秽和中而止呕，为治霍乱吐泻之要药。姜制半夏、陈皮理气燥湿，和胃降逆以止呕；白术、茯苓健脾运湿以止泻，共助藿香内化湿浊而止吐泻。湿浊中阻，气机不畅，故佐以大腹皮、厚朴行气化湿，畅中行滞，且寓气行则湿化之义；紫苏、白芷辛温发散，助藿香外散风寒，紫苏尚可醒脾宽中，行气止呕，白芷兼能燥湿化浊；桔梗宣肺利膈，既益解表，又助化湿；煎用生姜、大枣，内调脾胃，外和营卫。使以甘草调和药性，并协姜、枣以和中。临床上主要用于外感风寒、内伤湿滞证。

方歌：和解藿香正气汤，苏叶白芷共藿香，

　　　陈皮茯苓大腹草，厚朴桔梗引枣姜。

（3）平胃散：方见呃乳，加山楂、神曲、麦芽。

【医案助读】

许某，2岁，1984年8月13日初诊。

其母代诉：患儿发热已1周，早上体温不高，午后发热较高（体温在38.5℃），口干欲饮水，口臭腹胀，大便稀烂，有黏液，日3～4次，曾用抗菌素及西药退热，热虽退，但不持久，于午后又复发热，仍有鼻塞流清涕，厌食神倦，夜睡不宁，手心灼热，唇干尿少，舌质红，苔微黄厚腻，指纹浮色青紫。诊为外感之邪未解，湿热食积郁滞胃肠，拟藿香正气汤基本方加减：藿香8g，茯苓8g，白芷3，苏叶6g，佩兰（后下）、竹叶、黄芩各8g，甘草3g，生石膏15g，象牙丝6g，神曲10g。2剂，日1剂，水煎服，日3～4次。15日复诊：服药1剂后，第2天体温正常，当晚睡眠已佳，大便1次，成形，无黏液；再服 1 剂，小儿精神较佳，诸症悉除，舌质稍红、腻苔已退减，指纹转淡红。此时表邪已解，内热得清，湿滞已化。照方去石膏，加山楂 10g，2 剂以巩固疗效。

按：小儿感冒发热每多夹滞，为临床较常见的疾病之一，由于小儿生理特点，加上是独生子女，显得特别娇贵，营养过度丰富，致使小儿饮食失调，积滞肠胃。因此，许多发热证，不单是由于病毒、细菌所引起，而是肠胃积滞所致，此时一般用西药退热，抗菌药是无效的，即使热退了几小时，但午后或夜间又复发热。由于小儿肺脾常不足，饮食不节，肠胃乃伤。以致邪热乘虚留恋肺胃，使发热反复不退。现用藿香正气汤化裁，方中的藿香、佩兰芳香化浊，理气和中兼解表，白芷、苏叶祛风散寒解表；大腹皮行气燥湿除中满；竹叶、茯苓淡渗化湿清热；黄芩善入上焦清肺热，甘草调和诸药。合用致使邪解湿化滞消，热退中和，病自获安。[杨锡红．藿香正气汤加减治 20 例小儿感冒发热夹滞证．新中医，1988（6）：48－49.]

# 感冒夹热

【原文】　　　　平素有热感风寒，面赤唇焦口鼻干。

憎寒壮热频饮冷，心烦谵妄便多艰。

泻热先宜用通圣①，清热凉膈②天水③煎。

〔注〕小儿脏腑素禀多热，今复为风寒所伤，风热相搏，则火邪愈盛。故其现证有面赤唇焦，口鼻干燥，憎寒壮热，口渴饮冷，心烦神躁，谵语狂妄，二便秘涩。治宜散其风寒，更宜兼泄其热，须用双解通圣汤两解之。若服药后汗出便利，病虽少减，热犹不退者，治宜清热为主，当以凉膈散合天水散治之，则表里清而病愈矣。

【提要】叙述了小儿感冒夹热的主要症状与治疗方法。

【注释】①通圣：指双解通圣汤。

②凉膈：指凉膈散。

③天水：指天水散。

【白话文】小儿体质娇弱，但生机旺盛，多为纯阳之体，阳热稍重，又因饮食失宜，乳食过量，最易生痰生热，以致脏腑蕴热。一旦感受风寒邪气，外邪与内热相搏，必然郁蒸化火，成为感冒夹热的证候。其临床主要症见，患儿面色红赤，口鼻干燥，初起有恶寒现象，后见高热，烦躁不安，甚或谵语，二便秘结。因本病外有表邪、内有蕴热，治疗时应疏散表邪，兼清里热，可用双解通圣汤，若服药后汗出，二便通利，在症状上虽较前减轻，但热象仍较为显著者，其治法仍须以清热为主。若热势较重且有里实热证的，可用凉膈散；热轻者可用天水散，则表里清而病愈矣。

【解读】小儿感冒夹热，其中热邪来源主要有三：其一，饮食失宜，进食大量高蛋白高热量的食物，阳气有余而化热，此类患儿应节食，并结合消食导滞治法；其二，脾阴不足，感冒时多见咳而嚗嚗连声，或鼻干，唇微干，口干微渴，或干呕易饥，大便偏干，舌质红少津，苔黄或无苔，脉细略数，寸脉或浮，治疗时应治宜生脉散或沙参麦冬汤；其三，由于小儿生机旺盛，阳热稍重，感受外邪后，则容易从体质化而出现明显的热象，目前此类感冒夹热最为常见。风热犯肺或寒郁化热，热灼肺津，炼液为痰，肺失宣肃，阻滞气道，肺气上逆，以致出现咳嗽气促，痰鸣，发热等症。热邪炽盛，火热迫肺，常见壮热烦渴，气急鼻扇，成为肺炎喘咳，临床务必及时处理，以防病变。一般而言，感冒夹热，多影响大小便，大便秘结者用凉膈散；小便赤涩者用天水散。

【方剂详解】

（1）双解通圣汤：方见伤寒。

（2）凉膈散：方见急惊风。

（3）天水散：滑石飞，六两　甘草生，一两

共为细末，每服一钱，灯心汤调下。

本方即为六一散，"六一"，指原方中药物用量，滑石六两、甘草一两，以数而名之。方中滑石味淡性寒，质重而滑，淡能渗湿，寒能清热，重能下降，滑能利窍，故能上清水源，下利膀胱水道，除三焦内蕴之热，使从小便而出，以解暑湿之邪；少佐甘草和其中气，并可缓和滑石之寒性。二药相配，共奏清热利湿之效。

【医案助读】

李某，男，4岁，1979年4月12日入院。

发热，呕吐，食欲不振1天。大便2日未解，小便短赤，体温39.6℃，面部潮红，咽红，两侧扁桃体Ⅲ度肿大，表面可见黄豆大脓点三颗。舌质红，苔粗厚略腻，脉浮滑数。血常规：白细胞 $11 \times 10^9/L$，中性粒细胞0.81，淋巴细胞0.16，嗜酸性粒细胞0.02，大单核细胞0.01。此属肺胃热盛上蒸咽喉，治宜泄热解毒，利膈消炎，方用凉膈散加味：大黄5g，芒硝3g，栀子3g，黄芩3g，连翘5g，薄荷2g，甘草2g，牛蒡子6g，玄参5g，水煎服。

服上方1剂，大便畅行，体温降至正常，咽红肿减轻，扁桃体Ⅱ度肿大，脓点消失。继服银翘散加减2剂，痊愈出院。

按：咽喉为肺胃之门户，急性化脓性扁桃体炎，多由肺胃内蕴热毒，复受风邪，上蒸咽喉而成。肺与大肠相表里，热结阳明，则出现便秘。治疗以"上病下取"法为主，投以凉膈散使肺胃之热从大便泄出，再加玄参、牛蒡子降火解毒、利咽散结，双管齐下，咽喉之疾自痊矣。[张惠民. 凉膈散在儿科临床应用的体会. 广西中医药，1980（4）：19－20.]


# 感冒夹惊

【原文】　　　　感冒病时触惊异，心惊胆怯睡不安。

身热烦躁面青赤。疏解散与凉惊丸。

和以柴胡温胆①剂，宁神定志效通仙。


〔注〕小儿感冒邪气未解，复为惊异所触，故见心惊胆怯，睡卧不安，身热烦躁，面色青赤之证。先以疏解散疏散之，再以凉惊丸清镇之。如病虽退，尚觉心惊不寐者，宜用柴胡温胆汤和解之。

【提要】　叙述了小儿感冒夹惊的主要症状与治疗方法。

【注释】　①柴胡温胆：指柴胡温胆汤。

【白话文】　小儿本来神志怯弱，一旦遭受外感以后，又被异物怪声惊吓，或者由于邪热犯及心包，都能引起神志不宁，或引动内风，发为惊风抽搐，成为感冒夹惊的证候。本病主要临床症见，患儿时有心惊胆战，身热烦躁，面色青赤，睡卧不安，或见胆战心惊之症。治疗时，宜先用疏解散，散邪清热，再用凉惊丸清热平肝，若用药后虽见症状减轻，但患儿仍有惊惕不安，不能安卧，可用柴胡温胆汤和解治疗。

【解读】由于患儿体质素怯，感冒邪气未散，又感惊吓，或不慎跌仆，睡眠不安，面色青赤等。往往为发惊先兆。治疗不宜过用辛散之品，否则引邪入里，令生他病。具体治疗参看"急惊风"。

临床上若要防止小儿感冒惊风的发生，必须注意"手足冷"一症的观察。手足温度低根据程度的不同又分为手足凉、手足厥冷、手足指/趾凉不同类型。手足凉是患者自身感觉手足温度低，或医者摸之手足温度低于平常；手足厥冷是指医者摸之患者手足不仅温度低，似乎还会带走医者的体温；手足指/趾凉是指仅患者的手足指/趾端发凉。"阳虚则寒，阴盛则寒"，当阳气虚损不足时，不能温煦肢体四末，表现手足冷，又寒邪侵袭机体，寒湿中阻，阴盛则生寒，亦会引起手足冷。医圣张仲景在《伤寒论》中论述："厥者，手足逆冷也"，又"凡厥者，阴阳气不相顺接，便为厥"。指出厥者病机为阴阳气不相顺接导致。小儿高热时手足凉，证属热深肢厥证。常用药物羚羊角粉、天麻、钩藤等。一般的护理方法为：若仅仅出现手足指/趾凉者，通过加厚衣被捂汗同时用热水浸泡手足或用手搓之使患者手足暖和即可；若出现高热、无汗伴有手足厥冷甚至神昏抽搐时，可加衣被捂汗，针刺十宣穴外治法，辅助中药内服治疗，忌冰敷、冷敷及酒精擦浴。

但患儿高热前手足冷者，其病则多属少阳，为外邪郁闭三焦阳气，不能温敷四末所致，一旦高热明显，则手足即转温热。可加入柴胡、枳壳、甘草、青蒿等药物。

【方剂详解】

（1）疏解散：羌活　苏叶　防风　枳壳麸炒　桔梗　前胡　赤芍　杏仁炒，去皮尖　僵蚕炒　甘草生　黄连酒炒

引用生姜，水煎服。

方中羌活、防风、苏叶疏风散寒；前胡、桔梗、杏仁、枳壳宣肺化痰；黄

连、赤芍清热；僵蚕清热息风，甘草和中。诸药合用，共奏散邪清热，化痰息风之功。

方歌：疏解散治感冒惊，羌活苏叶及防风，

枳桔前胡黄连芍，杏仁僵蚕甘草同。

（2）凉惊丸：方见急惊风。

（3）柴胡温胆汤：柴胡　陈皮　半夏姜制　茯苓　甘草生　竹茹　枳实麸炒

引用生姜，水煎服。

此方为温胆汤加柴胡而成，方中半夏辛温，燥湿化痰，和胃止呕。竹茹，取其甘而微寒，清热化痰，除烦止呕。半夏与竹茹相伍，一温一凉，化痰和胃，止呕除烦之功备；陈皮辛苦温，理气行滞，燥湿化痰；枳实辛苦微寒，降气导滞，消痰除痞。陈皮与枳实相合，亦为一温一凉，而理气化痰之力增。佐以茯苓，健脾渗湿，以杜生痰之源；煎加生姜、大枣调和脾胃，且生姜兼制半夏毒性。加以柴胡升阳解表，兼以疏解肝气。以甘草为使，调和诸药。

方歌：柴胡温胆感冒惊，病后余邪尚未宁，

柴胡陈半茯苓草，竹茹枳实姜用生。

【医案助读】

钟某，女，2岁，2012年9月11日初诊。

2天前发热，伴鼻塞、流涕，稍咳嗽，昨晚体温达39.5℃，惊风不安，尿黄，舌红、苔黄，指纹紫。证属风温夹惊。治宜清热疏表，息风止痉。处方：银花5g，连翘5g，荆芥2g，淡竹叶5g，桔梗3g，芦根7g，薄荷4g（后入），蝉蜕2g，钩藤3g，白僵蚕2g，另羚羊角粉1g兑药冲服。复诊：服2剂后热退痉止，再服3剂病告愈。

按：此案由风温犯肺，热扰肝经，引动肝风而致。故以银、翘、薄、蝉等疏风清热；钩藤、白僵蚕、羚羊角粉息风止痉合奏清热疏表、息风止痉之功。

[帅云飞，兰春．从卫气营血辨治儿童热性惊厥4则．湖南中医杂志，2014（7）：114－115．]

# 瘟疫门

## 瘟疫总括

【原文】　温病①伤寒②传变同，感寒即病伤寒名。

　　　　　　冬受寒邪春复感，因感而发温病成。

　　　　　　至夏感发为热病，逐户相传乃天行。

　　　　　　四时不正为时气，痧③疹④温斑⑤要详明。

〔注〕温病之传变与伤寒无异，有冬感于寒而即病者，名曰伤寒。有冬伤于寒而未即病者，寒邪藏于肌肤之内，伏于营卫之间，至春复感春风，发为温病；至夏复感暑热，发为热病；若逐户阖门老幼相传，乃天行瘟疫，其害更烈。或春夏应暖热而反寒，秋冬应寒凉而反热，此为四时不正之气，名曰时气。相感为病，亦与伤寒同其治也。其间或发斑发痧发疹，要当详明其证，治法在后。

【提要】　叙述瘟疫的病因以及传变规律。

【注释】　①温病：此处含义有二：一是感受温邪所引起的一类外感急性热病的总称，又称温热病，属广义伤寒范畴。二是指天行瘟疫，即有一定传染性的急性热病。依西医学论证，温病是部分传染病的总称。

　　②伤寒：是中国古人对外感病的通称，并不是某一疾病的专门病名。古人常把疾病的诱因当作病原，寒不仅仅是现代所说的受寒，而是所有外邪引起疾病的统称，本书中指出冬天感受寒邪而即病者，名为伤寒。

　　③痧：感受时令不正之气，或秽浊邪毒及饮食不洁所引起的一种季节性病证，又称痧气、痧胀。临床上以突然头晕，头痛，脘腹胀闷绞痛，欲吐不吐，欲泻不泻，四肢挛急，甚至昏厥，唇甲青紫，或于肘窝、腘窝、颈前两旁出现青紫痧筋为特征。常见于夏暑季节，其他季节也偶有发病。必须及时救治。

　　④疹：皮肤上起的红色小疙瘩，一般高出皮肤，抚之碍手。

　　⑤斑：一般是斑点状皮肤病的通称，一般不高出皮肤，抚之不碍手。

【白话文】就疾病的传变形式与过程而言，温病与伤寒基本相同。一般而言，冬季感受寒邪而立即发病的叫作伤寒；冬天感受寒邪未立即发病，寒邪藏于肌肤腠理之内，营卫之间，待春天复感春风，新感引动伏邪而发为温病；或冬季感邪之后，至夏天复感暑热，就会发为热病。温病与伤寒比较，虽然受邪相同，但因四时气候不同而出现不同的发病类型。除此之外，温病尚可因自然界中一种叫作"疫气"或"疠气"的非常之气引起，人一旦感受此气之后，不分男女老幼，挨家挨户传播，迅速流行于某一地区，危害更甚，叫作"天行瘟疫"。尚有一种因当季气候寒温失常引起的温病，若春夏应温热而反寒，秋冬应寒凉而反热，此四时不正之气，名曰时气。在温热病发生发展过程中，又可出现发痧、疹、斑等证候。在临床上，应详细辨识温病所涉及的多种病证，纲举目张，辨证施治，各种病证的具体治法方药将在后文列出。

【解读】瘟疫，又称温疫，是具有强烈传染性，并能够引起流行的一类疾病，陆九芝说："温为温病，热为热病……与瘟疫辨者无他，盖即辨其传染与不传染耳。"周扬俊亦认为："一人受之则为温，一方受之则为疫"，其义与陆氏同。

在中医历代文献中，伤寒的含义有广义与狭义之分。广义的伤寒是一切外感热病的总称，它包括了温病在内，即如《素问·热论篇》所云："今夫热病者，皆伤寒之类也"，把所有的热病都归属于伤寒范围；《难经·五十八难》："伤寒有五，有中风，有伤寒，有湿温，有热病，有温病"，其"伤寒有五"中"伤寒"是广义的伤寒，其五种之一的"伤寒"是狭义的伤寒，专指感受寒邪而引起的一种外感病。而五种之一的温病，则与中风、伤寒、湿温、热病等并列，这与现代作为多种外感热病总称的温病概念有所不同。由此可见，在古代温病与伤寒概念之间的关系是：温病包括在广义伤寒范围之内，二者是隶属关系；温病与狭义伤寒，则是外感热病中两类性质完全不同的疾病，二者是并列关系。

文中虽言"温病伤寒传变同"，但实际上，伤寒多是外感而来，邪自皮毛而入，首犯太阳膀胱经（"太阳为六经之藩篱"），寒邪侵入，太阳首当其冲。其传变方式多是由表及里，有阳经到阴经，多伤及人体阳气；温病，多是上受邪，从口鼻而入，故有"温邪上受，首先犯肺，逆传心包"以及"始上焦、终下焦"之说，颇有差异，临证不得不察。

# 温病

【原文】　　　　　冬受寒邪不即病，复感春寒发名温。

证同伤寒治双解①，呕加生姜半夏均。

〖注〗冬天感受寒邪不立即生病，至春天复感春风而为发也，名曰温病；其证与伤寒相同。用双解通圣汤两解之，若呕吐，则需加半夏、生姜，则呕自止。

【提要】叙述了小儿温病的发病机理与治疗方法。

【注释】①双解：是指双解通圣汤。

【白话文】冬季感受寒邪，寒邪伏于体内，郁而化热，至春季因感受寒邪发病，所以把这种疾病称为温病（伏寒化温）。该病起病急骤，在证候上与伤寒类似，可见恶寒头痛，多有高热烦渴，汗而热不解，小便黄赤等症状。因其有表里同病的发病机理，故其治疗方法上，宜用双解通圣散，表里两解。若呕吐明显者，则需加半夏、生姜，则呕自止。

【解读】本病相当于明清温病中的"春温"，是伏气温病的一种，系冬受寒邪，伏至春季所发的温热病。临床上以初起即出现里热症状如发热、口渴、心烦、小便黄赤、舌红等为特征。治宜清泄里热为主，方用黄芩汤等。如兼有恶寒头痛，则用葱豉桔梗汤加黄芩以表里两解。如热入阳明、壮热口渴、汗多、脉洪大或潮热谵语，腹满便秘，则选用白虎汤、调胃承气汤等以清气泄热或攻下泄热。如热入营血，或伤阴动风，均可参用下文风温治法。

西医学中的重型流行性感冒、流行性脑脊髓膜炎、化脓性脑膜炎、中毒性脑炎、败血症等病，可以参考本条辨证论治。

【方剂详解】

双解通圣汤：方见伤寒。

【医案助读】

初某，男，11 岁，1995 年 3 月 6 日入院。病案号：81753。

患儿以"壮热 4 天"为主诉。体温在 39℃ 以上，在家自服先锋霉素 2 片，日 3 次，肌注安痛定 2mL 不退热，到厂医院肌注青霉素仍不退热，故来我院门诊以"高热待查"收入院。患儿壮热无汗，口渴唇干，头痛，左眼红肿，便秘溲黄。查体：体温 39.5℃，脉搏 130 次/分，呼吸 30 次/分，面色潮红，左眼睑结膜充血，咽部充血，双扁桃体Ⅰ度肿大，浅表淋巴结无肿大，心肺无著变，腹平软，肝脾未触及，皮诊（－），神经系统（－）。血常规化验结果：Hb122g/L，RBC4.27×10$^{12}$/L，WBC6.2×10$^9$/L，st0.02，L0.28，S0.70。舌质红，苔黄厚，脉滑数。

该患儿素体虚弱，正气不足，易患感冒，时值春令，冷暖失宜，冬感化寒化温而病，邪热中于气分，灼于胸膈，里热亢盛，故身热不已。热盛上焦，耗灼津液，故口渴、唇干、腑气不降而便秘，舌红苔黄厚，脉滑数均为里热盛之征。中医诊断：春温（热灼胸膈）。西医诊断：急性上呼吸道感染（咽－结合膜热）。治法：清泄膈热，凉膈散加减。处方：连翘 50g，大黄、甘草各 5g，芒硝、栀子、黄芩各 15g，薄荷、竹叶各 10g。水煎服，双黄连 100mL 加入葡萄糖 250mL 中静点，日 1 次。

3 月 9 日，患儿热退，体温降至正常，咽部不适，心烦，大便已通，日 3 次，质稍稀，口不渴，头不疼，食欲增加，舌质红，苔白厚，脉滑数。患儿病情明显好转，停凉膈散，治从清热宁心，投泻心汤化裁，处方：黄连、栀子、牡丹皮各 10g，酒大黄、甘草各 2.5g，玄参 50g，金银花 25g，大青叶 15g，水煎服。

3 月 15 日，患儿平温，口不渴，心烦已除，神爽、纳佳，二便调和，眼睛红肿消失，咽不红，喉核消肿，病愈出院。

按：春温，是感受温热病邪而发生于春季的时令热病。临床上以突然发病、高热、烦渴、斑疹，甚则神昏痉厥为主症。发病急，变化快，病情重，病程长是其特征。小儿肌肤嫩弱，不知调摄，起居寒暖失调，易发本病。因此春温是好发于小儿的一种常见时令病。在临床上发病伊始即现里热之证，小儿阴常不足，内热易致伤阴。小儿好发本病的重要原因有二：一是在感邪方面，可伏邪化热；二是春令气温，感而得之。然其要在于温热之邪易于化火，传变迅速，其辨证要点有严格的季节性，只限于春季，在发病之前，便有饮食乏味、身体倦息、小便短黄等症。发病后病情重，发于气分者，病初可见灼热而不畏寒、口渴心烦、溲赤苔黄等里热伤阴症状。发于营分者，病初即见身热夜甚，心烦躁扰，谵语神昏，斑疹衄血，舌质红绛。在临床与风温加以鉴别，本病治疗原则以清泄里热为主，并应时时注意保存阴液，透邪外出。热在气分者，即宜苦寒，直清里热。热在营分者，主以清营解毒，透邪外达。

本病例诊断明确，治疗直清里热，透邪外达，患儿壮热 1 周，经中药治疗于入院后第 4 天退热，方中大黄、芒硝泄热软坚，攻下腑实，大便一通，里热已泄。证明病情正在透营转气，但余热未清，又防伤阴，故中病即止，停凉膈散，治以清热宁心，投泻心汤化裁，加入玄参 50g，奏攻邪而不伤正之效。西医学认为咽结合膜热由腺病毒引起，故辨病用药，静点大量双黄连目的在于抗病毒。［张立秋，杨丽珍．小儿春温证治举隅．中医药学报，2000（1）：55.］

# 风温

【原文】　　　　　　风温复感春风发，汗热身重睡鼾眠。

　　　　　　　　　　汗少荆防败毒治，汗多桂枝白虎汤。

〔注〕风温，冬受寒邪，复感春风而发为病也，其证身重睡憨，发热自汗。汗少者，以荆防败毒散解之；汗多者，以桂枝合白虎汤清解之。

【提要】　叙述了小儿风温的病因、主要症状与治疗方法。

【白话文】风温一证，同样也是冬季感受寒邪之后未发病，到了春季复感风邪诱发所致。风温以发热，自汗出，自觉身体沉重，难以自转侧，患儿时时困顿，眠睡后，可闻及鼻鼾声为特征。治疗上依据患儿出汗量的多寡来考虑处方用药，若身热汗少者，此为表邪重而表证著，以荆防败毒散解表透邪；若身热汗出较多者，此为表邪微而里热著，宜用桂枝合白虎汤清热解肌。

【解读】风温病名首见于张仲景《伤寒论》第 6 条："太阳病，发热而渴，不恶寒者，为温病。发汗已，身灼热者，名风温。风温为病，脉阴阳俱浮，自汗出，身重多眠睡，鼻息必鼾，语言难出。若被下者，小便不利，直视失溲；若被火者，微发黄色，剧则如惊痫，时瘛疭；若火熏之，一逆尚引日，再逆促命期。"此处的风温，一般认为是温病误用辛温发汗引起的一种变证，但在《伤寒例》中，"风温"与伤寒、温病、暑病、瘟疫、温疟、温毒、冬毒等并称，可见又是一个独立的病证名称。而本条又有"风温为病"之语，因此可以认为，将其作为一个独立的病证看待也是可以的。但无论是温病误治后的变证还是独立的病证，皆与后世温病学中的风温病含义不同。

清代早期及以前，包括《幼科心法》在内的很多著作认为风温属于伏气温病，但从清代中期以后才逐渐将其纳入新感温病的范畴。风温的病因为风温病邪。当春季气候温暖，或冬季应寒而反温，感受风温邪气，即患此病。小儿脏腑娇嫩，肌肤薄弱，卫外力差，加之寒温不知自调，尤易感染而发病。风温之邪，多由口鼻而入，首先侵犯肺卫。肺开窍于鼻，与咽喉相通，外合皮毛而主表。风温上犯肺卫，则卫表失和，肺气失宣，故初起即有发热恶风，咳嗽流涕之症；风温两阳相劫，化热伤津，故烦躁口渴。若邪郁于肺，肺热壅盛，更炼液为痰，痰热阻肺而见发热咳喘、痰涌气粗之太阴风温证。

风温之邪传变迅速，若失于清宣，则易化热入里，或顺传于胃，或逆传心包。顺传于胃者，风温之邪由肺卫而进入胃经，因而出现热势蒸腾，烦躁口渴，面赤气粗之气分热盛证。若邪热下迫大肠，可伴下利。若邪热熏蒸于肺，则痰热闭肺之证更加严重。逆传心包者，是邪热内陷，或痰热内闭，厥阴受邪，手厥阴心包受邪则神昏谵语，足厥阴肝经受邪则热动肝风而抽搐痉厥。在疾病传变过程中，由于风温两阳相合为患，加之小儿稚阴稚阳之体，最易损伤阴液，故后期多见阴虚。此外，在疾病极期，由于正不胜邪，故出现邪盛正衰，心阳虚衰证。

《幼科心法》所描述风温一证的临床表现与《伤寒论》第6条的内容基本一致，邪热炽盛，以致高热；自汗出为阳热逼迫津液外泄所致；壮火食气，火热耗气，故见倦怠身重。邪热内壅，心神被熏，病人呈困顿嗜睡状态，多眠睡；热壅气机，肺窍不利，故鼻息必鼾。由此可知《幼科心法》所列风温一证的基本病机是邪热炽盛，治疗时应以清解里热为主，有表证则应解表，汗少或无汗时，使用荆防败毒散之类辛温解表剂值得商榷，虽然

《温病条辨》使用桂枝汤来治疗太阴风温初起病证，但只适用于风温初起，患儿尚有恶寒发热的阶段。但此阶段在临床上只是一个极为短暂的阶段，所以要慎之又慎。但从目前临床上看，风温初起，还主要是应用桑菊饮、银翘散疏风解表，清热解毒。而汗多时使用桂枝合白虎汤则有一定的合理成分在。

【方剂详解】

（1）荆防败毒散：荆芥　防风　羌活　独活　柴胡　前胡　甘草生　川芎　枳壳麸炒　桔梗　茯苓

引用生姜，水煎服。

方中荆芥辛苦微温，入肺、肝经，具有解表散风、透疹消疮的功效；防风辛甘微温，入膀胱、肺、脾、肝经，具有祛风解表、胜湿止痛的功效，荆芥、防风共为方中君药。羌活苦辛性温，入膀胱、肾经，具有解表散寒、祛风胜湿的功效；独活苦辛微温，入肝、肾、膀胱经，具有祛风胜湿、散寒止痛的功效，羌活、独活共为方中臣药。此外，柴胡苦辛微寒，可透表泻热、疏肝解郁；前胡苦辛微寒，可疏散风热、降气化痰；枳壳苦辛微寒，具有破气行痰的功效；茯苓甘淡性平，具有利水渗湿的作用；桔梗苦辛性平，可宣肺祛痰；川芎味辛性温，可行气开郁、祛风止痛，以上共为方中佐药。甘草味甘性平，具有调和药性的作用，为方中使药。

方歌：荆防败毒宜时气，风温无汗用之灵，

　　　　荆防羌独柴前草，川芎枳桔与茯苓。

（2）桂枝合白虎汤：桂枝　芍药　石膏（按：石膏以生用为是）　知母生　粳米　甘草生

引加生姜、大枣，水煎服。

桂枝汤疏风解表，调和营卫；合用白虎汤，石膏辛甘大寒，入肺胃两经，功善清解，透热出表，以除阳明气分之热，故为君药；知母苦寒质润，一助石膏清肺胃热，一滋阴润燥。佐以粳米、炙甘草益胃生津。两方合用既解太阴之表，又清阳明里热。

方歌：桂枝汤合白虎汤，壮热多汗服此方，

　　　　桂芍石膏知母草，粳米大枣共生姜。

【医案助读】

李某，男，6 岁 7 个月，2004 年 5 月 22 日以外感高热到我院门诊。

家长代诉：患儿 2 天前因汗出当风而出现鼻塞、流涕，当晚出现发热，体温 39.5℃，曾在外院用青霉素、复方氨基比林等药体温未降。症见发热、恶寒、口渴、咳嗽痰黄、口干多饮、小便黄、大便 2 日未解，舌质红，苔薄黄，脉数。查：T39.5℃，咽红（＋＋），扁桃体不大；两肺呼吸音粗，未闻及杂音。X 线胸片：示两肺纹理增粗。白细胞 $13 \times 10^9$/L，中性粒细胞 0.75。诊为支气管炎。即按中医外感高热予银翘退热汤治疗，处方：银花 10g，连翘 6g，生石膏 20g，知母 6g，藿香 6g，大青叶 6g，柴胡 6g，生大黄（后下）5g。每日 2 剂煎服。服药 16 小时体温降至正常，诸症大减，仍有少许咳嗽。改用桑菊饮调理善后。3 天后咳嗽消失，复查血象正常，X 线胸片检查示无异常。

按：小儿脏腑柔弱，易虚易实，易寒易热，且小儿为"纯阳之体"，即使外感风寒之邪，也易迅速入里化热，故小儿外感发热多属外感温热疾病范畴。笔者自拟银翘退热汤治疗小儿外感发热，含银翘散、白虎汤、小柴胡汤、承气汤方义，加入退热作用明显的大青叶、解表化湿的藿香，共奏清气透热和表里双解之功。用"截断"病势之法以表里双解退热，对卫分证、卫气同病、气分证的外感高热患儿均能取得良效。打破温病卫气营血传变、先表后里的陈规，在病势未扩张之前，及时用泻火通腑药，有效地控制病情发展。其中生大黄一味，取其通腑泻火、釜底抽薪之妙，只要无脾虚泄泻均应运用。高热患儿用本方后，每日得稀便 2～4 次者，退热效果更佳。[黄玲．银翘退热汤治疗小儿外感发热．四川中医，2006，24（7）：79－80．]

# 热病

【原文】　　　　　　冬受寒邪不即病，至夏复感暑热成。

　　　　　　　　　　身不恶寒而多渴，证同温病治亦同。

〔注〕热病，乃冬受寒邪不即为病，至夏复感暑热而成，故名曰热病。现证与温病相类，但不恶寒，口干作渴为少异耳，治法亦与温病同。

【提要】叙述了小儿热病的病因、主要症状与治法。

【白话文】热病，是冬天感受寒邪后，并没有立即发病，邪气内伏，待到夏天，再感受暑热之邪而发病。该病的临床表现与温病相似，但热病初起，并没有恶寒这一表证的症状，而是出现发热，壮热，不恶寒反恶热，口干口渴等里实热证的症状。在治疗方法上，热病与温病大体相同。

【解读】本病是伏气温病的一种，相当于明清温病中的"暑温"。暑温是感受暑热病邪所致的急性外感热病。其特点为初起以阳明气分热盛为主要证候，临床常见壮热、烦渴、汗多、面赤、脉洪大等表现，多发生于夏至至立秋之间。《素问·热论》"凡病伤寒而成温者，先夏至日者为病温，后夏至日者为病暑"，《证治准绳》中指出暑病有"伏寒化热"与"暴感暑热"之分，《幼科要略》"夏暑发自阳明"及"暑必兼湿"，《温病条辨》"暑温者，正夏之时，暑病之偏于热者也"。

在临床上夏暑之邪又多兼湿，故本病多具暑湿性质。其致病之邪实质上也是一种暑湿病邪，因秋冬非暑湿当令，所以古人就认为本病系夏感暑湿伏至秋冬而发病，属于伏气温病。暑湿最易阻遏气机，所以本病以发于气分为多，但在阴虚阳盛之体，病邪则多舍于营分。因此本病发病的证候类型，有邪在气分与邪在营分之别。一般来说，发于气分者暑湿性质颇显著，病势较轻，发于营分者暑热性质较突出，病势较重。

《温病条辨》说："伏暑、暑温、湿温，证本一源，前后互参，不可偏执"，即指三者在病机、证治方面有类似之处。如患者内有积滞，每致湿热与积滞胶结胃肠，出现便溏不爽、胸腹灼热不除等症状。如发于营分者，表证解除后，亦可发展成为血分证、气营（血）两燔证，并可出现痰热瘀闭心包、热盛动风、斑疹透发等见证。此外，病发于气分的，其暑湿性质的病邪亦可化燥而入营入血，出现营血分见证。在这些情况下，其病机、发展趋势和证治与其它温病邪在营血分者相同。

西医学所说的流行性感冒、流行性乙型脑炎、钩端螺旋体病、流行性出血热等病发于秋冬季节而见有上述临床特点者，可参考本病辨证施治。

# 瘟疫

【原文】　　　　　天行厉气瘟疫病，为病挨门合境同。

皆由邪自口鼻入，故此传染迅如风。

当分表里阴阳毒，因时取治审重轻。

古法皆以攻为急，荆防①普济②救苦③攻。

〖注〗瘟疫一证，乃天地之厉气流行，沿门阖户，无论老少强弱，触之者即病。盖邪气自口鼻而入，故传染之速迅如风火。但毒有在表、在里、在阴、在阳之分，其或发、或攻、或清；当因春风、夏热、秋凉、冬寒之四时各异，随人虚实，量乎轻重以施治也。古法皆以攻毒为急者，以邪自口鼻而入，在里之病多故也。发以荆防败毒散，清以普济消毒饮，攻以二圣救苦丹，则酌量合宜，审度医治，庶几临证时有得心应手之妙矣！

【提要】叙述了小儿瘟疫病因、传播特点以及治疗方法。

【注释】①荆防：指荆防败毒散。

②普济：指普济消毒饮。

③救苦：指二圣救苦丹。

【白话文】瘟疫一证，是由天地之间独特的疫疠之气引起，疫疠之气又称之为"疫毒之气""杂气""异气""戾气"，一旦致病，具有强烈传染性，挨家挨户，不论老少强弱，皆容易发病，可引起大流行。疫疠之气致病，感染途径多样，但主要是"天受"，即通过空气传播，从口鼻而入，一经感染如风吹火烧那样，迅速流行。

由于疫毒侵犯的部位不同，其临床表现与证候类型则有所差异，故应细致分辨瘟疫属于表证还是里证，阴证还是阳证。除此之外，还应根据瘟疫发病的春、夏、秋、冬四时节气与气候特点的不同，因时制宜；根据患儿体质的虚实，因人制宜；根据病情的轻重缓急，采取或发散，或攻下，或清解等不同治法。古人对瘟疫病的治法，认为急则治标，以攻法为主，因疫邪中人，里证比较多见，攻法用二圣救苦丹为主；若有表证的，以解表透邪的荆防败毒散为主，无表证而有热象的，用清热解毒的普济消毒饮为主。总的来说，瘟疫病的临床证候比较危急，变化很快，所以诊断时应详细审察，随机应变，不可疏忽大意，以免发生不测。

【解读】瘟疫亦称大流行病，流行性急性传染病的总称。指大型且具有传染力的流行病，在广大区域或全球多处传染人或其他物种。因此，根据世界卫生组织的认识，大流行病的出现应符合下列条件：一种新病原在人群中出现；病原感染人，引起严重病况；病原易传染，特别是在人与人之间传染。

对疫疠之气的预防，除了应顺四时、调阴阳、固正气外，尚应"辟其毒气"。同时应根据其在空气中传播的特性，采取空气消毒和流通空气的预防方法，意在切断传播途径。如吴子存（《鼠疫约编》引）云："避之之法，当无事时，庭堂房屋，洒扫光明，厨房沟渠，整理洁净，房间窗户，通风透气。"书中还记有"避疫良法"：用硫磺、银珠二味等份，以新瓦烧药，放在房内，关闭门窗薰之，可除疫气，此即是空气消毒法。这些预防方法，在现在看来虽很朴素、简单，但在当时确实是难能可贵。

我们还应该看到，对于疫疠之气为病的认识，由于历史条件的限制，还只是据其直观现象的分析、推断而得来的，在对于病原微生物学的探求，远远落后于西医学。因此对于疫疠之气的"辨证求因""审因论治"，仍归属于"六气""六淫"的范畴，并未形成独立的理论体系。今后应当深入开展戾气病因学说的研究，必将更加丰富祖国医学证治内容。

【方剂详解】

（1）荆防败毒散：方见风温。

（2）普济消毒饮：黄芩酒炒　黄连酒炒　陈皮　桔梗　板蓝根　升麻　柴胡　薄荷　连翘去心　牛蒡子炒，研　僵蚕炒　马勃　甘草生　玄参

引用灯心，水煎服。

方中酒黄连、酒黄芩清热泻火，祛上焦头面热毒，为君药；牛蒡子、连翘、薄荷、僵蚕辛凉疏散头面，为臣药；玄参、马勃、板蓝根加强清热解毒，甘草、桔梗清利咽喉，陈皮理气散邪，为佐药；升麻、柴胡疏散风热、引药上行，为佐使药。本方具有清热解毒，疏风散邪之功效。

方歌：普济消毒清时瘟，芩连陈桔板蓝根，

　　　升柴薄荷翘牛蒡，僵蚕马勃草玄参。

（3）二圣救苦丹：大黄四两　皂角二两

上为末，水丸，每服一钱，量儿大小与之，用无根水下。

方中大黄清热解毒，攻结荡涤之力甚强，皂角具有散血消肿、攻坚排脓之功效。

【医案助读】

刘某，女，6 岁，1989 年 12 月 6 日初诊。

其母代述：患儿发热头痛，咽喉疼痛 1 日。继之出现两侧腮部肿胀疼痛，张口咀嚼障碍，口干喜饮水，不思饮食，小便黄，大便干燥。现患儿唇干，咽部红肿，双侧腮部肿胀，拒按，精神差，舌质红，苔黄，脉浮数。治宜清热解毒，消肿散结。方选普济消毒饮加减：生地 9g，黄连 3g，黄芩 5g，桔梗 10g，板蓝根 18g，银花 20g，连翘 20g，陈皮 6g，牛蒡子 6g，僵蚕 6g，蚤休 9g，贝母 10g，荆芥 3g，竹叶 3g，2 剂，水煎服。外用生大黄 15g，赤小豆 30g，共研细末，用生理盐水调糊状，敷患处，隔日换药一次。

服药 2 剂，诸症皆除，二便通调，食欲正常。

按：治疗小儿痄腮，用中药内服既可清内在热邪，又能发散表邪，外敷可使药力通过皮肤吸收直透病所，内外合治，清热消肿止痛效果颇佳，且能缩短病程，易为患儿接受。［刘力争．小儿痄腮治验．四川中医，1991（9）：18.］

# 瘟斑疹痧

【原文】　　　　伤寒疹斑失汗下，时气初感即其然。

　　　　　　　　表邪覆郁营卫分，外泛皮脉痧疹斑。

　　　　　　　　痧白疹红如肤粟，斑红如豆片连连。

　　　　　　　　红轻赤重黑多死，淡红稀暗是阴斑。

　　　　　　　　未透升麻消毒①治，热盛三黄石膏②煎。

　　　　　　　　已透消斑青黛饮，痧疹表里双解③先。

〖注〗伤寒发斑、疹、痧，皆因汗下失宜，外邪覆郁，内热泛出而成也。惟时气传染，感而即出，亦犹疫之为病，烈而速也。发于卫分则为痧，卫主气，故色白如肤粟也；发于营分则为斑疹，营主血，故色红，肤浅为疹，深重为斑。斑形如豆，甚则成片连连。斑疹之色红者轻，赤者重，黑者死，此以色辨热之浅深验死生也。若其色淡红，稀暗者，皆因邪在三阳，已成斑疹，由外入里，邪从阴化，或过服凉药所致，是为阴斑、阴痧、阴疹，法当从阴寒治也。斑出未透，表热轻者，宜升麻葛根汤合消毒犀角饮治之；表热重者，宜三黄石膏汤发之；已透者，用消斑青黛饮加减清之；疹痧初起，表里不清，用双解通圣汤先通表里，余法同前。

【提要】叙述了小儿温病中斑、疹、痧产生的原因、主要症状与治疗方法。

【注释】①升麻消毒：指升麻葛根汤合消毒犀角饮。

②三黄石膏：指三黄石膏汤。

③双解：指双解通圣汤。

【白话文】在温热病的发病过程中，由于当汗不汗，或当下不下，以致热毒熏蒸气分，毒邪从肌肤外达，发为斑疹痧。但斑疹痧的形成，也有因外受时邪，邪遏不达，里热较甚，波及营卫，外发肌肤而形成的。若温热之邪，稽留气分，失于清化，郁遏时久，邪从卫分外发，则为白色的痧点；若邪郁营血，则发为红色斑疹。

斑与疹的鉴别，一般而言，斑的点大而象豆片，发于皮肤之下，平铺在皮肤的上面，看上去好像高于皮肤，但用手摸上去，却没有碍手的感觉，一般先发于上半身，而后蔓延全身，消退后不脱皮屑。疹的形态，是点小色红，突出于皮肤的上面，形如粟状，稠密如云头隐隐，或斑稀象蚊迹，摸上去有触手的感觉，多发于颜面、胸腹和背部四肢，消退后脱落皮屑。

对斑疹的轻重顺逆，在临床诊断方面，主要是审察斑疹的颜色，以色红的为轻，色赤的为重，色紫发黑的，古人称为胃烂发斑，十死一生，所以说："红轻赤重黑多死。"若斑疹稀发，颜色淡红偏暗，若隐若现者，称为阴斑、阴痧、阴疹。其发病原因主要是斑疹初起邪气本在三阳，但邪气伤正，或体虚内有伏寒，或误服、过服寒凉药，从而损伤阳气。正虚不能祛邪外出而由表陷里，邪从阴化，以致阴寒内盛，阳气不能固摄血液而外溢肌表，因此应以温阳散寒为主要治法。

斑疹的治法，若热轻未透的用升麻葛根汤合消毒犀角饮；热重的用三黄石膏汤；已透的用消斑青黛饮；如痧疹初起，表证未清，兼里热证候的，用双解通圣汤来解表清里。

【解读】根据前人经验，认为斑发于阳明胃经，逼迫营血外达，病偏于里，热毒深重，治宜清化，不宜提透；疹发于太阴肺经，波及血络，病偏于表，热毒轻浅，治宜透泄，勿补气。

【方剂详解】

（1）升麻葛根汤合消毒犀角饮：升麻　葛根　芍药　牛蒡子　甘草<sub>生</sub>　荆芥　防风　犀角

引用芫荽，水煎服。

方中升麻、葛根解热毒透斑疹，芍药敛阴和营，配伍甘草养阴，甘草另有解毒作用，上四味合为升麻葛根汤。对于麻疹初起，疹发不出或时疫阳斑初起疗效颇佳。加用荆芥、防风解散风毒；牛蒡子，清热解毒，透疹利咽；芫荽，解表透疹；犀角清热凉血。诸药合用，共奏清热解毒、凉血透斑疹之功。

方歌：升麻消毒表斑疹，升葛芍草蒡荆防，

　　　倍加犀角急煎服，表实热盛另有方。

（2）三黄石膏汤：黄连　栀子　黄芩　黄柏　豆豉　麻黄　石膏

引用生葱，水煎服。

此方由黄连解毒汤衍化而来，方中黄连清泻心火，兼泻中焦之火，为君药；黄芩泻上焦之火，为臣药；黄柏泻下焦之火；栀子泻三焦之火，导热下行，引邪热从小便而出。二者为佐药。淡豆豉轻宣郁热，麻黄配伍石膏，解散表邪，尚有消肿之功。

方歌：三黄石膏发斑疹，表实热盛有奇功，

　　　连芩栀柏与豆豉，麻黄石膏生用葱。

（3）消斑青黛饮：石膏<sub>（按：生用为宜）</sub>　知母　犀角　甘草<sub>生</sub>　栀子<sub>生</sub>　川连<sub>生</sub>　青黛　玄参　柴胡　生地　人参　大黄

引用姜、枣，水煎，临服，入苦酒一匙和服。

发斑虽出胃热，亦诸经之火有以助之。青黛、黄连，以清肝火；栀子以清心肺之火；玄参、知母、生地，以清肾火；犀角、石膏，以清胃火；引以柴胡，使达肌表；使以姜枣，以和营卫；其用人参、甘草者，以和胃也，胃虚故热毒乘虚入里，而发于肌肉；加苦酒者，其酸收之义乎。

方歌：消斑青黛消毒斑，石知犀角草栀连，

　　　　青黛玄参柴生地，人参大黄斟酌添。

（4）双解通圣汤：方见伤寒。

【医案助读】

叶某，女，12岁，1988年11月4日诊。

患儿7天前发热，咳嗽，胸闷心烦，口干，夜寐不安，继发遍身皮肤红色痒疹，四肢背部泛发成片而高出皮面，略有痒感，经市某医院消炎退热抗过敏治疗，效果不显，复至地区某医院皮肤科治疗，热势略减，红疹减少，但瘙痒加重，因而前来求服中药。诊其脉细稍数，舌苔黄，舌红，舌尖赤。症属邪热郁肺，肺热波营，窜于血络，则发红疹。治宜宣肺泄热，凉营透疹，拟银翘散去豆豉、荆芥，加生地、丹皮、大青叶、玄参、赤芍等品，5剂，水煎服，日1剂，分2次服。

药后症状消除，痒疹大减，继用上方去桔梗、芦根，加白蒺藜、蝉蜕。7剂，病获痊愈，随访2年未发。

按：章虚谷说："斑为阳明热毒，疹为太阴风热。"治疗各有不同。本例为邪热郁肺，热邪不解，波及营分，则发红疹。笔者认定病机尚在肺胃，故治用宣肺泄热，凉营透疹为法，果获捷效。[何慧兰.小儿风温治疗体会.湖北中医杂志，1992（5）：33.]

# 暑证门

## 暑证总括

【原文】　　　　　　　小儿暑病有四证，中暑阳邪伤暑阴。

　　　　　　　　　　　暑风攻肝抽搐见，暑厥攻心不识人。

〔注〕中暑，为阳邪单中暑热也。阳邪身热有汗。伤暑，为阴邪中暑复感寒也。阴邪身

热无汗。中暑热极，攻肝则抽搐，攻心则厥冒不省人事。治者果能因证分别施治，自无难矣。

【提要】叙述了小儿暑证之中暑、伤暑、暑风、暑厥四证的成因。

【白话文】小儿暑证主要包括中暑、伤暑、暑风、暑厥四证。中暑属于阳证，为暑热之邪所伤，表现为身热有汗；伤暑属于阴证，是感受暑热后又被寒邪所伤，表现为身热无汗。若暑热邪盛，热邪内陷，深入厥阴肝，扰动肝筋，则发生暑风之证，表现为高热伴有抽搐等症状。若暑热之邪，逆传心包，则为暑厥之证，表现为神志昏迷，身热但手足厥冷至肘膝部。

【解读】夏季受了暑热而得病，概称暑病。暑是夏季的主气，亦为六淫之一。凡夏天感受暑热邪气而发生的多种急性热病，统称为"暑病"。目前，把暑病分为两大类：一是，指炎夏感受暑邪所致之热性病证。古称中暍（《金匮要略·痉湿暍病脉证并治》）。《杂证会心录》："今夫夏日炎炎，为太阳之亢气，人触之者，则生暑病。"《杂病源流犀烛·暑病源流》："人受暑邪，当时即发谓之暑病。"后世将暑病分为暑迷、中暑、伤暑、阳暑、阴暑，另有暑风、暑瘵、暑厥、疰夏、伏暑等病。二是，指邪伏于内，至夏而发的多种热病。《注解伤寒论》卷二："中而即病者，名曰伤寒；不即病者，寒毒藏于肌肤，至春变为温病，至夏变为暑病。"此类暑病已在"瘟疫门"中有所论述。

暑证的致病因素一般分为内因和外因两种，皆由暑邪外袭，元气内亏所致。由于致病因素的不同，感邪的轻重，体质的差异，因而暑证在临床上的表现，也各有所不同，应详细辨证论治。

# 中暑

【原文】　　　　中暑汗出身壮热，头痛大渴烦不宁。

　　　　　　　　　气乏神倦两足冷，加味人参白虎①灵。

〔注〕中暑之证，身热有汗。因暑热熏蒸，故头痛口渴，烦躁不宁，甚则气乏神倦，足冷恶寒。须以加味人参白虎汤治之。

【提要】叙述了小儿中暑证的主要症状与治疗方法。

【注释】①加味人参白虎：指加味人参白虎汤。

【白话文】中暑，临床主要症见壮热有汗，暑入阳明，暑热之邪上蒸头目，故往往有头痛口渴，烦躁不安的症状；若暑邪伤津耗气明显，则出现神倦疲乏、两足发冷；抑或暑邪兼夹湿邪，湿邪困阻气机，也可出现神倦疲乏，湿性趋下，湿胜则阳微，亦可出现两足发冷。总之，暑为阳热之邪，多伤及人体气分，所以治宜益气清暑，用加味人参白虎汤来治疗。

【解读】炎夏之日，暑热亢盛，人身之阳气易随汗泄，人身之阴津因暑而内耗。若小儿长时间在高温或烈日下游戏活动，远途旅行，身体疲劳，消耗过多，不耐暑热蒸灼，耗津伤气而易中暑。暑为阳邪，为火为热，伤人最速，而小儿又为稚阴之体，更易热化火化，暑灼阳明而壮热口渴，汗出神烦。若暑邪伤津耗气明显，则出现神倦疲乏、两足发冷。若小儿体质素亏，脾虚湿盛，终日逗留室内，居室潮湿，空气闷热，流通不良，湿遏热伏，体热不易发散，更易中暑。所谓"体中多湿之人，最易中暑"，这与近代有关湿热环境更易引起中暑的认识颇为吻合。

若阳明气分热盛，用白虎汤；伤津耗气明显者，用白虎加人参汤或王氏清暑益气汤。但小儿为稚阴之体，热盛则最易耗伤气津，加之"暑多夹湿"，因此加味人参白虎汤往往是优选的方剂。

【方剂详解】

加味人参白虎汤：人参　石膏生　知母生　粳米　甘草　苍术

水煎服。

此方为白虎加人参汤与白虎加术汤的合方。方中石膏辛寒质重，善清透气热；知母苦寒滑润，善泻火滋阴。二药合用，既清且透，滋液润燥，为治阳明无形热邪之要药。甘草、粳米益气和中，使泻火而不伤脾胃。苍术气味苦辛温，入足太阴，健脾燥湿。加人参益气生津。此方既能够清解暑热，又可补益气津、健脾燥湿。

方歌：加味人参白虎汤，暑热伤气服最良，

　　　　参膏知母粳米草，停饮呕水更加苍。

【医案助读】

吴某，男，9个月，1992年8月11日初诊。

持续发热1月。曾在本市某医院治疗半月，诊断为"小儿夏季热"，因西医治疗效果不显，出院后转中医治疗。症见患儿身热不扬，肢倦神疲，面黄唇红，舌红苔少，指纹紫红。检查：体温38℃，白细胞$4×10^9$/L，中性粒细胞0.23，淋巴细胞0.70。X线正常。证属暑伤气阴，治宜清暑益气，养阴生津。药用花旗参5g，石斛、麦冬、地骨皮、白薇、竹叶各6g，甘草3g，自加粳米一小撮，鲜荷叶适量。3剂，每日1剂，日服2次。

药后热已退，精神好转，不思饮食，改用太子参、茯苓、白术、扁豆、竹叶、生三仙各6g，灯心3扎。服5剂。因家住大鹏，路远不便，未再复诊。半年后其母来诊，谈及该患儿服药后未再发热，饮食正常。

按：本例患儿持续发热1月，一则暑热之邪内郁，故身热不扬；二则因肺胃津气耗损，故神疲肢倦，面黄唇红，取王氏清暑益气汤以育阴益气，佐以清透暑热，使阴平阳秘。二诊用健脾益气之四君子汤加消食之三仙，意在补益脾胃，以助消化，使气血津液得以生存；竹叶、灯心清除余热，津气生，郁热解，诸症化解。[何美华. 小儿暑温辨治四则. 湖南中医杂志，1994，10（5）：42.]


# 伤暑

【原文】　　　　　伤暑受暑感风寒，无汗热渴面赤红。

干哕恶心腹绞痛，嗜卧懒食肢重疼。

清散二香饮极效，气虚六合汤奏功。

夹食恶食多吐泻，加味香薷①法最灵。


〔注〕小儿伤暑，谓受暑复感风寒也。其证发热无汗，口渴饮水，面色红赤，干呕恶心，或腹中绞痛，嗜卧懒食。以二香饮治之，此内清外散之法也。若正气虚弱，当补正祛邪，以六合汤治之；若伤暑夹食，大吐泻者，以加味香薷饮治之。

【提要】叙述了小儿伤暑的病因、主要症状与治疗方法。

【注释】①加味香薷：指加味香薷饮。

【白话文】小儿伤暑的致病因素：一方面是感受暑热，以致暑热内蕴；另一方面又因起居不慎或夏热贪凉，而感受风寒。其属于表里俱病的证候，即内蕴暑热，外属风寒。其病临床主要症见，发热而无汗，口渴喜饮，面色红赤，干呕恶心，有的患儿腹中疼痛如绞，嗜睡，不思饮食，肢体困重。治疗时应当内清暑热，外散风寒，可用二香饮；若见到正气虚弱者，可用六合汤，扶正祛邪；若有内停食积，而见大吐大泻，可用加味香薷饮，解暑化湿，消食导滞。

【解读】伤暑有阴、阳之分，"动而得之者为阳暑"，我们平时所指的中暑大多指此情形。多在烈日下劳作，或长途行走，或因在高温、通风不良、湿度较高的环境下长时间劳作所引发。这种中暑往往病情重而危急。但由于近代人们生活、生产和保健条件的改善，人们也重视预防，所以，在现实生活中，发生的病例并不多。

"阴暑"（即此处之伤暑）是过于避热贪凉引起，即所谓"静而得之者为阴暑"。由于天气炎热，人们毛孔开张，腠理疏松，睡眠、午休和纳凉之时，若过于避热趋凉，如夜间露宿室外，或坐卧于阴寒潮湿之地，或在树荫下、水亭中、阳台上乘凉时间过长，或运动劳作后立即用冷水浇头冲身，或立即快速饮进大量冷开水或冰镇饮料，或睡眠时被空调、电扇强风对吹，均可导致风、寒、湿邪侵袭机体而引发"阴暑"，出现身热头痛、无汗恶寒、关节酸痛、腹痛腹泻等症。正如明代医学家张景岳指出："阴暑者，因暑而受寒者也……故名阴暑。"特别是老人、儿童、孕产妇、体弱及患有宿疾者，容易诱发此症，尤应加强防护，不可过于避热贪凉，避免寒湿侵袭而引发"阴暑"。

【方剂详解】

（1）二香饮：苏叶　藿香　白茯苓　陈皮　扁豆炒　厚朴姜制　半夏姜制　大腹皮　甘草生　白芷　桔梗　川黄连　香薷

引用生姜、灯心，水煎服。

二香饮为藿香正气散加香薷、扁豆、黄连去白术而成。方中苏叶、藿香、香薷、白芷祛湿散寒；扁豆、厚朴、大腹皮、黄连清热化湿；桔梗、甘草宣肺气；陈皮、茯苓、半夏理气化痰和中。诸药合用，祛暑化湿，解表和中。

方歌：二香饮治风暑病，苏叶藿香白茯苓，

　　　扁豆厚朴陈半草，腹芷桔连香薷灵。

（2）六合汤：人参　香薷　半夏姜制　甘草生　砂仁　木瓜　赤茯苓　藿香　杏仁炒，去皮尖　扁豆炒　厚朴姜炒

引用姜、枣，水煎服。

六合汤中香薷、藿香芳香化浊，祛暑解表；半夏、厚朴、扁豆除湿散满；砂仁、木瓜、杏仁理气止呕；人参、茯苓、甘草扶正和中；生姜、大枣调和营卫。

方歌：六合虚暑用人参，香薷半夏草砂仁，

　　　　木瓜赤苓藿香杏，厚朴扁豆枣姜匀。

（3）加味香薷饮：香薷　厚朴姜炒　陈皮　扁豆炒　山楂肉　猪苓　甘草生　枳实麸炒

水煎服。

加味香薷饮方中香薷芳香化湿，被称为"夏月之麻黄"；厚朴行气温中除满；扁豆化湿和中；山楂、枳实消积化滞；猪苓利水渗湿；陈皮、甘草理气和中。诸药配伍，具有解暑化湿清热的作用。

方歌：加味香薷治夹食，香薷厚朴共陈皮，

　　　　白扁豆配山楂肉，猪苓甘草炒枳实。

【医案助读】

黄某，男，4岁，2001年7月26日初诊。

3日前进食冷饮，又在空调房间乘凉，当晚即发热，连日来静脉注射双黄连注射液及氨苄青霉素、先锋霉素、地塞米松等，均未退热，体温在38.5℃～39.8℃之间。刻诊：发热，恶寒，无汗，纳差，恶心，困乏。舌尖红苔白厚，脉浮。诊为暑温初起，兼感风寒。予散寒解表，祛暑化湿法，予新加香薷饮内服。处以：香薷6g，藿香5g，淡豆豉5g，银花10g，鲜扁豆10g，厚朴6g，连翘6g，半夏6g。1剂，水煎，内服。1剂后汗出而热退，上方去淡豆豉再进1剂病愈。

按：近年来，儿童的饮食结构发生了较大变化，在夏季，为了利于降温止渴，家长多给小儿食用各种冰冻饮料等，致小儿易于内伤于湿，加之天气炎热，外受暑热之邪，而致暑温。症见：发热，微恶寒，无汗，头痛，纳差，泛恶，呕吐，腹胀，腹泻，困倦，舌红苔薄白，脉浮。叶天士《三时伏气外感

篇》云："论幼科暑热夹杂别病有诸，而时下不外发散消导，加之香薷一味或六一散一服。考本草香薷辛温发汗，能泄宿水。""暑邪必夹湿，状如外感风寒，忌用柴、葛、羌、防，如肌表热无汗，辛凉轻剂无误。"酷暑季节，每多伤津耗气，叠进生冷，损伤肠胃，致机体抵抗力减弱，导致呼吸道病毒与肠道病毒及其他微生物感染，引起上呼吸道感染、肺炎、腹泻病等，严重者引起脑炎，西医无有效的抗病毒药物，加之细菌耐药性的增加，致疗效较差，新加香薷饮对感受暑热，食凉饮冷，暑、湿、风寒之气交感，表里同病者，尤其适宜。

新加香薷饮方出于《温病条辨》第二十四条，吴鞠通以其治疗手太阴暑温，发热，恶寒，身重而疼痛，但汗不出者，用香薷饮发暑邪之表也。香薷辛温芳香，能由肺之经而达其络。鲜扁豆花芳香而散，且保肺液；厚朴苦温，能泄食满；连翘、银花取其辛凉达肺经之表，纯从外走，不必走中也。现代药理研究证实，香薷、银花、连翘、厚朴、扁豆均对金黄色葡萄球菌、肺炎球菌、溶血性链球菌、痢疾杆菌、大肠杆菌、伤寒杆菌及流感病毒、腺病毒、柯萨奇病毒、肠道轮状病毒、肺炎支原体等有较强的抑制作用，因此，新加香薷饮治疗小儿内伤生冷、外感暑热者，可谓效如桴鼓，且痛苦小，价格低廉，应进一步临床观察，并在病理、药理等方面做深入研究。［郭亚雄，刘乾生，王萍．新加香薷饮治疗小儿夏季发热 43 例．现代中医药，2003（5）：44.］

# 暑风

【原文】　　　　暑风抽搐似惊风，烦渴汗热便黄红。

先用加味香薷饮，继用玉露散即宁。

〖注〗暑风者，手足搐搦，状似惊风者也。由暑热攻肝，内生风病。其证烦渴，身热有汗，二便黄赤。先宜加味香薷饮，疏其风；继以玉露散，清其热。暑热一解，而搐自止矣。切不可当惊痫治之。

【提要】叙述了小儿暑风的病因、主要症状与治疗方法。

【白话文】暑风，是以身体壮热、抽搐痉厥为主要症状的病证，与急惊风相似。其致病因素是暑热外袭，热极而引动肝风所致。其症见壮热汗出，手足抽搐，心烦口渴，小便黄赤，或大便不通，病情较严重时，还可以见到口噤神昏，角弓反张等症状。治疗宜先用加味香薷饮，疏风祛暑；继用玉露散清暑热。暑热一去，肝风平息，则抽搐自可停止。切不可把本病当作惊痫来治疗，因为本病与惊痫皆有四肢抽搐等症状，但痫病者常突然倒地，口吐涎沫，手足痉挛，口里发出羊豕的叫声。

【解读】暑病，因热盛而出现昏迷抽搐症状的，称为"暑风"或"暑痉"。表现为突发高热、神志不清、面赤、口渴、小便短赤，甚则角弓反张、牙关紧闭、手足抽搐。但暑邪每多夹湿或痰湿互阻，如湿盛的，胸闷恶心，大便溏泄；痰湿互阻的，喉间痰鸣，面色垢晦，舌苔厚腻等。《伤寒指掌》卷四："暑月病久，忽然手足挛搐者，暑风也。香薷饮加羌、防；呕恶加藿香、陈皮；小便不利加二苓（茯苓、猪苓）、泽泻、滑石；有痰加半夏；渴宜栝楼；泻不止，加苍术；转筋加木瓜。"《杂病源流犀烛·暑病源流》："先病热，服表散药后，渐成风病，谵语，狂呼乱走，气力百倍，此亦暑风……宜解散化痰，不可汗下，宜竹叶石膏汤去参、术加黄连、知母。"

文中虽言，治疗暑风方用加味香薷饮疏风祛暑，但在临床上，须注意暑热化风者，忌用辛温升散，因此治疗暑风患者，最好不用加味香薷饮。因为"内风，乃身中阳气之变动"（《临证指南医案》）。清代医家邹润安于《本经序疏要》中云："故夫人身之阳，在上则欲其与阴化而下归；在下则欲其化阴而上出。设使在上不与阴化，在下不能化阴，斯阳亢无以升降，于是为出押之虎，失系之猿，穷而无归，咆哮狡绘，百变不已。"故"阳在上不与阴化，在下不能化阴，均之风也"。加之，小儿多为纯阳之体，既受阳热之邪，最易耗伤人体津液，倘若再用辛散之品，则火愈旺，阴益亏，则风更盛。

【方剂详解】

（1）加味香薷饮：香薷　黄连　扁豆炒　羌活　厚朴姜炒

引用灯心，水煎服。

加味香薷饮本方是黄连香薷饮加羌活、灯心草组成。香薷饮中加黄连适用于暑病有口渴心烦之证；加羌活可以祛风解痉；加灯心草可以引热下行，使热从小便而出。

方歌：加味香薷治暑风，香薷黄连扁豆同，

厚朴姜炒羌活入，灯心煎服效从容。

（2）玉露散：方见火泻。

【医案助读】

曾某，女，5岁，1974年8月30日初诊。

母代诉：发热4天，抽搐呕吐1天。患儿于4天前开始发高热，经当地医院及我院门诊治疗，高烧未退。昨日开始出现抽搐，并发生喷射性呕吐，于今日收入住院治疗。现症：高烧，体温40℃，神志昏沉，痉挛性抽搐，时作时止，龂齿有声，喉间痰鸣，尿黄而臭，大便3日未解。舌质红，苔黄腻，脉浮弦数。辨证：暑湿外袭，卫气受病，故发高热，热甚生风，则抽搐频作，热痰上塞，蒙闭心窍，则神志昏沉。察脉之浮，知邪尚有外出之机，治拟透热转气，化浊宣窍。处方：银翘各12g，钩藤15g，石菖蒲3g，郁金9g，生石膏30g，滑石9g，玄参6g，黄连2g，丹皮3g，竹叶心6g，紫雪丹5分兑服。

8月31日二诊：鼻饲1剂，高热略降（38.5℃），神识稍清，抽搐已止，而龂齿未除，大便已4日未解，小便黄臭。脉弦数，苔黄腻，舌质红。上方加熟大黄3g（后下）。

9月1日三诊：汗出便通，粪色黄褐，小便转清，神识已清，龂齿悉除，舌质红，苔根部薄黄，脉缓。拟竹叶石膏汤加减以清余邪。淡竹叶9g，生石膏15g，麦冬6g，法夏3g，花粉6g，银花9g，连翘9g，黄芩3g，谷芽15g，明沙参9g。

按：初诊时，症情重笃，经治后，2天即热退神清，抽搐悉止；于9月4日即已下床活动。后经调治于9月12日痊愈出院。本例之特点为暑热郁于外，湿热结于内，且见痰热蒙扰心包之象。初用清营透热法治之，但因腑气未通，内结之热不除，故热不彻而龂齿不除。后因作"阳明热结致痉"的考虑，加用大黄后，果然腑通而表里之邪尽退，后竟痊愈。[王文铎．小儿暑风证治一得．成都中医学院学报，1985（4）：38．]

# 暑厥

**【原文】**　　　　　暑厥昏眩不知人，气虚夹痰上冲心。

　　　　　　　　　　虚者清暑益气①治，夹痰益元②抱龙③均。

〖注〗暑厥之证，昏昧不省人事。因其人元气素虚，暑热冲心，或夹痰上冲，以致精神昏愦。虚者以清暑益气汤治之，实者以辰砂益元散合抱龙丸治之。

**【提要】** 叙述了小儿暑厥的病因、主要证候与治疗方法。

**【注释】** ①清暑益气：指清暑益气汤。

②益元：指辰砂益元散。

③抱龙：指抱龙丸。

**【白话文】** 暑厥的主要症状是神志昏迷，不省人事，手足厥冷。多因小儿平素体质较差，元气虚弱，感受暑热之邪，逆传心包；或者由于暑多夹湿，湿浊生痰，痰浊上冲，蒙蔽心窍，所以出现神志昏迷，不省人事。正气虚弱者，用清暑益气汤治疗；如果没有虚证，可用辰砂益元散和抱龙丸治疗。

**【解读】** "厥"具有两种含义：一是昏厥，是指神志不清，窍道闭塞；二是厥逆，是指手足逆冷。暑厥与暑风，往往兼见，但两者有所区别。暑厥者，四肢厥冷或厥逆，多因热盛内闭所致，正如"热深厥亦深"，可以伴见抽搐昏迷。但暑风以抽搐昏迷为主症。暑厥的治疗宜用芳香开窍，清心泄热。

**【方剂详解】**

（1）清暑益气汤：人参　黄芪炙　当归酒洗　白术土炒　甘草炙　陈皮　麦冬去心　五味子　青皮炒　苍术炒　黄柏酒炒　升麻　葛根　泽泻　神曲炒

引用姜、枣，水煎服。

清暑益气汤方中人参、黄芪益气固表；苍术、白术健脾燥湿；黄柏、麦冬、五味子泻火生津；陈皮、青皮、泽泻理气渗湿；当归养血和阴；升麻、葛根解肌升清；神曲消食。配伍成方，共奏清暑化湿、益气生津之功。

方歌：清暑益气虚受暑，参芪归术草陈皮，

　　　　麦味青皮苍术柏，升葛泽泻炒神曲。

（2）辰砂益元散：辰砂水飞，三钱　　滑石水飞，六两　　甘草末，一两

每用一钱，姜灯心汤调匀合抱龙丸服。

辰砂益元散方中滑石甘淡性寒，既可清解暑热，又可通利水道，使三焦湿热从小便而泄，以除暑湿所致的小便不利及泄泻，故用以为君；甘草甘平偏凉，能清热泻火、益气和中；朱砂镇心安神。诸药合用，清暑利湿，能使三焦暑湿之邪从下焦渗泄。

（3）抱龙丸：黑胆星九转者佳，四两　　天竺黄一两　　雄黄水飞　　辰砂另研，各半两
麝香另研，一钱

上为细末，煮甘草膏和丸，皂荚子大，温水化下。

抱龙丸方中天竺黄、黑胆星清热化痰；麝香开窍醒神；雄黄、辰砂镇心安神。诸药配伍，共奏镇心安神、清热化痰之功。

【医案助读】

邹某，男，6岁，1972年夏就诊。

患儿突起高烧，头痛，烦渴，抽搐。经本县人民医院诊断为"乙脑"。住院治疗1周无效，病情日笃，沉迷不醒，气微欲殆，遂请李老救治。诊视患儿昏愦不语，呼之不应，牙关紧闭，肢体厥冷，时有抽搐，颈项强直，面色灰惨，舌苔灰黑，脉微欲绝。问其二便已数日未解。李老依据脉症，辨为"暑厥"，证属热毒内陷，邪闭心包，内耗营阴，气脱于外之危候。治疗急宜开窍救脱，凉肝息风，佐以通腑。予独参汤兑服安宫牛黄丸；并用羚羊角3g（磨水服），石膏30g，知母、钩藤、车前子各10g，石菖蒲、胆星各9g，银花、生地各15g，大黄6g。水煎，日分3次，鼻饲，同时以河沙垫卧，癞蛤蟆剖开腹部，撒雄黄少许于其内，外敷脐部，每日更换1只。

上方连进3剂及安宫牛黄丸3粒后，其壮热惊厥渐轻，神志稍清，二便已通。舌红少津，苔黄燥，脉细数。处方：犀角3g（磨水服），栀子、石斛、钩藤、竹沥、沙参、玉竹各10g，银花、生地各15g，贝母6g。以清热凉血，兼以养阴。

服上方3剂后，热退厥已，神识清醒，已能进少许流汁及茶水等，但仍精神不振，脉细微数。此系邪热将尽，正气未复。改用清化痰热及健脾益气，生津滋阴之法，以息其余焰，病遂痊愈，且无任何后遗症。

按：根据"后夏至日为病暑"之说。本例厥证因暑邪为患。《素问·至真

要大论》云："诸热瞀瘛，皆属于火。"然暑火同性，其性急速，发病陡急，传变亦快。正如温病学家叶天士所云："夏暑发自阳明"，随之"逆传心包"，肝风内动，神昏惊厥不已。壮火食气，而致正气大伤，火盛则炼液为痰，故很快出现邪闭于内，气脱于外之暴厥危候。治疗始用开闭救脱之法，继而凉肝息风，兼以通腑泄热，并配以癞蛤蟆加雄黄外敷，河沙垫卧，以助清热解毒之功。鉴于高热伤津，正气未复，加之暑热易灼阴炼液为痰。故终用消化痰热，健脾益气，生津益阴之法而善其后。[李正域，李群林.暑厥治验.四川中医，1988（8）：25.]

# 霍乱门

## 霍乱总括

【原文】　　　　　　霍乱风寒暑饮成，卒然吐泻腹心疼。
　　　　　　　　　　饮暑盛兮湿霍乱，寒胜为干症不轻。

〖注〗霍乱者，乃风寒暑饮之杂邪为病，卒然挥霍变乱，心腹大痛，吐泻交作也。其能吐能泻者，谓之湿霍乱。夫暑饮虽盛，若已经吐泻，其邪即解，故易治也。若欲吐不能，欲泻不能者，谓之干霍乱。盖寒盛则凝，既不吐泻，则邪无去路，故多不救也。

【提要】概述了小儿霍乱的病因、主要症状以及干霍乱与湿霍乱的区别。

【白话文】霍乱，是指突然剧烈吐泻，心腹绞痛的病证。主要是由于外受风寒、暑湿、秽浊的邪气，内伤饮食不洁的物品，以致清浊相干，升降逆乱，正不堪邪，一任邪之挥霍撩乱于脾胃大小肠间所致。在证候上表现为一时吐泻交作，脘腹绞痛。但本证还有干霍乱和湿霍乱的区别。如水饮和暑邪较盛的，多见上吐下泻的症状，这是属于湿霍乱的证候。湿霍乱虽受邪较盛，但邪可经吐泻而外泄，因邪有出路，故属证轻易治。如寒邪较盛的，症见腹痛如绞，胀满烦闷，欲吐不吐，欲泻不泻，这是属于干霍乱的证候；干霍乱因为不得吐泻，寒邪凝滞于中而无出路，故属于危急重症。

【解读】霍乱病名古已有之，根据病因与症状的不同，又分干霍乱、湿霍乱、暑霍乱、热霍乱等。《灵枢·五乱》："清气在阴，浊气在阳，营气顺脉，卫气逆行，清浊相干，乱于胸中，是谓大悗……乱于肠胃，则为霍乱。"《诸病源候论·霍乱病诸候》："霍乱者，由人温凉不调，阴阳清浊二气有相干乱之时，其乱在于肠胃之间者，因遇饮食而变发"，《杂病源流犀烛·霍乱源流》："皆由中气素虚，或内伤七情，或外感六气，或伤饮食，或中邪恶、污秽气及毒气，往往发于夏秋。"由此可见我国传统医学中可归于霍乱范畴的有以下两大类病证：

其一，是指剧烈吐泻且有传染性的病证，主要症见突然心腹绞痛，上吐下泻，躁乱烦闷，甚则转筋，手足厥逆等。治宜温阳散寒为主，如附子理中汤、急救回阳汤、活血解毒汤、急救回生丹、卫生防疫宝丹等。外治可用刺法、熨法、刮痧法等。危重时宜中西医结合抢救。

该病是因摄入受到霍乱弧菌污染的食物或水而引起的一种急性腹泻性传染病。该病患者首先见到泻吐，往往以突然腹泻开始，继而呕吐。一般无明显腹痛，无里急后重感。每日大便数次甚至难以计数，量多，每天 2000～4000mL，严重者 8000mL 以上。初为黄水样，不久转为米泔水样便，少数患者有血性水样便或柏油样便，腹泻后出现喷射性和边疆性呕吐，初为胃内容物，继而水样，米泔样。呕吐多不伴有恶心，喷射样，其内容物与大便性状相似。少部分的患者腹泻时不伴有呕吐。或尿量减少甚至无尿，或肌肉痉挛，特别以腓肠肌和腹直肌为最常见。严重者神志不清，血压下降。其后患者多为脱水虚脱，严重者眼窝深陷，声音嘶哑，皮肤干燥皱缩、弹性消失，腹下陷呈舟状，唇舌干燥、口渴欲饮，四肢冰凉、体温常降至正常以下，肌肉痉挛或抽搐。

其二，是指严重吐泻的病证。多因暑天感湿，或饮食失节所致。《医学入门》卷二："三焦，水谷道路。邪在上焦，吐而不利；邪在下焦，利而不吐；邪在中焦，上吐下利。病因饮食不节，清浊相干，阴阳乖隔，轻者止曰吐利，重者挥霍扰乱，乃曰霍乱。"《医学心悟》卷三："又有暑天受湿，呕吐泻利，发为霍乱。此停食伏饮所致。宜分寒热治之，热者口必渴，黄连香薷饮主之；寒者口不渴，藿香正气散主之。"临床上，我们见到的儿科霍乱多属此类，即急性胃肠炎的症状表现。

# 湿霍乱

【原文】　　　　　吐泻不已腹频疼，口渴引饮胸闷膨。

饮盛主以二香饮，暑盛益元散①最灵。

〖注〗湿霍乱者，乃暑饮合邪也。其证吐泻不已，肚腹疼痛，口渴引饮，胸膈膨闷。饮盛者以二香饮主之；暑盛者以辰砂益元散主之。因证调治，则暑饮之邪既清，而霍乱之证立愈矣。治者宜详辨之。

【提要】叙述了小儿湿霍乱的病因、主要症状与治疗方法。

【注释】①益元散：指辰砂益元散。

【白话文】湿霍乱是由于外受暑湿秽浊之气，内伤饮食不洁之物，以致暑饮合邪，胃肠气机不利，升降失司，清浊相干，以致突然间吐泻频作，难以自已，腹痛腹胀，胸脘胀闷，口渴引饮。其治疗方法，若偏于饮食所伤的，则症见腹痛膨胀，胸脘胀闷等，治以二香饮为主；若偏于外感暑湿之邪的，必有口渴引饮或兼发热的症状，宜用辰砂益元散为主。

【解读】夏秋之际暑湿蒸腾，若调摄失宜，感受暑湿秽浊，或因贪凉露宿，寒湿入侵，郁遏中焦，均能使脾胃受伤，加上饮食不节，贪凉饮冷或暴饮暴食，损伤脾胃，运化失常，气机不利，升降失司，清浊相干，乱于肠胃，上吐下泻而成霍乱，起病急骤，病势凶险，小儿一经吐泻，容易伤阴脱液，以致"气随津脱"或"气随液脱"，甚者则见肢冷如冰，目陷螺瘪，务必及时治疗，以免延误时机。

【方剂详解】

（1）二香饮：方见伤暑。

（2）辰砂益元散：方见暑厥。

【医案助读】

庄某，女，3岁，1974年8月1日初诊。

吐泻3日，泻如注水，似蛋花汤样而腥臭，日夜10余次，高烧汗少，体温40.8℃，似睡非睡，精神不安，两手震颤，烦渴，溲黄，舌苔薄黄质红赤，脉数。邪热鸱张，殊防热极生风而惊厥。急予祛暑达邪，清热安中，以挽危殆。处方：霍香、炒扁豆衣、炒黄芩各5g，佩兰、煨葛根、钩藤（后下）、金银花、连翘、鲜竹茹各6g，生石膏12g，飞滑石（荷叶包）8g，炒黄连2g，2剂。

8月3日二诊：吐泻定，震颤平，热减，体温38.4℃，但神疲食少，原方增顶光参（另炖）4g，炒於术6g，生谷芽9g。再服2剂，诸病霍然。

按：《素问·至真要大论》说："诸逆冲上，皆属于火"；"暴注下迫，皆属于热"。此证由暑热燔灼，侵扰肠胃，表里皆热，尤以热为重。方以清解里热为主，辅以钩藤、竹茹息风镇逆防惊，在大队清解之中佐霍、佩、葛根芳香透表，使热得去路而速解。复诊以其正液未复，脾胃虚弱，故增参、术等气阴两补，脾胃双调，药随病进，效如桴鼓。[张项山主治，丰仁贤整理.小儿吐泻急重症治验.安徽中医学院学报，1984（2）：38－39.]

此霍乱乃吐泻交作，形似霍乱，并非是霍乱弧菌所致的真霍乱。该病应属于西医学中的急性胃肠炎，是胃肠黏膜的急性炎症。

# 干霍乱

【原文】　　　　　欲吐泻之不吐泻，腹中绞痛不能堪。

　　　　　　　　烦渴大饮甘露饮[①]，肢厥不渴理中[②]煎。

【注】干霍乱者，乃寒暑凝结，欲吐不吐，欲泻不泻，腹中绞痛，俗名绞肠痧病也。治者当分寒暑，如烦渴大饮者为热，以桂苓甘露饮主之；若厥逆不渴者属寒，以理中汤主之。因证调治，其病自愈。

【提要】　叙述了小儿干霍乱的病因、主要症状与治疗方法。

【注释】①甘露饮：指桂苓甘露饮。

②理中：指理中汤。

【白话文】　干霍乱的临床证候是欲吐不得吐，欲泻不得泻，同时腹中疼痛如绞，苦痛难耐。俗语中的"绞肠痧"，即干霍乱也。干霍乱多因暑湿秽浊之邪，或寒湿秽浊之邪，内犯中焦，气机凝结，升降被阻，邪郁不泄所致。治疗当根据属寒、属热的不同而分别施治。如症见烦闷口渴，饮水多的属热，用桂苓甘露饮；若见四肢发冷，而不口渴的属寒，用理中汤。

【解读】霍乱的病理性质有寒热之分，决定于患者的体质与受邪因素。如为阳盛之体，或感暑湿秽浊之邪，则邪从热化，成为热霍乱。若素体阳虚，或感受寒湿秽浊之邪，则邪从寒化，成为寒霍乱。无论是寒霍乱，还是热霍乱皆可出现干霍乱。干霍乱亦可出现在疾病之初，因邪气乱于肠胃，以邪实为主，甚至邪气闭塞气机，上下不通，发为干霍乱。

【方剂详解】

（1）桂苓甘露饮：白术土炒　茯苓　泽泻　猪苓　肉桂少许　滑石水飞　寒水石　石膏

水煎服。

桂苓甘露饮出自刘完素《宣明论方》，是由五苓散加甘草、寒水石、滑石而成。方中滑石清解暑热，并利水渗湿，故用为君药。臣以石膏、寒水石，加强清暑解热之功。猪苓、茯苓、泽泻皆甘淡之品，以利水渗湿；白术健脾益气，燥湿利水；更用肉桂助下焦气化，使湿从小便而去，且可制约君、臣药之寒凉，以上五味共为佐药。甘草合茯苓、白术以健脾，使清利而不伤正，调和诸药，作为使药。

方歌：寒暑凝结霍乱成，桂苓甘露莫从容，

　　　白术茯苓猪泽桂，膏滑寒水石相同。

（2）理中汤：方见不乳。

# 痢疾门

## 痢疾总括

【原文】　　　　痢疾暑湿生冷成，伤气为白伤血红。

　　　　　　　　后重里急腹窘痛，寒①热②时痢③噤口④名。

〔注〕痢之为证，多因外受暑湿，因伤生冷而成。伤于气者色多白，以肺与大肠为表里

261

也。伤于血者色多赤，以心与小肠为表里也。里急者，腹窘痛也；后重者，频下坠也。又有寒痢、热痢、时痢、噤口痢之别，医者须详察之。

【提要】 概述了小儿痢疾的病因病机、主要症状与痢疾的常见证候类型。

【注释】 ①寒：指寒痢。

②热：指热痢。

③噤口：指噤口痢。

【白话文】 痢疾是以大便次数增多，腹痛，里急后重，痢下赤白黏冻为主症的病证。其病多因外受暑热湿浊之邪，加之嗜食肥甘厚味，或误食馊腐不洁之物，酿生湿热，或夏月恣食生冷瓜果，损伤脾胃及大肠，中央受困，湿热或寒湿、食积之邪内蕴，肠中气机阻滞，气滞血瘀，与肠中腐浊相搏结，化为脓血，而致本病。

痢疾的主症是痢下赤白黏冻与里急后重。痢下赤多为赤痢，白多为白痢，赤白相兼为赤白痢。白色属肺，肺主气，肺与大肠相表里，湿多"流连气分"，若湿盛伤气则白多赤少；赤色属心，心主血脉，心与小肠相表里，若热盛伤血则大便赤多白少。"里急"形容腹内窘迫急痛，大便欲泻下为爽；"后重"形容大便时肛门有重滞欲下不下之感，肛门、直肠及髓尾部坠胀，总有"排便不尽感"。根据痢疾的病因以及证候特征，区分为寒痢、热痢、时痢、噤口痢等不同的证候类型，临证时须明辨之，以免失治、误治。

【解读】 痢疾，古代亦称"肠澼""滞下"等，含有肠腑"闭滞不利"的意思。痢疾为小儿最常见的肠道传染病之一，一年四季均可发病，但以夏秋季节为最多，可散在发生，也可形成流行，小儿体质柔弱御病能力差，故小儿患痢，感染快，变化亦速，痢疾次数一多，极易脱津，同时由于高热伤津，筋脉复失濡养，最易导致惊风抽搐，往往病情危重。

痢疾的发病常有两种途径：一是，感受暑湿时行之气，夏秋之间，暑湿郁蒸，又常夹时行疫气，正如朱丹溪所说："时疫作痢，一方一家之内，上下传染相似"。二是，饮食不节，恣食生冷，胃肠先伤，积滞内蕴，传化失常。以上两因，常夹杂并见，影响胃肠传导失常，实为痢疾的主要原因。其中有兼夹时行疫毒之气的，则病情更为严重。痢久不愈或反复发作，不但损伤脾胃，进而导致肾气虚惫，影响小儿生长发育。

该病作为一种常见的肠道传染病，相当于西医学中的细菌性痢疾（简称菌痢），临床上以发热，大便次数增多，夹杂黏液脓血，腹痛，里急后重为主症。作为危重类型的中毒性痢疾主要见于小儿，起病急，变化快，易导致死亡，必须积极抢救。本病全年都有发生，但常于夏秋季节流行，在 7～9 月达高峰，南方流行较早而北方较迟。中毒性痢疾常出现高热、惊厥、昏迷等症，又与惊风相关，属疫毒痢。菌痢预后良好，若同时并发麻疹、肺炎则病情易于恶化。中毒型痢疾持续昏迷屡发惊厥，或伴有严重营养不良，或伴有胃肠功能衰竭者，预后不良。

热痢清之，寒痢温之，初痢实则通之，久痢虚则补之，寒热交错者清温并用，虚实夹杂者攻补兼施。痢疾初起之时，以实证、热证多见，宜清热化湿解毒；久痢虚证、寒证，应予补虚温中，调理脾胃，兼以清肠，收涩固脱。如下痢兼有表证者，宜合解表剂，外疏内通，夹食滞可配合消导药消除积滞。刘河间提出："调气则后重自除，行血则便脓自愈。"调气和血之法，可用于痢疾的多个证候类型，赤多重用血药，白多重用气药。而在掌握扶正祛邪的辨证治疗过程中，应注意顾护胃气，并贯穿于治痢的始终。

至于痢疾的预后转归，古人常以下痢的色、量等情况判断。下痢有粪者轻，无粪者重，痢色如鱼脑、如猪肝、如赤豆汁，下痢纯血或屋漏者重。同时应根据其临床表现，分辨病情轻重，判断病者预后，特别注意观察其邪毒炽盛情况，胃气有无衰败，阴津是否涸竭，阳气是否虚脱。一般来说，能食者轻，不能食者重。下痢兼见发热不休，口渴烦躁，气急息粗，甚或神昏谵语，虽下痢次数减少，而反见腹胀如鼓者，常见于疫毒痢及湿热痢邪毒炽盛，热入营血之重证，如不及时救治，可发展为内闭外脱证。


# 寒痢

【原文】　　　　　寒伤久痢脏虚寒，肠鸣切痛实难堪。

　　　　　　　　　面唇青白喜饮热，理中①养脏②效通仙。


〔注〕寒痢者，寒冷伤胃，久痢不已，或脏气本虚，复为风冷所乘，伤于肠胃。故痢时

肠鸣切痛，面唇青白，口虽渴，喜饮热，此里寒虚之证也。初宜理中汤，久则真人养脏汤治之。寒得温散而证愈矣。

【提要】 叙述了小儿寒痢的病因、主要症状与治疗方法。

【注释】 ①理中：指理中汤。

②养脏：指真人养脏汤。

【白话文】寒痢是因为小儿贪食生冷食物，以致寒冷伤于胃肠，寒凝不化，脾失温运所致；或因痢疾日久不愈，阳气渐衰，脾肾虚寒而成；或因小儿体质素弱，遭受风冷之气，乘于肠胃，传导失职，因而行成寒痢。其临床主要症见，腹痛剧烈，痛时如刀绞，便时因痛苦难忍而哭闹，多见面唇青紫，或苍白，四肢不温，甚至厥冷，口不渴或渴喜热饮，痢下色白而黏，白多赤少，或下白冻白沫，里急后重，腹部喜温喜按等症状。治疗时，应"寒者热之"，寒痢初期用理中汤温中散寒，痢久不愈的，以真人养脏温补固涩。

【解读】寒痢即《诸病原候论·痢病诸候》的"冷痢"。"冷痢者，由肠胃虚弱，受于寒气，肠虚则泄，故为冷痢也。凡痢，色青、色白、色黑，并皆为冷痢。"因此可见，寒痢的病因除肠胃虚弱外，还有复感风寒之邪，大致可以把肠胃虚弱归于内因，外感风寒乘于肠胃归于外因的范畴。

痢疾兼表证的治疗，往往不治其痢，解其表而痢自止，或表解而后清里。痢疾夹表除非里急者，一般先表后里，无论其病因为风寒，或风热者，皆可用喻嘉言的"逆流挽舟法"，笔者在临床应用人参败毒散合理中汤，疗效显著。

【方剂详解】

(1) 理中汤：方见不乳。

(2) 真人养脏汤：人参　白术土炒　木香煨　肉桂　当归土炒　白芍炒　罂粟壳蜜炙　诃子肉面煨，去核　肉果煨　甘草炙

引用乌梅，水煎服。

真人养脏汤，出于《太平惠民和剂局方》，别名纯阳真人养脏汤，方中重用罂粟壳涩肠止泻，为君药。肉豆蔻、诃子暖脾温中，涩肠止泻，为臣药。泻痢日久，耗伤气血，故用人参、白术益气健脾，当归、白芍养血和血，且白芍

又治下痢腹痛；以肉桂温补脾肾，消散阴寒；木香理气醒脾，使诸补涩之品不致壅滞气机，共为佐药。使以炙甘草调和诸药，且合参、术补中益气，合芍药缓急止痛。诸药合用，涩肠止泻，温中补虚，养已伤之脏气。

　　方歌：寒痢须用养脏汤，人参白术广木香，

　　　　　归芍肉桂炙甘草，粟壳诃子肉果良。

【医案助读】

　　王某，女，5岁。

　　昨起发病，其证发热，恶寒（T38.0℃），鼻塞，流涕，腹胀腹痛，便下赤白黏冻日七八次，舌质红，苔薄白，中微黄，脉浮数。证属时邪袭表，湿热内蕴中焦，肠道失司。治当解表清热，化湿消滞。宜用逆流挽舟法，加减败毒散主之。药用：羌活、独活、黄芩各5g，川芎、桔梗各3g，葛根、枳壳各6g，黄连1.5g，山楂、茯苓各10g，甘草2g。服药2剂后，体温正常，下痢见轻，原方增损，继服3剂痢疾告愈。

　　按：秦老认为，小儿痢之初起多兼外感，正如清代名医陈复正所云：凡痢由外感而发者最多，是以小儿形气未充，御邪能力薄弱，稍一不慎，即易感受天行不正之气，从而出现恶寒发热，鼻流清涕，便下赤白相兼，里急后重，苔薄脉浮等症。其治切不可因有里急后重、脓血便等症而专事苦寒解毒，攻积导滞，以免表邪内陷与内蕴之湿热积滞胶结，而使病情致变。当根据身发寒热，苔薄脉浮之征为其辨证要点，宗喻氏逆流挽舟法，以鼓舞机体驱邪外出；俾表气疏通，则里滞亦除，而痢疾可愈。常用败毒散加减施治。认为本方对痢疾夹有表邪者疗效明显。然由于本方药性偏于辛温香燥，对小儿须斟酌之。因小儿阳常有余，其感邪后化热最速，故宜佐用苦寒之品以转弊为利。鉴此，每将前胡、柴胡易以葛根、黄芩、黄连，如此则既有羌、独、葛根、川芎疏表透邪之品，又有枳壳、桔梗、黄连、黄芩疏通肠胃气机及清化肠胃湿热之味，再伍以茯苓、山楂，健脾去湿，消积化滞，甘草调和诸药，如是既疏表又和里，而使邪各有去路，适合小儿痢疾初起夹有表证者，疗效甚佳。［秦仁生．秦廉泉治疗小儿痢疾经验拾萃．辽宁中医杂志，1991（8）：7－8.］

# 热痢

【原文】　　　　　痢初实热腹窘痛，下痢无度尿短红。

舌赤唇焦喜饮冷，芍药①白头②香连③灵。

【注】热痢者，皆因湿热凝结于肠胃，以致腹中窘痛，频频下利，尿短色红，舌赤唇焦，喜饮冷水，此里热之证也。重则当归芍药汤主之，轻则白头翁汤主之，或香连丸主之。

【提要】阐明了热痢的病因及临床表现、治法与方药。

【注释】①芍药：指当归芍药汤。

②白头：指白头翁汤。

③香连：指香连丸。

【白话文】热痢又称湿热下痢，是因小儿脏腑娇嫩，卫气未充，夏秋之际感受湿热邪气，或感受寒湿后，由表入里，郁而化热，加之饮食不洁等，湿热积滞蕴蓄肠胃，导致湿滞下注而成。本病初期或有先恶寒而后发热，继则腹部急迫疼痛，里急后重，下痢频作，肛门灼热感，除此之外尚有小便短赤，舌红唇焦，口渴喜冷饮等里热炽盛之象。其治疗当宜清热解毒导滞，调气行血；若腹中急痛，小便短赤，热象较重的，病情较轻者，可用白头翁汤或香连丸；若病势较急，里急后重较明显者，用当归芍药汤。

【解读】热痢多发于夏秋之际，感受了暑湿之邪，加之内有食积，暑湿与食积蕴结，阳明湿热熏蒸，浊邪下注成痢。如《备急千金要方·时病论》认为："热痢者，起于夏秋之交，热郁湿蒸，人感其气，内干脾胃……热夹湿食，酝酿中州，而成滞下矣。"湿热痢初起见恶寒发热的表证，胸痞气滞。治疗当着重疏散外邪，可用荆防败毒散；偏表的，可用藿香正气散或桂枝加葛根汤；偏热重的，宜表里并治，用葛根黄芩黄连汤。表证已罢，邪入血分，若湿热与积滞蕴结肠道，当苦化湿热与消导并用，可用芍药汤、木香槟榔丸、枳实导滞丸等。湿热初起诊断不明可用，如痢下较爽，宜和里泄热，可用香连丸，其应用十分广泛。如下利脓血，赤多白少，肝风肝热下迫里急较甚，宜苦寒解毒，用白头翁汤；因白头翁汤无清利血分湿热的药物，故临床常加银花炭、地榆等。

热痢，病因总脱却不了湿热，热偏重者，以清热解毒为主，兼以化湿；湿偏重者，以清热利湿为主，佐以行气导滞。但无论热偏重或湿偏重，都易夹积滞，如明代万全《幼科发挥》说："痢不问赤白，皆从积治，湿热者，食积之所生也。"因此，消积导滞论治也是一法。

【方剂详解】

（1）当归芍药汤：当归　白芍　木香　黄芩　黄连　肉桂　大黄　槟榔　甘草生

水煎服。

本方即芍药汤，来源于《素问病机气宜保命集》，方中重用芍药养血和营、缓急止痛，配以当归养血活血，体现了"行血则便脓自愈"之义，且可兼顾湿热邪毒熏灼肠络，伤耗阴血之虑；木香、槟榔行气导滞，"调气则后重自除"，四药相配，调和气血，是为臣药。大黄苦寒沉降，合芩连则清热燥湿之功著，合归、芍则活血行气之力彰，其泻下通腑作用可通导湿热积滞从大便而去，体现"通因通用"之法。方以少量肉桂，其辛热温通之性，既可助归、芍行血和营，又可防呕逆拒药，属佐助兼反佐之用。炙甘草和中调药，与芍药相配，又能缓急止痛，亦为佐使。诸药合用，湿去热清，气血调和，故下痢可愈。临床常用于治疗细菌性痢疾、阿米巴痢疾等属湿热的患者。

方歌：热痢当归芍药汤，里急后重服最良，

　　　　归芍木香芩连桂，大黄甘草共槟榔。

（2）白头翁汤：黄连　黄柏　秦皮　白头翁

水煎服。

方中以白头翁为君，清热解毒，凉血止痢。臣以黄连之苦寒，清热解毒，燥湿厚肠；黄柏泻下焦湿热，共奏燥湿止痢之效。秦皮苦寒性涩，收敛作用强，因本证有赤多白少，故用以止血。四药并用，为热毒血痢之良方。

方歌：白头翁汤治热痢，腹中窘痛溺短赤，

　　　　连柏秦皮白头翁，煎服之后痢自愈。

（3）香连丸：木香　川黄连各等份

共为细末，醋糊为丸，如桐子大，量儿大小用之，空心米饮下。

方中黄连清热燥湿，泻火解毒；木香辛行苦降，善行大肠之滞气，与黄连相伍加强行气止痛之功。

【医案助读】

裴某，女，10岁。门诊号：61798。

初诊：发热3天（T38～39℃），下痢脓血、黏冻，纳呆腹痛，里急后重，次数频多（日7～10次或更多），已服用西药痢特灵及氯霉素等效不显，舌质红苔腻，脉数实。此乃湿热夹滞，内蕴肠胃，亟须清热导滞，化浊和痢。处方：葛根、炒黄芩、白扁豆花、炒苦参、赤芍各6g，黄连3g，马齿苋、楂肉炭各9g，黄柏4.5g。3剂。

二诊：服药后身热已退，舌苔亦薄，痢次渐减，脓血尚有，胃气稍动，欲进稀粥，但宿滞未消，再以清利消滞。处方：黄连、川朴各2.4g，广木香3g，白头翁、马齿苋、楂肉炭各9g，白扁豆花、赤芍、炒枳实各6g。3剂。

三诊：舌苔润，纳谷亦和，便日2次，脓血已无，粪色酱褐。再以清理肠胃，兼予化滞，此后胃和舌净便调，再扶脾胃而愈。

按：痢疾热退以后，便仍黏冻，红白相夹，舌腻纳呆，此为痢滞未清，虽病程较长仍须消滞，待便调后再予调扶脾胃。葛根芩连汤合白头翁汤为治热痢之主方。凡下痢脓血或红多白少，臭秽迫人，里急后重，发热烦躁，脉滑实有力，舌质红苔黄腻，此为热痢主症，以上两方协同施治，既清热导滞，又和血行气，即刘河间所称："后重则宜下，腹痛则宜和，身重则除湿，脉弦则祛风，行血则便脓自愈，和气则后重自除。"［倪菊秀．小儿痢疾验案四则．上海中医药杂志，1992（2）：22.］

# 时痢

【原文】　　　　　时痢痢疾感时气①，发热无汗遍身疼。

　　　　　　　　　热为邪束因作呕，仓廪汤散有奇功。

〖注〗时痢者，乃痢疾时复感时气也。身热无汗，遍身疼痛，热为邪束，频作呕逆。须以仓廪汤散之，先解时邪，其痢自止。

【提要】叙述了小儿时痢的病因、主要症状与治疗方法。

【注释】①时气：时行疫气，指具有强烈传染性、流行性的病邪。

【白话文】时痢是感受了时行疫毒之邪气，从口入腹，蕴伏肠胃，或是已患痢疾，又感染了时行疫气而成。其主要症状有身热或壮热，但无汗出，遍身疼痛，痢下鲜紫脓血，腹痛剧烈，里急后重明显，故患儿多见哭闹。此为外有时邪束闭，内有湿热郁蒸于胃肠，火曰炎上，因而邪热上冲，往往出现呕吐的症状。其治疗方法，初期兼当疏散时邪，以仓廪汤扶正祛邪，起到逆流挽舟的作用。

【解读】时痢，即疫毒痢。《景岳全书·痢疾》说："痢疾之病，多病于夏秋之交，古法相传，皆谓炎暑大行，相火司令，酷热之毒蓄积为痢。"《温疫论·序》说："疫毒，非风、非寒、非暑、非湿，乃天地间别有一种异气"，"此气之来，无论老少强弱，触之者即病"，疫毒为一种具有强烈传染性的致病邪气，故称之疬气。时痢的主要症见突起高热，腹痛下痢，口渴呕吐，烦躁谵妄，反复惊厥，神志昏迷，继而面色苍白，肢厥冷汗，呼吸不匀；或初起即有高热惊厥，而无大便脓血，应作肛拭或灌肠，可发现大便脓血，舌红，苔黄腻，脉由滑数转微弱。

痢疾初起，伴风寒表证者，加防风、羌活；暑湿表证较重者，加藿香、香薷、滑石。病情较轻者，用葛根黄芩黄连汤、大黄黄连泻心汤加减。常用药：葛根、黄芩、黄连、大黄、连翘、石菖蒲、甘草。病情较重，已出现神昏谵语，反复惊厥，频频呕吐者，应根据不同见症予以加减用药。频频呕吐者，先用玉枢丹辟秽解毒，降逆止呕，或先灌服鲜竹沥；高热神昏，惊厥为主者，加水牛角、赤芍、丹皮，同时用安宫牛黄丸、紫雪丹、至宝丹等；神昏痰鸣者，加郁金、竹沥、天竺黄、胆南星；抽搐不止者，加地龙、钩藤、石决明；腹胀痛，拒按，拘急躁扰，大便不通者，加枳实、槟榔，并加重大黄用量，急下以存阴，若当下未下可使内闭导致外脱。

小儿阴常不足，阳常有余，暴感暑疫毒气，蕴阻肠胃，化热化火，火郁湿蒸，侵迫脏腑，内窜厥阴，热入心包，引动肝风，为实热内闭证。小儿为稚阴稚阳之体，不耐疫盛毒烈，元气最易受伤，故又易由热毒内闭之实转为元气外脱之虚。若下痢脓血，是热毒下泄，毒邪尚有出路；无下痢，是热毒内闭，尤为可虑。

对于时痢，闭者宜开，宜泄，宜清。热入心包，引动肝风，是营分受扰，除清心开窍、凉肝息风外，尚须清营凉血。出现脱证，当急以四逆汤或独参汤回阳固脱救逆。待阳回厥复，再根据病情，用凉开醒神、泄热开闭法治之。

文中时疫用仓廪汤治疗，仅适用于疫毒痢初期，即有表证的阶段，一般可见恶寒发热，无汗。倘若患者症见高热鸱张，痢下鲜紫脓，此属热毒炽盛；或见频频呕吐，此属气机上逆，要慎投仓廪汤，主要因为其组成药物多温散扶正之品，容易扇风助火。

【方剂详解】

仓廪汤：人参　茯苓　独活　桔梗　前胡　川芎　羌活　柴胡　甘草炙
枳壳麸炒　仓米

引用生姜，水煎服。

仓廪汤，是由人参败毒散加陈仓米组成。人参补正祛邪；羌活走表，以散游邪；独活行里，以宣伏邪；柴胡、桔梗散热升清；枳壳、前胡消痰降气；川芎芳香以行血中之气；茯苓淡渗以利气中之湿；甘草协和各药，使之不争；生姜辟秽祛邪，令其无滞；加陈仓米养胃阴而不滋腻，助脾又不温燥。

方歌：时痢须用仓廪汤，参苓独活桔梗良，

　　　前胡川芎炙甘草，枳壳仓米及柴羌。

【医案助读】

患儿陈某，女，8岁，系汉阴县卫校陈连藻同志之堂妹。

因高热、昏迷、抽搐，经县医院收住医院，诊断为中毒性菌痢。抢救2日尚未完全脱险。邀余会诊，是在1979年6月21日。患儿抢救后，仍处于昏迷状态，时发抽搐，约3分钟1次，体温39℃左右，面容黄腻如油垢，昏睡，谵语，大便每日数次，为脓团状黏液，小便短赤，舌尖红，苔黄腻，脉濡数，呼吸不匀。证属暑湿毒痢，拟清暑解毒息风之剂。处方：葛根7g，黄芩6g，黄连5g，焦栀子6g，连翘6g，金银花12g，竹叶6g，滑石20g，钩藤10g，僵蚕6g，地龙6g，生甘草3g，白头翁7g，1剂。

6月22日二诊：药后体温降至37℃左右，搐止，痢下减，每日2次，黏液减少，谵语停，呼吸平缓，面色舌苔如前，脉数象减，汗多，不食。药中病的，续清湿热。前方去葛根、僵蚕、地龙，加薏苡仁10g，杏仁5g，川厚朴

5g，佩兰 6g，茵陈 10g，1 剂。

6 月 24 日三诊：体温正常。神志转清，仍烦躁，汗出多，便后多泡沫状，面容滞腻。目暗睛迷。苔黄质红，脉濡缓。沙参 7g，麦冬 6g，滑石 15g，连翘 7g，焦栀子 6g，黄连 5g，竹叶 5g，钩藤 10g，龙骨 10g，牡蛎 10g，茵陈 10g，生甘草 3g，2 剂。

6 月 27 日四诊：烦躁退，汗减，大便一日未解，可倚被而坐，索食，精神异常兴奋，语言不休，时无伦次，苔黄腻退，质略红，脉缓。沙参 7g，麦冬 6g，五味子 3g，钩藤 10g，茯苓 10g，炒酸枣仁 10g，黄连 5g，生甘草 3g，2 剂。

6 月 29 日五诊：患儿今日已出院，其父背负来诊：昨起大便已成形，自述时脐腹痛，心烦，早上吃稀饭、鸡蛋，食欲颇旺，语言仍较多，但已有序，面容淡黄，眼神清亮，舌质微红，苔白薄，脉平缓。

按：疫毒痢是痢疾中最为危重的一种类型，下痢虽不是很重，但全身症状严重。本病发病急骤凶险，病人多有高热、神昏、谵语、抽搐。赵献可名之为疫毒痢，陈修园名之为奇恒痢，古人称"病此者，多死少生"。本病多为感受时疫毒邪，热毒壅盛肠道，燔灼气血。热毒炽盛，蒙蔽神明，则见神昏、谵语，热极动风而见抽搐，热毒鸱张，阳邪内闭，不能泄出于外，内结肠道，上攻心肺，则可见下痢不很重，而全身症状严重。治不及时，正不胜邪，常可暴痢致脱；热毒上攻，而成噤口痢；治不彻底，而成休息痢。而本证又发生于六月下旬，暑热当令，暑湿与疫毒交织，病情危重，经县医院抢救 2 日，仍处于昏迷状态，时发抽搐。治以清暑、解毒、息风。方用：葛根黄连黄芩汤。以葛根解肌清热，并升提内陷之邪；芩、连清泄里热，坚肠胃以止痢；甘草甘缓和中。四药合用，既解阳明之肌表，又清胃中之里热，加白头翁增其清热解毒，凉血止痢之功。金银花配以连翘清热解毒，清气凉血，既清气分之热，又解血分之毒。认为二药合用其消炎、杀菌作用相当于西医学之青霉素。僵蚕、地龙、钩藤，升降协和，清热平肝，息风解痉，舒筋通络。焦栀子、连翘、黄芩、竹叶取凉膈散之意，清中上二焦之邪热炽盛，胸膈烦热。六一散清暑利湿，使内蕴之暑湿从小便排出。全方共奏清热解毒、息风止痉、凉血止痢、清暑利湿之效，故 1 剂而大效。药不在贵而在精，以平常之药起危重之证。继以生脉散以沙参易人参养阴清肺，敛汗生津；龙骨、牡蛎、钩藤清热平肝潜阳；焦栀子、连翘、黄连、滑石等清利三焦湿热而收功。[王新午，王伯武，王新午. 王伯武医话医案. 北京：人民军医出版社，2015：167.]

# 噤口痢

【原文】　　　　火毒冲胃成噤口①，脉大身热不能食。

舌赤唇红惟饮冷，参连开噤散奇功。

〖注〗噤口痢一证，乃火毒冲胃而成。其证脉大身热，不能饮食，舌赤唇红，惟喜饮冷，急宜参连开噤散救之。

【提要】　叙述了小儿噤口痢的病因、主要症状与治疗方法。

【注释】①噤口：即噤口痢，下痢不能食，或呕吐不能进食者称为噤口痢。

【白话文】噤口痢多因湿浊热毒蕴结肠中，邪毒亢盛，胃阴受劫，升降失常，上冲胃口，胃口闭塞，以致痢下噤口。其临床主要症见，下痢不能食，或呕吐不能饮食，脉大身热，渴喜冷饮，不思饮食，舌赤唇焦，舌绛等症状。治疗时，应急用参连开噤散清热解毒，降逆止呕。

【解读】噤口痢由症状而命名，《玉机微义》云："痢而能食，如胃知未病也，若脾胃湿热之毒熏蒸清道而上，以致胃口闭塞，而成噤口之证。"噤口痢多由疫痢演变而成，是痢疾中比较严重的证候。因湿热毒邪蕴结肠中，毒盛而伤害胃气，胃阴受劫，升降失常；或因久病脾胃两伤，中气败损，胃失和降，输化无力，气机不通所致，治当和中开噤，养阴清热，当以参连开噤散治之。若痢久，脾胃虚弱，呕不能食者，又当以补养脾胃，降逆开噤，可以选用人参败毒散。

【方剂详解】

参连开噤散：人参　川连姜炒　莲子肉各等份

为细末，米饮调下。

方中人参益气养阴以扶正，黄连入大肠经，苦寒燥湿清热，清肠中湿热，莲子肉健脾益气，三药合用，清热养阴，和中解毒。

【医案助读】

孙某，8 岁，初诊 8 月 14 日。体温 38.6℃（肛）。

肠胃热灼，津液不升，舌红咽涩，食不得下，恶心干吊，痢下赤白，里急后重，身热神躁，面赤唇红，脉来细数，苔黄而干，已成噤口重候，急为清化湿热，降逆止恶。处方：盐水炒川连 1.5g，吴萸 1.8g，仙半夏 1.5g，陈皮 6g，广木香 3g，滑石 12g（包），炒扁豆 9g，黄芩 4.5g，秦皮 9g，玉枢丹 0.6g（调服），黄柏 4.5g。

二诊 8 月 16 日：体温 38.2℃（肛）。脉象如前，诸症不减，恶心依然，粒谷不思，三焦格拒，上下之势浑如两截，痢下如前，苔干黄稍化，质红口渴，再当和中开噤，兼养胃阴，仿金鉴参连开噤散加减。处方：西洋参 3g（另煎冲），盐水炒川连 1.5g，黄芩 4.5g，白芍 4.5g，石莲肉 9g（杵），炒扁豆 9g，麦冬 9g，川石斛 9g，陈仓米 1 撮，茯苓 9g。

三诊 8 月 17 日：体温 38℃（肛）。汤药不纳，难于咽饮，噤口干吊，有增无减，恙势仍在险途，仿古法香脯散与石莲散两方并施。将精猪肉 30g，薄批一片，炭火慢炙，味香即可，放儿鼻间，欲食则尚有胃气，可稍与食之（香脯散原方有"腻粉"一味，性猛有毒，胃气已败，食之不宜，故去之）。继用石莲散煎汤缓缓予服，翌日已不复恶，香脯散如法连用 3 日，儿果欲食，稍与食之，续服石莲散（《证治准绳》方：石莲子、茯苓、公丁香）5 剂即愈。[上海市卫生局. 上海老中医经验选编·儿科·奚伯初医案. 上海：上海科学技术出版社，1980：354.]

# 疟疾门

## 疟疾总括

【原文】　　　　疟疾夏暑秋寒风，营卫合邪病始成。

　　　　　　　　阴阳相并发寒热，日间浅深作分明。

〖注〗疟疾者，多因夏伤于暑，其气舍于营内，至秋复感寒风，则营卫合邪而成疟。发时或寒或热者，阴阳相并也。每日作者，因初病邪气尚浅，伏藏于营，随经络而行故也。其间日作者，因邪已深入脊膂间，伏脏于冲脉故也。其昼发者，因邪在三阳之浅。夜发者，因邪在三阴之深。疟之将退者，亦由夜而昼，由间日而至每日，此为去阴就阳，由深而浅，其病欲已也。治者须详细分别可也。

【提要】 概述了疟疾的发病机理，叙述了根据发病时间的不同判断邪客深浅、病情进退的方法。

【白话文】 疟疾是一种以寒战、壮热、头痛、汗出，并休作有时为主要特征的病证。疟疾多是由于夏季伤于暑气，热气过盛，并留藏于皮肤之内，胃肠之外，亦即营气居留的所在。由于暑热内伏，使人汗孔疏松，腠理开泄，一遇秋凉，汗出而感受风邪，与卫气相合，以致营卫共病，内外合邪，新感引动伏邪发为疟疾。但也有因小儿饮食不节，食积内停，或平素痰湿内盛，再加外感暑湿之邪，或风冷之气，以致内外合邪而诱发本病的。

疟疾发作时寒热往来的发病机理，主要在于内外合邪（即为卫分风寒，营分热）与人体之阴阳上下相争（"阳气者，下行极而上；阴气者，上行极而下，邪气之入，则阴阳上下交争矣"）、虚实更作（阴阳交争，阴胜则阳虚，阳胜则阴虚，疟疾发作时，阴阳更替相胜，故有寒有热，虚实更作）、阴阳相移。阳气并入于阴分，使阴气实而阳气虚，阴胜则寒，寒从内生，人体内外都觉寒冷。若阴气并入阳分，则阳气实而阴气虚，阳胜则外热，阴虚则内热，人体内外皆热，故患者出现寒热往来的症状。

若疟疾之寒热往来一日一作者，主要是因为病在初期，邪气潜伏藏在营气之内，病位相对而言尚浅，由于营气之行，周流不休，凡一昼一夜五十周于身而复为大会，按照十二经脉阴阳表里顺序流注，因此邪气亦随着经络不断运行，加之营卫之气并行于阳二十五度，行于阴亦二十五度，邪气分别与阴阳相争，而出现寒热往来。若疟疾隔一天而发作，是因为邪气已经深入到了脊骨之间，邪气潜伏藏在冲脉的缘故。疟疾白天发作是因为邪气还在三条阳经，比较浅的位置；夜晚发作是因为邪气已经到了三条阴经，比较深的位置。疟疾的邪气将要退去的时候，一般会由夜间发作转为昼间发作，由间日发作转为每天发作，这是邪气由阴分转到阳分，病位由深转浅，疾病将要慢慢好转的状况。治疗者必须仔细周详的审证分析才可以全面把握疾病。

【解读】疟疾，主要表现为往来寒热，休作有时，势如凌虐，令人难当。现代研究证实，疟疾是人体感染疟原虫后引起的一种传染病。任何年龄段均可发病，但儿童发病率较高。尤其是初生婴儿，不论在疟区或非疟区，对疟原虫普遍易感。此病好发于夏秋季节，我国长江流域以南，气温高、湿度大的地区多见。

疟疾发寒热各有先后不同，是由于邪所居深浅不同而不一样。邪之浅者，先恶寒后发热，以邪伏腠理，卫阳不得敷布于体表，肌腠失却阳气的温煦，故先出现恶寒；继则邪正交争，邪不胜正，卫气夹营气从阴出阳，与邪混扰，而成大热。邪之深者，先发热后恶寒，以邪伏藏肌肉、骨髓，或以冬月受邪，时主潜藏，或以素禀阳虚，邪气深入，致未即发，迨夏令开泄，或用力太过，遂致阳浮汗出，伏邪得以从里达表。初则阳盛阴虚，故先热；热愈盛则汗愈出，汗出过多，阳气反虚，邪气复入阴分，则阴实而阳虚，故后寒。

由于感受疫邪性质不同，体质各有差异，故其病理变化也不相同。若感受暑热，或素体伏热，复感疟邪而发病者，多表现为热多寒少的温疟，或但热不寒的瘅疟；感受寒湿或素体阳虚而发者，可表现为寒多热少的牝疟。若疫毒深重，邪热内陷心肝者，出现神昏谵语、惊厥抽搐等危重证候，甚至内闭外脱；若疫毒久羁，气血耗伤，正虚邪恋，可成遇劳即发的劳疟；久疟致血瘀痰湿结于胁下而形成疟母。

# 寒疟风疟

【原文】　　　　　　先寒后热身无汗，此为寒疟不须评。

　　　　　　　　　　先热后寒身有汗，此为风疟须详明。

　　　　　　　　　　寒宜麻黄羌活①剂，风惟桂枝羌活②从。

〖注〗此疟疾初起，发散之法也。先寒后热者，因先伤于寒后伤于风。寒多热少身无汗者，谓之寒疟，以麻黄羌活汤主之。先热后寒者，因先伤于风，后伤于寒。热多寒少，身有汗者，谓之风疟，以桂枝羌活汤主之。

【提要】叙述了小儿寒疟、风疟的主要症状与治疗方法。

【注释】①麻黄羌活：指麻黄羌活汤。

②桂枝羌活：指桂枝羌活汤。

【白话文】疟疾初起，皆可见表证，故可采用发表散邪的治法。若疟疾初起，因为先感受寒邪，后受风邪侵袭，寒邪为阴邪，则症见先恶寒后发热，恶寒无汗，寒多热少，即发为寒疟，应以发散寒邪为先，可以用麻黄羌活汤来治疗。若患儿先感受风邪后感受寒邪，风邪为阳邪，则症见先发热后恶寒，热多寒少，恶风自汗，即发为风疟，应以发散风邪为先，可以用桂枝羌活汤来治疗。

【解读】寒疟多因感寒而发，风疟多因感风而得。寒疟是由于邪气深伏于阴分，又再次感受风寒侵袭，导致阳气运行失常，邪气不从汗解，故出现寒多热少，身上无汗，脉弦苔白等症状，此是寒邪外束，少阳之气不和，邪潜伏于阴分的原因，治疗宜辛温散寒，可以用麻黄羌活汤来治疗。而对于风疟的成因，《内经·金匮真言论》有"夏暑汗不出者，秋成风疟"之说，清代雷少逸认为"由于长夏受阴暑，至秋感风而发者也"。现在一般认为，若夏令纳凉露宿，或深居幽室，先受阴暑，未由汗解，至秋燥司令，凉风又至，触动伏邪而发，治则宜疏风散表，可以用桂枝羌活汤来治疗。

古人将疟疾分为寒疟、风疟，至现代，往往把二者归于正疟的范畴。正疟症见，先有呵欠乏力，继则寒栗鼓颔，寒罢则内外皆热，头痛面赤，口渴引饮，终则遍身汗出，热退身凉，舌红，苔薄白或黄腻，脉弦。间隔一日，又有相同的症状发作。故其症状特点为：寒战壮热，休作有时。治宜祛邪截疟，和解表里，方用柴胡截疟饮。方中以小柴胡汤和解表里，导邪外出；常山、槟榔祛邪截疟。

【方剂详解】

(1) 麻黄羌活汤：麻黄　羌活　防风　甘草生

引用生姜，水煎服。

方中麻黄开泄腠理，宣肺解表，甘草配合麻黄以助发汗解表。羌活、防风散寒解表，增强散寒祛邪之功。

方歌：麻黄羌活汤医疟，身体无汗寒热增，

麻黄羌活防风草，引姜煎服体安宁。

（2）桂枝羌活汤：羌活 防风 桂枝 甘草<sub>生</sub>

引用生姜，水煎服。

方中桂枝温通经脉，解肌散表，甘草和中缓急，配桂枝调和营卫；羌活、防风解表散寒，来增强解肌散表之功。

方歌：桂枝羌活汤，治疟岂寻常，

羌活生甘草，防风桂枝良。

【医案助读】

程某，女，8岁。

1周前，患儿无明显诱因下，出现明显恶寒，后发热，家长予以维C银翘片治疗，后恶寒明显加重。第2日恶寒发热再作，因其母为中医院校教师，特到省疾控中心检查，确诊为疟疾，并服用抗疟药磷酸氯喹片，但疟疾仍间日一发，已发过3次。每次发作：皆先明显恶寒，甚则战栗，恶寒过后则发热，每次测得体温，不高于38.5℃，汗出热退。且发作时哈欠连连，发作后头痛如裂，所以请求会诊。现症见无汗，口苦恶心，苔薄白，脉弦。辨证为少阳正疟。治法：和解截疟。处方：小柴胡汤加味：党参6g，柴胡9g，法夏6g，酒炒黄芩6g，甘草6g，生姜6g，大枣15g，酒炒常山9g，草果5g，广藿香5g，1剂，水煎，分3次冷服，未发前1小时服。药服1剂，疟未再发。

按：本案为少阳正疟，故用小柴胡汤加味治之而愈。疟疾之发，为感染疟原虫所引起。其病理病机，为邪气侵入人体，伏于半表半里，出入营卫之间，正邪相争则发病，正邪相离，邪气伏藏则发作休止。本案乃笔者治疗的2例疟疾中的1例，患儿服用抗疟药物期间，疟疾仍间日发作3次，此例能够止疟，应为中医中药之功。

# 食疟

【原文】　　　　　食疟寒热腹胀膨，面黄恶食闷不通。

轻者须用柴平<sup>①</sup>剂，便硬加味大柴<sup>②</sup>攻。

〖注〗食疟者，因食而病疟者也。由小儿饮食无节，复受风暑之气，以致寒热交作，胸腹胀满，痞闷不通，面黄恶食也。但食有轻重，须当别之。轻者宜柴平汤主之，重者宜大柴胡汤加槟榔、草果主之。治者如能因证调理，则积滞清，而疟渐退矣。

【提要】叙述了小儿食疟的病因、主要症状与治疗方法。

【注释】①柴平：指柴平汤。

②加味大柴：指大柴胡汤加槟榔、草果。

【白话文】食疟多是由于小儿饮食没有节制，食滞积于胃脘不得运化，再受风邪与暑湿之气的侵袭，而导致出现寒热交作、肚腹胀满膨大、胸脘痞闷不通、面色发黄、不思饮食、大便干硬不通等临床症状。但是食疟的病情有轻重之别，应根据具体情况来辨证论治。若病轻症状不明显者，可以用柴平汤来治疗；若病重症状较明显者，可以用大柴胡汤加槟榔、草果来治疗。通过上述治疗后，一旦胃脘积滞得清，疟邪自可逐渐减退。

【解读】叶天士在《幼科要略》云："小儿以食疟居多。"小儿多嗜食肥甘厚味或生冷饮食，食滞积聚在胃脘，脾胃受损，化生精微之功能失常，导致正气不足，气血虚弱，而邪气乘虚而入，引动宿感，发作为食疟。小儿食疟初作，不宜截之过早，如《幼科金针》云："小儿无七情六欲，不识不知，皆由风食使然耳，故不必察其虚实，有余之证多，不足之证少，但当清其食祛其邪，使其由阴而阳，由晏而早，或呈参差，可不药而愈矣。"

【方剂详解】

（1）柴平汤：陈皮　半夏姜制　苍术米泔水浸，炒　厚朴姜炒　黄芩　柴胡　甘草　人参

引用姜枣，水煎服。

本方由小柴胡汤合平胃散组成，柴胡解少阳之表邪，黄芩清少阳之里热，二药相配，和解少阳。生姜、半夏和胃降逆，治疗心烦呕逆。人参、甘草补正和中，使得邪气不得复传入里。苍术、姜厚朴，燥湿健脾除痞。陈皮理气化痰，大枣配生姜可以调和营卫，协助柴胡解表。

方歌：柴平汤治伤食疟，陈半苍术同厚朴，

　　　黄芩柴胡草人参，姜枣作饮为良药。

（2）大柴胡汤：方见伤寒。

# 疟痰疟饮

【原文】　　　　　疟疾痰饮多呕逆，面黄目肿胸膈膨。

痰盛清脾①加橘半，饮盛加苍倍入苓。

〔注〕小儿素有痰饮，复因外邪凝结脾胃，故呕逆也。若疟疾或经汗下之后，表里无证，宜用清脾饮以和之。痰盛者，本方加橘红倍半夏；饮盛者，加苍术倍茯苓；若儿气已虚弱，更当加人参以扶其正。

【提要】叙述了小儿疟痰、疟饮的病因、主要症状与治疗方法。

【注释】①清脾：指加减清脾饮。

【白话文】疟痰、疟饮，主要是由于小儿素体就有痰饮，又再次感受外邪侵袭，痰饮凝结于脾胃，引起胃气上逆，故出现呕逆的现象。其临床主要见，面色发黄、目胞浮肿、胸膈膨隆胀满等症状。如果疟疾经过发汗或使用下法之后，若无恶寒发热等表证症状，亦无二便不通等里证症状，适宜使用清脾饮来治疗。痰邪壅盛者，则在清脾饮中加橘红，倍半夏（剂量是原方剂量的 2 倍，下同）来行气化痰；饮邪较盛的患儿，则加用苍术，倍茯苓来渗湿化饮；如果小儿正气已经较虚弱，则应当加用人参来扶助正气。

【解读】疟痰、疟饮主要是小儿素体阳虚，痰饮壅盛，复夏季感受外邪之气，藏于腠理，秋季又伤于风邪而引发。故古人有"无痰不作疟"之说。《证因脉治》说："牝疟之症，即痰饮之疟。"由于寒疟夹痰，少阳不和，胃气不舒而上逆，水气不行，故出现胸胁痞满，欲吐不吐，目胞浮肿，面色发黄等症象，治则应当化痰截疟。如若久疟不愈，痰瘀凝聚，脉络阻滞，胁下出现结块，则应考虑"疟母"。治宜化痰破瘀，软坚散结，可用鳖甲煎丸之辈。

【方剂详解】

加减清脾饮：柴胡　黄芩　半夏姜制　茯苓　甘草炙　厚朴姜制　青皮醋炒
槟榔　草果　人参　白术土炒　橘红　南苍术炒

引用生姜，水煎服。

方中柴胡、黄芩和解少阳；人参、茯苓、炒白术、炙甘草，橘红健脾和中化痰；苍术、厚朴燥湿化痰；青皮、槟榔、草果行气理气截疟。诸药配伍可以健脾祛湿，化痰截疟，治疗痰饮内阻之疟疾。

方歌：清脾治疟兼痰饮，柴芩半夏朴青槟，

　　　　苓果气虚参术入，痰盛加橘饮盛苍。

# 咳嗽门

## 咳嗽总括

【原文】　　　　　肺病咳嗽有痰声，有声无痰咳之名。

　　　　　　　　　有痰无声谓之嗽，为病寒热食与风。

【注】《病机式要》云：咳嗽谓有声有痰，因肺气受伤，动乎脾湿而然也。咳谓无痰而有声，肺气伤而不清也。嗽谓无声而有痰，脾湿动而为痰也。二者虽俱属肺病，然又有肺寒，肺热之分，食积，风寒之别，医者宜详辨之。

【提要】论述了咳嗽的概念及病因病机。

【白话文】咳嗽是发出咳声或伴咯痰为临床特征的一种常见病证，历代将有声无痰称为咳，有痰无声称为嗽，有痰有声谓之咳嗽。如刘河间《原病式》云："咳谓无痰而有声，肺气伤而不清也。嗽谓无声而有痰，脾湿动而为痰也。咳嗽谓有声有痰也。因伤肺气，动于脾湿，故咳而嗽也。"咳为无痰有声，因肺气失于清肃，肺气上逆而作咳。嗽为无声而有痰，脾湿生痰，痰盛作嗽。咳嗽则以咳声与嗽痰并见，因肺气受损，肺失宣降，脾为湿困，酿生痰湿所致。"咳嗽不止于肺，而亦不离乎肺也"，咳、嗽统属于肺病，但"五脏六腑皆令人咳，非独肺也"，其病因又有肺寒、肺热、食积、风寒的区别。因此临证之时，切勿见咳止咳，须审证求因，方能效如桴鼓。

【解读】咳嗽既是一个独立性的病证，又是肺系多种病证的一个症状，多出现于西医学的上呼吸道感染、支气管炎、支气管扩张、肺炎等疾病中。一般认为，有声无痰为咳，有痰无声为嗽，二者在临床上虽多同时出现，但其发病机制是有一定差异的。如《杂病源流犀烛·咳嗽哮喘源流》曰："有声无痰曰咳，非无痰，痰不易出也，病在肺，肺主声，故声先而痰后。有痰无声曰嗽，非无声，痰随嗽出，声不甚响也，病在脾，脾藏痰，故痰出而嗽止。"

咳嗽的病因不外乎内、外两端。其外邪总不越风、寒、暑、湿、燥、火（热），六淫之邪侵袭肺系，尤以风邪为著。小儿冷暖不知自调，最易感受风邪，风为百病之长，又常兼夹它邪，或寒或热，侵袭肺系而致肺宣降失司，肺气上逆，发为咳嗽。而内伤咳嗽，既可起于肺，也可由他脏迁延而致，如小儿脾气虚弱，易运化失常而酿生痰湿，阻于气道，影响肺气宣降而作咳；若久咳不愈，还可耗伤气阴，致肺阴亏损或肺脾两虚之证。

在临床治疗咳嗽时，当审证求因。首辨证属外感还是内伤，外感咳嗽，多为新病，起病急，病程短，常伴肺卫表证。内伤咳嗽，多为久病，常反复发作，病程长，可伴见它脏见证。次辨证候的虚实，外感咳嗽以风寒、风热、风燥为主，均属实，而内伤咳嗽中的痰湿、痰热、肝火多为邪实正虚，阴津亏耗咳嗽则属虚，或虚中夹实。另外，咳声响亮者多实，咳声低怯者多虚；脉有力者属实，脉无力者属虚。


## 肺寒咳嗽


【原文】　　　　　　　肺虚饮冷致咳嗽，面色苍白痰涕清。

　　　　　　　　　　圣惠橘皮①宜初进，补肺阿胶②久嗽灵。


〖注〗寒嗽者，因平素肺虚喜啖生冷，以致寒邪伤肺，发为咳嗽。其证面色苍白，痰多清稀，鼻流清涕。初宜圣惠橘皮散主之，若日久不愈者，须以补肺阿胶散主之，则气顺痰清而嗽自止矣。

【提要】叙述了小儿肺寒咳嗽的主要症状与治疗方法。

【注释】①圣惠橘皮：指圣惠橘皮散。

②补肺阿胶：指补肺阿胶散。

【白话文】小儿因肺寒而咳嗽者，多因素体肺气不足，又喜食生冷、寒凉的食物，或起居不慎，导致寒邪干肺，肺气失宣，发为咳嗽。临床主要症见，面色苍白，咳吐清稀痰涎、量多，鼻流清涕。在该病的初起阶段，宜温肺散寒，兼以祛痰理气，用圣惠橘皮散；若咳嗽日久不愈，伤及肺阴，致肺虚生热，宜养阴润肺，生津止咳，以补肺阿胶散治之，使肺阴得养，肺气得顺，痰饮得消，诸症自平。

【解读】《难经·四十九难》提出"形寒饮冷则伤肺"，意思是形体受寒或饮食生冷，均可损伤肺脏，较好的概括了肺寒咳嗽的病因。明·喻昌《医门法律》云："夫形寒者，外感风寒也；饮冷者，内伤饮食也。"形寒指以寒为主的外感性病因，外感风寒之邪必先由皮毛而入，后内合于肺；饮冷指生冷饮食，寒从胃入，寒凉饮食入胃后，其产生的内寒从肺经上达于肺。手太阴肺经起于中焦，循胃口上膈属肺。肺为娇脏，当风寒侵犯肌体，皮毛先受之，皮毛者，肺之合也，故肺先受病；若再饮食生冷，脾胃受寒，母病及子，更伤于肺。寒邪主病，阻滞气血运行，气血不能上荣头面，故见面色苍白；"诸病水液，澄彻清泠，皆属于寒。"故见痰质清稀，鼻流清涕。

小儿脏腑娇嫩，形气未充，五脏六腑成而未全，全而未壮，卫外之气不固，寒暖不知自调，饮食不知自节，易外为风寒所侵，内为生冷所伤，则肺失宣肃，脾阳不振，而致寒饮痰湿内生，引发咳喘。因此对于咳喘不但要避风寒，还应忌食生冷之物，否则咳喘更易加重。另外除用药物外，加强护理是关键，一方面在天气暖和之时，应多见风日，以提高机体抗寒能力，另一方面应避免受寒，以达预防之目的。

【方剂详解】

（1）圣惠橘皮散：人参　贝母　苏叶　陈皮　桔梗　杏仁去皮尖，炒

引用红枣，水煎服。

圣惠橘皮散，是由参苏饮化裁而来；方中苏叶辛温，归肺脾经，功擅发散表邪，又能宣肺止咳，行气宽中，故用为君药。臣以人参益气健脾，苏叶得人参相助，发散而不伤正。贝母、桔梗、杏仁止咳化痰，宣降肺气；陈皮理气宽胸，醒脾畅中，以助消痰。红枣补气，兼和诸药，为佐使。

方歌：肺虚受寒频咳嗽，橘皮散治效通仙，

　　　　参贝苏叶陈皮桔，杏仁微炒去皮尖。

（2）补肺阿胶散：人参　阿胶麸炒　牛蒡子炒　马兜铃　杏仁去皮尖，糯米炒　甘草炙

水煎，食后服。

补肺阿胶散，源于《小儿药证直诀》，功效为养阴补肺，止咳止血。主治小儿肺虚有热证。该方可用于治疗慢性支气管炎、肺结核、支气管扩张、百日咳。方中阿胶、糯米、炙甘草养阴止血，人参补气，配以杏仁、牛蒡子、马兜铃止咳。临床如见虚火旺者，加青蒿、地骨皮、白薇；痰血者，加白及、白茅根等，咽痛者，加生地、玄参；肺阴亏者，加麦冬、玉竹，久咳气虚者，加五味子、黄芪、党参；肺肾两虚者，合用参蛤散。但肺虚无火，内寒咳嗽者忌用。

方歌：小儿肺寒时时嗽，补肺阿胶效若神，

　　　　人参阿胶牛蒡子，杏仁糯米草兜铃。

【医案助读】

患者，女，7岁，于2010年01月07日初诊。

咳嗽9天。患儿9天前发热，咳嗽，体温38.0℃，自服药后热退，在某医疗单位用阿奇霉素、头孢等静脉滴注，效果一般。现患儿仍咳嗽，晨起、晚上阵咳，有痰难咯，鼻塞，流涕黏稠，纳一般，眠可，小便可，大便干，日1行。查体：神志清，精神可，舌质淡红，苔白腻，脉沉，双肺听诊呼吸音粗，未闻及明显干湿性啰音。诊断为咳嗽，证属肺寒伏饮。方用苓甘五味姜辛汤加减：干姜6g，细辛3g，清夏9g，五味子6g，茯苓9g，桂枝9g，炙百部15g，甘草6g。4剂，水煎服，日1剂。

2010年1月11日二诊，患儿病情好转，仍偶咳，流浊涕，纳眠可，二便调，双肺听诊呼吸音清，未闻及明显干湿性啰音，舌质淡红，苔薄白。上方继服4剂。

按：《金匮要略·痰饮咳嗽病脉证治第十二》："病痰饮者，当以温药和之"；仲景治肺中寒饮咳嗽大抵用"姜辛味夏"这个基础方。验案中以苓甘五味姜辛汤温阳化饮，加半夏辛温，燥湿化痰以助姜辛之功，又能降逆止咳；炙

百部甘苦微温，温润肺气，止咳；桂枝辛、甘，温，善通阳气，能化阴寒，对
阴寒遏阻阳气，津液不能输布，因而水湿停滞形成痰饮的病症，与茯苓配伍应
用，能温化水湿，既可温扶脾阳以助运水，又可温肾阳、逐寒邪以助膀胱气
化，而化水湿痰饮之邪。[崔正昱，李燕宁. 李燕宁用苓甘五味姜辛汤治疗儿
童肺寒伏饮咳嗽经验. 时珍国医国药，2014，25（3）：370.]

# 肺热咳嗽

【原文】　　　　火嗽面赤咽干燥，痰贲①气秽②带稠黏。

　　　　　　　　便软加味泻白散，便硬加味凉膈③煎。

　　〖注〗火嗽一证，乃火热熏扰肺金，遂致频频咳嗽，面赤咽干，痰黄气秽，多带稠黏也。
便软者，加味泻白散主之；便硬者，凉膈散加桔梗、桑皮煎服，则热退气清而嗽自止矣。

　　【提要】叙述了小儿肺热咳嗽的主要症状与治疗方法。

　　【注释】①痰贲：因痰邪扰肺，肺失宣降。贲，通"膹"；《素问·至真要
大论》："诸气膹郁，皆属于肺。"

　　②气秽：指口气臭秽或咳吐痰涎味臭。

　　③凉膈：指凉膈散。

　　【白话文】肺热咳嗽，即为火嗽，是由于火热之邪，熏扰肺金，肺失宣降，
肺气上逆，以致频频咳嗽，面赤咽干，咳吐黄稠浓痰，且带有秽浊气味。小儿
肺热咳嗽，见大便质地软者，宜用加味泻白散，泄肺清热；大便硬者，宜用凉
膈散加桔梗、桑白皮煎服，清热通下，宣降肺气，热邪一去，则肺气自清，咳
嗽即可痊愈。

　　【解读】肺热咳嗽，或感受温热或秋令燥邪，郁而化热；或饮食不节，过
食肥甘厚腻，积而化热；或调护不当，衣着太厚而伤于热；或情志抑郁，肝经
蕴热，木火刑金导致肺内郁热，总因热邪熏蒸扰于肺，肺失宣降而作咳。肺热
咳嗽的临床主要表现为反复咳嗽、面赤、咳吐黄稠浓痰、咽干咽痛、便秘、苔
黄脉数、指纹紫色等热象。肺热咳嗽，可见于实热犯肺，亦可见于虚热扰肺，
或虚实夹杂。实热犯肺，多为感受外邪化火所致，如风燥、风热之邪；或小儿

情志不畅，肝气不舒，素来阳盛之体易致气郁化火，木火刑金，肺失宣降；或痰盛化热；或湿热蕴结。虚热犯肺，多由久咳损伤肺阴，或外感热病伤及肺津；除咳嗽外，还可伴见低热、盗汗、午后颧红、脉细数等阴虚生热症状，宜用沙参麦冬汤，滋阴润肺，化痰止咳。

【方剂详解】

（1）加味泻白散：桑皮<sub>蜜炙</sub> 地骨皮 甘草<sub>生</sub> 桔梗 川贝母<sub>去心，碾</sub> 麦冬<sub>去心</sub> 黄芩 知母<sub>生</sub> 薄荷

水煎服。

本方由泻白散加味而来。方中桑白皮甘寒性降，专入肺经，清泻肺热，止咳平喘，为君药。地骨皮甘寒，清降肺中伏火，为臣药。粳米、炙甘草养胃和中，为佐使药。肺经热重者，可加黄芩、知母等以增强清泄肺热之效；加桔梗、川贝母化痰肺止咳；麦冬养阴润肺止咳。加薄荷清热解表。

方歌：加味泻白治火咳，桑皮地骨甘草合，

贝母麦冬生知母，桔梗黄芩同薄荷。

（2）凉膈散：方见急惊风。

【医案助读】

付某，男，6 岁。2005 年 05 月 06 日初诊。

患儿感冒后反复咳嗽 3 个多月，干咳，无痰，食纳稍减，二便可。舌淡紫，苔黄，脉弦数。查体咽部充血，扁桃体不大，双肺未闻及干湿啰音。运动后及晚上睡前咳甚。中医诊断：肺热咳嗽。予三皮汤：桑白皮 12g，地骨皮 12g，秦皮 10g，蚤休 15g，土茯苓 15g，白前根 15g，炙杷叶 15g，岩白菜 15g，五味子 15g，炒枳壳 10g，潞党参 15g，黄芪 15g，2 剂，水煎服。忌鸡鸭鱼蛋及生冷。3 日后复诊，咳嗽次数减少，程度减轻，继用上方 2 剂后未再复诊，电话随访，病情痊愈。

按：泻白散首见于《钱氏小儿药证直诀》。方中桑白皮泻肺化痰，降逆止咳；地骨皮清肺降火，以退伏热。二药均较平和，泻肺而不伤正，清肺而不伤阴，乃针对小儿稚阴之体兼顾肺为娇脏而设。二药与不同药物搭配即为泻白散类方，如三皮汤即桑白皮、地骨皮加上清热燥湿、止咳平喘的秦皮，适用于咳嗽少痰，大便正常或偏稀，唇红，舌红，苔薄黄稍腻的肺热咳嗽。［刘欢，常

克．泻白散类方治疗小儿肺热咳嗽经验撷集．成都中医药大学学报，2005，28（4）：34.]

# 食积咳嗽

【原文】　　　　食积生痰热熏蒸，气促痰壅咳嗽频。

便溏曲麦二陈①治，便燥苏葶滚痰[2]攻。

〖注〗积嗽者，因小儿食积生痰，热气熏蒸肺气，气促痰壅，频频咳嗽。便溏者，以曲麦二陈汤消导之；便秘者，以苏葶滚痰丸攻下之。

【提要】叙述了小儿食积咳嗽的病因、主要症状与治疗方法。

【注释】①曲麦二陈：指曲麦二陈汤。

②苏葶滚痰：指苏葶滚痰丸。

【白话文】食积咳嗽，因小儿饮食不节，脾胃不能运化，酿生痰湿，痰湿化热，热气熏蒸肺气，肺失宣降，肺气上逆则咳嗽频作，痰涎壅盛，伴见呼吸气促等症状。若大便溏泻者，宜曲麦二陈汤消食导滞；而便秘者，为阳明燥屎已结，宜苏葶滚痰丸攻下导滞。

【解读】小儿食积咳嗽多见于后半夜，"其证每至五更嗽发，嗽至清晨"，或见熟睡中忽咳一两声，或见翻身咳嗽，昼间多表现为进食后咳嗽。主要由于小儿本就肺脾肾常不足，又饮食不节，伤于乳食，脾胃无力运化，遂成积滞，积久酿成痰湿，痰热之气上蒸于肺，见咳嗽，"目合则汗"；且痰涎壅盛，阻于气道，故多伴见呼吸气促，同时还可见脘痞、食少、腹胀、大便或溏或秘等食积胃肠之象。治疗当以消食导滞为主，使积滞得通，气机得畅，则肺气自可宣降。但治疗时，应注意分辨小儿食积是因虚致积，还是"饮食自倍"而起，切不可一味消食导滞，要注意消补同施。

【方剂详解】

（1）曲麦二陈汤：陈皮　半夏姜制　茯苓　甘草生　黄连姜制　山楂　麦芽炒　神曲炒　栝楼仁　枳实麸炒

引用生姜、红枣，水煎服。

曲麦二陈汤由二陈汤加味而来，二陈汤本为祛痰化湿健脾的基础方，在二陈汤基础上加上山楂、麦芽、神曲、栝楼仁、枳实，治疗因食积生痰，热气熏肺，气促痰壅，频频咳嗽的证候。山楂、麦芽、神曲消食健脾，栝楼仁、枳实行气导滞，黄连清食积之郁火，合二陈共奏化痰消食，止咳平喘之功。全方未用止咳药而治疗咳嗽，而是紧扣病因病机，使食积得除，痰湿得化，肺气自清。

方歌：曲麦二陈食积嗽，陈半苓草川黄连，

　　　山楂麦芽神曲炒，栝楼枳实一同煎。

（2）苏葶滚痰丸：苏子炒，一两　苦葶苈微炒，一两　大黄酒蒸一次，四两　沉香五钱　黄芩四两　青礞石火煅，如金为度，五钱

上为末，水为丸，量儿虚实服之，姜汤送下。

方中苏子降气化痰，止咳平喘；葶苈子泻肺利水；大黄通腑泻热，消积导滞，沉香降气；黄芩清上焦之火；青礞石坠痰消食，下气平喘。诸药合用，通利大肠而泄肺热，化痰降气而平咳喘。苏葶滚痰丸主治小儿食积生痰、热气熏蒸肺气，气促痰壅、频频咳嗽、便秘者；又治小儿痰壅气逆，痰饮作喘，其音如潮响，声如拽锯者。可用于喘息性支气管炎、咳喘等病证。

【医案助读】

罗某，女，8岁，2006年9月初诊。

患儿因食用过量汉饱堡、肯德基后出现咳嗽，咽喉疼痛，咯痰色黄、咳甚则呕吐胃内不消化食物，腹部胀满不适，口气腐臭，不思饮食，大便干，平素往往二三日1解，舌红、苔黄厚腻，脉滑。查体：面色萎黄，咽红，咽后壁可见滤泡增生，双肺可闻及少许散在痰鸣音。曾用阿奇霉素治疗4天，并口服宣肺止咳化痰中药7剂，症状改善不明显。其父亲自诉该患儿平素偏食，喜食油炸食物，不吃蔬菜，在咳嗽前已有大便秘结、大便3天一解、口臭等症。笔者辨证为食积咳嗽，拟健脾消食化积、宣肺止咳化痰为法。处方：焦山楂、莱菔子、陈皮、茯苓、连翘、炒槟榔、桔梗、枳实各8g，太子参、麦芽、神曲各10g，生甘草6g，半夏5g，大黄（后下）4g。每天1剂，水煎500mL，分早晚2次服。

服药3天后，腹胀、便秘等症消失，咳嗽、咯痰明显减轻，去大黄，继服

4 剂，患儿咳嗽、咯痰症状消失。嘱患儿多食蔬菜、节制饮食。半年后随访，患儿咳嗽未见复发。

小儿为稚阴稚阳之体，脾常不足，后天失养，饮食内伤，造成食积内阻，化热生痰，上蒸于肺，引起食积咳嗽。此种咳嗽属肺脾同病，用抗生素及一般宣肺止咳药疗效欠佳，宜应消食止咳并治，消积为本，化痰止咳为标，积消咳止，再调理脾胃，恢复脾胃功能，并注意饮食调节，预后较好，并嘱患儿节制饮食，以利于其体质恢复。肺病治脾，体现了中医辨证论治、治病求本的原则。西医学认为，呼吸系统疾病如咳嗽、哮喘等均与胃食管反流病有关。食物反流于食管，刺激食管黏膜导致反射咳嗽，而咳嗽又能引起腹内压升高，胸内压下降，导致食管下端括约肌松弛并发生反流，进入食管的反流物又可直接或间接引发呼吸系统疾病，形成恶性循环。治疗上宜先治胃食管反流病，咳嗽才会痊愈。此法与中医消积止咳的方法不谋而合。

按：食积咳嗽常伴有大便秘结，治疗在消食化积、宣肺止咳基础上，应酌加通便之药。因肺与大肠通表里，大肠为传导之官，属六腑之一，"六腑以通为用，以降为顺"。大便下传，腑气通降，有利于肺气的肃降。另外，食积郁久化热，可熏灼于肺，若酌加通便之品，有利于清泄肺热，引热从大便而出。本人从自身临床经验谈谈食积咳嗽的一些体会，希望在临床治疗小儿咳嗽时应记住"五脏六腑皆令人咳，非独肺也"。[林云飞. 小儿咳嗽从食积论治. 陕西中医，2008，29（6）：769.]

# 风寒咳嗽

【原文】　　　　　风寒咳嗽频嚏涕，鼻塞声重唾痰涎。
　　　　　　　　　疏风参苏①金沸散，散寒加味华盖②痊。

〖注〗小儿脱衣偶为风冷所乘，肺先受邪，使气上逆，冲塞咽膈，发为咳嗽，嚏喷流涕，鼻塞声重，频唾痰涎。先以参苏饮疏解表邪，再以金沸草散清其痰嗽。若寒邪壅蔽，当以加味华盖散治之。则风邪解而气道通，气道通而咳嗽止矣！

【提要】叙述了小儿风寒咳嗽的病因、主要症状与治疗方法。

【注释】①参苏：指参苏饮。

②加味华盖：指加味华盖散。

【白话文】风寒咳嗽，多因小儿感受风寒之邪，肺主皮毛，风寒犯肺，肺气上逆，上冲咽喉胸膈而作咳嗽，喷嚏，流涕，鼻塞声重，频频咳唾痰涎。若患儿症见恶风寒，或伴见发热，应先用参苏饮疏解表邪，再用金沸草散化痰止咳。如果以寒痰壅盛为主，宜用加味华盖散治疗。如此治疗，风寒邪会很快得解，气道则通，肺气得降，咳嗽则止。

【解读】《河间六书》曰"寒、暑、燥、湿、风、火六气，皆令人咳嗽"，风为六淫之首，最易兼夹它邪侵袭人体，张景岳云："六气皆令人咳，风寒为主。"又因肺主皮毛，风寒之邪，首先犯肺，使肺气上逆，发为咳嗽，可见咳嗽声重，咳吐白色稀痰，鼻塞流清涕，甚有头痛、肢体酸痛、恶寒发热等风寒表证。治法上，有表证者当先解表，故用参苏饮扶正解表，再以金沸草散化痰止咳。寒痰壅盛，宜散寒解表、温肺化痰，用加味华盖散治之。此外，"古人谓燥为小寒也"，风寒之邪还可夹燥，一般可见喉痒干咳，连声作咳，唇鼻干燥，无痰或痰少，咳痰不爽，或见咽喉干痛，唇鼻干燥，口干，常伴鼻塞，头痛，微寒，无汗，或见身热等表证，舌质淡红苔白干而少津，宜用杏苏散轻宣凉燥、理肺化痰。

【方剂详解】

（1）参苏饮：苏叶　干葛　前胡　陈皮　半夏<sub>姜制</sub>　甘草<sub>生</sub>　枳壳<sub>麸炒</sub>　桔梗　赤茯苓

水煎服。

参苏饮主治外感风寒，内有痰湿之证。方中以苏叶为君，解表散邪，宣肺止咳；葛根助君药散寒解表，解肌通络；佐以半夏、前胡、桔梗化痰止咳；陈皮、木香、枳壳理气宽中；茯苓健脾渗湿；理气化痰同治，气行则痰消，再加人参、炙甘草益气扶正。全方共奏祛风散寒解表、理气化痰之功。

方歌：参苏饮治风寒嗽，苏叶干葛前胡从，

　　　陈皮半夏生甘草，枳壳桔梗配赤苓。

（2）金沸草散：方见伤风。

（3）加味华盖散：麻黄　杏仁去皮尖,炒　苏子炒　前胡　橘红　甘草生　桑皮炒　桔梗　赤茯苓

华盖散本主治风寒袭肺，痰气不利的风寒犯肺之喘证，本方在其基础上加用桔梗一味药，引诸药入肺经，开宣肺气，祛痰排脓，同时载药上升，以散表寒之邪。

水煎，食后温服。

方歌：华盖散治风寒盛，气促胸满咳嗽频，

　　　　麻杏苏子前橘草，桑皮桔梗赤茯苓。

【医案助读】

余某，男，8岁。2014年12月23日就诊。

因"咳嗽1周"前来就诊，患儿于1周前受凉感冒，发热无汗，咳嗽，家长予以阿奇霉素后，又服美林糖浆及京都念慈庵川贝枇杷膏，身热虽退，仍咳嗽频作。现症见咳嗽少痰，自诉咽痒作咳，无汗，恶风寒（较常人着衣偏多），偶有喷嚏，鼻流清涕，晨起及临睡卧床时咳嗽尤甚，偶因咳甚时作呕吐，所吐多为食物与清水痰涎，食纳不香，大便稀溏，一日两次；咽略红。舌淡红尖红，苔薄白，脉弦数。证属风寒袭肺，肺气失宣。治宜疏风散寒，宣肺止咳。方药：紫苏叶6g，杏仁7g，苏子7g，前胡7g，紫菀7g，苏梗7g，黄芩7g，枳壳7g，浙贝母7g，金沸草7g，2剂。服上方2剂后，患儿咳嗽明显减轻，入夜能眠，欲饮食，因咳嗽频作所致呕吐亦止，二便畅通，仅是活动时偶咳嗽一二声。继用上方2剂，药后痊愈。

按：因小儿肌肤娇嫩，脏腑薄弱，寒温不知自调，最易感受六淫之邪。外感风寒客于肺，肺气失宣，肃降失职，即发咳嗽。因有表邪而治宜先疏散外邪，同时清宣肺气，疏表以令肺气宣达，清肺亦为肺气宣行。唯有肺气得宣，咳嗽方得以止。该病初起，患儿无汗，大多数情况下，应为风寒袭肺所致，虽使用退热剂后热退，但又同时使用抗菌素与凉润之川贝枇杷膏，致使风寒之邪未透，患儿咽痒作咳，无汗恶寒仍在即是明证。

# 喘证门

## 喘证总括

【原文】　　　　　喘则呼吸气急促，抬肩欠肚哮有声。
　　　　　　　　　实热气粗胸满硬，寒虚痰饮马脾风。

〖注〗呼吸气出急促者，谓之喘急。外候抬肩欠肚，若更喉中有声响者，谓之哮吼。然致病之原不一。如气粗胸满痰稠，便硬而喘者，此实热也；气乏息微，不能续息而喘者，此虚邪也。其中有风寒郁闭而喘者，又有痰饮壅逆而喘者，更有马脾风一证，最为急候。医者须分别详明，庶用药如响矣。

【提要】概述了小儿喘证的主要症状与常见的证候类型。

【白话文】喘是指呼吸急促困难，伴有喘气时两肩摇动，肚腹波动现象。若兼有喉间痰响声的，叫作哮吼，患者除了呼吸气促外，主要指咽喉痰鸣有声之声响而言，即为哮喘一病。哮与喘的差异，前人认为呼吸急促者为喘，喉中有痰响者为哮，二者在症状上有所区别，而在病理上却关联密切。

喘证的病因、病证各不相同，但总体不出虚实两方面，如喘时有胸部胀满，呼吸气粗，呼出为快，咳吐稠痰，大便硬结，脉搏有力，发病急，多属实热的喘；如喘时声音低弱，短促难续，深吸为快，精神疲乏，脉搏虚弱，发病慢，属虚证的喘。至于喘证的病因，概括起来，外感风寒之邪，肺失宣降，以致肺气上逆发为喘证；又有饮食失常，脾胃不和，痰饮内生，阻滞肺气而喘的；还有火热之邪，壅滞肺胃，焦灼津液，肺气不降而气逆致喘；尚有久咳久嗽，肺气虚弱而喘的。此外，更有马脾风一证，俗称暴喘，是危证。因此在临床上必须辨别清楚，随证治之，才能取得疗效。

【解读】喘病古代文献也称"鼻息""肩息""上气""逆气""喘促"等。喘病是一种常见病证，也可见于多种急、慢性疾病过程中。喘病的病因很复杂，外邪侵袭、饮食不当、情志失调、劳欲久病等均可成为喘病的病因，引起肺失宣降，肺气上逆或气无所主，肾失摄纳便成为喘病。

喘证一般分虚实两类，实喘多因邪气壅盛，治法当祛邪利气为主。虚喘之本，在于肺肾，肺不降气，肾不纳气，互相影响，内虚所致。临床常以培补摄纳为法，应权衡轻重标本兼治。哮证是以呼吸急促喉间有哮鸣声为主证。发病机理主要是痰气交阻，闭塞气道，升降功能失常所致。喘证严重者可由喘致脱，出现喘脱之危重证候。

# 火热喘急

【原文】　　　　　　火喘燥渴面唇红，肺胃凉膈①白虎②清。

　　　　　　　　　　泻心宜用导赤散，阴虚如柏地黄③灵。

【注】火邪刑金作喘者，多口干舌燥作渴，面赤唇红也。因于肺热者，以凉膈散主之；胃热者，凉膈白虎汤主之；心火刑金者，导赤散主之；肾虚火来烁金者，宜知柏地黄汤主之。医者果能审察精详，按证调治，庶几用药如响，而不致有虚实之误矣。

【提要】叙述了小儿火热喘急主要症状与治疗方法。

【注释】①凉膈：指凉膈散。

②白虎汤：指凉膈白虎汤。

③知柏地黄：指知柏地黄汤。

【白话文】火热喘急，有因火热邪实，郁于肺胃，使肺气郁滞，痰浊夹热；有因小儿素体虚弱，久热不清，肾阴受损，阴虚火旺，而致肺热喘促。治疗时，如见面赤红唇，喘促气粗，口舌干燥等肺热为主用凉膈散；喘急而有烦渴引饮，大便不通，应肺胃两清，宜清心火为主用导赤散；如午后发热，呼吸粗促，咽干口渴，舌赤津少等虚火上炎症状，应滋阴泻火用知柏地黄汤。总之，对火热喘急的治疗，应仔细观察和辨证，得当用药。

【解读】火热喘急，又名火热痰喘，主要见于西医的喘息性支气管炎、肺部感染、肺炎等病。证候属实者往往症见喘咳气涌，胸部胀痛，痰多黏稠色黄，或夹血色，伴胸中烦热，面红身热，汗出口渴喜冷饮，咽干，尿赤，或大便秘结，苔黄或腻，脉滑数，甚则出现呼吸极度困难，必须及早治疗。治宜清泄肺痰热，方用桑白皮汤或泻白散或千金苇茎汤等。若痰多黏稠，加栝楼、海蛤粉清化痰热；喘不得卧，痰涌便秘，加葶苈子、大黄涤痰通腑；痰有腥味，配鱼腥草、金荞麦根、蒲公英、冬瓜子等清热解毒，化痰泄浊；身热甚者，加生石膏、知母、银花等以清热。属虚者，多为患儿素体阴虚或咳喘迁延，损伤肺阴所致，若伴见虚火上炎的症状，判断并非难事。一般可以应用清燥救肺汤合泻白散加减治疗。

文中所言知柏地黄汤一证，就目前临床来看，在儿科中已属少见，此证往往见于老年患者。笔者窃以为，该证多见的原因在于，历史上小儿患肺痨的几率颇大，但由于计划免疫与医疗技术的发展，小儿肺痨发病率在目前临床上并不高，因此该证已不多见。

【方剂详解】

（1）凉膈散：方见急惊风。

（2）凉膈白虎汤：大黄<sub>生</sub> 朴硝 甘草<sub>生</sub> 栀子 黄芩<sub>生</sub> 连翘<sub>去心</sub> 薄荷叶 石膏<sub>生</sub> 知母<sub>生</sub>

引用粳米水煎，温服。

此方为凉膈散与白虎汤的合方，凉膈散善清膈上之热，具有宣透郁热与清泄腑热之功效，白虎汤善清肺胃之热，为辛凉之重剂，两方合用，可清肃阳明太阴之邪热。

方歌：凉膈白虎肺胃热，栀子连翘薄荷叶，

　　　黄芩大黄朴硝草，知母石膏粳米列。

（3）导赤散：方见不小便。

（4）知柏地黄汤：干地黄 山茱萸肉 山药<sub>炒</sub> 茯苓 知母<sub>炒</sub> 黄柏<sub>盐炒</sub> 牡丹皮 泽泻

水煎服。

本方为六味地黄汤加黄柏、知母而成，方中用熟地黄，滋阴补肾，填精益髓；山萸肉补养肝肾，并能涩精；山药补益脾阴，亦能固精。三药相配，滋养肝脾肾，称为"三补"。但熟地黄的用量是山萸肉与山药两味之和，故以补肾阴为主，补其不足以治本。配伍泽泻利湿泄浊，并防熟地黄之滋腻恋邪；牡丹皮清泄相火，并制山萸肉之温涩；茯苓淡渗脾湿，并助山药之健运。三药为

"三泻"，渗湿浊，清虚热，平其偏胜以治标。六味合用，三补三泻，其中补药用量重于"泻药"，是以补为主；肝脾肾三阴并补，以补肾阴为主。加用黄柏、知母泻火坚阴。

方歌：知柏地黄阴虚热，知母黄柏牡丹皮，

　　　　干生地黄并泽泻，茯苓山药共茱萸。

【医案助读】

陈某，男性，4岁。于2012年7月7日到本院儿科门诊就诊。

患儿3天前开始出现发热，体温高达39.6℃。初起伴有恶寒，咳嗽逐渐增多，有痰难咳，昨晚开始咳甚并出现喘促，现体温39.0℃，少许汗出，少许鼻塞流涕，无鼻扇发绀，胃纳一般，夜眠欠宁，大便干结，小便短赤。查体：精神疲倦，热性面容，咽部充血（＋＋），双侧扁桃体Ⅰ度肿大，未见脓性分泌物；呼吸约34次/分，吸气三凹征阳性，双肺呼吸音粗，闻及少许细湿啰音及痰鸣音；心率约120次/分，肝脾肋下未触及肿大。舌干红，苔黄，脉滑数。辅助检查：7月6日广州儿童医院血常规结果示：白细胞：$7.62 \times 10^9/L$，中性粒细胞：35.4%，淋巴细胞：51.2%；C反应蛋白：0.6mg/L。中医辨证：肺炎喘嗽（痰热闭肺证）。治法：开肺平喘，清热化痰止咳。处方：麻杏石甘汤合千金苇茎汤、泻白散加减。方药如下：麻黄3g，苦杏仁7g，石膏20g（先煎），甘草3g，桑白皮7g，地骨皮7g，芦根15g，桃仁6g，冬瓜仁15g，枇杷叶7g，川贝母5g。处方2剂，每日1剂，水煎服。

7月9日二诊：服药2剂后，患儿发热渐退，仍间或低热，咳嗽痰多，痰黄白，无气促，鼻塞无流涕，胃纳一般，夜眠好转，大便通畅，小便正常。舌尖红，苔黄白腻，脉滑。查体：咽部充血（＋），双肺呼吸音粗，闻及中等量中小水泡音。以"清热化痰，宣肺止咳"为法，处方如下：苇茎10g，苦杏仁7g，薏苡仁15g，桑白皮7g，地骨皮6g，栝楼皮7g，甘草3g，川贝母5g，知母4g，前胡7g，枇杷叶7g，橘红2g。处方2剂，每日1剂，水煎服。

7月11日复诊，患者热退，少许咳嗽，咯痰，多汗出，无气促，舌淡，苔白，脉滑，辨证属"肺脾气虚证"，继以"陈夏六君子汤"加减口服，服药3剂后随访，家长诉已痊愈。[郑燕霞，翁泽林，陈文．林季文老中医治疗小儿肺炎喘嗽经验．广州中医药大学学报，2013，30（1）：99．]

# 肺虚作喘

【原文】　　　　　虚喘气乏声短涩，洁古黄芪汤效捷，

百合固金①化虚痰，本事黄芪②清虚热。

〖注〗虚喘之证，气乏声音短涩，以洁古黄芪汤主之。若喘促夹痰者，以百合固金汤主之；夹热者，以本事黄芪汤主之。

【提要】叙述了小儿虚喘的主要症状与治疗方法。

【注释】①百合固金：指百合固金汤。

②本事黄芪：指本事黄芪汤。

【白话文】小儿虚喘的症状多见呼吸短促，咳声低微，面色苍白等。多由于患儿元气不足，肺气虚弱，或因病后体衰，或慢性咳嗽迁延未愈，病久肺虚，气失所主而喘促。治疗宜补虚清肺，方用《洁古家珍》之黄芪汤；但本病常夹热夹痰，需辨证选择方剂。肺虚夹痰可用百合固金汤，养阴润肺化其虚痰；夹热则用《普济本事方》之黄芪汤，培土生金，滋阴润肺，清退虚热。

【解读】明代张景岳把喘证分为实喘和虚喘。《景岳全书·喘促》："实喘者有邪，邪气实也；虚喘者无邪，元气虚也。"《临证指南医案·喘》提出："在肺为实，在肾为虚。"目前认为虚喘的病位在肺肾两脏，涉及心脾。肺虚者而喘者，运动后见气短不足以息，常伴有面色白，自汗，易感冒或者面颧潮红，烦热口渴，舌质淡红或有苔剥，脉软弱或细数。治宜补肺益气养阴，阴虚明显者，方用生脉饮加减；气虚明显者，方用补肺汤加减。

肾虚而喘者，静息时亦有气喘，动则更甚，呼多吸少，气不得续，伴有怕冷，舌淡苔白，脉沉弱或微细；或见喘咳，面红干燥，舌红少津，脉细数。治宜补肾纳气，方用金匮肾气丸合参蛤散加减，若阴虚明显者，可以加用生脉饮。

病久深重，喘逆甚剧，张口抬肩，鼻翼扇动，端坐不能平卧，稍动则喘剧欲绝，或有痰鸣，咳吐泡沫痰，心慌动悸，烦躁不安，面青唇紫，汗出如珠，肢冷，脉浮大无根，或见歇止，或模糊不清。治宜扶阳固脱，镇摄肾气，方用

参附汤送服黑锡丹，配合蛤蚧粉。

儿科所见喘证，非大虚证，治宜补中有泻，或泻中有补。

【方剂详解】

(1) 洁古黄芪汤：人参　黄芪炙　甘草炙　地骨皮　桑白皮炒

水煎温服。

方中人参、黄芪补肺益气，桑白皮清热泻肺，除痰平喘，地骨皮泻肺清火，善治潮热心烦，甘草和中益胃。本方是补肺与泻肺兼施之剂，可治肺虚咳嗽喘急胸膈不畅。

方歌：洁古黄芪汤，虚喘最为良，

　　　人参黄芪共，甘草地骨桑。

(2) 百合固金汤：百合　天门冬　麦门冬去心　生地黄　熟地黄　当归白芍药炒　甘草生　贝母去心　玄参　桔梗

水煎服。

百合固金汤出自《慎斋遗书》，由肺肾阴虚，虚火上炎所致。方中生地、熟地滋阴补肾，凉血止血，共为君药。百合、麦冬、贝母养阴润肺，化痰止咳，同为臣药。玄参养阴凉血降火，当归、白芍养血益阴，桔梗祛痰止咳，均为佐药。甘草和中调药，并合桔梗利咽，用为使药。

方歌：百合固金虚痰喘，百合二冬二地黄，

　　　当归白芍生甘草，贝母玄参桔梗良。

(3) 本事黄芪汤：五味子　白芍药　天门冬　人参　麦门冬去心　黄芪炙熟地黄　茯苓　甘草炙

引用乌梅、姜、枣，水煎服。

方中黄芪补肺益气，人参、二冬、熟地补气养阴润燥，白芍、炙草酸甘合化养阴，乌梅、五味子收敛耗散之气，茯苓健脾渗湿。诸药合伍，可收补气润肺养阴清热之功。

方歌：本事黄芪虚热喘，五味芍药二门冬，

　　　参芪熟地炙甘草，乌梅姜枣白茯苓。

【医案助读】

谢某，男，4岁，2015年3月11日就诊。

此患儿为早产儿，曾患新生儿肺炎，一直人工喂养，6月大小时，因感冒发哮喘，外院诊断为支气管哮喘。后支气管哮喘反复发作至今，平素使用布地奈德、异丙托氨溴索与顺尔宁控制哮喘发作。现患儿时有咳嗽喘息，稍运动则咳喘明显，食欲较差，面色苍白，气短懒言，语声低微，四肢不温，二便平平，但多有遗尿。舌质偏淡，舌苔薄少，脉细无力。诊断为虚喘，辨证为肺脾肾亏损；予金水六君煎加减，处方：熟地黄9g，全当归9g，白茯苓6g，广陈皮6g，炙甘草6g，制半夏6g，党参6g，白术6g，紫石英4.5g，6剂。服6剂后，食欲增加，咳止喘减，仅晨起有少量黏痰；原方继服3剂。

按：景岳金水六君煎原治"肺肾虚寒，水泛为痰，或年迈阴虚血气不足，外受风寒咳嗽，呕恶多痰，喘急等证"。本例患儿虽辨证为肺脾肾亏损，但咳喘病多有"伏痰"或"伏饮"作为宿根，因此，本例辨证实为痰湿为标，肺脾肾亏损为本。临床观察此类患者除咳嗽、喘逆、痰多症外，还有面容憔悴、精神疲乏、舌苔少或花剥等症状。遵景岳金水六君煎之原意：以熟地黄与全当归相伍，以补肾益肺、滋养阴血为主，再合二陈汤燥湿化痰，滋阴与燥湿，养血合化痰，相激相成，各尽其责又协同相助，颇合本方证之病机。

# 风寒喘急

【原文】　　　　　风寒伤肺气喘急，表热无汗华盖①方，

　　　　　　　　　肺虚被邪紫苏饮②，无邪气逆降气汤③。

〖注〗肺主皮毛，一受风寒，内闭肺气，则气逆不降，呼吸气急，故作喘也。发热无汗，宜以华盖散汗而散之。若肺气本虚，外复被风寒所伤者，宜以紫苏饮子补而散之；若肺虚外无风寒所伤，内无痰涎壅塞，惟气逆喘急者，以加减苏子降气汤降其逆气，其喘自愈。治者宜详之。

【提要】叙述了小儿风寒喘急的主要症状与治疗方法。

【注释】①华盖：指华盖散。

②紫苏饮：指紫苏饮子。

③降气汤：指苏子降气汤。

【白话文】风寒喘急，主要由于风寒外来，因肺主皮毛，外邪入侵，使肺气郁闷，不得宣降，致呼吸气促，发为本病。临床上，如外感风寒，见发热无汗，鼻翼扇动，咳嗽声重，喉有痰声，治以散风寒，宣通肺气，用华盖散。因肺气本虚，表现面色苍白，喘而气短，发热恶寒，治以补肺散寒，用紫苏饮子。若肺虚而无外感风寒，又胸满痰涎壅盛，可加减苏子降气汤降气定喘。

【解读】风寒喘急有虚有实，不可一概妄用发散。若肺气本虚，感受风寒之邪以后，出现面色苍白，喘急气短，发热恶寒之象，宜用补肺散寒定喘法。

【方剂详解】

（1）华盖散：方见风寒咳嗽。

（2）紫苏饮子：苏叶　杏仁炒，去皮尖　桑皮炒　陈皮　青皮醋炒　半夏姜制　人参　五味子　甘草生　麻黄

引用生姜，水煎服。

方中苏叶、麻黄发散风寒；人参、甘草补益肺脾，桑白皮、杏仁、五味子止咳定喘，青皮、陈皮、半夏利气化痰。诸药合伍，共奏扶正祛邪，解表化痰，止咳平喘之功。

方歌：气虚又被风寒伤，紫苏饮子最相当，

苏叶杏桑陈青半，人参五味草麻黄。

（3）苏子降气汤：苏子炒　当归　陈皮　前胡　半夏姜制　甘草生　厚朴姜制　桂心　沉香

引用姜、枣，水煎服。

苏子降气汤出自《太平惠民和剂局方》，本方是治疗上实下虚之喘咳的常用方剂。苏子、半夏降气化痰，止咳平喘，为君药；厚朴、前胡、陈皮下气祛痰，协助君药治疗上实，肉桂温肾纳气治疗下虚，均为臣药；当归养血润燥，防止伤阴为佐药；甘草调和诸药为使药。

方歌：气逆喘用降气汤，肺虚无邪服最良，

苏子当归陈半草，前胡厚朴桂沉香。

【医案助读】

姜某，男，4岁，2012年3月11日就诊。

2 天前因天气变化受寒后出现鼻鸣，鼻塞，流清涕，昨日出现咳嗽，今晨起清涕增多且黏，上午开始出现喘，卧时喘甚，喉中痰鸣有声，时时咳，无痰咳出，自诉咽中有异物，自觉卧时气逼甚，无汗，无明显发热恶寒，无身痛头痛，尿常利而淡黄，今日未解大便，不呕，不渴，尚能食。素有哮喘病史。查体：满肺哮鸣音，心率96次/分，唇干，咽不红肿，咽后壁有少量淋巴滤泡增生，两手自温，舌质淡红，苔细密略滑，脉浮弦涩、略不受按。西医诊断：支气管哮喘。中医辨证：寒饮闭肺，宣发失职，表里相兼。方以射干麻黄汤加减，处方：射干8g，麻黄8g，薏苡仁8g，炙甘草8g，细辛1g，法半夏6g，生姜6g，款冬花6g，五味子3g，大枣6枚，2剂。

3月13日复诊。母代诉：喘除，气逼消失，流黏涕消失，喉中痰鸣声减轻。听诊：两肺哮鸣音除。

按：此患者因受寒发病，发时喘息有声，满闷气逼，卧则更甚，鼻流黏涕，肺部满肺哮鸣音，舌滑，脉弦涩。此典型的寒饮闭肺，通过大量细辛、法夏、生姜温化寒饮，配合射干、麻黄宣肺利咽而平喘，故能2剂而取得较好疗效。

# 痰饮喘急

【原文】　　　　　　痰饮壅逆因作喘，痰饮苏葶滚痰[①]从，
　　　　　　　　　　停饮喘急不得卧，泻饮降逆用苏葶[②]。

〖注〗小儿痰饮作喘者，因痰壅气逆也。其音如潮响，声如拽锯者，须急攻痰壅，苏葶滚痰丸主之。若停饮喘急不得卧者，又当泻饮降逆，苏葶丸主之。医者须分别施治，庶几曲中病情矣。

【提要】叙述了小儿痰饮喘急的主要症状与治疗方法。

【注释】①苏葶滚痰：指苏葶滚痰丸。

②苏葶：指苏葶丸。

【白话文】小儿每多饮食不节，致脾胃运化功能失常，津水不能运化，遇热则为痰；遇寒则为饮，积久停多，痰涎壅塞，胸满气逆，而成喘急的证候。

其临床证候有痰壅与饮停的区别，治疗时也应分别对待，如痰壅喘急者，喉头声辘辘，声音潮响如同拽锯，宜苏葶滚痰丸，攻痰降逆平喘；如停饮喘急，不能平卧的，宜苏葶丸，泻饮降逆平喘。

【解读】痰、饮在肺系众多疾病的发病、证候演变、治疗与预后方面处于关键地位。因痰壅而致的喘急，如因热灼津液成痰，形成痰热壅肺者，以喘咳气涌、喘时头面汗出、痰多黏稠色白、或目睛胀突、身热恶热面红、渴欲冷饮为主，应以清热化痰平喘为主，治以定喘汤；因郁成痰而阻肺者，每多以遇情志刺激而诱发，突然呼吸急促、息粗气憋，甚则张口抬肩，咽中如窒、咽中异物感明显等为主，治以五磨饮子；痰随风涌发而壅阻于肺者，多以哮喘反复发作、时发时止、发作时喉中哮鸣有声或喉中如拽锯、发前多有鼻痒、咽痒、喷嚏等为主，治以导痰汤；痰浊壅滞于肺者，多以咳喘胸满闷窒、甚则胸盈仰息、痰涎壅盛、咳痰多黏腻色白、咳吐不利、或时时吐浊等为主要表现，治以三子养亲汤合二陈汤；痰随寒闭阻于肺者，多以呼吸急促、喉中哮鸣有声、胸膈满闷如窒、咳不甚、痰少咳吐不爽、口不渴、或渴喜热饮、面色晦暗带青、形寒怕冷等为主，治以华盖散。

因饮停而致的喘急，如水饮上凌心肺者，多以呼吸喘促，甚则张口抬肩、倚息难以平卧、卧则加重，或自觉气上冲咽喉、心悸不宁、面目肢体浮肿等为主，治以苓桂术甘汤；寒饮闭肺者，多以冬季天气寒冷或饮冷而发、呼吸喘促、倚息难以平卧、咳吐色白或透明样黏痰水等为主，治以小青龙汤或者射干麻黄汤；饮邪郁热者，多以烦躁而喘、咳而上气、咳甚则呕吐痰涎、痰涎黏稠、扯丝明显、呕时面红等为主，治以麻杏石甘汤合葶苈大枣泻肺汤；痰瘀交结阻于肺者，多以喘息气促、坐卧均明显、或胸前刺痛、咳则加剧、痰中带血丝或暗色血块、面色晦暗、指甲青紫等为主，治以《金匮》苇茎汤等。

【方剂详解】

（1）苏葶滚痰丸：方见食积咳嗽。

（2）苏葶丸：南苏子炒　苦葶苈子微炒，各等份

为细末，蒸枣肉为丸，如麻子大，每服五丸至七丸，淡姜汤下。

方中苏子降气平喘，葶苈子能泻肺中痰水，大枣甘温缓和药性，以免葶苈子猛泻而损伤正气，临床常用其治疗痰涎壅肺气喘者有效，体气虚弱者宜慎用。

【医案助读】

关某，女，2岁，2015年2月12就诊。

病史摘要：自去年初起经常感冒，出现流鼻涕，喷嚏，咳嗽，发热，经常点滴抗菌素治疗，11月出现喘咳，一直使用中西药治疗（具体用药见广州市某医院病历）而无效，前天因饮食不当而出现低热，昨日退。现症见：咳嗽咳痰，咳声略紧闷，喉中痰声明显，气喘不能平卧，前几日早晚咳嗽明显，伴咳呕痰涎，现整日咳，咳无呕吐，流涎黏易拉丝，流清涕，喷嚏；口干欲饮，每次饮水不多，不欲食；夜寐烦躁，欲饮水，寐时常叹息，喜趴睡，梦呓，梦中易惊醒，汗出较多，剂腰而还，夜间盗汗；平素时常腹痛，昨日大便3次，前2次大便干结，色偏黑，第3次便溏，色亦偏黑，质黏，小便黄，略短少。查体：脘部略膨；右肺呼吸音粗，可闻及支气管呼吸音，干性呼吸音，右肺底可闻及哮鸣音；舌质略红，中间苔白略厚；脉略虚，两寸浮略大，两尺略沉弱，左略滑，右关后略沉。西医诊断：支气管哮喘。中医辨证：饮邪郁热，壅阻中上二焦。方药：麻黄4g，桑叶4g，杏仁4g，藿香叶4g，前胡4g，郁金4g，射干4g，葶苈子4g，大枣3枚，厚朴4g，葛根3g，黄芩3g，北沙参5g。3剂。

2月15日复诊，喘除，咳嗽减轻，半夜干渴减轻，胃脘膨胀消失，右肺底部哮鸣音消失，后一直坚持中药治疗，未再复发。

按：患儿咳喘不能平卧，喉中痰鸣有声，呕吐痰涎，流涎黏易拉丝，大便中夹杂有痰涎，大便色黑，小便短少而黄，烦躁，口渴欲饮，但饮不多等均可佐证此为饮邪郁热壅阻于中上二焦，夹有湿邪在表。该处方是仿照麻杏苡甘汤合葶苈大枣泻肺汤加黄芩，以荆芥、杏仁、藿香叶、代麻杏苡甘汤，解表祛湿，以葶苈子泻水饮，以葛根、黄芩清宣郁热。

# 马脾风

【原文】　　　　　暴喘传名马脾风，胸高胀满胁作坑。

　　　　　　　　　　鼻窍扇动神闷乱，五虎①一捻②服最灵。

〔注〕马脾风俗传之名，即暴喘是也。因寒邪客于肺俞，寒化为热，闭于肺经，故胸高

气促，肺胀喘满，两胁扇动，陷下作坑，鼻窍扇张，神气闷乱。初遇之急服五虎汤，继用一捻金下之。倘得气开，其喘自止。如儿生百日内见此者，病多不救。

【提要】叙述了小儿马脾风的主要症状与治疗方法。

【注释】①五虎：指五虎汤。

②一捻：指一捻金。

【白话文】小儿突然暴喘，俗称马脾风证，是喘证中最危急的一种。因寒邪客于肺，寒而化热，闭塞于肺，使得肺气不通，上壅所致，常表现胸部上抬，呼吸气促，两胁扇动，鼻孔扩张，神气闷乱，声如潮响等。初起急服五虎汤以开肺闭，清邪热，后用一捻金，以利下痰涎。总之，本病证候危急，若见于百日之内的小儿，常预后不良。

【解读】马脾风是小儿实喘中最危急的一种。因寒邪客于肺，寒而化热，闭塞于肺，使得肺气不通，上壅所致。初起急服五虎汤以开肺闭，清邪热，痰涎壅盛者宜利下痰热治之。

【方剂详解】

（1）五虎汤：麻黄蜜炒　杏仁炒，去皮尖　甘草生　白石膏研为末　细茶

引用生姜，水煎，临时用药冲石膏服。

五虎汤即麻杏石甘汤加细茶叶而成，麻杏石甘汤，具有辛凉宣泄，清肺平喘之功效。麻黄辛温取其能宣肺而泄邪热，是"火郁发之"之义。石膏冲服，更能清泄肺热；再加用性味苦寒之细茶叶，清火降浊。诸药合用，使得在外之风寒疏散，在内之邪热宣泄，肺气得以宣肃，则暴喘得平。

方歌：五虎汤治马脾风，麻黄蜜炒杏仁从，

甘草石膏细茶叶，煎服之后喘自宁。

（2）一捻金：见不大便。

【医案助读】

苏某，男，3岁，1990年4月23日初诊。

主诉（代）：发热、咳嗽、气急2天。病史：患儿2天来发热持续不退，咳嗽而喘，呼吸困难，气急鼻翼扇动，伴面赤唇红，喉中痰鸣声如拉锯，烦躁不安，口渴咽红，时吐痰涎，小便黄少，曾用"青霉素""链霉素"效果不明显而求治中医。检查：体温39.8℃，精神不振，呼吸急促，口唇紫绀，

舌质红，苔黄，指纹色紫入气关。听诊两肺可闻及大量干性啰音，两肺底部可闻及细小湿性啰音。胸透：双肺小斑片状阴影。血常规：白细胞 12.6 × $10^9$/L，中性粒细胞 78%，淋巴细胞 22%。诊断：中医：肺炎喘嗽（痰热闭肺）。西医：支气管肺炎。治法：清热泄肺，涤痰定喘。方药：五虎汤加味。炙麻黄 1.5g，杏仁 5g，石膏 6g，细茶 4g，鱼腥草 6g，葶苈子 5g，川贝母 5g，丹参 5g，赤茯苓 6g，甘草 3g。服药 3 剂。

4 月 26 日二诊：药后热退，口唇紫绀消失，咳嗽，气喘，鼻翼扇动，喉中痰鸣减轻，舌质红，苔薄黄，指纹色紫入风关。效不更法，原方去细茶、丹参，继服 2 剂。

4 月 28 日三诊：患儿药后咳喘渐平，鼻扇痰鸣消失。听诊：两肺呼吸音清晰，未闻及湿啰音。胸透：两肺阴影消失，肺野清晰。

按：外邪犯肺，肺气郁阻，化热灼津，炼液成痰，痰热蕴肺，痰阻肺络，壅塞气道，不得宣通而上逆，故患儿发热，咳嗽而喘，喉中痰鸣如拉锯。肺络阻塞，清肃失职，肺气闭郁，故见气急鼻扇明显，呼吸困难。热毒壅盛，故面赤口渴，咽红烦躁。气滞血瘀，血流不畅，故口唇紫绀。舌质红苔黄、指纹色紫入气关均为痰热内盛之象。治当清热宣肺，涤痰定喘，用五虎汤加味。方中麻黄宣肺平喘；杏仁、川贝母止咳化痰；生石膏、鱼腥草清热解毒；葶苈子祛痰降气；赤茯苓清热利小便，细茶清热化痰；丹参活血化瘀；甘草和中解毒。诸药同用，使热清痰去，咳喘自平。药后诸症悉除，两肺听诊、血化验及胸透均正常。[宋传荣．中医儿科学教学病案精选．长沙：湖南科学技术出版社，2000：17.]

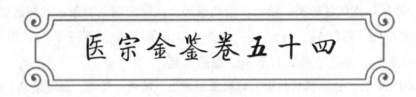

# 痰证门

## 痰证总括

【原文】　　　　　痰因津液不四布，阴盛为饮阳盛痰。

　　　　　　　　　稠黏黄色为燥热，清稀色白乃湿寒。

　　〔注〕痰者，水谷所化之津液不能四布，留于胸中而成者也。多因饮食无节，或乳食过食厚味，脾胃不能运化而生。若阴气素盛，则化而为饮；阳气素盛，则化而为痰。稠黏黄色，涩滞难出，谓之燥痰；清稀色白，滑而易出，谓之湿痰。二者或宜清润，或宜通利，治各不同也。

　　【提要】概述了痰、饮的生成机理与不同痰证的治疗大法。

　　【白话文】痰作为一种病理产物，又是一种致病因素，其形成的原因，主要是饮食水谷所化生的津液，不能输布脏腑，聚于胸中，凝结而成。津液在生成、敷布与排泄过程中，由于人体体质的差异，所形成的病理产物也不同。阴气偏胜的人，气不化津，则容易形成质地清稀饮邪；阳气偏甚的人，邪热煎熬津液，而形成质地浓稠的热痰。所以在治疗上，寒痰宜温化，热痰宜清化，痰邪壅盛时又宜通利为主。

【解读】此处之"痰"，应理解为广义之"痰"。既包括"痰"也包括"饮"。"痰饮"一词，首出《金匮要略·痰饮咳嗽病篇》，既是人体水液代谢障碍的病理性产物，又可能成为新的致病因素，痰邪、饮邪具有湿浊黏滞特性。中医的"饮"病学说的确立早于"痰"病学说。早在《金匮要略》就对"饮"病进行了系统论述，其从"饮"论治咳喘的理法方药沿袭至今。隋唐以后，"痰"病学说才逐渐发展起来，并成为"痰饮"学说研究中的重点。虽然明清以后出现"痰饮分治"，但"痰"仍占主导地位。

现代痰证以六气立论，在常见证候中有风痰、寒痰、痰浊、痰热、郁痰和痰瘀六种类型。治疗风痰、寒痰以辛温化痰为主，因辛能疏散，有发散之功，如麻黄、荆芥、天南星之类，温能散寒，温能化气，如麻黄、桂枝之类。故治风痰壅肺以导痰汤，导痰汤以天南星辛温祛风化痰为君，以枳实破气化痰，以二陈汤健脾燥湿化痰；治寒痰阻肺以华盖散，或以皂荚子辛温散寒化痰为君；痰浊壅肺者，以燥湿健脾、化痰平喘为主，治以三子养亲汤合二陈汤，其白芥子、法半夏、陈皮均为燥湿化痰之品；痰热蕴肺者，以清热化痰、下气平喘为主，治以定喘汤，其款冬花、桑白皮为润肺化痰、清热泻肺之品；郁痰阻肺者，以破气解郁、化痰平喘为主，治以五磨饮子加青陈皮，其青皮疏肝破气，以枳实、槟榔破气消积，再佐以木香、沉香、乌药以行气降气；痰瘀交结者，以祛瘀化痰、通络平喘为主，治以千金苇茎汤，其薏苡仁、冬瓜仁可消肿排脓散结，其桃仁、红花可活血祛瘀。

# 燥痰

【原文】　　　　　燥痰肺燥涩难出，气逆喘咳卧不舒。

　　　　　　　　　面红口干小便赤，清气化痰①滚痰②孚。

〔注〕燥痰者，痰因火动也。火盛则痰多燥黏，气逆喘咳，夜卧不宁，面赤口干，小便黄赤。轻者用清气化痰丸清之，重者用苏葶滚痰丸下之。

【提要】叙述了小儿燥痰的主要症状与治疗方法。

【注释】①清气化痰：即清气化痰丸。

②滚痰：即苏葶滚痰丸。

【白话文】关于燥痰的成因，前人认为是痰因火动而成，先有气滞，津液不行，火盛煎熬而成。其临床主要症见，痰少涩而难出，或略出如米粒状痰，咳嗽喘促，患儿常自觉口干咽燥，皮毛干焦，夜卧不宁，或兼见面色微红，小便黄等症状。其治疗方法，轻证用清气化痰丸清热化痰，理气止咳；若燥痰日久不化，燥热煎灼，势必形成顽痰，此时应选用苏葶滚痰丸坠气化痰，止咳平喘。

【解读】燥痰多由肺燥所致。燥为秋季主气，燥邪为六淫致病因素之一，《素问·至真要大论》曰："燥淫所胜，民病喜呕，呕有苦，善太息，心胁痛不能反侧，甚则嗌干面尘，身无膏泽，足外反热。"刘完素《素问玄机原病式》："诸涩枯涸，干劲皴揭，皆属于燥。"故燥邪致病的特点为干劲枯涸，易伤津液及肺脏。燥邪致病除发热外，还有体液缺乏的表现，如口唇皲裂、皮肤干燥等，它的病变随枯涸部位不同而异：枯涸在于肌肤，则皮肤皱褶；在于内脏，则精血消灼。

燥邪分为外燥及内燥，外燥偏重于肺，内燥偏重于全身。外燥多因气候干燥而引起，多见于鼻孔干燥或鼻衄，口干，唇燥裂，咽喉干燥，干咳少痰或无痰，皮肤枯燥，舌干少津等。外燥又分为温燥及凉燥，初秋有夏热之余气，燥与温合侵犯人体则为温燥，伴身热有汗，口渴喜饮等热象；深秋又有近冬之寒气，燥与寒邪侵犯人体则为凉燥，多见恶寒无汗，头痛，鼻塞等表寒见症，且恶寒较重，但若化热之后，则与温燥无异。内燥多由某些疾病过程中损伤了体内津液、阴血所致，与肝、肾密切相关。由大热、大汗、剧烈呕吐或腹泻，或服用大量利尿剂等原因所致者，则口干、口渴，重者目陷、皮肤弹性丧失、指端螺纹皱瘪；由慢性疾病消耗体内阴液，使体内津液干枯、精血受灼而成者，则表现为全身衰竭，皮肤干糙，指甲和毛发干枯少光泽，便秘，尿少，舌干或红绛。

【方剂详解】

（1）清气化痰丸：胆南星九转　半夏姜制，各一两五钱　橘红　枳实麸炒　杏仁炒，去皮尖　栝楼仁去油　黄芩酒炒　白茯苓各一两

为细末，姜汁为丸，淡姜汤下。

方中胆南星味苦性凉，清热化痰，善治痰热；栝楼仁甘寒，清热化痰，且能导痰热从大便而下，共为君药。半夏燥湿化痰，黄芩清降肺热，二者相配，相辅相成，又相制相成，共为臣药。

（2）苏葶滚痰丸：方见食积咳嗽。

【医案助读】

吴某，女，6岁，2014年4月4初诊。

主诉：反复呼吸道感染3年余，咳嗽7天。患儿于3年前患肺炎支原体肺炎，住院治疗10天后治愈出院。此后即出现反复呼吸道感染，每月均有1~2次发热咳嗽，2年前上幼儿园后，每年有1~2次因支气管炎或支气管肺炎入院治疗。7天前因外出感寒，出现发热，最高体温达38.7℃，咳嗽，咯黄痰，家长予患儿美林口服液5mL口服，热退；口服消炎药及止咳类药物（具体用药不详），咳嗽未见明显减轻。现症见：咳嗽，阵咳，少痰，无发热，无气促，无呕吐，面色少华，精神尚可。舌质红，少苔，脉数无力。睡眠可，纳可，小便正常，大便干。查体：咽略红，双侧扁桃体不大，听诊双肺呼吸音粗，未闻及干湿啰音。西医诊断：反复呼吸道感染。

中医诊断：感冒（阴虚内热，肺脾气虚型）。治以：养阴清热，补脾益肺。处方：党参、麦冬、桑叶、前胡、百前、款冬花、苏子、栝楼各20g，炙杷叶、半夏各12g，石膏30g，阿胶、炙甘草各18g，板蓝根、大青叶各15g，川贝5g，7剂（颗粒剂），100mL开水冲服，日1剂分2次口服。

2014年04月11日二诊：患儿咳嗽较前减轻，眠可，纳欠佳，小便正常，大便便头干后稀，舌质红，少苔，脉数。上方加焦三仙各20g，白术20g，鸡内金18g，14剂（颗粒剂），100mL开水冲服，日1剂分2次口服。

2014年04月25日三诊、患儿无咳嗽，眠可，纳可，二便正常，疾病基本痊愈，予上方7剂，继续巩固治疗，后随访2个月至今未见呼吸道感染症状。

按：本例患儿因3年前患支原体肺炎使机体免疫受到抑制，后又出现反复呼吸道感染症状。每次都于急性感染期予抗感染治疗，未重视迁延期和恢复期的调理，遂导致患儿病情缠绵，迁延不愈，愈而复发。患儿本次因外出感寒，寒邪束肺，肺气失于宣肃而致咳嗽，卫阳被遏而见发热。日久失治，郁热灼伤阴津，炼液为痰，阻于气道，故见干咳少痰、便干。患儿久病耗肺阴伤脾之气，故见面色少华、短气懒言、倦怠乏力。辨证属阴虚内热、肺脾气虚，治以养阴清热、补脾肺气。方以清燥救肺汤加减治疗。方中重用桑叶以清肺中燥热之邪，由于桑叶入肺、肝两经，有"肺家肝药"之称，能够防止肝木在肺气阴两虚时的反侮，且质轻性寒，轻宣肺燥，透邪外出，是为君药。石膏辛寒以清肺热；麦门冬甘寒以润肺阴，共为臣药。君臣相伍，宣中有清，清中有润，是为清宣润肺的常用组合。《难经》曰："损其肺者，益其气"，故用人参生津益气，甘草补益脾胃，以达培土生金之效；阿胶、胡麻仁养阴润肺，肺得滋润，则治节有权，同时人参、麦冬、甘草、阿胶都有增强免疫功能的作用。少量杏仁、枇杷叶苦降肺气、止咳化痰，以上均为佐药。痰多者加栝楼、川贝以润燥化痰或半夏、苏子以降气化痰；若有恶寒发热等表证，加前胡、白前以宣肺祛痰；若有咽喉红肿疼痛，加用大青叶、板蓝根以清热泻火，解毒利咽。全方宣、清、润、补、降五法并用，气阴双补，且宣散不耗气，清热不伤中，滋润不碍胃，是为治疗反复呼吸道感染的一良方。[杜娟，刘芳，汪淑艳．汪淑艳教授运用清燥救肺汤加减治疗小儿反复呼吸道感染经验．中国中西医结合儿科学，2015，7（1）：29－30.]

# 湿痰

【原文】　　　　湿痰脾湿懒饮食，倦怠嗜卧面色黄。

痰多枳桔二陈①剂，饮多桂苓甘术汤。

〔注〕湿痰者，因小儿过食生冷油腻之物，有伤脾胃，遂致脾土虚湿，不能运化而成湿痰，滑而易出。脾虚不运，故懒食；脾主四肢，故倦怠嗜卧；脾属土，故面色多黄。痰多者，宜用枳桔二陈汤加苍术、白术，除湿化痰；饮盛者，须用桂苓甘术汤，扶阳散饮。调治合宜，而痰自化矣。

【提要】叙述了小儿湿痰的病因、主要症状与治疗方法。

【注释】①枳桔二陈：即枳桔二陈汤。

【白话文】湿痰的产生，多由小儿喜欢吃生冷油腻的食物，损伤脾胃之气，以致脾气虚弱，加之湿为阴邪，容易损伤阳气，或素体脾阳不足，不能运化水液，水湿聚结成痰。临床上湿痰为患，主要症见痰多稀滑，容易咯出，多伴有食欲不振，胸脘饱闷，精神疲乏，面色黄等症状。其治疗方法，如属痰多的应当燥湿化痰，方用枳桔二陈汤加苍术、白术；若属饮多的，宜温阳化饮，健脾利湿，方用苓桂甘术汤。

【解读】湿痰咳嗽病位在肺，但根本在脾，古有"脾为生痰之源，肺为贮痰之器"之说。患儿平素容易疲劳，身体沉重，头重如裹，或见胃脘部痞满胀闷，特别是食后出现胃部胀满，痰多，容易咯出，质地较为清稀痰色白，舌质胖大，苔厚腻；此时用枳桔二陈汤宽胸膈，化痰气，则痰气除，再加上苍术、白术健脾，"太阴之湿济阳明之燥，阳明之燥济太阴之湿，燥湿调和"，如此则痰湿去，脾胃之气复健，诸症向愈。特别值得一提的是方中以桔梗开发上焦之气，枳壳降胃中腑气，如此胸膈得开，上下气机通畅，笔者在临床中凡是以胸部憋闷为主要表现的痰湿证，用之疗效显著，往往一日松，二日减，三日病告愈。

倘若患儿素体脾阳不足，或痰湿困脾日久，损伤脾阳，以致水湿内停而成饮，则症见，咳喘伴喉辘辘有声，难以平卧甚至不能平卧倚息，咳出痰多而稀黏，遇寒饮冷则易发咳喘，脉多弦涩，舌淡，或淡暗，苔滑。或见手足清冷，多涎唾，多无口渴，饮入不舒，少数欲得热饮，若呕吐较多黏涎，得畅吐则咳喘可减，仲景云："病痰饮者，当以温药和之"，此时应选用桂苓甘术汤以温阳化饮利水，健脾利湿。

【方剂详解】

（1）枳桔二陈汤：方见呃乳。

（2）桂苓术甘汤：茯苓　桂枝　甘草生　白术土炒

引用生姜，水煎服。

本方重用甘淡之茯苓为君，健脾渗湿化饮，既能消除已聚之痰饮，又善平饮邪之上逆。桂枝为臣，功能温阳化气，平冲降逆。苓、桂相合为温阳化气，利水平冲之常用组合。白术为佐，功能健脾燥湿，苓、术相须，为健脾祛湿的常用组合，在此体现了治生痰之源以治本之意；桂、术同用，也是温阳健脾的常用组合。炙甘草用于本方，其用有三：一可合桂枝以辛甘化阳，以襄助温补中阳之力；二可合白术益气健脾，崇土以利制水；三可调和诸药，功兼佐使之用。

方歌：桂苓甘术湿痰饮，除湿利饮更扶阳，

　　　茯苓桂枝生甘草，白术土炒引生姜。

【医案助读】

患儿，女，6个月19天，2013年9月30日入院。

时咽部充血，双肺呼吸音粗，闻及干啰音，心率 110 次/分，律齐，心音有力，未闻及病理性杂音。血常规 Hb120g/L，WBC $5.76 \times 10^9$/L，N 0.29，L 0.48，PLT $458 \times 10^9$/L。胸片未见异常。中医诊断为咳嗽（风热犯肺）。西医诊断为急性支气管炎。经抗感染、化痰止咳等治疗后咳嗽减轻，喉中有痰鸣，大便稀、日行 1~2 次，小便正常。查呼吸尚平，咽不充血，双肺呼吸音粗，闻及少许痰鸣音。舌淡苔薄白。辨证为痰湿蕴肺。用二陈汤合三子养亲汤加减。法半夏5g，陈皮8g，茯苓10g，甘草3g，苏子8g，白芥子8g，莱菔子8g，白术10g，炒薏苡仁10g，砂仁1g（后下）。3 剂，日 1 剂，水煎80mL，分次口服。服2 天后症状明显改善，原方续服4 剂。1 周后随访，无咳嗽，喉中无痰鸣。

按：小儿属稚阴稚阳之体，五脏娇嫩，形气未充，藩篱不固，不耐寒热，肺失清肃而上逆。邪气首犯肺卫，脾虚蕴湿痰浊内生。治当调理脾胃，扶正祛邪，二陈汤为《太平惠民和剂局方》方，方中陈皮、法半夏燥湿化痰、降逆止呕、理气和中，茯苓利湿健脾，用生姜、乌梅入煎健脾燥湿、理气化痰。三子养亲汤出自《韩氏医通》一书，方中苏子降气除痰，莱菔子行气消食、降气除痰，白芥子辛温理气机、畅膈除痰。三药合用有降气快膈、化痰消食之功。因此，二陈汤合三子养亲汤治疗小儿咳嗽有较好效果。[杨素梅，陈姝.二陈汤合三子养亲汤治疗小儿痰湿咳嗽20 例.实用中医药杂志，2014，30（12）：1107.]

# 疝证门

## 疝证总括

【原文】   诸疝[①]厥阴任脉病，外因风寒邪聚凝。

内因湿热为寒郁，证皆牵睾引腹疼。

胎疝多因禀赋病，总审热纵[②]寒痛疼。

血左[③]不移气右[④]动，湿则坠重虚坠轻。

〔注〕厥阴环阴器，入少腹；任脉起于中极之下，以上毛际，循腹里上关元，故病疝莫不属之也。小儿病此，多因先天不足，本脏虚弱。复因外感风邪，内食生冷，寒邪凝结而成有之。或因湿热郁于中，复被寒邪束于外，邪气乘虚并于血队，流入厥阴，厥阴属肝，其性急速，故牵引睪丸，少腹绞痛也。又有胎疝一证，多因孕妇啼泣过伤，动于阴气，结聚不散，令儿生下即成此证者。大抵热则多纵，寒则多痛；在血分者不移，在气分者多动；湿肿坠则重，虚肿坠则轻。因证施治，自切中病情矣。

【提要】概述了小儿疝证的病因病机、主要临床症状及常见证候类型。

【注释】①疝：病名，症见睪丸肿痛，牵引少腹。

②热纵：是指遇热则松弛舒展。

③血左：血，即血分；肝藏血，左属肝

④气右：气，气分；肺主气，右属肺。

【白话文】疝证与足厥阴肝经、任脉两经病变密切相关。足厥阴肝经循行环绕阴器，入少腹；任脉循行起于胞宫，从中极之下会阴处上毛际，入腹上循关元，两经循行皆环阴器入少腹，此处正是疝证病位所在。小儿患疝证者，大多因为先天不足，素体虚弱，脏器亏虚，在外感受风邪，在内多食生冷食物，内外相引，阴寒之邪凝聚体内而成；或有小儿体内湿热内蕴，寒邪束闭体表，邪气因此趁虚而入，客于血分，流入厥阴，扰动足厥阴肝经经气，肝属木，其性刚，主动主升，因此牵引睪丸，少腹部绞痛。除此之外，另有胎疝一证，多由于母亲怀孕之时悲伤哭泣过多，气机郁结不散，影响胎儿生长发育，导致胎儿生来即患疝证。疝证证候不同，症状也各有差异，病属热者，阴囊松弛；属寒者，多疼痛。属血分者，病位固定不移；属气分者，病位变幻不定。病属湿者，见睪丸肿胀重坠；病属虚者，睪丸虽肿胀下坠，但无重坠之感。疝证的治疗上须要辨证论治，才能切中病情，治疗得当。

【解读】对于疝证，历来医家各有所说，依据症状可分狐疝、癫疝、冲疝、瘕疝、厥疝、癃疝等七种；依据病因可分为寒、水、筋、血、气等。疝气为病，症见睪丸肿痛，小腹坠胀，牵引作痛。疝证的病因病机，多因小儿或素体不足，外感风寒，内有伏寒，内外合邪，寒气凝聚经脉，肝经气机受阻失于条达而成疝证；或素体湿热内蕴，复感外寒，寒湿郁结不得散，客于肝经、任脉两经所致；或其母忧思过度，气机郁结，影响胎儿。疝证的病位，在厥阴肝经和任脉两经；肝主筋，厥阴肝经，环绕阴器，上入少腹；《内经》曰："肝脉大急成，皆为疝。"又曰："邪客足厥阴之络，令人卒疝暴痛。"任脉出于会阴，循毛际入少腹，《内经》曰："任脉之为病，其内苦结，男子为七疝。""任脉内含固结不化之阴，上犯脏腑则攻冲作痛，下入厥阴侵于阴器则睾丸肿胀坠痛"。以上可见，疝证病变多在小腹与睾丸，故云"诸疝肝经任脉病"。

疝证的常见证候，因于热，则肿胀松弛，因于寒，寒气收引凝滞，阻滞经脉气血不通则痛；因于湿，湿性重浊黏滞，趋于下部，故见睾丸肿痛重坠；因于虚，则虽肿而无重坠之感；在血分，邪气客于血分，血行不畅而积成瘀血，固定不移；在气分，气聚则痛而有形，气散则痛消无形。因此，对于疝证的治疗，要因证施治，方能获效。

小儿疝证是小儿外科和疝外科的最常见疾病之一，主要包括先天性的腹股沟疝和脐疝两种。小儿疝的发生主要与先天性因素有关。腹股沟疝主要是由鞘状突未关闭所致，脐疝是由于脐环不能及时缩小闭合，早产儿、低体重儿因出生时生长发育不完全所致。1岁以上的小儿腹股沟疝不能自愈，脐疝患儿如果年龄在4岁以上或脐环直径为2~3cm及以上者，应考虑手术。针对小儿腹股沟疝的主要手术方式是疝囊高位结扎，其中腹腔镜手术优势更明显，而脐疝除了切除疝囊外需要进行缝合修补。

# 寒疝

【原文】　　　　　　寒湿内蓄日已深，复被风冷水气侵。

　　　　　　　　　　囊冷硬痛成寒疝，乌头桂枝①金茱②神。

【注】寒疝者，因儿平日过食生冷，或卧湿地，以致阴结于内，气滞不行。为日既久，复为风冷所束，水湿所伤，故发时囊冷结硬，牵引少腹作痛。初得之兼表者，以乌头桂枝汤主之；寒甚者，以金茱丸治之。

【提要】叙述了小儿寒疝的病因、主要症状与治疗方法。

【注释】①乌头桂枝：指乌头桂枝汤。

②金萸：指金萸丸。

【白话文】小儿平素多食生冷食物，或常坐卧冷湿的地方，时间久了则酿生寒湿之邪，凝聚体内，阻滞气机，使气滞不得条达。又感受风寒冷水湿之邪，客于人体，内外相引，合而为病。因寒性凝滞，主收引，寒邪凝聚体内，扰动肝经和任脉两经气血，使经脉气血阻滞不通则痛，发为寒疝。发病时，阴囊硬结冷痛，牵引少腹疼痛。初起有表证者，当宜解表温里，表里同治，用乌头桂枝汤，外驱表寒，内散里寒，温里止痛。寒邪较甚，疼痛剧烈者，用金萸丸，温里散寒止痛。

【解读】疝证之中，以寒疝最为多见。《金匮要略·腹满寒疝宿食病脉证治第十》对寒疝一病专门予以论述，其所论的寒疝以"绕脐痛"为特点，其病机为寒凝脾胃，与寒滞肝脉之寒疝疼痛为少腹牵引睾丸有所不同。在此篇第14条中说："腹中寒，上冲皮起，出见有头足，上下痛不可触近"，明确指出寒疝见于腹痛者，发作时疼痛剧烈，腹部可见包块隆起、冲动。《诸病源候论》说："诸疝者，阴气积于内，复为寒气所加，使营卫不调，气血虚弱，故风冷入其腹内，而成疝也。"寒为阴邪，其性收引，寒凝筋脉致筋脉挛急而为诸痛。寒疝之论治，固然当以温里散寒为主，但因患者的体质因素等不同，同患寒疝又可见寒凝气滞、寒凝血瘀、气虚寒盛、血虚寒凝及阴寒内盛者，不可一概而论。西医学之肠痉挛腹股沟疝、睾丸肿瘤、输尿管结石绞痛及某些肠套叠、肠扭结、蛔虫性肠阻塞、肠梗阻、卵巢囊肿蒂扭转等，在无紧急手术指征前，可参照本病进行辨证施治。

【方剂详解】

（1）乌头桂枝汤：桂枝　赤芍药　甘草炙　乌头

引用生姜，水煎服。

乌头桂枝汤散寒止痛，兼祛风解表，主治阴寒内结兼表证的寒疝腹痛。方中乌头性热，长于散寒止痛，可用于寒邪凝滞所致的多种疼痛；桂枝散寒解表，温通经脉；赤芍入血分散瘀止痛。诸药合用，共奏散寒止痛之功。

方歌：乌头桂枝治寒疝，解表温中法最良，

广桂枝同赤芍药，乌头甘草引生姜。

（2）金茱丸：金铃子肉一两　吴茱萸五钱

共为细末，酒煮面糊为丸，如麻子大，每服数丸，盐汤下。

金铃子归肝经，能疏肝行气止痛，尤善治肝经寒凝气滞之疝气痛或睾丸坠痛，为治疝要药；吴茱萸性热祛寒，长于散肝经之寒邪，舒肝气，止疼痛；两药合用，温里散寒，行气止痛。酒煮面糊为丸，为增强散寒之效。

【医案助读】

向某，女，6岁。

此系笔者所带研究生大姐之女，因"脐周阵发性疼痛3小时"前来就诊。患儿家长诉全家在亚马逊自助餐会餐，小儿进食大量生冷海鲜，又进食3个哈根达斯冰激凌球，回家后，患儿即诉腹部隐痛。1小时后疼痛逐渐加重，现脐周疼痛剧烈不能忍受而就诊。患儿平素体健，喜食生冷。现症见患儿痛苦面容，体型较胖，面色晦暗，口唇发青，额有冷汗，痛苦呻吟，就诊时不断呕吐清水痰涎。腹部扪之胀满但不硬，四肢厥冷，舌质暗淡，苔白厚腻，脉沉紧。诊断为脾肾阳虚，寒实内结之寒疝证。治宜破积散寒止痛。予以乌头桂枝汤加减，制附子8g（先煎，30分钟），姜半夏6g，姜厚朴6g，白芍12g，桂枝5g，炙甘草6g，盐小茴香3g，1剂，水煎温服。

患儿服上药第1煎后，即感腹中雷鸣，泻下大量黑色质稀大便，气味臭秽，便后腹痛大减，呕吐恶心除。服第2煎，腹痛几无，腹胀大减。食小米粥一碗后安静入睡。

按：患儿虽平素体健，无奈其稚阴、稚阳，脾胃薄弱，平素又贪凉，发病前食生冷，更戕伤脾胃，致使脾阳暴虚，阳虚则阴寒内盛，阴盛格阳则四末冷。阳气不足，则积滞内停，阻碍气机，不通则痛，故脐周疼痛，此为阴寒内结之证。方中用制附子而不用大乌头，意在于年幼，素脾肾薄弱，恐乌头力猛毒大，而制附子虽也含乌头碱但经炮制后，总碱含量减少，毒性大大降低，且其回阳之功大于乌头。姜半夏燥湿化痰，清痞散结，降逆止呕。桂枝温阳通脉，白芍、甘草缓急止痛，助制附子止痛，且炙甘草有解百药毒之功，可解制附子毒性，在温剂中用甘草又可缓其燥烈之性。川朴辛通苦降，理气行滞。

# 湿热感寒疝

【原文】　　　　　　厚味过度生湿热，复触风寒疝气成。

囊纵红肿常刺痛，乌头栀子①服即宁。

〖注〗小儿平素过食厚味，致生湿热。湿热之气下行，流入囊中，复为风寒所束，而疝证成矣。发时囊纵红肿，常常刺痛，当以乌头栀子汤调治之，庶疝可愈矣。

【提要】叙述了小儿湿热感寒疝的病因、主要症状与治疗方法。

【注释】①乌头栀子：指乌头栀子汤。

【白话文】小儿平素喜食肥甘厚腻之品，每多贪食不节制，则势必影响中焦消化功能，因而积久生湿，湿郁生热，以致湿热之气下注阴囊，复被风寒之邪外侵，内外相引，而成湿热感寒疝。疝气为病，可见阴囊松弛红肿，常有刺痛感，可用乌头栀子汤治之，临床疗效颇佳。

【解读】湿热感寒疝，多是因为先有湿热下注，后复感风寒所致，其中湿热下注是该病的主要病因病机，湿热病发病多先有内伤生湿，然后再感受外湿，内外合邪而致病，"湿热病属阳明太阴经者多"，因此临床上以脾胃湿热多见。湿热一旦形成，因"火曰炎上""湿性趋下"，除病变在脾胃气分的正局之外，尚可涉及心、肝、肾等脏腑，或出现营血分的病变，多归于湿热病的变局。倘若湿热邪气下注于前后二阴、下肢者，则称为湿热下注，沿足厥阴肝脉下注外阴者是湿热感寒疝的病理基础。在临床上，该证往往伴见趾缝起小水疱，瘙痒、灼痛、糜烂潮湿等；或睾丸肿大疼痛，阴囊皮肤红肿；或阴囊红肿燎痛、溃烂；或尿急、尿频、茎中热痛、尿黄浊，或小便时有白浊滴出；或尿急，甚或不通等。

【方剂详解】

乌头栀子汤：乌头　栀子炒

用顺流水入姜汁煎服。

栀子苦寒降泄，通利三焦，善清湿热，同乌头同用，以理气止痛，泻热除湿。生栀子入气分泻火，炒栀子入血分止血。

方歌：湿热感寒疝气疼，乌头栀子汤最灵，

栀子乌头姜汁共，顺流水煎病即宁。

【医案助读】

刘某，男，5岁半。

患儿单侧疝气合并鞘膜积液已3年。某医院决定给患儿做修补手术，因家长不同意而求治中医。检查患儿左侧腹股沟，疝气如杏大小，按之疼痛，自感坠痛，胃纳尚可，小便稍黄，大便偏干且不爽。舌质微红，舌苔淡黄略腻，脉弦滑。辨证湿热下注，治以清化利湿散结，方药：滑石12g，通草3g，柴胡10g，元胡3g，橘核10g，山楂核10g，荔枝核10g，白芍10g，乌药10g，甘草6g。

服药7剂，疝气较前减小，如枣大小，舌淡红，苔淡黄腻，脉滑。上方加藿香6g，橘皮6g，以增强行气化湿之力。

继服14剂，疝气消至花生大小，积液渐消，按之仍有稍痛，舌苔淡黄微腻，上方去乌药，加败酱草15g，生苡仁15g。又服14剂，疝气完全复位，鞘膜积液已消，胃纳佳，二便调，舌质，舌苔恢复正常而愈。半年后，因感冒来就诊，询问其疝气，未见复发。

按：本案为腹股沟疝并发鞘膜积液，积液者，水湿也。故加用滑石、通草以清热祛湿，通气行水，后又加用藿香、生苡仁意在健脾祛湿而收效。[汪蕾，李建，杜捷. 宋祚民治疗小儿疝气的经验. 中国临床医生杂志，2016，44（2）：103－105.]

# 胎疝

【原文】　　　　胎疝多因母过啼，儿生胞①硬痛无时。

轻用十味苍柏②治，重用金铃③川楝④宜。

〔注〕胎疝者，因孕妇啼泣过伤，气结不散，蕴于胞中，令儿生下胞硬疼痛。轻者，十味苍柏散主之；重者，以金铃散或川楝丸主之。

【提要】叙述了小儿胎疝的病因、主要症状与治疗方法。

【注释】①胞：历代医家对此多有描述，如《灵枢·五音五味篇》："冲脉任脉，皆起于胞中，上循背里，为经络之海"；《中国医学大辞典》释："男女均有之，在少腹内，血之海也"，但对其具体所指为何处，至今仍无定论。

②十味苍柏：指治十味苍柏散。

③金铃：指金铃散。

④川楝：指川楝丸。

【白话文】胎疝为病，多由于其母在怀孕的时候多情志不舒，或遭受情志刺激，过于悲伤哭泣，以致气结不散，聚于胞中，影响胎儿。在小儿出生之后，少腹部近腹股沟处即有硬结疼痛，发为胎疝。症状轻微者，用十味苍柏散，病情严重者，用金铃散或川楝丸。

【解读】女子胞主持月经和孕育胎儿，女子受孕之后，脏腑经络气血下注冲任，至胞宫以滋养胎儿。《内经》曰："余知百病生于气也，思则气结，悲则气消。"母亲忧思悲伤过度，气机阻滞不畅，脏腑功能失司，气血生化不足，致使胞中胎儿缺乏气血津液滋养，脏腑经络气血亏虚，故小儿生来即见少腹有结节硬满疼痛。

【方剂详解】

（1）十味苍柏散：青皮醋炒　川附子炮　黄柏　益智仁　南山楂肉酒炒　苍术米泔水浸　香附制　元胡索醋炒　桃仁　甘草炙

引用小茴香水煎服。

本方为二妙散加味组成，方中苍术辛温燥湿，黄柏苦寒清下焦湿热，川附子辛热温阳化气，益智仁补肾理气，青皮、香附、元胡理气止痛，桃仁、生山楂活血止痛，甘草和中，小茴香可以温下散寒为治疝之专药。

方歌：十味苍柏治胎疝，青皮川附柏楂苍，

　　　　香附益智元胡索，桃仁甘草引茴香。

（2）金铃散：三棱　莪术各三钱　陈皮　赤茯苓各五钱　茴香三钱　甘草生，二钱　槟榔　枳壳麸炒，各三钱　钩藤钩　青皮炒，各四钱　南木香三钱　金铃子肉一两

上药除槟榔、木香不过火，余焙共为细末，每服半钱至一钱，无灰酒调服。

方中金铃子（即川楝子）、茴香可暖肝行气止痛，三棱、莪术可以破气散结止痛，枳壳、槟榔行气散结。青皮、陈皮、木香行气止痛；赤茯苓渗湿和中，牡丹皮散肝血，钩藤息肝风。

（3）川楝丸：木香　槟榔　三棱　莪术各三钱　青皮醋炒　陈皮各四钱　川楝肉八钱　芫花醋炒，五分　辣桂二钱　牵牛生取仁，二钱　巴豆去油，三粒

上为极细末，面糊为丸，如麻子大，每服三四丸，姜汤送下。

方中川楝子、辣桂温散肝肾寒气，木香、槟榔、青皮、陈皮行气散结，三棱、莪术活血破气，芫花、牵牛、巴豆温通下气解凝。本方峻烈，用之宜慎。

# 阴肿

【原文】　　　　　阴囊肿大邪气凝，风痒湿坠热多疼。

疏风①五苓②导赤散，偏坠③守效④尤最灵。

〔注〕阴器者，乃诸经之总会也。因邪客于少阴、厥阴之经，湿热之气与风冷之气相搏，气不得通，故结聚而阴囊肿大。总之风盛多痒，湿盛多坠，热盛多疼。如外肾肤囊肿大，痒痛坠下，此风湿袭于下也，宜疏风五苓散主之；如外肾肤囊肿痛光亮，此因心火移热于小肠故也，宜加味五苓散或导赤散主之。更有偏坠一证，或左或右，睾丸作肿者，此因食积不消，湿气下行故也，宜加味守效丸主之。

【提要】叙述了小儿阴肿的病因、主要症状与治疗方法。

【注释】①疏风：指疏风五苓散。

②五苓：指加味五苓散。

③偏坠：指一侧睾丸肿大。

④守效：指加味守效丸。

【白话文】阴肿是指阴囊肿大，由于阴器是诸经之会，即前阴是肝脉和任脉所经之处，又是诸筋之所会，故见证多属肝肾主病。若湿热之气和风冷之气相互搏结胶着，客于少阴肾经、厥阴肝经，使气机失于通畅，结聚于阴器而导致阴囊肿大，遂成阴肿。但湿热和风冷之邪往往各有所胜，故在阴肿的证候表

现上，也有所区别。风邪偏盛，阴囊多瘙痒；湿邪偏盛，阴囊多重坠；热邪偏盛，阴囊多疼痛。如果外候可见阴囊皮肤肿大，伴有瘙痒、疼痛、重坠，这是风湿之邪犯及人体下部，宜用疏风五苓散；如果外候可见阴囊皮肤光亮，这是心火下移小肠的原因，宜用加味五苓散或者导赤散。还有偏坠的证候，可见一侧睾丸肿胀，或在左边，或在右边，这是由于食积不消化，湿气流于下部的原因，宜用加味守效丸。

【解读】阴肿，又称"水疝""偏坠"。冲脉、任脉、督脉皆起于胞中，下出会阴，厥阴肝经绕阴器，入腹里，少阴肾经循行也过阴器，且肝主筋，肾主生殖发育，因此，阴器为病，见证多与肝肾相关。湿热之气和风冷之气相互搏击，客于少阴、厥阴两经，结聚于阴器部位，阻滞两经气血，故症见阴囊肿大。邪有偏盛，风偏盛者，因风性主动，故多见阴囊瘙痒；湿偏盛者，湿性重浊，故见阴囊重坠；热邪偏盛，煎熬津液，阴囊失于津液濡养而见疼痛。在皮肤外候上，风湿袭于下部者，可见阴囊区皮肤重坠肿胀瘙痒；心火下移小肠者则见阴囊皮肤光亮绷急；食积不消，脾胃运化失司，酿生湿热，湿热流注于下，导致一侧睾丸肿胀。

本病主要见于西医学中的睾丸鞘膜积液、附睾炎、睾丸炎症、血丝虫病，是以阴囊肿胀、透明、积存液体为主症，其发病是以小儿在胚胎后期鞘膜与腹膜相连的腹膜鞘突闭锁不全为病理基础。

【方剂详解】

（1）疏风五苓散：防风　苍术米泔水浸　肉桂　羌活　猪苓　泽泻　赤茯苓白术土炒

引用生姜水。

疏风五苓散是在五苓散的基础上，加防风、苍术、肉桂、生姜，去桂枝，茯苓易为赤茯苓而成。方中防风、羌活、生姜祛风胜湿，散风水之邪，猪苓、泽泻、赤苓皆可清热利湿，导湿热从小便而出；苍术、炒白术祛湿健脾；伍肉桂以散寒止痛，消结散滞，引药入肾经。诸药合用，祛风除湿，消肿止痛，治疗风湿侵袭下部，阴囊肿痛瘙痒重坠之阴肿。

方歌：阴肿疏风五苓散，防风苍术肉桂羌，

　　　　猪苓泽泻赤苓术，煎服之时入生姜。

（2）加味五苓散：川楝子　白术土炒　泽泻　木通　茴香炒　赤茯苓　橘核仁　肉桂　槟榔　猪苓

引用生姜、灯心，水煎服。

加味五苓散是在五苓散的基础上，橘核、茴香温暖肝肾，行气散结为治疝之要药，川楝子清肝止痛，木通、槟榔利气渗湿。

方歌：五苓散内用金铃，白术泽泻与木通，

茴香赤苓橘核配，肉桂槟榔合猪苓。

（3）导赤散：方见不小便。

（4）加味守效丸：南星　山楂肉酒炒　苍术炒，各二两　白芷　半夏姜制　橘核仁　神曲炒，各一两　海藻　昆布各五钱　吴茱萸　青皮醋炒　元胡索醋炒　荔枝核炒，各一两

共为末，神曲糊丸，如梧桐子大，每服三十丸，空心酒下。

方中橘核、荔枝核疏肝理气为治疝之要药，苍术、白芷、南星、半夏可以燥湿化痰，吴茱萸、青皮、元胡疏肝止痛，海藻、昆布软坚散结，山楂、神曲消导化食。

【医案助读】

陈某，男，2岁6个月，2014年9月10日初诊。

患儿左侧睾丸肿胀隐痛1年余，有下坠感，查体：阴囊部透光试验（＋），诊为左侧睾丸鞘膜积液，小便可，大便干结，纳差，舌淡红，苔白略厚腻。西医诊断：睾丸鞘膜积液。中医诊断：水疝。证属水湿下注。治拟温阳化气，利水消肿。方用五苓散加味：桂枝6g，橘核6g，荔枝核6g，乌药6g，小茴香3g，川楝子6g，川牛膝6g，猪苓6g，茯苓6g，泽泻3g，白术6g，炒麦芽6g，炙甘草3g。14剂，日1剂，水煎，分3次温服。

2014年9月25日二诊：患儿服上方后睾丸肿胀症状减轻些许，隐痛仍在，大便通畅，舌淡红，苔薄白。守上方加元胡6g。14剂，日1剂，水煎，分3次温服。

2014年10月10日三诊：患儿服上方后睾丸肿胀、隐痛及坠胀感消失，查体：阴囊部透光试验（－），患者已无其它明显不适，二便可，舌红苔白。守9月25日方，嘱其再进14剂，以资巩固。

按：小儿属"稚阴稚阳"和"纯阳之体"，脏腑娇嫩，形气未充，阳常不足，寒湿之邪常乘虚而入。本案患儿因先天禀赋不足，寒邪内侵，寒湿搏结致肾气不化，膀胱失司，水蓄下焦，聚于阴器所发。治以温阳化气，利水消肿。方用桂枝，以温命门之火，促膀胱气化，鼓动肾气，又能助脾气蒸腾，使水津得肾阳的蒸动而运行，则小便自利；兼用乌药、小茴香、橘核、荔枝核、川楝子、元胡等辛温之品以温肾助阳，散寒行气止痛；水气不散，则肿无以消，故以猪苓利水，与茯苓合用加强渗湿利水之功；泽泻通淋泻水，助二苓以利水蠲饮；患儿脾胃虚弱，故以白术、炙甘草、炒麦芽等药健脾开胃，脾气健运则水湿自去；川牛膝引诸药下行，药达病所，故取速效。［罗智浩，曹继刚. 曹继刚运用"温阳化气"法治疗水疝经验. 湖北中医杂志，2017，39（1）：23－25.］

# 小肠气

【原文】　　　　　痛引腰脊小肠气，加味香苏①温散宜。
　　　　　　　　　上冲心痛失笑散②，有形胡芦巴丸医。

〖注〗小肠气一证，其受病与疝气等，亦因湿气在内，而寒气又束于外也。发时少腹胀，控睾丸引腰脊，上冲心痛而不肿是也。治宜分别形状：如引腰而痛者，加味香苏散温散之；痛而冲心气者，加味失笑散主之；如少腹中有形如卵，上下往来，痛不可忍者，宜胡芦巴丸主之。

【提要】　叙述了小儿小肠气的病因、主要症状与治疗方法。

【注释】　①加味香苏：指加味香苏散。

②失笑散：指加味失笑散。

【白话文】　小肠气一证，病因病机与疝气基本一致，都因小儿体内湿邪蕴结，又有风寒之邪束于体表。小肠气发病时，少腹发胀，疼痛下连睾丸，上可牵扯至腰背部，甚至上冲心胸，但是外候上，没有肌肤肿的症状。治疗小肠气，应辨证施治，疼痛牵引到腰部者，宜用加味香苏散温散；疼痛上冲心胸者，宜加味失笑散；少腹中自觉胀痛而形如鸡蛋大小，部位走窜不定，上下往来，疼痛剧烈者，宜胡芦巴丸。

【解读】小肠气，又称为"小肠串气"，可以在小儿腹股沟区摸到或看到肿块，相当于西医学的腹股沟斜疝与脐疝。引起出现肿块的直接诱因是腹压的升高，因此小肠气多见于小儿咳嗽、哭闹时或之后。腹股沟斜疝是由于腹股沟管等腹壁薄弱点先天发育不良，以致患儿腹股沟部有一圆形肿物或阴囊肿大，哭闹和活动时增大，安静平卧时消失。小肠气经常掉入阴囊，时间一长，会与周围组织发生摩擦黏连，导致阻碍"小肠气"的自行回纳，进而发生嵌顿、绞窄，被嵌在"小肠气"里的肠子时间长了会因缺血而坏死。所以，在家里若发生嵌顿，要让孩子立即平卧，马上用热毛巾湿热敷，让疝回纳，若仍不回纳，要送医院急诊处理。

脐疝，患儿脐部有突出的球形或半球形的肿块，用手轻压可使其回纳入腹腔，同时可听到"咕噜"的响声。一般小儿脐疝大多在 1 周岁内自然愈合而不再出现，但若缺损口大于 1cm，且患儿年龄又在 6 个月以上，在家中可采取一些简易的措施来加速脐疝的愈合。

【方剂详解】

（1）加味香苏散：苍术<sub>米泔水浸</sub> 陈皮　川楝肉　甘草　苏叶　香附<sub>醋炒</sub>

引用莲须、葱白，水酒兑煎服。

加味香苏散由《太平惠民和剂局方》香苏饮加味而来，方中紫苏叶辛温解表，温中行气；香附、陈皮理气畅中；甘草调和诸药。合用共奏理气解表之功。加入川楝子，疏肝解郁清热。

方歌：加味香苏散苍术，广陈皮与川楝肉，

　　　　甘草苏叶香附同，莲须葱白共煎服。

（2）加味失笑散：五灵脂　蒲黄<sub>隔纸，炒</sub>　元胡索<sub>醋炒，各等份</sub>

为细末，每服一二钱，水酒调下。

加味失笑散主治小儿小肠气，方中五灵脂活血止痛，专治瘀血阻滞诸痛，伍蒲黄以化瘀消结，元胡索理气止痛，三药合用，以活血化瘀止痛。

（3）胡芦巴丸：胡芦巴<sub>炒</sub>　川楝子<sub>蒸，去皮核，焙，各四钱</sub>　川乌<sub>去皮脐</sub>　巴戟肉各<sub>一钱五分</sub>　茴香<sub>三钱</sub>　吴茱萸<sub>半酒半醋浸一宿，焙，二钱五分</sub>　牵牛<sub>炒，二钱</sub>

共为细末，酒面糊为丸，如梧桐子大，每服数丸，空心温酒下。

胡芦巴丸出自《景岳全书》，方中胡芦巴、吴茱萸温肾散寒止痛；川楝子、川乌、茴香理气止痛；巴戟天温补肾阳，祛风通络；牵牛下气，引诸药下行。诸药合用，以理气止痛，温肾散寒。

【医案助读】

阮某，男，4岁，门诊号：009258，就诊日期1987年5月。

其母代诉：患儿右侧阴囊部肿块时现时没3年，加重1年。患儿于出生后约4个月时，因哭闹而发现右侧阴囊部肿胀，平卧安静时好转。从此每于久立、用力时肿块突出，平卧时消失。多处求医，效不验。2岁时症状加重，稍活动即出现患处肿块胀痛，遂至我院外科就诊，诊断为腹股沟斜疝。动员其手术治疗。患母拒绝，来吾处求治。症见面色萎黄，形体消瘦，右侧阴囊部肿块坠痛，按压肿块可纳入腹腔。食欲一般，大便时坚时溏，小便频短，舌淡红质嫩，苔薄黄，脉细弦。辨证为气虚下陷，肾虚失固。治宜补气升提、益肾固脱。选方补中益气汤加味：新开河红参4g，黄芪12g，白术6g，炙草、升麻、柴胡、当归、黄芩各3g，枳实、白芍药各5g，益智仁、金樱子、芡实各8g，陈皮2g。

服药3剂后复诊：患儿精神好转，面有起色，尿次减少，大便正常。舌质淡红，苔转薄白，脉细。原方新开河红参易党参10g，并每隔3天服别直参3g或红参4g。又嘱患儿多卧床，保持大便畅通。

周后三诊：肿块坠落减少，食欲、二便如常，方已得效，就此服药1个月复诊，患处肿块收复，仅剧烈运动时肿块突出，但比前有所缩小。遵从旧方服药半年，恢复正常。随访6年未复发。

按：张景岳提出"治疝必先治气"，气虚责之脾虚，气结责之肝郁。本型属于气虚，虚者补之，故用补中益气汤补气升提。久则肾虚失固，故方中加益智仁、金樱子、芡实以补肾固脱。又小儿为纯阳之体，阳常有余，阴常不足，故方中加白芍以养血敛阴；加黄芩以清肺肠之热并制药之偏胜；加枳实行气升提而减轻腹内压。药中病机，故达到满意效果。[李永平．小儿疝气治验．浙江中医学院学报，1994，18（4）：55.]

# 淋证门

## 淋证总括

【原文】　　　　　诸淋皆缘寒热湿，下移膀胱①溲无时。
　　　　　　　　　水道涩滞常作痛，寒热石血随证医。

【注】小儿淋证，或因风寒袭人，或因湿热下移，乘入膀胱，以致水道涩滞，欲出不出，淋漓不断，甚至窒塞其间，令儿作痛。然必辨其为寒为热，为石为血，分别治之，则水道宣通，淋自愈矣！

【提要】概述了小儿淋证的病因、主要症状与常见证候类型。

【注释】①下移膀胱：膀胱居于下焦，位置较低，"下焦者，别回肠，注于膀胱，而渗入焉"，在疾病状态下，上中焦之水湿可下注于膀胱，上中焦之火热亦可下移至膀胱。

【白话文】小儿淋证以小便频急，滴沥不尽，尿道涩痛，小腹拘急，痛引腰腹为主要临床表现的一类病证。淋证的病位在肾与膀胱，因膀胱与肾主水，相为表里，如风寒内侵，或湿热下注，均能够影响到肾与膀胱的功能。尤其膀胱有热，则津液内溢，水道不通，停积于胞；肾气热，则气化不利，所以水道涩而不行，小便欲出不出，淋漓不尽；不通则痛，尿道涩痛灼热。

关于淋证的证候分类，古人有"五淋"（气淋、血淋、膏淋、石淋、劳淋）与"诸淋"之说，但由于小儿生理病理的特点，诊治小儿淋证更须辨明其证候究属寒、属热、属石、属血何者为主。寒淋常是由于风寒袭于太阳膀胱经，入里寒气结于膀胱而成；热淋由于膀胱蓄热而成，包括气分的热和里热（如瘀热）；石淋多由于湿热煎熬津液成为砂石而成；血淋多由热盛迫血而成。淋证的病因病机不尽相同，所以临证时应该仔细辨证，随证加减治之，但总不离宣通水道这一治淋要法。

【解读】淋证以小便频急，滴沥不尽，尿道涩痛，小腹拘急，痛引腰腹为基本特征。小儿淋证常见于西医学的泌尿系感染、泌尿系结石、泌尿系肿瘤、乳糜尿等病。临床上，淋证应与不小便相鉴别，不小便又称为癃闭，癃闭以排尿困难，全日总尿量明显减少，点滴而出，甚则小便闭塞不通为临床特征。淋证小便短涩量少，排尿困难与癃闭相似，但癃闭排尿时不痛，每日小便总量远远低于正常，甚至无尿排出；而淋证排尿时疼痛，每日小便总量基本正常。

淋证起病或急或缓，其病程或长或短，长者久淋不已，时作时止，遇劳即发。小便频急者每日小便可达数十次，而每次尿量较少，或伴有发热，小便热赤；或小便排出砂石，排尿时尿流中断，腰腹绞痛难忍；或尿中带血或夹有血块；或小便浑浊如米泔或滑腻如脂膏，种种不一。病久或反复发作后，常伴有低热、腰痛、小腹坠胀、疲劳等症。各种淋证之间可以相互转化，也可以同时并存，所以辨证上应区别标本缓急。

实则清利，虚则补益，是治疗淋证的基本原则。实证有膀胱湿热者，治宜清热利湿；有热邪灼伤血络者，治宜凉血止血；有砂石结聚者，治宜通淋排石；有气滞不利者，治宜利气疏导。虚证以脾虚为主者，治宜健脾益气；以肾虚为主者，治宜补虚益肾。所以徐灵胎评《临证指南医案·淋浊》时指出："治淋之法，有通有塞，要当分别，有瘀血积塞住溺管者，宜先通，无瘀积而虚滑者，宜峻补。"

淋证的治法，古有忌汗、忌补之说，如《金匮要略·消渴小便不利淋病脉证并治》说："淋家不可发汗"，《丹溪心法·淋》说："最不可用补气之药，气得补而愈胀，血得补而愈涩，热得补而愈盛。"验之临床实际，未必都是如此。淋证往往有恶寒发热，此并非外邪袭表，而是湿热熏蒸，邪正相搏所致，发汗解表，自非所宜。因淋证多属膀胱有热，阴液常感不足，而辛散发表，用之不当，不仅不能退热，反有劫伤营阴之弊。若淋证确由外感诱发，或淋家新感外邪，症见恶寒发热，鼻塞流涕，咳嗽，咽痛者，仍可适当配合辛凉解表之剂。因淋证为膀胱有热，阴液不足，即使感受寒邪，亦容易化热，故应避免辛温之品。至于淋证忌补之说，是指实热之证而言，诸如脾虚中气下陷，肾虚下元不固，自当运用健脾益气，补肾固涩等法治之，不属忌补范围。

# 寒淋

【原文】　　　　　冷气入胞成寒淋，小便闭塞胀难禁。

淋漓不断腹隐痛，五苓①倍桂小茴神。

【注】寒淋者，皆因风寒乘入膀胱，致下焦受冷，遂成寒淋。其候小便闭塞，胀痛难禁，不时淋漓，少腹隐痛。须以五苓散倍加肉桂、小茴香治之，其淋自愈。

【提要】叙述了寒淋的病因、主要症状与治疗方法。

【注释】①五苓：指五苓散，是由《伤寒论》五苓散茯苓易赤茯苓，桂枝易肉桂而成。

【白话文】寒淋是由于小儿素体阳气略不足，太阳膀胱经外受风寒之邪，由表入里，入膀胱腑后，致膀胱受冷。由于寒气入胞，寒主收引，凝滞气机，阳气一时不得续接，气不温化津液而成，津液未化，停于脬中不得出，故小便闭塞，欲解未能解。由于局部胀痛影响肝脏气机的疏泄，故牵引少腹作痛。由于只是气机的疏泄不畅而非气分的正邪斗争，故可为隐痛。当阳气稍能续接时，则能温化部分津液，则溺能少出，由于气机的阻塞，虽能少出，仍不畅快。其治疗的方法，应以温阳化气，行水止痛为主要治法，首选五苓散倍肉桂，加小茴香来治疗。

【解读】寒淋，又称"冷淋"，因外感风寒，或饮水过多，或肾气虚弱等，致冷气客于下焦，与正气交争而发病。其证候实质为寒多热少，症见患儿时常欲小便，小便后易发抽引作疼，或牵引少腹作痛，平素喜坐暖处。寒淋并非五淋之一，在临床上十分鲜见，但把该证作为小儿淋证之一，并放在首位，不是因为其在临床上多见，而是强调：一是淋证初期往往有恶寒发热等表证的表现。二是治疗淋证切不可过用寒凉药，一旦寒凉太过，很容易损伤脾肾阳气，由实转虚。

"有一分恶寒，就有一分表证"，有表证者当先解表，宜使用《伤寒论》五苓散原方（仍用桂枝、茯苓），并加生姜、车前草解表利水。若寒邪蕴蓄膀胱，选用本文之五苓散更契合本病的病机。

【方剂详解】

五苓散：白术 土炒 泽泻 猪苓 赤茯苓 肉桂 小茴香

水煎服。

方中猪苓、泽泻淡渗利湿，白术健脾利湿，即所谓培土制水之法，方中用味辛、甘，气大热之肉桂，补火助阳、散寒止痛、活血通经，一物三用。茯苓改成赤苓除淡渗利湿外，尚能清热；小茴香归肝肾胃经，温暖下焦，梳理气机。

方歌：五苓治寒淋，白术泽猪苓，

　　　肉桂加倍用，茴香赤茯苓。

【医案助读】

李某，男，3岁。

患儿素虚，因感寒致病。小便不时淋漓历2月，寒冷之时尤甚，偶见少腹隐痛。病后饮食不减，夜卧不安，大便时溏。诊见神乏，面㿠，唇淡。苔薄白，质淡。脉沉迟，尿常规阴性。证属寒袭膀胱，下焦受冷。治以温经固脬。处方：金樱子7.5g，乌药7.5g，女贞子7.5g，茴香5g，桂枝5g，白术7.5g，茯苓7.5g，补骨脂7.5g。连服12剂而愈。［王烈，马翠萱. 小儿淋证25例治验. 江西中医药，1984（8）：23.］


# 热淋

【原文】　　　　　膀胱蓄热淋证成，十味导赤①有奇功。

　　　　　　　　　小腹胀满大便结，急服八正②莫少停。


〖注〗热淋者,膀胱蓄热而成也。小便不通,淋漓涩痛,以十味导赤汤主之。若少腹胀满,引脐作痛,大便秘结者,以八正散主之。

【提要】　叙述了小儿热淋的病因、主要症状与治疗方法。

【注释】①十味导赤：指十味导赤汤。

②八正：指八正散。

【白话文】小儿热淋的发生，主要是由于湿热下注膀胱，气化不利而成。

其临床主要症见，小便频数短涩，灼热刺痛，溺色黄赤，少腹拘急胀痛，或引脐作痛，或有腰痛拒按，或有大便秘结。若以小便不通，淋沥涩痛为主要症状的，宜十味导赤汤，清热泻火，利水通淋；若以少腹胀满，引脐作痛，大便秘结为主要症状的，宜八正散，清热通便，利水通淋。

【解读】热淋是小儿淋证中最常见的证候类型，多因恣食辛热、肥甘，酿成湿热；或感受暑邪未及时清解，而导致湿热注于下焦；或下阴不洁，秽浊之邪侵入下焦，酿成湿热；或风热风寒之邪乘虚袭表，太阳经气先病，引动膀胱湿热之邪；或因心火亢盛，下移小肠。以上诸因皆可导致湿热蕴结下焦，膀胱气化不利，发生热淋。

热淋多见于西医学中的泌尿系感染，小儿患此病以急性泌感多见，其发病多急，病程短，若治疗及时，疗效亦好。小儿易患泌尿系感染的原因与小儿的生理解剖特点有关，如女孩尿道短，外阴容易受污染，婴儿易出现尿反流，以及小儿原有肾脏疾病而并发感染。中医学认为泌尿系感染的发生与湿邪密切相关，急性期湿与热相合下注膀胱，气化失司，慢性期湿与虚热及体虚相伴。

热淋总因膀胱湿热引起，但湿热的来源，则与三焦有着直接或者间接的关系，加之湿热类病证的传变，一般会遵循"始上焦，终下焦"的规律。所以临床上有相当一部分热淋患儿会出现恶寒发热、口干口苦、恶心呕吐等邪在少阳的症状。在治疗时，宜在八正散等清热利湿通淋的药物基础上，适当加入少阳药。如寒象偏重，则加入柴胡、黄芩或与小柴胡合方；如热偏重，则加青蒿、黄芩等。

【方剂详解】

（1）十味导赤汤：生地　山栀子　木通　瞿麦　滑石　淡竹叶　茵陈蒿　黄芩　甘草生　猪苓

水煎服。

十味导赤汤是在导赤散的基础上形成的，另加茵陈蒿、黄芩、山栀子加强清热利湿之效，瞿麦、滑石、猪苓增强利水之功，使导赤散的功效大大加强。

方歌：十味导赤药最灵，生地山栀合木通，

　　　瞿麦滑石淡竹叶，茵陈黄芩草猪苓。

（2）八正散：方见不小便。

【医案助读】

李某，女，5岁，1994年7月15日初诊。

1周来，患儿尿频、尿痛、尿黄赤、不发热。患儿近几日脾气急躁，纳食多，喜食鱼肉，但不消化，常有口臭，腹胀痛，大便干燥，2日一行。舌质红，舌苔黄厚腻，脉弦滑数。查尿常规：尿蛋白（－），红细胞O～2个/HP，白细胞10～15个/HP。辨证为湿热下注膀胱。治宜清热利湿通淋。处方：瞿麦10g，萹蓄10g，滑石10g，木通3g，淡竹叶6g，车前草10g，柴胡6g，鸡内金6g，芦根15g，茅根15g，小蓟10g，熟大黄3g，生甘草6g，4剂。

患儿服上药，每日1剂，每剂服3次，并嘱家长多让患儿喝水，3日后复诊，尿痛消失，尿色不红，尿次减少，大便已通，舌质红，舌苔黄而微腻，脉滑缓。前方去熟大黄，加生薏苡仁15g，再进3剂，诸症全部消失，尿常规正常。

按：该患儿发病急，病程短。追问病史因天气较热，患儿经常坐地嬉戏，感受外界湿热之邪，湿热郁积膀胱。小儿平素烦急，说明内有肝郁之气，郁而化热，又喜食鱼肉而不消化，积滞胃肠，内蕴生热，脾不运化，水湿不散，与热相结；加之外感湿热，合而下注膀胱，致膀胱气化不利，而见尿频、尿急、尿痛诸症。热伤血络，则尿色深黄面赤，尿检有红血球。故选用清热祛湿之品治之，并加茅根、小蓟凉血止血，柴胡疏肝，鸡内金消食。3剂后症状大减，恐大黄下之太过而去之，加生薏苡仁健脾淡渗利湿，调和脾胃，服之而愈。[宋祚民，樊惠兰，李建．中医临床证治系列讲座 第14讲 泌尿系感染．中级医刊，1997，32（2）：57．]

# 石淋

【原文】　　　　　　湿热蓄久石淋成，溲如沙石茎中疼。

　　　　　　　　　　轻者须用葵子散，重则八正[①]可相从。

〖注〗石淋者，逢溺则茎中作痛，常带沙石之状，因膀胱蓄热日久所致。正如汤瓶久经火炼，底结白碱也。轻煮葵子散主之，重则八正散主之。

【提要】叙述了小儿石淋的病因、主要症状与治疗方法。

【注释】①八正：八正散。

【白话文】小儿石淋发作时，往往表现为突然发作，尿中夹砂石，排尿时突然中断，尿道窘迫疼痛，少腹拘急，一侧或者双侧腰腹绞痛难忍，甚至牵涉外阴。病因多为饮食不节，酿生湿热，湿热下注膀胱，煎熬津液，聚而成石。正如汤瓶久受煎熬，底结白碱一样。治疗应该以清利湿热为主，以排石通淋为辅的治疗方案，湿热较轻的选用葵子散，湿热均重的选用八正散。

【解读】石淋多是由于小儿食肥甘辛热之品，以致湿热蕴积于下焦，尿液受其煎熬，日积月累，尿中杂质逐渐成为砂石，小者如砂，大者如石，或在于肾，或在膀胱，或在尿道，或能排出而又产生。

根据中医经典理论和临床实践，一般把本病的病因病机概括为肾虚、湿热、气滞血瘀：一是肾虚，此乃石淋发病的根本。小儿先天肾气不足，以致膀胱气化失调，水道不得通利，水结石聚而成；若石淋日久，湿热容易伤阴，亦可出现肾阴虚证；二是膀胱热结，过多食入肥甘厚腻之品，使得体内之热聚集蕴积于下焦，煎熬尿液，尿中杂质结为砂石，形成石淋；三是久病多瘀，尿路结石病程绵长，结石羁留，阻遏络脉，导致气滞血瘀。治疗时应补肾益气（阴），清热利尿通淋，理气活血。

【方剂详解】

(1) 葵子散：桑皮炒　瞿麦　栀子　赤茯苓　木通　车前子　甘草生葵子

水煎服。

方中冬葵子入大小肠经，气味俱薄，淡渗为阳，为润燥利窍之佳品，宜重用；桑白皮泻肺火、利水消肿，赤茯苓、栀子、木通由心入小肠而输膀胱，是为开水之上源；瞿麦、车前子为膀胱行水泄热，木通配甘草梢直达茎中。诸药合用力专效功，临床上由于湿热所引起的石淋之轻证每每获效。

方歌：葵子散治石淋证，桑皮瞿麦山栀仁，
　　　赤苓木通车前子，甘草葵子共和匀。

(2) 八正散：方见不小便。

【医案助读】

朴某，男，13 岁，朝鲜族。

间断性尿难，尿痛 2 个月。患儿平素体健，此次起病原因不明，于诊前 2 个月晨起突然出现排尿困难和疼痛，但可忍受，未加注意。于病后 3 日又有发作，尿痛甚，难以忍受，痛则急跳捧腹，发作较频，其间数次尿终而赤。病后曾以尿血就诊于某医院，经住院检查确诊为膀胱结石，经抗炎、止痛、排石等治疗，症状未缓解，出院转中医治疗。就诊时尿频、尿急、尿难、尿痛、尿赤均有发生，时轻时重，轻时可照常活动。饮食、睡眠未见异常。检查见神情紧张，面色苍白，形体虚弱，口唇干淡，舌苔薄白，舌质淡红，心肺未见异常。腹软，无显著压痛，脉数无力。理化检查：血中白细胞 $11 \times 10^9/L$，中性粒细胞 0.68，淋巴细胞 0.32，尿沉渣检查见有多量红细胞和白细胞。腹部 X 线平片可见结石显影。诊断为石淋，证属湿热气滞，先治以清热利湿。处方：木通 10g，车前子 10g，萹蓄 10g，瞿麦 10g，滑石 10g，甘草 5g，大黄 6g，栀子 5g。每日 1 剂，水煎服，一日 3 次。

二诊：服药 4 天，病情稍有好转，尿色不赤，但尿痛不减。考虑湿热有所缓解，治用化石通淋，药用金钱草 20g，鱼脑石 15g，天葵子 10g，海金沙 10g，浮海石 10g，元胡 10g，车前子 10g，牛膝 10g，甘草 5g，石韦 10g。煎服法同前。嘱患儿服药期间大量饮水，并增加活动量。

三诊：上方服用 4 天，尿急、尿痛缓解，未见结石排出。继投前方 4 剂。

四诊：上方进药 1 天，突然腹痛、尿痛难忍，排尿中断，终于排出异物，自觉有响声，尿盆底处有一大、一小砂砾状物，大者如荞麦状，为灰褐色、三角形、质硬，小者如粟粒大，后经检验为草酸钙结晶体。砂石排出，症状顿减，神情松缓。继续服药。

五诊：患儿一般状态好，腹部 X 线平片复查，结石影消失。处方以扶正之剂，选黄芪 10g，乌药 10g，金樱子 10g，女贞子 20g，益智仁 5g，何首乌 10g。水煎服，一日 3 次。

六诊：服药 4 剂，疗效巩固，前方再进 1 周，停药观察，获愈。

按：膀胱结石，儿科较为少见，本例诊断确切，临证治疗尚属顺利。临治分三，先以清热利湿，方药选用八正散化裁，其中木通、滑石、车前子、瞿麦、萹蓄利水通淋、清利湿热，伍以栀子清泄三焦湿热，大黄泄热降火，甘草和药缓急，全方共奏清热泻火、利水通淋之效。经此治疗，湿热缓解，再以化石通淋，方中以金钱草、鱼脑石化石为君，佐用天葵子、海金沙、浮海石、石韦等增强排石之功，元胡行气，牛膝活血化瘀，二者合伍，调理气血，利于砂石的排除，车前子清热利湿。诸药合用，使湿去热清，气血运行畅通，并最终达到排石的目的。后期邪石已去，但邪伤膀胱气血未复，理当扶正，治以益气固脬如黄芪、何首乌、金樱子、女贞子等品，善调其后，促使病体康复。治疗实践说明，本病分期论治，既体现了中医整体观察，各阶段又各有所侧重，故用之临床，收效迅速。[董莉. 王烈教授辨治小儿石淋的经验. 甘肃中医，1995，8（1）：22.]

# 血淋

【原文】　　　　　血淋心热伤血分①；尿血同出茎中疼。

　　　　　　　　　清利须用小蓟饮②，茎中痛甚五淋③从。

〖注〗血淋者，盖因心热伤于血分，热气传入于胞，日久则尿血同出，遂成血淋。茎中不时作痛，须以小蓟饮子治之；若茎中痛甚者，五淋散主之。

【提要】　叙述了小儿血淋的病因、主要症状与治疗方法。

【注释】①心热伤血分：心主血脉，心与小肠相表里，心火移于小肠，小肠分清泌浊，邪热亦可转输膀胱，热伤血络，而见血尿。

②五淋：即五淋散。

③小蓟饮：即小蓟饮子。

【白话文】血淋的特点是尿血俱下，尿色鲜红，不时出现茎中疼痛伴有灼热感，小腹疼痛。其病因往往是由于心经有热下移小肠，热甚搏血，失其常道，渗于胞中（膀胱）所致。其治疗方法宜清热通淋，凉血止血，若尿道中疼痛断续者，应选用小蓟饮子；若尿道中疼痛明显者，宜选用五淋散。

【解读】血淋和尿血都有小便出血，尿色红赤，甚至尿出纯血等症状。其鉴别的要点是有无尿痛。尿血多无疼痛之感，虽亦间有轻微的胀痛或热痛，但终不若血淋的小便滴沥而疼痛难忍。《丹溪心法·淋》曰："痛者为血淋，不痛者为尿血。"故一般将痛者称为血淋,不痛者称为尿血。

血淋病位主要在膀胱和肾,且与心肝脾亦有关。其主要发病机理为湿热蕴结下焦,火热灼伤脉络,血随尿出,则发为血淋。主要症见:小便热涩刺痛,尿色深红,或夹有血块,疼痛满急加剧,或见心烦,舌苔黄,脉滑。治宜清热通淋,凉血止血,方用小蓟饮子。血淋病久则可由实转虚,而见虚实夹杂证,并非心热伤于血分如此单一。血淋虚证明显者,症见:尿色淡红,尿痛涩滞不明显,腰酸膝软,神疲乏力,舌淡红,脉细数。治宜滋阴清热,补虚止血,知柏地黄丸加小蓟、旱莲草、白茅根之类。其原因主要责之肾阴不足,虚火灼伤血络,但临床亦有表现为脾不摄血,伴见脾气虚的症状,可以酌加归脾丸等。

【方剂详解】

(1)小蓟饮子:通草　滑石　淡竹叶　当归　小蓟　栀子炒　甘草生　生地　蒲黄　藕节

水煎,空心服。

方中小蓟甘凉入血分,功擅清热凉血止血,又可利尿通淋,尤宜于尿血、血淋之症,是为君药。生地黄甘苦性寒,凉血止血,养阴清热;蒲黄、藕节助君药凉血止血,并能消瘀,共为臣药。君臣相配,使血止而不留瘀。热在下焦,宜因势利导,故以滑石、竹叶、木通清热利水通淋;栀子清泻三焦之火,导热从下而出;当归养血和血,引血归经,尚有防诸药寒凉滞血之功,合而为佐。使以甘草缓急止痛,和中调药。诸药合用,共成凉血止血为主,利水通淋为辅之方。

方歌:小蓟饮子治淋血,通草滑石淡竹叶,

当归小蓟山栀甘,生地蒲黄合藕节。

(2)五淋散:当归　赤芍　苦葶苈　木通　黄芩炒　栀子　车前子　淡竹叶　滑石　葵子　甘草生　赤茯苓

引用葱白,水煎服。

方中当归、赤芍、赤茯苓以色赤入心,合用则凉血清心利湿,黄芩、栀子清泄三焦之湿热,淡竹叶清心利湿兼清气分之热,滑石、冬葵子通利开窍,木通配甘草直达茎中,葶苈子泻肺利水,车前子清热利尿,渗湿通淋。诸药合用则湿热得以清利,血热得平,诸症自愈。

方歌：五淋血淋茎中疼，归芍葶苈芩木通，

栀子车前淡竹叶，滑石葵子草赤苓。

【医案助读】

崔某，男，6岁，1952年6月12日初诊。

患儿半年前因服用去痛片不效而尿血，曾在当地治疗未效，故来我院门诊治疗。患儿尿血每日10余次之多，血随溺出，时有腹痛溺时涩痛，历久未痊，脉虚数，舌淡苔腻。尿常规：蛋白极微量，红细胞（＋＋），白细胞（＋），证乃湿热蕴于下焦，损伤血络，治以清热解毒止血。板蓝根15g，大小蓟各10g，白茅根15g，旱莲草10g，生地10g，黄柏6g，玄参6g，公英15g，连翘9g，车前子6g（包），泽泻9g，黄芪8g，谷稻芽各5g，水煎服。

6月21日二诊：前药尽剂，尿色转清，尿常规正常。原方再进行5剂，诸恙平息。予六味地黄丸善后。

按：此例患儿，虽言尿血，因其小便时，血随尿出，时有腹痛溺时涩痛，实为血淋。《灵枢·百病始生》："阳络伤则血外溢，血外溢则衄血。"《金匮要略·脏腑经络先后病脉并证》："极热伤络。"由此可见血淋一证不离火伤络脉。因此在治疗血淋时，须常配伍泻火解毒药，如本例所用之金银花、栀子、黄连、黄柏、大黄等。在临床上火邪与热邪不同，火邪致病除了具有热邪的热象之外，尚容易动血、动风、生成阳性疮疡等。[杨贵珍.治疗小儿尿血二则.河北中医，1987，9（6）：39.]

# 头痛门

## 头痛总括

【原文】　　　　　小儿头痛分表里，里属内热表寒风。

风寒外闭须疏散，内热熏蒸以清攻。

〔注〕小儿头痛之证不一，有在表在里之分。在表者，外感风寒也，法宜疏散之；在里

者，内热熏蒸也，法宜清解之。苟能调治得宜，则头痛自除矣。

【提要】概述了小儿头痛的病因病机、主要证候类型与相应的治疗原则。

【白话文】头痛是以头的某一部位或整个头部疼痛为特征的一种常见病证。引起头痛的原因很多，一般分为风、热、湿、痰、气虚、血虚、食郁等。但小儿头痛属于虚证者较少见，多发者，不外乎于邪在表或在里。外感头痛多因感受风、寒、湿、热等邪气而致，其中尤以风寒为著，寒性收敛，凝滞主痛，此类头痛常以疏散的方法治之。小儿内伤头痛多因饮食不节，过食肥甘辛辣，脾失健运，痰湿生热，熏蒸上蒙清窍而头痛，或气郁化火，上扰清窍而发头痛，此类头痛，常采用清泄攻里的方法来治疗。

【解读】诊治小儿头痛，按其病因来源，可以分为外感、内伤两大类。

风寒外袭，六经皆可受病，根据经脉循行不同可以表现出头痛部位的不同，有助于临床鉴别诊治疾病。正如"太阳头痛者，恶风寒，脉浮紧，痛在巅顶两额角；少阳头痛者往来寒热，脉弦，痛连耳根；阳明头痛者，发热自汗，脉浮长大，痛连目眦颊齿；太阴头痛者，必有痰，体重或腹痛，脉沉，头重；少阴头痛者，足冷气逆为寒厥，脉沉细；厥阴头痛者吐痰沫厥冷，脉浮缓，痛引目系，此六经头痛多夹外邪者也"。

内伤头痛者，"血虚头痛者。自鱼尾上攻头痛也；气虚头痛者，耳鸣九窍不利也；真头痛者，痛甚入连于脑；手足寒至节，旦起夕死，夕死晨亡；痰厥头痛者，头苦痛如裂，眼黑头旋恶心，烦闷，目不敢开，如在风云中，此足太阴痰厥头痛也"。正如丹溪云："头痛大率属痰，甚者多火。"临床治疗亦不乏苦寒清解之法。

# 风寒头痛

【原文】　　　　　风寒头痛属太阳①，上及巅顶额角傍。

恶寒无汗身发热，加味清空②自堪尝。

〖注〗风寒头痛者，乃太阳经受邪也。其候恶寒发热，上及巅顶，下连额角，不时作痛。法宜取汗，悉以清空膏主之。如痛甚者，于本方中加细辛；热甚便秘者，于本方中加川大黄。

【提要】叙述了小儿风寒头痛的主要症状与治疗方法。

【注释】①太阳：即太阳经之头痛。

②加味清空：即加味清空膏。

【白话文】头为诸阳之会，太阳又称巨阳，诸阳之所属，三阳之表，主营卫，为人体之藩篱，其脉连于风府，太阳之上寒气主之，风寒之邪犯表，首犯太阳。太阳风寒头痛证，临床表现为头痛上及巅顶、下连额角，时时作痛，或颈项强痛，或身体疼痛，恶寒发热，无汗或汗出不畅等表现。以发汗解表，祛风寒为治疗原则，用加味清空膏方主之。如果头痛剧烈，方中加用细辛以增强通络止痛的力量；若兼有热盛便秘的，可加用大黄清热通便。

【解读】外感风寒头痛是指由于起居不甚，感受风寒，太阳经脉受邪，邪气上犯巅顶，清阳之气受阻，清窍不利，而发为头痛。风寒束表，营卫凝滞，不通则痛，故身体疼痛。卫气被郁，郁闭发热，故而发热甚至高热。皮毛疏泄不畅，腠理闭塞，故无汗。

凡头痛之因不外风寒火湿痰虚。新病多实多寒，久病多火多虚，但总而言之，头痛之因都是由风而来，"以风气通于肝，肝之气最易上升"，所以治疗过程中要使用风药。"以高巅之上，惟风可到也"，另外肝内寄相火，内外风相引，易风火相燃，所以苦降之药也必不可少。

【方剂详解】

清空膏：羌活　防风　柴胡　川芎　黄芩　黄连　甘草<sub>生</sub>

引用生姜，水煎服。痛甚加细辛。便秘加大黄。

故方中用以羌活、防风、柴胡、川芎疏风散寒，佐以苦寒之黄芩、黄连清降其火，生甘草缓急，调和诸药。

方歌：风热上攻头疼痛，加味清空膏最良，

　　　羌防柴芎芩连草，痛甚加辛便秘黄。

【医案助读】

廖某，男，10岁，2017年1月13日就诊。

因"头痛2天"前来就诊。2天前，患儿受风寒后出现头痛，呈持续性跳痛，无恶心、呕吐，无双眼视物模糊，无黑矇、晕厥，无发热咳嗽，无耳鸣，无言语及肢体活动障碍，无胸痛及呼吸困难，无心慌，无腹痛、腹泻，无二便失禁，于当地诊所给予静脉注射相关药物治疗（具体用药及剂量不详），效果不显，为求进一步诊治来我院。现症见：头痛，持续性跳痛，前额尤著，项背僵硬不舒，遇风冷加重，无汗出；鼻塞，但不流涕，口不渴；舌质淡，苔薄白；脉浮紧。自发病以来，精神差，食欲一般，食量减小，夜寐因头痛而不佳；小便淡黄色，近两日未解大便，平素大便软条状。诊断为风寒头痛（阳明经太阳经为主），治宜疏风散寒止痛，处方：防风 8g，羌活 7g，葛根 12g，川芎 7g，细辛 2g，桂枝 7g，天麻 9g，当归 10g，炙甘草 5g。2 剂，水煎服，日 1剂，分早晚 2 次饭后温服。患儿服药 1 剂后，全身微微汗出，头痛大减，鼻塞除；2 剂后头痛全无。

按：此患儿头痛有明显外感病因，但依据患者头痛部位以及恶风寒、无汗等症状，可诊为风寒头痛，以阳明经、太阳经为主。川芎性味辛温，善于祛风活血而止头痛，长于治少阳、厥阴经头痛（头顶或两侧痛），并为诸经头痛之要药。葛根入阳明经，解肌生津舒筋，能缓解颈背部肌肉紧张疼痛；白芷长于治阳明经头痛（前额及眉心痛）；羌活长于治太阳经头痛（后脑牵连项痛）；并伍以防风、细辛、桂枝祛风通络；当归活血化瘀；天麻平肝通络。全方共奏祛风通络之效。

# 内热头痛

【原文】　　　　　　内热头痛属阳明，鼻干目痛齿颊疼。

　　　　　　　　　　清热加味茶调①治，便秘加入大黄攻。

〖注〗胃热头痛，病在阳明。因小儿肥甘无节，胃火上炎，故发时鼻干，目痛上至头下至齿，颊痛无定时。宜加味茶调散清之。

【提要】叙述了小儿内热头痛的主要症状与治疗方法。

【注释】①加味茶调：指加味茶调散。

【白话文】内热头痛，多属于阳明经，因小儿常常饮食不知节制，或乳食过盛，每因过食肥甘厚腻食品，从而使得积滞内停，郁热化火，火性上炎，循阳明经上行，发为内热头痛，症见鼻干目痛，上至头额、下至齿龈，痛无定

337

时，治疗时宜疏风清热，用加味茶调散为主，若患儿兼有大便秘结，则应加用大黄清热攻下。

【解读】内热头痛，指胃中郁热引起的头痛，多因小儿过食肥甘厚腻食物，引起脾胃消化功能失调，积滞化热，热极生火，火性上炎，循足阳明胃经上行所致，治宜疏风清热。除此之外，小儿生机旺盛，脾常不足，肝常有余，肝气偏旺，加之现代小儿课业较重，玩耍亲近自然机会偏少，肝气郁结化热而致头痛者不在少数，治宜丹栀逍遥散加减。

【方剂详解】

加味茶调散：荆芥穗　薄荷　黄芩　青茶叶　石膏生　白芷　川芎

引用生姜，水煎服。便秘者加川大黄。

此方为川芎茶调散的加减方，方中荆芥、薄荷疏风散邪解郁，宗"火郁发之"之要义，黄芩、生石膏清热降火，白芷、川芎可治头痛，且石膏、白芷入阳明经，川芎、黄芩入少阳经，青茶叶苦降火邪，便秘者加大黄。

方歌：加味茶调治头疼，胃经积热上攻冲，

　　　荆穗薄荷芩茶叶，石膏生用芷川芎。

【医案助读】

陈某，男，8岁，2013年6月7日就诊。

因"反复头痛8月余"前来就诊。3年前，患儿出现黄脓涕、干呕，家长可见其扁桃体明显红肿，闻及夜寐鼾声明显增大，遂至上海儿童医学中心就诊，诊断为鼻窦炎，服用克拉霉素混悬剂、鼻渊舒口服溶液、黄氏响声丸等药物治疗，鼻涕渐由黄脓涕转为清涕，扁桃体红肿消。去年8月底因游泳后，发热头痛，小腿酸痛，流黄脓涕，伴轻微咳嗽，于当地门诊输液治疗，症状缓解。停药后流黄脓涕，出现头痛，上述两症反复发作至今。现症见头痛，以前额疼痛为主，饱食或作业多时头痛明显，流黄脓涕，偶有喷嚏、咳嗽，患儿平素主动索水，汗出较多，动则易汗出，以头项后背部为主，有恶热；食欲可，量较大，偏好吃鸡蛋肉饼、花菜、土豆、牛奶、酸奶；晨起口臭；入睡较快，目合则汗，汗出较多后背为主，或见磨牙；大便日1次，成条，较粗，色偏深，或见偏干、颗粒状大便，解之畅，偶挂厕；小便淡黄。脉略弦，左寸关略浮旺；舌质淡红，尖红，苔白底，中后部较黄厚。查体：咽红，扁桃体Ⅱ度肿大，咽后壁淋巴滤泡增生。诊断为鼻渊，辨证为阳明少阳风湿痰浊郁热，治宜甘露消毒丹加减，处方：茵陈 18g，黄芩 7g，白豆蔻（后下，煎开 10 分钟）2g，藿香（后下，煎开 10 分钟）7g，射干 7g，浙贝母 7g，通草 5g，石菖蒲 7g，白芷（后下，煎开 10 分钟）4g，荜茇 1.5g，蚕砂（纱布包煎）12g，佩兰（后下，煎开 10 分钟）8g，胆南星 7g，蝉蜕 7g，7 剂。水煎沸 35 分钟 1 日 1 剂，1 日 2 次，饭后温服。患儿服上药 7 剂后，未再见头痛，黄脓涕转清黏涕，上方续服 7 剂，鼻涕大减，并嘱其使用藿胆丸善后。

按：本例头痛应属鼻渊头痛，即鼻窦炎所引起的头痛。鼻渊是指鼻流清涕，如泉下渗，量多不止为主要特征的鼻病。常伴头痛、鼻塞、嗅觉减退，鼻窦区疼痛，久则虚眩不已，是鼻科常见病、多发病之一。亦有"脑漏""脑砂""脑崩""脑渊"之称。本例患儿的病因主要责之嗜食厚味，酿生湿热，循阳明经脉上攻以致头痛；再者患儿反复感冒鼻窍为邪毒所犯，且滞留不去，邪毒循经上聚于鼻窦，伤蚀黏膜所致。因此应用甘露消毒丹利湿化浊，清热解毒。


# 腹痛门


## 腹痛总括

【原文】　　　　　　　小儿腹痛有四因，食寒虫动痛相侵。

　　　　　　　　　　　停食感寒相兼痛，临证医治要详分。


〖注〗小儿腹痛，其证有四：如寒痛、食痛、虫痛、停食感寒痛也，须随证施治。寒则温中，食则消导，虫则安虫，停食感寒则消散。调治合宜，其痛自除矣。

【提要】概述了小儿腹痛的原因与针对不同病因的治则治法。

【白话文】引起小儿腹痛的原因很多，临床上较常见的有中寒腹痛、食积腹痛、虫积腹痛、停食感寒腹痛四种。治疗时必须根据症状的不同而采用不同的治法。因寒邪引起的，可温散中焦寒邪；食积引起的，则可消导食滞；虫积引起的，则可安中驱虫；停食感寒引起的，则可消食散寒，表里双解。临床审证要详细，治法治则要明确，调养与治法如果准确适宜的话，腹痛自可霍然而愈。

【解读】腹痛是指以腹部疼痛为主的病证。腹部有大腹、脐腹、小腹与少腹之分，所以腹痛有大腹痛、脐腹痛、小腹痛和少腹痛。大腹痛，指胃脘以下脐部以上的腹部疼痛；脐腹痛，指脐周的腹部疼痛；小腹痛，指脐下腹部正中的疼痛；少腹痛，指小腹部的两侧或一侧疼痛。由于肝、胆、脾、肾、大肠、小肠、膀胱等脏腑位居腹内，十二经和冲、任、带等经脉都循行或络属腹部，所以外感、内伤皆能影响上述脏腑、经脉的正常功能，可导致脏腑经脉气机郁滞不通，气血运行受阻，或气血不足，失于温养，发生腹痛。

小儿腹痛涉及范围甚广，病情复杂多变，常有兼夹症状，故临床辨证尤需审慎。其辨证要领大抵以腹痛的部位而言：若大腹痛者，多属脾胃、大小肠之病；肝胆疾患，多痛在右上腹部；小腹与少腹痛者，其病多在大肠，或厥阴肝经病变；虫积腹痛多以脐周阵痛；脐之右下方疼痛者需防肠痈。以腹痛的性质而言：痛而有形者，常为食积、虫积、瘀血痛；痛而无形者，常为寒、热、虚痛。新痛，暴痛攻撑，胀满气逆，拒按畏食者，常为实痛；久痛，其痛绵绵不休，喜温喜按者，常为虚痛。又有婴幼儿腹痛，因不能自述病情，尤需细心观察，详细询问，方能作出是否腹痛的判断。若见婴儿突然反常哭闹，屈腰啼叫，时急时缓，或双手捧腹，起卧颠倒，呻吟不已，或屏气汗出，面色苍白，精神萎靡，常为急性腹痛的表现，应予特别重视。

因腹痛所涉及的脏腑以六腑居多，而"六腑以通为用"，"通则不痛"。故治疗多为调理气机，疏通经脉，即以通法为主。具体方法的应用应根据腹痛的不同性质，分别采用温散、泻热、攻下、消导、行气、活血、镇痛、运脾、补虚缓急等法，务使脏腑气机宣通，经脉气血流畅，达到解除疼痛的目的。

《医学真传》说："夫通则不痛，理也。但通之之法，各有不同，调气以和血，调血以和气，通也；上逆者使之下行，中结者使之旁通，亦通也；虚者助之使通，寒者温之使通，无非通之之法也。若必以下泄为通，妄矣。"小儿腹痛实证居多，通法的运用比较广泛，即使因虚而致痛者，虽以补虚为主，实际上也常寓通法于补法之中，并非纯用补法，所以古人说"痛无补法"是有其实际意义的。

# 食痛

【原文】　　　　　食痛伤食心胃痛，食入即痛喜饮凉。
　　　　　　　　　恶食腹满吐便秘，承气<sup>①</sup>平胃<sup>②</sup>酌量尝。

〔注〕食痛者,皆因饮食不节,积滞不化所致,故食入即痛也。其候喜饮凉水,恶食腹满,吐酸便秘。宜先以小承气汤下之。若下后仍痛者,以香砂平胃散消导可也。

【提要】叙述了小儿因食积腹痛的主要症状与治疗方法。

【注释】①承气：指小承气汤。

②平胃：指香砂平胃散。

【白话文】小儿食痛，主要是由于饮食不节制，食物积滞不消化所导致的，所以吃下食物后就易疼痛，疼痛的部位多在心下或胃脘部，还有一些表现为脐腹疼痛。食痛的主要症候有喜饮凉水，胃腹胀满，厌食吐酸，大便秘结等。可以先用小承气汤泻下导滞，以通腑气；如果泻下后仍然有疼痛，可以用香砂平胃散来消食导滞。

【解读】小儿食积腹痛多见脘腹胀痛，疼痛拒按，不思乳食，嗳腐吞酸，或腹痛欲泻，泻后痛减，时有呕吐，吐物酸馊，夜卧不安，时时啼哭，苔多厚腻，脉沉滑，指纹紫滞。乳食为有形之物，宿食停滞引起的腹痛，其特点为脘腹胀满，疼痛拒按。同时因宿食腐化，可伴嗳腐吞酸，或呕吐馊腐，或大便腐臭等症。但宿食积滞，容易化热，甚至形成糟粕内积，腑实不通之症，出现大便数日不行，腹部胀痛持续存在，并有烦躁口渴，手足心热，唇舌色红，苔黄糙等里热津伤的表现。

食积腹痛的治法，若宿食停滞，无化热见症者，应消食导滞、行气止痛，宜用香砂平胃散。常用药：苍术、厚朴、枳壳、陈皮、香附、山楂、神曲、麦芽、砂仁。若腹胀明显，大便不通者，加槟榔、莱菔子。若属宿食郁积化热，大便秘结，腑实不通者，应清热通腑、导下积滞，用枳实导滞丸加减（作汤剂煎服），常用药：大黄、枳实、神曲、茯苓、黄连、白术、泽泻、槟榔、莱菔子。

【方剂详解】

（1）小承气汤：大黄　枳实麸炒　厚朴姜炒

引用生姜，水煎服。

方中大黄苦寒泄热，攻积通便，荡涤肠胃泄热积滞，为君药；厚朴行气消胀除满，可以消除积滞，以通腑气；枳实开痞散结，助厚朴行气而除痞满；三药合用，则塞者通，闭者畅，热得泄，阴得存，腹中积滞可除。

方歌：小承气汤治腹痛，腹硬烦渴便不通，

　　　　枳实厚朴大黄共，煎服便利立时松。

（2）香砂平胃散：苍术米泔水浸，炒　陈皮　甘草炙　厚朴姜炒　缩砂研　南山楂　香附醋炒　神曲炒　麦芽炒　枳壳麸炒　白芍炒

引用生姜，水煎服。

本方为燥湿祛痰，行气健脾剂。方中苍术燥湿健脾，厚朴燥湿除满，陈皮理气化痰，甘草、生姜、大枣调和脾胃，香附、砂仁芳香化湿，理气健脾。南山楂既可消食，又可行气散瘀而止痛，炒神曲与炒麦芽俱可健脾消食。

方歌：香砂平胃伤食痛，下后仍痛用此和，

　　　　苍陈朴草缩香附，山楂曲麦枳壳芍。

【医案助读】

孙某，男，8岁，1997年10月6日诊。

患儿1年前因暴吃冷饮后出现脐周腹痛，经治疗后缓解。此后腹痛经常发作，或因饮食不慎，或因受凉，或因情绪不稳定而诱发。每次发作数分钟或十几分钟，缓解后如常人。先后做过多种检查，未见异常。服用解痉剂、镇静剂均能缓解。3天来因疲劳及紧张，腹痛又作，隐痛能忍，纳差，大便干，间日一行，面色萎黄，形体消瘦，按腹平软，脐周轻压痛。舌质淡红、苔薄白，脉尚有力。证属脾失健运，积滞停留中焦，气机郁滞。治拟健脾助运、化积导滞，佐以理气止痛。方用苍术、鸡内金、丹参、蝉蜕、延胡索、决明子各10g，厚朴、大腹皮各6g，砂仁3g，绿萼梅5g。

7剂后，腹痛消失，唯感纳呆，乏力，上方去延胡索、枳壳、大腹皮，加茯苓、薏苡仁、炙甘草。再服7剂，诸症告瘥。随访3个月，未再复发。

按：本病属中医"腹痛"范畴，病因复杂，可以由多种因素诱发。如《幼幼集成·腹痛证治》说："夫腹痛之证，因邪正交攻，与脏气相击而作也。有冷，有热，有虫痛，有食积。"但其根本的病机是脾运失健，中焦有积滞，这是导致本病反复发作的关键所在，而饮食不慎、受冷或情志不畅等因素则是诱因。故以健脾助运、化积导滞为治则。取苍术运脾，砂仁醒脾宽中，厚朴、大腹皮、延胡索利气止痛，鸡内金、槟榔化积导滞杀虫，丹参活血化瘀、蝉蜕祛风解痉、抗过敏。诸药合用，脾胃得以健运，积滞得以祛除，气血得以畅通，从根本上解决了复发问题，故取得较为满意的效果。[邬振飞.运脾导滞汤治疗儿童再发性腹痛52例.浙江中医杂志，1999（3）：110.]

# 寒痛

【原文】　　　　　寒痛中虚脾受寒，尿爪①俱白面青看。

喜热腹满或下利，理中②肢厥加附煎。

〖注〗寒痛者，多因小儿中气虚弱，复为风冷所乘，则脾经受寒，故不时腹痛。现证尿白爪甲白，面多青，喜饮热，或腹满下利，宜理中汤温之。若四肢厥冷，兼属少阴，则加附子。

【提要】叙述了小儿因寒腹痛的主要症状与治疗方法。

【注释】①爪：此处为指甲。

②理中：指理中汤。

【白话文】小儿腹中寒痛一证，大多是因为小儿素体中气不足，再被寒风之邪所侵袭，寒邪客于脾经，不通则痛，发为腹痛。其临床主要症见，患儿腹部不时疼痛，小便清白，指甲白而无血色，面色泛青，喜饮热水，或者出现腹部胀满，大便溏泄等症状。治疗方法，主要可以用理中汤温中散寒；如果有四肢厥冷的症状，则病所牵涉少阴经，则可以加用附子。

【解读】寒痛者，可分虚实两端。寒邪直中之实证，多疼痛暴作，痛势剧烈，痛时拒按；虚证之腹痛，因中焦脾胃虚寒，气血运行无力，局部经脉失养，不荣则痛，多痛势绵绵，喜温喜按，发作有时，饥时加重，且可兼见形寒肢冷，面色无华，大便稀溏等阳虚症状。亦有虚实夹杂，脾胃本虚寒，复外感寒邪之证，内外合邪，脾阳受损，气机升降失调，清浊不分，故可见畏寒面青，腹满下利，小便清长，脉微肢冷等症状。实证者当散寒止痛为要，可用良附丸；虚证者可用小建中汤或理中汤类温补中阳，缓急止痛。虚实夹杂者宜扶正祛邪，外散风寒，内温补阳气。

【方剂详解】

理中汤：方见不乳。

【医案助读】

于某，男，4岁，1997年3月10日初诊。

主诉（代）：脐腹阵痛2天。病史：患儿3月8日突然出现阵发性脐腹疼痛，痛剧则翻滚不安，面色苍白，经热敷后疼痛稍缓解，无恶心、呕吐、腹泻等症，每次发作持续约10分钟。曾在某医院做腹部X线透视等检查，诊为肠痉挛，给予"654-2""元胡止痛片""莨菪浸膏"等治疗，未见好转。诊见患儿表情痛苦，腹痛阵作，以脐周为甚，喜温拒按，口不渴，四肢不温，纳食二便正常。检查：体温36.7℃，面色苍白，腹软，左小腹有轻压痛，无反跳痛，未触及包块。舌淡苔薄白，脉沉紧。诊断：腹痛（腹部中寒）。治法：温中散寒。方药：养脏散加味。当归10g，川芎5g，木香5g，紫苏10g，吴茱萸5g，白芍10g，丁香3g，干姜3g，肉桂3g，炙甘草3g。3剂。

二诊：药后腹痛减轻，发作次数明显减少，效不更法，继服上方5剂而痊愈。

按：本证以感受寒邪，气机凝滞为基本病机。寒为阴邪，主凝滞收引，腹部中寒，寒邪搏结肠间，凝滞气机，则腹痛暴作，疼痛剧烈。得温则气机稍舒而痛减。气血凝滞，不能上荣于面，则面色苍白。寒邪内盛，阳气不能通达四肢，故肢冷。口不渴，苔薄白，脉沉紧均为里寒之象。治以温中散寒为法，方用养脏散加味。方中木香、丁香、紫苏芳香散寒，调理气机；当归、川芎温通血脉；肉桂、吴茱萸、干姜温中散寒；白芍、炙甘草缓急止痛。诸药相合，使寒邪得温而散，气血畅行，阳气敷布，脏腑得以温养，

故腹痛迅速缓解。［宋传荣．中医儿科学教学病案精选．长沙：湖南科学技术出版，2000：56.］

# 虫痛

【原文】　　　　虫痛不安腹因痛，面色乍青乍赤白。

　　　　　　　　时痛时止吐清涎，安虫①理中[2]治最合。

〖注〗虫痛者，因腹中虫动不安，故腹中作痛。其候面色乍赤乍青乍白，其痛时作时止，时吐清水。切不可妄用攻下，当以安虫为主，其痛即除。新痛者，钱氏安虫散治之；痛久不愈者，加减理中汤治之。

【提要】　叙述了小儿虫积腹痛的主要症状与治疗方法。

【注释】　①安虫：指钱氏安虫散。

②理中：指加减理中汤。

【白话文】　虫积腹痛，主要是因为小儿腹中素有虫邪，虫在腹中扰动不安，气机升降失司，以致腹中时时作痛。其临床主要症见面色乍赤乍青乍白，腹痛时发时止，时时呕吐清水痰涎。治疗时，切忌妄用攻下的药物，不仅不能下虫，而容易扰动虫体，致使虫体聚拢成团，阻塞肠道，疼痛加重。其治法，应当以安中驱虫为主，其痛自可停止。病属新痛的患者，可以用钱氏安虫散来治疗；病长久不愈的患者，则可以用加减理中汤来治疗。

【解读】　虫证腹痛，虽有蛔虫、绦虫、姜片虫等虫邪之别，但临床上尤以蛔虫多见。虫积腹痛的部位多以脐周为主，除腹痛外，还可见面部虫积斑，眼睑、唇、指甲斑点等体征，且多形体消瘦，面色苍黄，毛发结穗，喜食异物，夜寐不安，磨牙流涎，或肛门瘙痒，甚则腹部胀大如鼓等症状。其治疗可参看本书"虫吐"一节。

【方剂详解】

（1）钱氏安虫散：胡粉炒黄　鹤虱炒黄　白矾枯　川楝子去皮尖，各二钱五分

共为细末，每服一匙，大者五分，米饮调下，痛时服。

方中鹤虱、川楝子可以驱虫止痛，胡粉、白矾燥湿安蛔。

345

（2）加减理中汤：方见虫吐。

【医案助读】

胡某，女，13岁，于1955年8月4日诊。

诉右上腹及脐周阵发性剧痛1天，痛时辗转不安，呻吟不已，每隔约半小时即发作1次，不痛如常人，呕吐5次，吐出蛔虫2条，小便色黄，舌苔腻微黄，脉弦。体温37.4℃，粪检可见到蛔虫卵，血检白细胞$9.8 \times 10^9$/L（9800），中性粒细胞0.76（76%），淋巴细胞0.22（22%），酸性粒细胞0.02（2%）。证属湿热内蕴，蛔虫上扰于胆，气机不利，拟方辛开苦降，通腑驱虫。处方：生大黄10g（后下），干姜2g，乌梅、槟榔各8g，木香6g。药服1剂，稀便3次，解下蛔虫5条，剧痛大减，又进2剂，疼痛已除。

按：本例类似祖国民学文献中记载的"蛔厥"，根据蛔虫特性，得酸则静，得辛则伏，王师认为，若单用酸、辛之品，药服虫安，可一时获效。药停虫动，疾病乃作，必须配伍下药，蛔得苦则下，非苦降不能取胜，故方中首选生大黄之苦，苦能下蛔，并使蛔虫随稀便排出体外，虫去病除。［秦亮．王玉玲老中医以大黄为主治疗小儿急症的经验．辽宁中医杂志，1988（6）：17.］

# 内食外寒腹痛

【原文】　　　　　内伤乳食外感寒，发热恶寒腹痛兼。

　　　　　　　　　恶食呕吐多啼叫，藿香和中①可急煎。

【注】小儿内伤乳食，外感寒邪，遂致食寒凝结，腹中作痛。其候发热恶寒，而更兼腹痛恶食，呕吐啼叫不已者，以藿香和中汤治之。

【提要】叙述了小儿内食外寒腹痛的病因、主要症状与治疗方法。

【注释】①藿香和中：指藿香和中汤。

【白话文】小儿乳食过多或不洁，食物积滞在脾胃不得运化，导致内伤，又外感寒邪，导致寒凝食滞，腹中时时作痛。其临床主要症见，发热恶寒，兼有腹痛胀满，厌食，呕吐不消化食物，夜寐啼哭较多等症状。治疗时可以用藿香和中汤来发散表寒，消食导滞。

【解读】小儿素体脾不足，又饮食不能自调，最易饮食积滞，致中焦脾胃运化不能；肺气不足，卫外失司，故易感受外寒，内外相合，致寒食停聚胃肠，不通则痛，故症见腹痛，兼有外感风寒发热恶寒之表证。治疗上当外散表邪，内温脾阳，兼消食导滞，使寒邪得去，食积得化，气机调畅，腹痛自止。

【方剂详解】

藿香和中汤：藿香　砂仁研　羌活　陈皮　苍术米泔水浸　厚朴姜炒　山楂　甘草生　香附炙　白芷　苏叶　川芎

引用生姜，水煎服。

方中羌活、苏叶、藿香、白芷辛温发汗解表，苍术、厚朴、陈皮、甘草燥湿除满，香附、砂仁、川芎理气止痛，山楂消食导滞。诸药配伍可以疏散风寒，除积止痛。

方歌：藿香和中治腹疼，内伤食滞外寒风，

藿砂羌苍陈朴草，山楂香附芷苏芎。

【医案助读】

石某，男，9岁。

因"发热3天，脐腹疼痛3天"前来就诊。

患儿于5天前感受风寒，出现流涕偏黏，喷嚏，鼻塞，头痛（两侧太阳穴处），头晕，胃脘不适，欲呕不得呕，自觉胸闷，大口喘气，嗳气，腹泻3~4次，便前脐腹疼痛，棕色。3天前大量进食栗子烧鸡后，出现脐腹疼痛，发热，体温37.8℃，呕吐1次，呕吐物为食物与大量黏涎；现症：体温38.3℃，无汗，脐腹疼痛，平卧则肠鸣明显，自觉咽喉有痰感；食欲较差，勉强能食；口不渴，饮水量少；进食则太息，现大便1日2次，溏薄，便前略有脐腹疼痛，或见肠鸣沥沥（肚脐下），便后腹痛除；小便不黄。平素喜欢游泳，且食冷饮较多，望诊，面色苍黄，脉浮取弦，中取软，不受按；舌质淡红，苔薄白水滑。腹部B超示：肠系膜淋巴肿大。

辨证为"素体脾虚内有水饮夹食积，风寒犯表"。方用荆防败毒散合栀子干姜汤加减，处方：防风9g，桂枝5g，炙甘草5g，前胡7g，茯苓7g，川芎5g，柴胡9g，炒枳壳8g，白芍12g，炒栀子8g，干姜4g，焦山楂18g，2剂，水煎沸35分钟，1日1剂，1日2次，饭后温服。患儿服上药2剂后，腹痛、腹泻除，续服上药3剂，至今未见腹痛再发。

按：本例患儿外受风寒，素有饮邪内停，中焦不运，感冒后又贪食油腻之品，难以消化，遂成食积。其症除腹痛外尚有发热、腹泻，故以荆防败毒散，逆流挽舟，使内陷之寒邪，由太阴之里外透。栀子干姜汤，清热除烦，温中暖脾，一则防止方中温药太过，二则治疗胃中寒饮。加枳壳、焦山楂，消食导滞。

# 黄疸门

## 黄疸总括

【原文】　　　　　黄疸湿热郁蒸成，遍身皆黄及目睛。
　　　　　　　　　阳黄色亮身多热，阴黄色暗冷如冰。

〔注〕黄疸一证，乃湿热郁久，外发肌肤而然也。其候遍身面目皆黄，甚则深黄，面如烟熏之状。其中又有阴阳之别：如面红，口渴，尿赤，色亮，身热者，乃脾家湿热，此阳黄也；口不渴而色暗黄，身冷如冰者，乃脾肾寒湿，此阴黄也。治者宜分别施治。

【提要】概述了小儿黄疸的病因病机以及阳黄、阴黄的主要症状。

【白话文】黄疸一证，乃是湿热蕴结脾胃日久，失于运化，致胆汁疏泄失常，外溢肌肤所致。症见皮肤、眼睛、小便皆发黄，甚至深黄，颜面和烟熏的黄色一样。黄疸又可分为阴黄与阳黄：如果面红，口渴，尿赤，皮肤绷急光亮，身热，是湿热蕴结于脾，为阳黄；如果口不渴，颜面色暗黄无光，身冷，为寒湿结于脾肾，为阴黄。二者应当明辨，凭脉证论治。

【解读】黄疸是由于感受湿热疫毒等外邪，导致湿浊阻滞，脾胃肝胆功能失调，胆液不循常道，随血泛溢引起的以目黄、身黄、尿黄为主要临床表现的一种肝胆病证。本病与西医所述黄疸意义相同，大体相当于西医学中肝细胞性黄疸、阻塞性黄疸、溶血性黄疸、病毒性肝炎、肝硬化、胆石症、胆囊炎、钩端螺旋体、某些消化系统肿瘤，以及出现黄疸的败血症等。

黄疸的发病，从病邪来说，主要是湿浊之邪，故《金匮要略·黄疸病脉证并治》有"黄家所得，从湿得之"的论断。从脏腑病位来看，不外脾胃肝胆，而且多是由脾胃累及肝胆。若中阳偏盛，湿从热化，则致湿热为患，发为阳黄；中阳不足，湿从寒化，则致寒湿为患，发为阴黄。至于急黄则为湿热夹时邪疫毒所致，也与脾胃阳气盛衰相关。不过，正如《丹溪心法·疸》所言："疸不用分其五，同是湿热。"临床以湿从热化的阳黄居多。阳黄和阴黄之间在一定条件下也可相互转化，阳黄日久，热泄湿留，或过用寒凉之剂，损伤脾阳，则湿从寒化而转为阴黄；阴黄重感湿热之邪，又可发为阳黄。

黄疸初起，目黄、身黄不一定出现，而以恶寒发热，食欲不振，恶心呕吐，腹胀肠鸣，肢体困重等类似感冒的症状为主，三五日后，才逐渐出现目黄，随之出现尿黄与身黄。亦有先出现胁肋剧痛，然后发黄者。病程或长或短。发黄程度或浅或深，其色或鲜明或晦暗，急黄者，其色甚则如金。

临床上黄疸与萎黄均有身黄，故需鉴别。萎黄的病因主要是久病脾虚，不能化生气血，或失血过多，致气血亏虚，肌肤失养；其临床表现以身面发黄且干萎无泽为特征，双目和小便不黄，伴有明显的气血亏虚证候，如眩晕耳鸣，心悸少寐等。

根据本病湿浊阻滞，脾胃肝胆功能失调，胆液不循常道，随血外溢的病机，其治疗大法为祛湿利小便，健脾疏肝利胆。故《金匮要略》有"诸病黄家，但利其小便"之训。并应依湿从热化、寒化的不同，分别施以清热利湿和温中化湿之法；急黄则在清热利湿基础上，合用解毒凉血开窍之法；黄疸久病应注意扶助正气，如滋补脾肾，健脾益气等。

# 阳黄

【原文】　　　　阳黄无汗宜疏散，茵陈麻黄①能发汗。

　　　　　　　　腹满便秘茵陈②攻，表里无证茵苓③善。

【注】阳黄一证,原因湿热而成,治者当详审之。如表实无汗,宜外发其汗,茵陈麻黄汤主之,使黄从表解也;里实二便秘涩,腹满者,宜茵陈蒿汤下之,使黄从里解也;若表有汗,里不便秘腹满,是表里无证,不可汗下,惟利小便,宜用茵陈五苓散,使黄从水道利之则愈。

【提要】 叙述了小儿阳黄病因、主要症状与治疗方法。

【注释】①茵陈麻黄:指茵陈麻黄汤。

②茵陈:指茵陈蒿汤。

③茵苓:指茵陈五苓散。

【白话文】阳黄一证,如饮食不节、嗜酒肥甘、或外感湿热之邪,导致脾胃功能受损,以致湿热熏蒸肝胆,导致胆汁浸入血液或溢于肌肤因而发生黄疸。本病有偏于表者,有偏于里者,亦有表里证候都不明显者,仅属湿热蕴盛,故临床上必须详细辨别。如果身热,无汗而恶寒,肢疼肤痒,小便不利,这是内蕴湿热,外夹表邪的现象,治宜外发其汗,用茵陈麻黄汤为主,使黄从表解;若腹满便秘,小便涩少,此为瘀热内结,证属里实,用茵陈蒿汤下之,使黄从里解;若表有汗,里无腹满便秘,是表里无证,不可汗下,只宜通利小便,用茵陈五苓散为主,使黄从小便渗利而出。

【解读】阳黄一证,兼表证无汗者,除茵陈麻黄汤发汗祛湿退黄外,还可用麻黄连翘赤小豆汤合甘露消毒丹,清热化湿解表。诊治阳黄,除鉴别病位在表在里外,还当鉴别湿热二邪孰轻孰重。湿重于热者,身目发黄,头身困重,胸脘痞闷,口中黏腻不爽,小便不利,大便稀溏,或见身热不扬,舌苔多厚腻,脉濡缓,可用茵陈五苓散通利小便,使黄从水道得解;热重于湿者,身目发黄,色泽鲜明,身热口渴,小便短赤,大便干结,心中懊侬,舌红苔黄腻,脉弦滑,可用茵陈蒿汤以清热利湿,通腑泻浊。此外,疫毒发黄者,起病急骤,面目迅速出现黄疸,全身症状明显,如烦躁不安,呕吐频作,甚者神昏谵语,此时当以清热解毒为要,可用《千金》犀角散。

【方剂详解】

(1) 茵陈麻黄汤:茵陈蒿　麻黄

水煎,加黄酒少许服之。

麻黄辛苦发散,解表散邪,发汗利水,茵陈善清脾胃肝胆湿热,为利湿退黄之要药，二药合用，共奏解表清热，利湿退黄之功。

方歌：儿发阳黄身无汗，茵陈麻黄汤极便，

麻黄茵陈各等分，量儿煎服有奇验。

（2）茵陈蒿汤：茵陈蒿　川大黄　栀子

引用灯心，水煎服。

方中茵陈为君，以其苦寒降泄而清脾胃肝胆湿热，还可通利小便，栀子清利三焦湿热，大黄泄热逐瘀，通利大便，三药合用，使二便通利，湿热之邪前后分消，为治疗阳黄代表方。

方歌：里实须用茵陈汤，栀子茵陈生大黄，

灯心为引水煎服，便利黄消体泰康。

（3）茵陈五苓散：茵陈蒿　赤苓　猪苓　泽泻　白术<sub>土炒</sub>　肉桂

引用灯心，水煎服。

茵陈五苓散为五苓散化裁而来，功可清热利湿退黄，使湿热之邪从小便而出，适用于湿重于热的阳黄证。

方歌：茵陈五苓治黄病，利水除湿有奇功，

术苓泽泻猪苓桂，茵陈加入便自清。

【医案助读】

翟某，男，6 岁。

因全身皮肤，巩膜重度黄染，精神萎顿，呕吐频频，不进饮食，发热腹痛 1 周余入院。体查：发育营养一般，急性重病容，表情淡漠，心肺（－），肝剑下 4.5cm，肋下 3cm，质硬边钝、表面光滑、疼痛拒按，脾（－），腹部膨隆，无腹水。肝功化验：GPT190 单位，黄疸指数 20 单位，ZnTT20 单位，TTT18 单位，TFT（＋＋）。家族史：患儿之弟 3 月前罹患此疾，故被传染，后经治疗，症状减轻而停药。近 1 周来呕吐不食，尿色深黄而少，黄疸逐日加重，大便如白陶土色，溏薄。中医辨证：阳黄、湿热并重型。治宜清热利湿为主，佐以苦降。方药：茵陈蒿15g，败酱草、金钱草各12g，栀子、黄柏、金银花、滑石各9g，川厚朴、龙胆草各6g，连翘4.5g，生甘草3g，3 剂。

二诊：食欲精神好转，黄疸稍退，仍腹胀尿少，恶心，乃邪无出路，脾胃升降失常所致，上方加茯苓、大腹皮、陈皮各7.5g，半夏4.5g，4 剂。

三诊：症状好转，黄疸明显减退，大便色转黄仍稀，上方减半夏、大腹皮、藿梗，加白花蛇舌草各 15g，连服 6 剂。

四诊：黄疸基本退净，二便接近正常，上方减大黄、金银花，加白术扶正健脾，连服 6 剂后，复查肝功各项恢复正常。

按：肝炎是常见的消化系统传染病，具有较强的传染性，从临床症状看，部分病人属中医"黄疸"范畴。肝炎的病因大多与湿热有关，脾胃运化功能失调是其内在病因。外感湿热，内结脾胃，或内伤饮食，滞伤脾胃，湿热内生，湿热熏蒸故发黄。脾胃运化失调可见纳呆、恶心、乏力等症状，其临床可分为4 个类型。其中湿热并重者多为黄疸型；热重湿少者，多为无黄疸型肝炎。此 2 种临床较为多见，因发病较急，症状明显，若无其他并发症，经适当治疗，多可迅速治愈。亦可为迁延型及慢性肝炎，其病程较长，可因治疗护理失宜，而由急性肝炎转化而来，临床以脾胃失调，气血两虚之证为主。故治疗时应重点解决其当时的主要症状，并注意调补脾胃，补气养血，还应配合应用柔肝养肝之品。对其肝脾肿大早期以清热散结为主，后期则以软坚散结、活血化瘀为主。[朱澜．徐光棣诊治小儿急性黄疸型传染性肝炎的经验．中医药学报，2004，32（3）：9.]

# 阴黄

【原文】　　　　　　阴黄多缘转属成，脾湿肾寒两亏生。

温脾茵陈理中①治，温肾茵陈四逆②灵。

【注】阴黄者，乃脾湿、肾寒，两虚而成，此危候。温脾去黄，以理中汤加茵陈主之；温肾去黄，以茵陈四逆汤主之。

【提要】叙述了小儿阴黄的病因、主要症状与治疗方法。

【注释】①茵陈理中：指理中汤加茵陈。

②茵陈四逆：指茵陈四逆汤。

【白话文】阴黄的发生，主要由于脾胃阳气衰弱，肾脏虚寒，以致湿从寒化，寒湿瘀滞肝胆，胆汁排泄失其常道而泛滥，遂成阴黄一证，这是一种危险的证候。其临床证候有脾脏虚寒与肾脏虚寒的区别。在治法上，脾脏虚寒的，宜温脾利湿去黄，用茵陈理中汤；肾阳虚弱的宜温肾利湿去黄，用茵陈四逆汤。

【解读】阴黄一证，或因感受寒湿之邪，困阻脾胃；或脾肾素虚，清阳不升，感受湿邪后湿从寒化，困阻中州；或由阳黄发展而来，因治疗过程中过用苦寒，损伤脾阳，致寒从中生，与湿相合，发为黄疸；不论外感内伤，总因脾阳困阻，气机升降失调，或久病及肾，脾肾皆虚寒，寒湿凝滞血脉，胆汁不能循道疏泄，而外溢肌肤所致。如见到腹胀胸闷，畏寒少食，神思困倦，大便不实的，属于脾阳衰弱，宜温脾利湿去黄，用茵陈理中汤。若有形寒怕冷，四肢发凉，大便溏泄，或小便自利的，属肾阳虚弱，宜温肾利湿去黄，用茵陈四逆汤。

【方剂详解】

（1）茵陈理中汤：方见理中汤，加茵陈。

（2）茵陈四逆汤：附子制　干姜　茵陈蒿　甘草炙

水煎服。

茵陈四逆汤为四逆汤加茵陈，方中附子大辛大热，温肾阳为君，干姜与附子相须为用，温中散寒，助阳通脉，茵陈利湿退黄，炙甘草益气补中，缓和药性，调和诸药。四药合用，以温阳散寒利湿。

方歌：茵陈四逆汤，附子共干姜，

　　　茵陈炙甘草，黄消病渐康。

【医案助读】

郭某某，男，7岁，1984年9月21日于门诊求治。

初诊时见腹膨如蛙，脉络暴露，目黄少神，身黄晦暗如烟熏，腹胀便溏，少气纳呆，形瘦皮枯，且肋下痞块，坚硬如石大至脐，舌胖边有紫点、苔白腻、脉细缓。超声波示肝硬化，腹水大量，大便检查找到血吸虫卵。诊断：血吸虫性肝硬化，肝腹水，贫血。证属：阴黄、癥积臌胀，治法：温运脾阳，理气行水。茵陈胃苓汤合三木汤加味：茵陈20g，桂枝、苍术、厚朴、木香、木通、陈皮各6g，猪苓、茯苓、木瓜、泽泻、白术各10g，水煎，空腹日二服，连服15剂，尿量大增，黄疸减退，腹胀日减，肤色转润、食欲猛增，大便成形，苔薄白边有紫点、脉细缓。乃浊气降下，脾升发，阳气来复之佳兆。治法转拟益气健脾、补血柔肝、理气活血、化瘀软坚，予党参、当归、白芍各 8g，黄芪、白术、茯苓、鳖甲（先煎）各 10g，丹参 12g，青皮、桃仁、红花、鸡内金各 6g，䗪虫 3g，连服 1 个月，"B 超"示高腹水消失，肝脾明显缩小。继以扶正补虚、祛瘀生新法：嘱人参归脾丸合大黄䗪虫丸并服以缓图调治而善其后。

按：此案例症情复杂，病势重笃，其柔弱之孩竟集寒湿发黄，瘀血发黄，脾虚血亏发黄于一身，迁延日久，苟延残喘，良可畏也。西医几无举措之图，袁老先生集四十余年治肝之心得，力拨纷繁，抽百丝于一绪，抓住阴黄为诸证之总括，着眼条畅气机，要在温运。凡病黄疸者而绝无阳证阳脉，便是阴黄。患儿初由饮食不洁，脾胃受损，渐而正气不行，清浊相混，终致气滞、水裹、血停，成癥成臌继而瘀血不去，新血不生。一则水气阻遏，二则瘀积肝胆，三则肝失所养致其虚实交加，疏泄失职而现黄疸。尤以阴邪作祟，大气不转为主要环节。阴邪者，乃水湿瘀血搏结是也。稚阳之体，水湿可望温化而瘀血不敢妄攻，攻瘀必伤其阳故也。故退疸意在畅机，畅机者，温化阴邪水气为上，执中央以运四旁法也。水邪去则瘀邪其势必孤，条达之机得以缓疏，大气始以流通，阳气来复，瘀邪必祛，何愁再图攻而不成？故尾以攻补兼施，缓缓图之，善之善也。［袁祖华，袁淮平．小儿重症黄疸治验．安徽中医临床杂志，1994，6（3）：29．］

# 水肿门

## 水肿总括

【原文】  水肿俱属脾肺经，肺喘脾胀①要分明。

上肿属风宜汗散，下肿属湿利水灵。

通身肿者兼汗利，喘则逐饮胀则攻。

再辨阳水②与阴水③，攻泻温补贵变通。

〖注〗小儿水肿，皆因水停于脾、肺二经。水停胸中则喘，水停膈中则胀。其间所肿部位，不可不察：如肿在腰以上者，属风，法宜发汗；肿在腰以下者，属湿，法宜利水；有通身上下皆肿者，系风湿两伤，法宜汗利兼施。肿而喘不得卧，宜逐肺饮；肿而胀满便秘，宜攻脾水。肿从腹起至四肢者，可治；肿从四肢起至腹者，不可治。然又有阳水阴水之分，直详别焉。阳水属实，法宜攻泄；阴水属虚，法宜温补。应证而施，自无不效也。

【提要】概述了小儿水肿的病因病机、主要症状，叙述了水肿的证候类型及其治疗方法。

【注释】①肺喘脾胀：水肿是体内的水液潴留，水肿在肺部影响肺的宣发肃降功能则出现以肺部喘闷气急为主的临床表现，在脾脏影响脾运化水湿则出现以胃肠的闷胀为主的临床表现。

②阳水：阳水水肿一般由面目开始，自上而下，继而全身，肿处皮肤绷急光亮，按之凹陷即起，可以兼有表证，多属于热证、实证。

③阴水：阴水水肿多由足踝开始，自下而上，继而全身，肿处皮肤松弛，按之凹陷不易恢复，甚至按之如泥，多属于寒证、虚证。

【白话文】水肿的形成，主要与脾、肺两脏的功能失调有密切关系。脾失健运，则不能运化水液；肺为水之上源，肺气不宣，则不能通调水道；脾肺功能失调，势必影响到三焦的决渎作用和肾之蒸腾气化功能，造成水液泛滥，使全身或局部，头面或四肢，以及胸腹等处，发生肿胀。如水停胸中，则水邪上迫肺脏，气降无权，发生气逆喘急的证候；若水停腹中，则脾受水困，中阳失运，而成胀满之疾。

根据历代医家的经验，如肿在腰部以上的，属外感风邪，治宜发汗；肿在腰部以下的，属湿热所成，治宜利水；如通身上下都肿的，为内有湿邪，外感风邪，风湿两伤，宜上下分消；若肿而不能平卧的，宜用泻肺逐饮的方法；肿而胀痛便秘的，宜攻下利水的治法。

至于判断水肿病证候的轻重顺逆，前人也有很多经验，如水肿从腹部开始而蔓延到四肢的，称为顺证和轻证；先从四肢肿起，而后肿及腹部的，就为逆证和重证。虽然水肿在证候分类和治疗方法上各有不同，但总的来说，可以归纳为阴水和阳水两类。如属阳水的，一般多是属实证和热证，治宜攻泄；属于阴水的，多为虚证和寒证，治宜温补。对本病的处理，临床上应掌握正确的辨证方法，或用攻泄或用温补，或先攻后补，或先补后攻，或者攻补兼施，务必随机应变，灵活运用，否则若见水治水，是不够妥善的。

【解读】小儿水肿是一种常见的疾病，多发生于 3 到 7 岁儿童，学龄期尤为多见，发病前多由前驱感染史。重证水邪泛滥可致邪陷心肝、水凌心肺、水毒内闭之证。若湿热日久，耗气伤阴，可致气虚邪恋或者阴虚邪恋，使病程迁延。

小儿水肿的病因病机病位如下：一是风邪外袭，肺失通调，以致风遏水阻，风水相搏，水液潴留体内，泛滥肌肤，发为水肿。二是湿毒浸淫，内归肺脾，脾伤不能升津，肺伤失于宣降，以致水液潴留体内，泛滥肌肤，发为水肿。三是水湿浸淫，脾为湿困，而失其运化之职，致水湿停聚不行，潴留体内，泛滥肌肤，发为水肿。四是湿热内盛，三焦为之壅滞，水道不通，以致水液潴留体内，泛滥肌肤，发为水肿。五是饮食劳倦，伤及脾胃，脾气受损，运化失司，水液代谢失常，引起水液潴留体内，泛滥肌肤，而成水肿。六是肾气虚衰，气化失常，开阖不利，引起水液潴留体内，泛滥肌肤，而成水肿。

本病需与臌胀病鉴别，水肿病是指表现为头面、眼睑、四肢、腹背甚至全身浮肿的一种病证，严重的水肿病人也可出现胸水和腹水。而臌胀先出现腹部胀大，病情较重时才出现下肢浮肿，甚至全身浮肿，腹壁多有青筋暴露。

水肿的治疗，《素问·汤液醪醴论篇》提出"去菀陈莝""开鬼门""洁净府"三条基本原则。张仲景宗《内经》之意，在《金匮要略·水气病脉证并治》中提出："诸有水者，腰以下肿，当利小便；腰以上肿，当发汗乃愈。"辨证地运用了发汗、利小便的两大治法，对后世产生了深远的影响，一直沿用至今。

水肿的顺逆证的判断在临床上是有一定意义的，水肿从胸腹部开始传向四肢的，为轻证和顺证；由四肢传向胸腹部的为重证和逆证。麻疹、水痘等证候顺逆的判断，亦可参考此法。

# 风水肿

【原文】　　　　　　　肿在上①者因风起，急宜发汗莫从容。

　　　　　　　　　　越婢汤中加苍术，汗后全消病即宁。

【注】　上身肿者，头面，肩臂至腰间皆肿也。病因外感风邪，法宜发汗则愈，经所谓开鬼门是也。以越婢加苍术汤治之。

【提要】　叙述了小儿风水水肿的病因、主要症状与治疗方法。

【注释】　①肿在上：这里的上下是以腰作为分界点的，即上是指腰部以上，头面至腰部以及双上肢等地带。

【白话文】　风水肿主要是指腰部以上肿的证候，是因汗出当风，风气入内，脾虚失制，水溢皮肤所致。发病较急，周身浮肿，且浮肿往往由眼胞发起，继而向下发展，往往在腰部以上，按之凹陷易起，每有恶寒发热，咳嗽气急、脉浮等兼症。其治疗方法，主要是宣肺发汗为主或兼利尿，宜越婢加苍术汤，使水"与汗共并"，汗出而肿自消。

【解读】　目前临床上小儿风水肿者，多见于小儿急性肾炎，多数有链球菌或非链球菌感染史。本病主要是甲组β型溶血性链球菌感染后免疫性反应引起的免疫复合物肾炎，近年来病毒感染所致者有增多的趋势。

　　小儿急性肾炎按急性期和恢复期进行分期治疗。急性期多为邪盛正实，恢复期多为正虚邪少，故应辨明其邪正盛衰的情况再施治。急性期，以水肿为主者，多以宣肺利水或健脾渗湿为主；以血尿为主者，以清利湿热，凉血止血为主。至于变证，根据证候分别采用温补心阳、泻肺利水、平肝清热、通腑泻浊法治疗。恢复期，宜注意祛除余邪，佐以扶正，不可过早补益。

【方剂详解】

越婢汤：麻黄　　石膏生　　甘草生　　苍术米泔水浸

水煎服。

本方是《伤寒论》越婢汤为基础，去生姜、大枣，加苍术而成，方中麻黄为主药，发汗解表，宣肺行水；苍术气味雄壮而擅长发汗祛湿；因肺胃有热，故加石膏以清其热。使以甘草，调和药性，运化水湿。综合四药，乃为发越水气、清泄里热之剂，对风水证有很好的疗效。

方歌：越婢汤治风水肿，麻黄甘草共石膏，

再加苍术水煎服，能使儿童肿即消。

【医案助读】

陈某，女，8岁。

因"受凉感冒后浮肿，尿少10天"，于1990年1月10日住院。浮肿初起以眼睑为著，翌日，遍及四肢全身，伴恶寒，无汗，咳嗽，发热不甚，尿每日800mL，色如浓茶，不思饮食，舌苔薄白，脉浮紧。查体：T38℃，P94次/分，R26次/分，BP20/13kPa，眼睑及全身皮肤明显浮肿，咽红，扁桃体（−），肺（−），心率94次/分，律齐，无杂音，腹水（±），下肢轻度凹陷性浮肿；化验：血常规：Hb105g/L，WBC15×10$^9$/L，N0.75，血沉54mm/h，抗"O"1:2500U/mL，颗粒管型（＋＋），红细胞20~25Hp，白细胞5~8/HP，$CO_2$ CP55mL/dL，BUN23mg/dL，肌酐2mg/dL，24小时尿蛋白定量：2.5g，尿比重1.020。诊断：小儿急性肾炎。

此证乃风邪外袭，首先犯肺，肺失肃降，不能通调水道，下输膀胱，故小便不利，津液不能输布，水湿潴留，泛滥于肌肤而出现浮肿；风为阳邪，其性浮越，风水相搏，故水肿自眼睑、面部开始，迅即遍布周身；肺气失宣，故咳嗽；卫阳被郁，故恶寒，无汗；苔脉均为风水相搏，邪在肺卫明证。治当发表、疏风、宣肺、利水。投越婢加术汤：麻黄7g，石膏8g，白术8g，甘草8g，生姜8g，大枣5枚，白茅根15g，杏仁8g，茯苓8g，泽泻8g。水煎服，服5剂后尿量明显增多，日1000mL，尿蛋白（＋），浮肿有消退之势，恶寒，无汗，咳嗽明显减轻，此药已中病，唯饮食减少，恐苦寒败胃，故减石膏为5g，续服10剂。诸外感证若失，浮肿全消，精神转佳，小便色为淡黄，尿常规：蛋白（＋），红细胞10~15/HP，白细胞0~5/HP，因表证得解，减麻黄为5g，去杏仁，加用补益肺气的黄芪15g，上方继服15剂，精神、食欲均佳，化验：尿常规无异常，遂告痊愈。

按：由于小儿脏腑娇嫩，腠理疏薄，易为外邪侵袭，首先犯肺，肺为五脏六腑之华盖，主一身之气，又为水之上源，当六淫之邪客于肌表，壅塞肺气，肺气不宣，风水相搏，通调失职，风遏水阻，致水溢肌肤，谓之"风水"证，与小儿急性肾炎证候相似。水肿治疗三大法则，《素问·汤液醪醴论》云："平治于权衡，去菀陈莝……开鬼门，洁净府。"所谓"开鬼门"，即宣肺利水法，通过宣肺发汗而达到利水的目的。《金匮要略》曰："风气相搏，身体浮肿，汗出乃愈。"《丹溪心法》云："水气在表，可汗。"说明宣肺发汗之法治疗风水证，其理在于经过宣肺发汗，疏浚水之上源，使肌腠开发，水道通调，肿自消退。越婢加术汤正是为风水证而设，方中麻黄发汗解表，宣肺利水为君药；石膏辛甘大寒，退热泄火，白术益气健脾，渗湿利水，同为臣药；生姜助发散行水；甘草、大枣资中洲化源；合而为疏风清热，宣肺利水之功效。

按：本地属高寒阴湿山区，小儿阳气不足，虑石膏有伤阳之嫌，故剂量不宜过大，常在 10g 以内，在表证得解，水肿消退时，常用较大量黄芪补益肺脾之气，以宣通肺气，顾护脾土，使水患无孳生之地。[杨作平. 越婢加术汤治疗小儿急性肾炎 33 例. 甘肃中医，1997，10（5）：26.]

# 湿水肿

【原文】　　　　肿在下者因湿起，急宜利水可安然。

外法贴脐①如神妙，内服沉香琥珀丸。

〔注〕下身肿者，腰脐至两足皆肿也。病因脾经湿热所成，急用利水之法，经所谓洁净府是也。外用贴脐法，内服沉香琥珀丸。

【提要】叙述了小儿湿水肿的病因与治疗方法。

【注释】①贴脐：是中医外治法中的一种。神阙穴为经穴，属任脉。在《铜人》中记载："神阙，治泄利不止，小儿奶利不绝，腹大绕脐痛，水肿臌胀，肠中鸣状如流水声，久冷伤惫，可灸百壮"，局部用药使药物直达病所，力大功专，为治疗急症重症的良策。

【白话文】小儿湿水水肿跟脾经的湿热有关，起病较缓，往往病程较长，因为水湿泛溢肌肤而全身水肿，小便短少；由于湿性趋下，因此以下半身为主，按之凹陷；湿困脾阳，阳气不能外展，故见身体困重，胸闷恶心，饮食减少。下肿属湿重为主，其治疗方法，应该急用利水渗湿的方法，外用贴脐法峻下恶水，内服沉香琥珀丸利水消肿，理气健脾。

【解读】《金匮要略》中记载"诸有水者，腰以下肿当利小便；腰以上肿，当发汗乃愈"。明确提出了湿水水肿的治法，临床上值得注意的是在攻逐、发汗、利小便等治疗之后，仍需要健脾补肾等后续治疗，或者应该嘱咐病人要注意饮食清淡等，待脾气复健，才能大大减少水肿的复发率。

【方剂详解】

（1）贴脐法：巴豆去油，四钱　水银粉二钱　硫黄一钱

共研匀成饼，先用新棉一片，包药布脐上，外用帛缚时许，自然泻下恶水，待下三五次，去药以粥补佳。

方中巴豆辛、热，有大毒，由于巴豆油对皮肤有强烈的刺激作用，能引起急性皮炎，故临床上外用巴豆宜去油，使用取其逐水消肿之功，硫磺性温而燥，外用有解毒杀虫，燥湿止痒之功；水银在《本草拾遗》中记载有"利水道，去热毒"的功效。诸药合用温化水湿之邪，使湿从小便走。

（2）沉香琥珀丸：苦葶苈子一两五钱　郁李仁去皮，一两五钱　防己七钱五分沉香一两五钱　陈皮去白，七钱五分　琥珀五钱　杏仁去皮尖，炒，五钱　苏子五钱　赤苓五钱　泽泻五钱

共为细末，炼蜜为丸，如梧桐子大，以麝香为衣，每服一钱，量儿大小与之，用滚白水下。

方中用葶苈子、杏仁、郁李仁、紫苏子开上焦，泻肺水，通便下气，分消行水；防己开腠理，利水消肿；泽泻入膀胱，利水渗湿泄热；赤苓、琥珀入血分，活血利水；沉香、陈皮行气利水，且沉香可温补肾阳，助其气化。诸药合用，共奏利水消肿、理气健脾之功。

【医案助读】

周某，10岁，男。

半个月来下肢生脓疱疮，日渐增多，继而发现面目浮肿，尿少色黄或赤，伴食少体乏，头晕头痛。舌苔黄腻，脉滑而数。尿常规化验：蛋白（+），红细胞15~20个，白细胞10~15个（均为高倍视野，下同）。此证属毒热内郁，治用清热解毒、利湿消肿法。处方：连翘、生地、炒栀子、黄柏、车前草、蒲公英、泽

泻、滑石各10g，丹皮、木通、龙胆草各6g，黄连5g，浮萍草15g，银花12g。

服上方6剂后，脓疱疮逐渐减少，面目浮肿亦渐消退，头晕、头痛减轻，纳食有所增加，尿量较前增多，但仍量少色黄，大便干。舌质稍红，舌苔薄黄，脉弦滑。尿常规化验：蛋白（＋），红细胞1~2个，白细胞3~4个。此毒热未清，仍守上方加减治疗：黄柏、炒栀衣、炒黄芩、苍术、生姜皮各5g，银花、旱莲草、白鲜皮各10g，连翘、泽泻、猪苓、茯苓各6g，蝉蜕、防风、生甘草各3g。共服23剂，诸症消失，连续多次化验尿常规均正常。

按：本案因生脓疱疮而导致水肿。脓疱疮乃毒热所致，若未能外托内清则可郁结于内，导致营血运行受阻，膀胱蓄热不化，形成水肿。治此证首重清热解毒，本案第一方用了银花、连翘等大队清解之品，就是针对毒热之因。又毒热必夹湿，利湿之法必不可少，故本案第二方加用了"二妙""四苓"诸药，其用意就在于此。我们体会，此类毒热内郁引起的水肿，清热解毒法要贯穿治疗的始终，但主次可以调整，药量、药味可以随证增减。[张荣显，阎孝诚. 小儿水肿验案二则. 中医杂志，1981（6）：39.]

# 风湿肿

【原文】　　　　通身皆肿属风湿，外散内利①最相宜。

峻攻则用疏凿饮，和剂茯苓导水②医。

水上攻肺喘不卧，苏葶③定喘最相宜。

水停中州胀急满，舟车神祐④量攻之。

〖注〗通身肿者，头面手足皆肿也。得病之由，内停湿饮，外感风邪，风湿相搏，水道不利，外攻肌表，因而作肿也。重者用疏凿饮峻攻之，轻者用茯苓导水汤和解之。若水停上攻于肺，喘急不得卧者，以苏葶丸泻之；水停中州胀满者，以舟车神祐丸攻之。

【提要】叙述了小儿风湿水肿的病因、主要症状与治疗方法。

【注释】①外散内利：治疗水肿时，在外在上宜发汗，在内在下宜通利。

②茯苓导水：指茯苓导水汤。

③苏葶：指苏葶丸。

④舟车神祐：指舟车神祐丸。

【白话文】风湿肿的形成，由于小儿内停湿饮，又外感风邪，风湿相搏，水道不利，外袭肌表，因而全身浮肿。其治疗方法，因为风邪宜透散，湿邪宜清利，上下分消，所以外散内利是治疗风湿水肿的最佳方法。水湿壅盛的宜急则治其标，用峻攻的方法，选用疏凿饮子泻下逐水，疏风消肿；水湿不盛的宜标本兼治，用健脾和湿的方法，用茯苓导水汤健脾渗湿，利水消肿；如果中焦水湿（饮）停上攻于肺，而致肺喘不能平卧的，治宜用苏葶丸泻肺逐水；如水停中焦，而伴有腹部胀满绷急的，治宜用舟车神祐丸攻水消胀。

【解读】水肿上半身肿甚者，为风水肿；下半身肿甚者为湿水肿；遍身肿者，为风湿重。三者皆可宗"开鬼门，洁净府"的治法，但亦有较大差异，风湿肿宜外散内利、上下分消治疗。临床上，患儿若遍体浮肿，皮肤绷急光亮，胸脘痞闷，烦热口渴，小便短赤，或者大便燥结，或见喘呼气急，舌红，苔黄腻，脉濡数为水湿壅盛的宜选用疏凿饮子。若以浮肿，胸腹胀满，小便短少，饮食不消，不能平卧为特点的选用茯苓导水汤合苏葶丸。若蓄水腹胀，四肢浮肿，胸腹胀满，停饮喘急，口渴，大便秘结，小便短少，脉沉数有力，选用舟车神祐丸。

【方剂详解】

（1）疏凿饮子：商陆　秦艽　羌活　椒目　木通　赤小豆　茯苓皮　大腹皮　泽泻　槟榔

引用姜皮，水煎服。

本方中商陆泻下逐水，通利二便；泽泻、赤小豆、椒目、木通、茯苓皮利水泻湿，消退水肿；槟榔、大腹皮行气导滞，使气畅水行；羌活、秦艽、生姜疏风发表，开泄腠理，使表之水湿从肌肤而泄。诸药合用，攻里疏表，内消外散，有如疏江凿河，分消泛溢之水势，故取"疏凿"之名。

方歌：疏凿饮子风湿肿，外发内利陆秦艽，

　　　椒目木通赤小豆，苓皮大腹泽槟榔。

（2）茯苓导水汤：紫苏　陈皮　白术土炒　木香　桑白皮炒　麦冬去心　赤茯苓　泽泻　木瓜　大腹皮　缩砂仁　槟榔

引用灯心，水煎服。

本方泽泻、赤茯苓利水消肿，辅以大腹皮、木香、槟榔等行气，以利水行。白术健脾化湿，治病之本。全方水气并行，标本兼治，对脾虚气滞，水湿停留之证尤为恰当。

方歌：和解茯苓导水汤，紫苏陈皮术木香，

桑皮麦冬赤苓泽，木瓜大腹缩槟榔。

（3）苏葶丸：方见痰饮喘急。

（4）舟车神祐丸：甘遂　芫花　大戟俱醋炒，各一两　大黄一两　黑牵牛头末，四两　青皮炒　陈皮　木香　槟榔各五钱　轻粉一钱

上为细末，水丸如椒目大，小儿二丸、三丸，大儿五丸、七丸，量服之，滚白水送下。

方中牵牛子、大戟、芫花、甘遂、大黄五味，峻下攻逐水饮；青皮、陈皮、木香、槟榔行气运脾，少佐轻粉则助诸药泻下逐水之功。其攻逐作用之峻猛，须体质壮实的小儿方能服用。而且在用量上宜由小到大，中病即止，服用时间不宜过长，并以汤药调养，以善其后。

【医案助读】

患儿，王某，男，13岁。

因浮肿1年伴尿蛋白（＋＋＋＋）收入院。患儿于1年前出现双眼睑及周身浮肿，尿蛋白（＋＋＋＋），在当地诊断为"肾病综合征"，并加服大剂量强的松（最大量时210mg/d）及环磷酰胺冲击，收效甚微，遂于1997年4月就诊，收于我院内科肾脏病房。入院后确诊为难治性肾病。予强的松、尿激酶、肝素及输血浆、白蛋白治疗。治疗1个月病情不控制且浮肿进行性加重，遂请中医会诊。

患儿临床表现高度浮肿不能下地，腹部膨隆，腹围106cm，腹水征（＋），左下肢关节处不断渗液，阴囊如球状，面色㿠白，神疲气促，喜暖怕冷，纳差，大便溏泻，小便量少200～300mL/d，血压120/80mmHg，舌质淡红，苔白腻，脉沉滑略数。实验室检查：尿蛋白（＋＋＋＋），血浆白蛋白18g/L，球蛋白10g/L，胆固醇14.84mmol/L。证属肺气不宣，脾肾亏虚，三焦气化失常。治宜宣肺利水，温补脾肾，调畅三焦。处方：浮萍9g，连翘9g，赤小豆30g，草蔻4g，砂仁4g，肉桂4g，姜皮15g，茯苓皮15g，车前子15g，五加皮9g，大

腹皮 9g，橘核 9g，炙甘遂末分冲 4.5g。

二诊：患儿服上方 7 剂，浮肿较前消退，尿量增至 1000mL/d，已能步行至门诊。舌质淡红，苔厚腻。于前方加滑石 9g，抽葫芦 30g，木香 4g。三诊患儿浮肿进一步消退，精神明显好转，尿蛋白降至（＋＋）。前方加倒叩草 30g。四诊针对蛋白尿改方如下：石韦 30g，苦参 10g，凤尾草 15g，倒叩草 30g，生山药 30g，芡实 9g，茯苓皮 15g，草豆蔻 4g，砂仁 4g，橘核 9g，乌药 9g。服药 2 周患儿尿蛋白转阴。实验室复查：血浆总蛋白 55g/L，白蛋白 33g/L，球蛋白 22g/L，胆固醇 5.75mmol/L。临床显效出院，现已出院 5 年病情平稳，未见复发。

按：小儿肾病水肿有别于成人，发病初期即出现从面至足，无处不涉的高度浮肿，这与小儿肺脾二脏常虚有关。肺为水之上源，肺气郁闭，不能通调水道，下输膀胱，则水液的输布、排泄发生障碍；脾为中焦决渎之官，脾虚则不能制水，水气盈盈，渗溢肌肤，流通四肢，则可致通身肿胀。方中麻黄宣肺开郁，通调水道，可"开鬼门，洁净府"；桑白皮泻肺降气，可使水自下而趋；大腹皮、姜皮、陈皮、茯苓皮，均入中焦脾经，以皮达皮，善行皮间之水气，五皮相配可为治疗水肿之通用方。小儿又为纯阳之体，阳常有余，阴常不足，故感邪之后，最易化热，小儿水肿常为水湿与热合邪，临床多见舌质偏红，舌苔厚腻，脉象滑数。因此治疗小儿水肿应利水祛湿不忘清热，水除热去，五脏方可蒸蒸日上，反之热蕴成毒，湿去不畅，则水病难疗。方中连翘、赤小豆均有清热解毒之功，与麻黄、五皮饮相合可谓汗、利、清、健并进，共奏消肿之功。[胡艳. 麻黄连翘赤小豆汤合五皮饮治疗小儿肾病水肿 30 例. 北京中医，2003，22（5）：17.]

# 阳水

【原文】　　　　阳水身热脉沉数，小便赤涩大便难。

热盛烦渴浚川散①，湿盛胀满神祐丸。

量儿大小斟酌用，应变而施勿一偏。

[注] 阳水者，小儿湿热内郁，水道阻塞，外攻肌表，以致外肿内胀，发热口渴，心

烦，小便短赤，大便秘结。法当泄水，不可少缓。热盛烦渴者，以大圣浚川散攻之；湿盛胀满者，舟车神祐丸攻之。须量儿大小，视病轻重，合宜而用，勿执一偏过于峻攻，徒伤正气也。

【提要】叙述了小儿阳水的病机、主要症状与治疗方法。

【注释】①浚川散：即大圣浚川散。

【白话文】阳水是由小儿素体有湿热内郁，水道阻塞，水气泛滥，外攻肌表而成，属实证。临床上常见症状为全身浮肿，以肢体肿更为常见，肿处皮肤绷急光亮，胸脘痞闷，发热口渴，心烦，小便短赤，或者大便燥结。其治疗方法，虽同为湿热证，但又要严格区分是湿偏盛，还是热偏盛。若热甚烦渴明显者，宜用大圣浚川散分利湿热，疏理气机；若湿盛胀满明显者，宜用舟车神祐丸峻下水饮，利气化湿。至于药物的剂量需要根据小儿的生长状况而定，例如根据小儿体质而定，同时参考病情的轻重，来决定用药的剂量，倘若一味的峻攻只会徒伤正气，导致病情转向恶化，极有可能向阴水转化，形成虚实夹杂之证或者阴盛阳衰之势。

【解读】阳水属实，多是由于外感、疮毒、水湿而成，病位往往在肺、脾。阳水肿多从面目开始，自上而下，继及全身，肿处皮肤光亮，按之凹陷即起，可以兼有表证、热证。阳水由于湿热壅盛，三焦水道不利，气滞水停，故见遍身浮肿，皮肤绷急光亮；湿热壅阻气机，而致气机不畅，故出现胸闷脘痞；热甚津伤则出现心烦口渴，小便短赤，或者大便秘结。笔者在临床上选用大圣浚川散加减往往获效，若肿势严重，喘促不得平卧，则加葶苈子、桑白皮、泽漆活血下气平喘；尿血、尿赤痛则加入白茅根、芦根、蒲公英。

【方剂详解】

（1）大圣浚川散：川大黄煨　牵牛取头末　郁李仁各一两　木香三钱　芒硝三钱甘遂五分

共为细末，姜汤调下，量儿大小用之。

方中甘遂善下经隧之水湿，泻下逐水，大黄、芒硝使水湿从大便排出；牵牛子、郁李仁下气使水气从大小便分消；木香行三焦之气则气行水行，干姜固护中焦之阳气，正所谓邪去而无伤脾阳之弊，处方严谨周到。

（2）舟车神祐丸：方见风湿肿。

# 阴水

【原文】　阴水便利①不烦热，须服实脾②肾气丸③。

　　　　　　若服温补俱无验，攻补兼施病始瘥。

【注】阴水者，因脾肾虚弱也。脾虚不能制水，肾虚不能主水，以致外泛作肿，内停作胀。若二便不实，身不热心不烦者，宜用实脾散、金匮肾气丸。若服温补之药而无效验者，则是虚中有实也。欲投攻下之剂，恐小儿难堪；若不攻之，又岂可坐以待毙？须攻补兼施，或一补一攻，或三补一攻，或九补一攻，审其进退，俟有可攻之机，以意消息。药与元气相当，始能逐邪而不伤正也。必须忌盐酱百日，方可收功。

【提要】叙述了小儿阴水的病机、主要症状与治疗方法。

【注释】①便利：指大便溏稀。

②实脾：指实脾散。

③肾气丸：指金匮肾气丸，实为济生肾气丸。

【白话文】小儿阴水的证候，主要是因脾肾阳虚所致。因肾虚不能化水，脾虚不能制水，以致水邪停留，外泛作肿，内停作胀。水肿往往多由足踝开始，自下而上，继而及全身，肿处皮肤松弛，按之凹陷不易恢复，甚至按之如泥；无发热、口渴及心烦，大便溏泻，小便少而不黄赤，并有腹胀气短等症状。其治疗方法，应温补脾肾，温阳利水，宜用实脾散、济生肾气丸。如果服用温补之剂无效，就证明其证候为虚实夹杂，治疗时必须扶正祛邪兼施，此时若一味攻伐，因小儿脏腑娇嫩，必然耗伤正气，加重病情或变生他病。但又不能不攻下，而听任其发展恶化，应视患儿体质的强弱与邪实的轻重程度，权宜变通使用"补益"与"攻下"之法，使邪去而正气不伤，可一补一攻，或二补一攻，或九补一攻。除此之外，治疗阴水尚需少盐饮食，传统认为要忌盐百日，有利于水肿的治疗与康复。

【解读】自宋代严用和《济生方·水肿门》将水肿分为阴水、阳水两大类，亦明确了阳水、阴水鉴别要点："阴水为病，脉来沉迟，色多青白，不烦不渴，小便涩少而清，大便多泄，此阴水也，则宜用温暖之剂，如实脾饮、复元丹是也；阳水为病，脉来沉数，色多黄赤、或烦或渴小便赤涩，大便多闭，此阳水也，则宜用清平之药，如疏凿饮子、鸭头丸是也"。

小儿阴水之中又须知有脾阳虚衰、肾阳虚衰、脾肾阳虚、瘀水互结四大常见证。脾阳虚衰者，症见水湿内停，尿少，浮肿下半身尤著，腹泻便溏，胸腹胀满，或身重肢冷，神疲乏力，面色萎黄，舌苔白腻而润，脉沉迟者，宜用实脾散。肾阳虚衰者，症见腰以下肿甚，按之凹陷不起，尿量减少或者反多，腰膝酸冷或痠重，怯寒神疲，面色㿠白，心悸胸闷，喘促难卧，腹大胀满，或有痰饮咳喘。此时选用济生肾气丸。脾肾阳虚者参见脾阳虚衰和肾阳虚衰，则其症状和处方可自知。瘀水互结者，症见肿以下肢为主，皮肤瘀斑，身体刺痛，或伴血尿，舌紫暗，苔白脉沉细。此时选用桃红四物汤加益母草、泽兰、五加皮合五苓散，常常显效。

【方剂详解】

（1）实脾散：草果仁研　大腹皮　木瓜　茯苓　木香研　厚朴姜炒　干姜　附子制　白术土炒　甘草炙

引用枣二枚，水煎服。

方中以附子、干姜为君，附子善温肾阳而助气化以行水；干姜偏于温脾阳而助运化以制水，二药相合，温肾暖脾，扶阳抑阴。臣以茯苓、白术渗湿健脾，使水湿从小便去。佐以木瓜除湿醒脾和中，厚朴、木香、大腹子（槟榔）、草果行气导滞，气化则湿化，气顺则胀消，且草果、厚朴兼可燥湿，槟榔且能利水。甘草、生姜、大枣益脾和中，生姜兼能温散水气，甘草还可调和诸药，同为佐使之用。

方歌：实脾散治阴水肿，草果大腹木瓜香，

厚朴姜附术苓草，虚者仍兼肾气方。

（2）金匮肾气丸：熟地黄一两　山药炒，八钱　山茱萸八钱　牡丹皮五钱　茯苓一两　泽泻五钱　肉桂五钱　淡附子五钱　车前子五钱　牛膝八钱

共为细末，炼蜜为丸，如梧桐子大，每服钱半，白滚水送下。

本方实为济生肾气丸，方中地黄滋补肾阴，少加肉桂、附子助命门之火以温阳化气，乃"阴中求阳"之意；山茱萸、山药补肝益脾，化生精血；牛膝滋阴益肾；泽泻、茯苓利水渗湿，并可防地黄之滋腻；丹皮清肝泄热，车前子清热利湿，四药补中寓泻。诸药共奏温肾化气，利水消肿之功。

【医案助读】

薛某，男，13岁，1971年8月初诊。

7岁时即患肾炎，经常头部及下肢水肿，腰疼头晕，最近小便次数增多，尿色仍黄，胃纳不佳，脉象细数，两尺脉尤弱，舌质淡红。此系先天不足，加之久病正气亏损，肾阳不足兼夹湿热之候。用济生肾气丸加减。处方：生地黄9g，牡丹皮9g，牛膝9g，车前子9g，菟丝子9g，茯苓9g，桑寄生15g，巴戟天9g，山药12g，石韦9g，茵陈12g，甘草3g。4剂。

8月15日二诊：服上方7剂，浮肿消退，腰不痛，头不昏，胃纳转佳，小便次数减少，色仍黄。经西医检查，尿中尚有微量蛋白。脉弱舌淡。再本前方，加重强肾药，以巩固之。处方：生地黄9g，牡丹皮9g，牛膝9g，车前子9g，菟丝子12g，茯苓9g，补骨脂9g，巴戟天9g，山药12g，泽泻9g，萆薢9g，茵陈12g。

按：本例先天不足，肾气素亏，故出现腰痛头晕，尺脉弱等肾阳不足现症；阳不化水即出现水肿，小便次数增多；尿色黄，胃纳不佳等，为湿热内聚之象；脉细数，亦为虚热在里。故断为肾阳不足兼夹湿热。用济生肾气丸，一方乃强肾利水，一方乃清热利湿。不用桂、附，而用巴戟天、补骨脂者，因其年龄太小，不堪刚燥，防其助热之弊；加萆薢、茵陈、石韦，是清利湿热之功。[成都中医学院．李斯炽医案（第一辑）．成都：四川人民出版社，1978：125.]

# 腹 胀 门

## 腹胀总括

【原文】 腹胀脾虚因久病，胃实多由食滞停。

补虚健脾兼理气，攻食消导自然宁。

〖注〗腹胀之病,脾胃二经主之，有虚有实，宜分晰焉。虚者，因久病内伤其脾；实者，因饮食停滞于胃。虚则补脾，实则消导，调治合宜，其胀自渐除矣。

【提要】叙述了小儿腹胀的病因病机、常见证候类型与相应的治则。

【白话文】腹胀是指腹部胀满的病证，主要与脾、胃经有关。其病因病机，有因于虚者，亦有因于实者。证属虚者，因积久损伤脾胃，或者久病气血不足，使脾胃之气虚弱，不能运化水谷，聚而不散，而成胀满。证属实者，主要是由于饮食不节，或暴饮暴食，内伤脾胃，以致食积停滞中脘，阻塞不通，成为本病。所以腹胀病首须区别虚实二候，如初病伤于饮食，脾胃的正气尚壮，证候多属热属实；若病久之后，脾胃的正气渐衰，故多为寒为虚。对本证的治疗，虚胀的应补养脾胃，兼佐理气消滞的方法；实胀的，须用攻食消导的治法。如能分清虚实，用药得当，就可获得满意的效果。

【解读】小儿腹胀即小儿腹部胀满，可由于肠腔、腹腔内积气、积液、腹内巨大肿物或肝脾肿大引起，小儿腹胀以气胀最为多见。因此腹胀患儿应少食土豆、面食、糖等，因其易在肠胃部制造气体，最后导致腹胀。不食不易消化的食物等滞气、产气的食物，亦少食炒豆、硬煎饼等硬性食物。要帮助小儿养成良好进食习惯，进食不能狼吞虎咽，要安静进食（或喂食），禁止边走边吃（或喂食）、一口饭一口汤、或汤泡饭等不良饮食习惯。另外，常用吸管喝水（或饮料）也会让大量空气潜入胃部，引起腹胀。

中医认为小儿脏腑娇嫩，形气未充，由于饮食失调，外感时邪，引起脾胃功能紊乱，使脾伤则运化失司而不升；腹胀，多与脾、胃两经相关，有虚有实，因细辨之。虚者多由于久病引起脾虚，实者多由于饮食停滞于胃，虚则补脾虚兼理气，实则消食化积，辨证处方精准，其证自消。

# 虚胀

【原文】　　　　久病脾虚失运健，或因吐泻暴伤脾。

　　　　　　　　食少即胀精神倦，面黄肌瘦四君①宜。

〖注〗凡小儿久病脾虚,或吐泻暴伤脾气，健运失常，所以饮食不化，食少腹即胀满。

现症精神倦怠，面黄肌瘦，此虚胀也，宜用香朴四君子汤治之。

【提要】 叙述了小儿虚胀的病因、主要症状与治疗方法。

【注释】 ①四君：指香朴四君子汤。

【白话文】 虚胀，多由于久病脾失健运，或因吐泻暴伤脾气，以致于脾胃健运失常。其临床主要症见：食少，稍食即觉腹部胀满，自觉精神倦怠，面黄肌瘦，或兼大便溏泻。治疗时，宜用香朴四君子汤益气健脾治之。

【解读】 小儿久病脾虚，或吐泻暴伤脾气，健运失常，所以饮食不化，食少腹即胀满，现症精神倦怠，面黄肌瘦，此虚胀也。虚在脾肺者，用四君子汤、归脾汤。脾虚兼寒者，用理中汤、温胃饮、五君子煎。脾虚兼痰者，用六君子汤。肾虚兼痰者，用金水六君煎。虚在肝肾者，用六味地黄汤。肾虚兼寒者，用理阴煎或八味地黄丸，甚者加减金匮肾气汤。但处方用药，须配伍理气之品，须升降相宜。

【方剂详解】

香朴四君子汤：人参　白术土炒　白茯苓　甘草炙　香附制　厚朴姜炒

引用生姜，水煎服。

方中四君子汤健脾益气除湿，香附疏肝解郁、理气宽中，厚朴燥湿消痰、下气除满。

方歌：香朴四君治虚胀，参术甘草共茯苓，

香附厚朴宜加入，引姜煎服胀即宁。

【医案助读】

周某，女，6个月。

患儿因"腹胀哭闹1周"前来就诊。患儿1周前出现腹胀。腹胀大如鼓，叩之嘭嘭作响，多有哭闹，入夜尤甚，若得矢气或大便则腹胀大减。追溯病史，患儿为人工喂养，2个月大小，大便即成形，近2个月来大便4～5日一行，家长予以妈咪爱、汉森四磨汤，外医曾使用少量番泻叶与开塞露。现患儿依旧4～5日大便一行，但为稀水便，夹有不消化奶瓣，气味不臭，无黏液及脓血，略有肛门外翻。就诊时患儿腹胀症状基本同前，不发热，纳呆，小便稍少。患儿神清，精神反应稍弱，面色黄无华，口唇不红，皮肤弹性可，咽稍红，舌淡红苔白厚腻，指纹淡。腹部B超示：肠胀气。诊断为腹胀，辨证为脾虚，方用七味白术散化裁。藿香5g，葛根3g，生黄芪3g，白术9g，茯苓9g，木香3g，桔梗6g，生麦芽6g，党参3g，甘草3g，炒枳壳3g。3剂，水煎服，日1剂，分次频服。服药2剂后，患儿自行解大便，腹胀基本除，大便仍不成形，纳可，精神反应好。效不更方，上药续服5剂，未再见腹胀，大便呈软条。

按：此例患儿属于虚胀，婴儿脏腑娇嫩，脾胃虚弱，稍有调护失宜，则脾胃易受损伤，运化失职。大便不成形乃脾虚泄泻，非实证。缘因患儿多日不大便，误以为是实证，频用下法，损伤脾气。脾升清胃降浊，一升一降，相得益彰。过用下法，则气机下行，无升则无降，气机停于脾胃中焦，故患儿腹胀如鼓，但大便不成形。故治疗关键在健脾。七味白术散，方中以四君子汤加黄芪，益气健脾升清为主，藿香芳香，以化湿浊，木香行气止痛，桔梗助葛根升发清阳，炒枳壳降气，生麦芽消积化滞。诸药相合使脾气健，脾可升清胃可降浊，则腹胀自除。

# 实胀

【原文】　　　　　饮食过度内伤胃，停滞腹胀便不通。

潮热烦渴形气壮，平胃①承气②施治灵。

〔注〕小儿饮食过度，则胃中停滞，以致腹胀，大便不利，身体潮热，心烦口渴，形气壮实，此实胀也。轻者，平胃散主之；重者，小承气汤主之。

【提要】　叙述了小儿实胀的病因、主要症状与治疗方法。

【注释】①平胃：指加味平胃散。

②承气：指小承气汤。

【白话文】实胀一证，多因小儿过食厚味，或暴饮暴食，以致食积伤胃，停滞不化，脾胃气机升降不利，遂成腹胀一证。该病多发于暴饮暴食之后，症见腹部胀满拒按，身有潮热，口渴心烦，大便不利，多伴有嗳腐吞酸等症状。临床治疗上应该依据其胀满程度而采取治疗方法，治宜健脾消积，或攻下积滞；轻者，平胃散主之；重者，小承气汤主之。

【解读】饮食失调或外感时邪，皆可引起实胀。实胀者，有邪也，但小儿脏腑娇嫩，形体未充，若攻下太过容易变生他病，应中病即止。

【方剂详解】

（1）加味平胃散：南苍术<sub>炒</sub> 厚朴<sub>姜炒</sub> 大腹皮<sub>制</sub> 陈皮 甘草<sub>生</sub> 莱菔子<sub>焙</sub> 山楂 麦芽<sub>炒</sub> 神曲<sub>炒</sub>

引用生姜，水煎服。

本方由平胃散加莱菔子、大腹皮、山楂、神曲、麦芽组成。平胃散是一张燥湿祛痰，行气健脾的方剂。加用莱菔子、大腹皮、山楂、神曲、麦芽可以消食导滞。

方歌：加味平胃治实胀，苍术厚朴大腹皮，

甘草陈皮莱菔子，山楂麦芽炒神曲。

（2）小承气汤：方见食痛。

【医案助读】

江某，男，8岁。

因"腹胀、食少2月"前来就诊。患儿近2月来（正值盛夏）无明显诱因出现心下、脘腹胀满，不欲饮食，家长曾予以江中健胃消食片、同仁堂大山楂丸等中成药，但效果不显。现症见，心下、脘腹胀满，偶有腹痛，但无明显压痛，食欲较差，无饥饿感，食量明显减少；无口渴，或见嗳气，自觉口中黏腻，口气臭秽；大便2～3日一行，酱色，前段偏干后糊状大便，质黏挂厕，无明显矢气；小便黄，尿臊味偏重；懒动，精神状态不佳；无发热、头痛及头晕。患儿素形体肥胖，咽红，扁桃体无肿大，舌红苔黄厚腻，脉滑数。辨证为湿热困脾，运化失职，升降失常，治宜清热利湿，消积导滞。处方：陈皮6g，连翘10g，青皮6g，炒槟榔5g，焦山楂10g，熟大黄3g（后下），滑石粉6g（包），炒山栀6g，知母9g，莱菔子9g，炒黄芩6g，银花16g，炒枳壳9g。2剂，水煎服，日1剂，分3次服。

服药后患儿矢气增多，自觉脘腹胀满大减，食欲食量好转，无腹痛，大便1日1次，仍偏黏，小便转淡黄。舌仍红，苔薄黄腻，脉滑数。继服5剂，患儿腹胀除，食欲大好，大便已转软条，色黄，精神状态转佳。舌淡红尖略红，苔薄白，脉滑。

按：脾喜燥恶湿，患儿本脾虚湿盛之体，遇暑湿季节更易为湿所困，运化失职，升降失常，故发为诸症。其中大便黏、口不渴、懒动等皆为湿邪困阻脾胃之症，而健胃消食片、大山楂丸消食导滞作用较强，但清利湿热效果不显。故治宜清热利湿，运脾消导。中医认为，疾病之发与季节时令关系密切，故临床辨治时要考虑到这些因素。

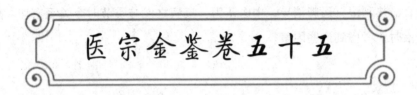

# 发热门

## 诸热总括

【原文】
　　　　　　　　小儿有病多发热，表里虚实宜分别。
　　　　　　　　观形察色辨因由，审证切脉有妙诀。
　　　　　　　　表证须汗里下之，虚则宜补实则泻。
　　　　　　　　平昔体认要精详，方得临时无遗阙。

　　〖注〗小儿发热有表、里、虚、实之异，治亦有汗、下、补、泻之殊，须观形、察色、审证、切脉以别之，惟在平昔讲习精详，临证庶不致误。

　　【提要】概述了小儿发热的病因、主要症状及常见证候类型。

　　【白话文】在很多儿科疾病中，均可见到发热这一证候。其证候有属表、属里的差异，有因虚或因实发热的不同，倘若要有效地辨治发热，须观察小儿神气面色、形体动态的变化，详细审问病史与兼证，再结合切脉的结果，才能审证求因，不至于误诊漏诊。一般来说，表证发热，多为外感，每见发热，恶寒，脉象浮；里证发热，主要责之邪盛里实，每多壮热汗出，面红口渴，小便黄赤，脉数等症。若见潮热或低热，夜寐盗汗，脉细等症的，这是虚热的现象，多因小儿久病，或素体元气虚弱所致；若见大热烦渴，面赤，二便秘结、脉数有力的，是属于实热。其治疗方法，若为表热的，宜应以解表清热为主；属里热的，应以清里泄热为主；属于虚热的，须用补虚退热之剂，实热的则宜用泻下导热的方法。发热的证候，有时病情复杂，变化多端，必须平时在临床上认真细心的去体会，才能在具体接触病人时，不至于难以分辨，而发生诊断上的错误。

【解读】在多种各种疾病过程中，小儿都会出现发热的现象。发热表现形式有多种：如身热汗出的属于风热；高热持续的属于壮热；发歇有时的称为潮热；惊叫恍惚的属于惊热；夕发旦止的称为夜热；邪气未尽的属于余热；肚腹先发热的属于食热；骨蒸盛汗的属于疳热；心烦不安的称为烦热；颊黄口疮的属于积热；困倦无力的属于虚热；来去不定的属于客热；吐涎沫饮水的属于痰热；发如疟状的称为寒热；辰巳发热的属于血热；耳鼻尖冷的属于疮疹热。

发热首辨外感与内伤。外感发热起病急，传变快，伴有外感症状，属实证。发热是正邪抗争的表现。内伤发热，病程长，热势复杂，伴有内伤表现，多属虚证，发热是元气虚损，阴阳不和的表现。外感发热为邪气侵袭，治疗以祛邪为主；内伤发热为正气虚损，阴阳失调，治疗以扶正及调和阴阳为主。

小儿发病的特点是传变迅速，故治疗小儿发热应果断审视，力争迅速取效，以阻断病情传变。又因小儿易虚易实，故虽外感实证不可汗下太过，应中病即止；虽内伤气血虚损，不可峻补，以调补为宜。

# 表热

【原文】　　　　表热之证因外感，脉浮发热恶风寒。

头痛身疼而无汗，十神①通圣②表为先。

〖注〗小儿外感寒邪，脉浮发热，恶风恶寒，头疼身痛无汗，此表热也。宜十神汤主之；若兼内热者，双解通圣汤两解之。

【提要】叙述了小儿表热的病因、主要症状与治疗方法。

【注释】①十神：指十神汤。

②通圣：指双解通圣汤。

【白话文】小儿外感风寒后，阳为邪郁，发为表热一证。其临床主要症见，脉浮、发热、恶风寒、头痛、身疼、无汗等，治疗上，当以辛温发表的十神汤为主；若兼有内热症状的，可用表里双解的双解通圣汤为主。

【解读】表热是小儿诸热之一，多由外感六淫引起的发热，并伴有鼻塞、流涕、喷嚏或咳嗽等症状。小儿风寒发热，症见无汗，身热，呵欠烦闷，恶寒项急，上气喘逆，喜暖，吮乳时口中吐气不热。治宜辛温解表，可选用香苏散或参苏饮加减。风热发热，症见汗出，身热面赤，目涩多肿，恶风气喘，喜凉，吮乳时口中气热。治宜辛凉解表，可选用桑菊饮或银翘散加减。小儿表证易寒从热化，多寒热夹杂之证，一般热多于寒，着重清热解表，但不宜过于发汗。

【方剂详解】

(1) 十神汤：升麻　葛根　麻黄　苏叶　香附醋炒　陈皮　赤芍药　川芎　香白芷　甘草生

引用生姜，水煎服。

方用葛根、升麻升阳解肌；麻黄、苏叶宣肺散寒；川芎、白芷疏风止痛；生姜、葱白通阳发汗；陈皮、香附行气开郁，合苏叶辛香利气；赤芍敛阴益营，合香附、川芎行气调血；甘草和中，配伍芍药，酸甘化阴，防辛燥之药发散太过，使邪祛而不伤正。诸药合用，共奏发汗解表之功。如此则表解寒去，肺复宣肃，营卫畅行，气血和调，诸症自除。

方歌：十神汤治表热证，升麻干葛共麻黄，

　　　香附陈皮苏叶芍，芎芷甘草引生姜。

(2) 双解通圣汤：方见伤寒。

【医案助读】

董某，男，7 岁，初诊时间：2015 年 1 月 27 日。

主诉：发热 3 天。现病史：3 天前上午上体育课，大汗出，下午出现发热，体温 39℃，伴恶寒、手脚热，无汗；咽痒，咽痛，服用头孢拉定 1 天后咽痛好转。现症：仍发热，就诊时耳温 38.9℃，无汗，伴脸红、唇红、前额及太阳穴疼痛；自诉头晕；时有咳嗽，但咳声紧闷，咳出少量痰，白色，质黏，卧则咳（躺下后咳嗽一阵），夜寐无咳嗽；轻微鼻塞，擤出透明黏状鼻涕；喷嚏多，声响；平素遇寒风或吹空调后易喷嚏；今晨鼻衄，色鲜红，量略大；食欲一般，食量尚可，口干、口渴，若饮水量多则胃脘部不适欲呕，白睛红，晨起有较多眼屎；无耳鸣、耳痛；大便2～3天1次，色深，偏干燥，顺畅，不挂厕；晨尿偏黄；家长诉患儿发热后，夜寐磨牙较为明显，呼吸声重，偶尔夜寐流涎。舌质红，舌尖无苔，苔微黄。脉不静，略细弦涩。查体：扁桃腺Ⅱ度肿大，色红。患儿既往曾发作哮喘1次，曾高热惊厥1次，为防止其惊厥，一旦发热则频频用冰敷；因其反复感冒，常服用头孢类抗菌素。诊断为感冒，证属寒风闭表，郁热在里；治宜散寒解表，清解里热，处方：麻黄7g，杏仁（打碎）6g，石膏12g，甘草4g，葛根8g，酒黄芩7g，姜厚朴8g，防风9g，北沙参12g，2剂　水煎沸30分钟，1日1剂，分2次，饭后温服。患儿服药1剂后，汗出热退。

　　按：本例发热实属表寒里热，即所谓寒包火证，其外寒多因风寒外束，里热来自阳明积热。患儿无汗恶寒，与其平素使用抗生素与冷敷有关。外感发热的机理为感受外邪，外邪闭表，卫气起而与外邪抗争，卫气受外邪压抑，致阳郁化热。外感热病过程中常有出现高温或体温暂时升高的表现，但不宜冰敷、冷敷、酒精擦浴、解衣脱衣等物理降温法。尤其外感寒邪发热者，发热时寒邪闭表的结果，若用冰敷、冷敷等法治疗，是以寒治寒，助邪闭表。无论是何种疾病，当处于外感寒邪闭遏表证阶段，若采用此种物理降温法，虽有部分患者在阳气尚盛的基础上侥幸渐愈，但就大多数患者而言，其后果轻则导致发热难退，不利疾病痊愈；重则导致邪气内陷，变生他病；甚至有的小儿因用此种护理方法造成多种严重合并症。

# 里热

【原文】　　　　里热之证因内热，遍身蒸热小便红，

　　　　　　　　面赤唇焦舌燥渴，调胃①白虎②解毒清。

〔注〕小儿肥甘过度,必生内热。以致发热蒸蒸，小便赤涩，面赤唇焦，舌燥而渴。脉实有力者，先以调胃承气汤下之，不愈用白虎汤，或黄连解毒汤清之。

【提要】 叙述了小儿里热的病因、主要症状与治疗方法。

【注释】 ①调胃：指调胃承气汤。

②白虎：指白虎汤。

【白话文】 小儿里热的产生，多因饮食不节，过食肥甘油腻之品，生痰化火所致。临床主要症见，发热如蒸，小便赤，面赤唇焦，舌燥口渴，大便干结或不通，脉数。治疗上，若患儿脉象数而有力，宜先用调胃承气汤通下泄热，如下后热邪不去的，可用白虎汤或黄连解毒汤清泄里热。

【解读】 里热指小儿由于多种非外感因素引起的发热，热自内生，病位在里。最常见的原因是饮食不节，恣食肥甘，势必产生内热，此外，婴儿包裹过严，衣被过厚，居室过暖，以致寒温失度，亦可产生里热。

【方剂详解】

(1) 调胃承气汤：大黄　芒硝　甘草

引用生姜，水煎服。

调胃承气汤源自《伤寒论》，具有缓下热结的功效，由大黄、芒硝、甘草三药组成。大黄苦寒以泄热通便，荡涤肠胃；芒硝咸寒以泻下除热，软坚润燥；以炙甘草调和大黄、芒硝攻下泄热之方，使之和缓。邹澍云本方其所以名"调胃承气"，其承气之功皆在于大黄。本方与大、小承气汤相比，泻下导滞之方弱，尤适于症轻而体弱者。由于本方能调和肠胃，承顺胃气，驱除肠胃积热，使胃气得和，气机相接，从而诸症蠲除，故名"调胃承气汤"。

方歌：调胃承气治里热，大黄甘草共芒硝，

引用生姜水煎服，大便通利热自消。

(2) 白虎汤：石膏(按：石膏生用为宜)　知母生　甘草生　粳米

水煎服。

方中石膏辛甘大寒，入肺胃二经，功善清解，透热出表，以除阳明气分之热，故为君药；知母苦寒质润，一助石膏清肺胃热，一滋阴润燥。佐以粳米、炙甘草益胃生津。临床常用于治疗感染性疾病，如大叶性肺炎、流行性乙型脑炎、流行性出血热、牙龈炎、以及小儿夏季热、牙龈炎等属气分热盛者。

方歌：胃热白虎汤，知母生用良，

石膏合甘草，粳米共煎尝。

（3）黄连解毒汤：黄芩　黄连　栀子　黄柏

水煎服。

方中黄连清泻心火，兼泻中焦之火，为君药；黄芩泻上焦之火，为臣药；黄柏泻下焦之火；栀子泻三焦之火，导热下行，引邪热从小便而出。二者为佐药。黄连解毒汤，具有清热解毒之功效。主治三焦火毒证。临床常用于治疗败血症、脓毒血症、痢疾、肺炎、泌尿系感染、流行性脑脊髓膜炎、乙型脑炎等属热毒的患者。

方歌：黄连解毒汤，清热效非常，

　　　芩连栀子柏，煎服保安康。

【医案助读】

朱某，女，9岁，2014年4月3日就诊

因"发热5天"为主诉来诊。患儿素体强健，6天前出现发热，微恶寒，口微渴，无汗。家长予以红药水（对氨基乙酰酚），服后出汗，恶寒消失，但身热更甚。前往省儿童医院就诊，血常规：白细胞 $13.4 \times 10^9$/L，中性粒细胞0.52，淋巴细胞0.42；胸透，未见明显异常，拟诊为病毒性感冒，予以炎琥宁静脉注射，口服抗菌素（具体不详），热高时，使用红药水。但体温仍高，遂来就诊。现症：仍发热，体温在38.5~40.0℃，体温在下午4~5点明显升高，口渴而欲饮，喜冷饮，大汗；食欲尚可；精神萎靡；大便1日1次，成形色黄；舌质红，苔薄黄干燥，脉数。辨证为阳明气分热盛，治宜清热生津，方用白虎汤加味。处方：生石膏15g，盐知母7g，炙甘草7g，粳米25g，薄荷4g，2剂。患儿1剂后热退，汗出、口渴大减。

按：本例发于春末夏初之际，初起为风温病邪侵犯肌表，故出现发热、微恶寒、口微渴、无汗等卫分症状。使用红药水后，汗出热不解，邪热传入阳明气分，胃津受灼，故有恶寒消失，但身热更甚、口渴而欲饮、大汗、舌质红、苔薄黄干燥、脉数等表现。其体温在下午4~5点明显升高，"阳明旺于申酉"，但大便不硬，未成阳明腑实，故予以白虎汤。加薄荷意在"火郁发之"。在目前小儿里证发热，除因饮食积滞所致外，更多的是表邪入里化热，而表证消失者。倘若有表证，一般处理的原则是"先表后里"，或表里双解。

# 虚热

【原文】　　　　　虚热病后营卫弱，神倦气乏用补中[1]。

呕渴竹叶石膏[2]治，面赤尿白厥白通[3]。

〔注〕虚热者，因小儿病后气血虚弱，营卫尚未调匀之故。其证神倦气乏，宜用补中益气汤治之；若兼口渴引饮而呕者，宜用竹叶石膏汤治之；又有阴盛格阳，外浮发热者，其面色虽赤，然小便必清白，四肢必厥逆，宜用白通汤收敛阳气，热退自愈。

【提要】叙述了小儿虚热的病因、主要症状与治疗方法。

【注释】①补中：指补中益气汤。

②竹叶石膏：指竹叶石膏汤。

③白通：指白通汤。

【白话文】虚热的证候，大多由于小儿久病之后，气血虚弱，营卫失于调和所致。如症见面色㿠白、神疲倦怠、少气懒言的，可用补中益气汤甘温除热；若兼有口渴引饮，咽喉干燥，舌红少苔，脉虚而数的，治疗上可选用竹叶石膏汤；又有阴邪内盛、格阳于外，使阳气浮越于外，虽有发热面赤的热象，但却小便清白，四肢厥冷，这是内有真寒而外有假热的现象，在临床上必须要仔细观察，治疗时须用白通汤收敛阳气，使阳回厥去。

【解读】小儿虚热是由虚证引起的发热。此类小儿多先天禀赋不足，素体虚弱，亦有饮食调护失度、大病久病引起者。治疗时，须根据症状的轻重缓急选择合适的处方用药。

【方剂详解】

（1）补中益气汤：方见飧泄。

（2）竹叶石膏汤：竹叶　石膏（按：石膏生用为宜）　人参　粳米　麦冬去心甘草生　半夏姜制

引用生姜，水煎服。

竹叶石膏汤源自《伤寒论》，具有清气分热、清热生津、益气和胃之功效。主治伤寒、温病、暑病余热未清，气津两伤证。汪昂《医方集解·泻火之剂》:"此手太阴、足阳明药也。竹叶、石膏辛寒以散余热;人参、甘草、麦冬、粳米之甘平以益肺安胃,补虚生津;半夏之辛温以豁痰止呕,故夫热而不损其真,降逆而能益其气也。"

方歌:病后虚热烦渴呕,皆因气弱胃津亡,

　　　竹叶石膏参麦草,半夏粳米共生姜。

(3) 白通汤:干姜　附子制　葱

水煎服。

白通汤源自《伤寒论》,白通汤即四逆汤去甘草,减少干姜用量,再加葱白而成。主治阴寒盛于下焦,急需通阳破阴,以防阴盛逼阳,所以用辛温通阳之葱白,合姜、附以通阳复脉。

方歌:虚热原于阴格阳,真寒假热白通汤,

　　　散寒姜附葱白茎,厥回热退自然康。

【医案助读】

陈某,女,5岁,2005年7月3日诊。

患儿因腹泻伴发热1周在他院住院治疗,诊断为"病毒性腹泻伴中度脱水",经补液等对症处理,腹泻明显改善,但发热不退。随后分别给予葛根芩连汤、七味白术散、参苓白术散等方治之仍不见效。因持续发热13天而来我院就诊,症见发热烦躁,自汗口渴,纳差声低,大便稀薄(日4～5次)、量中等,小便短少。检查:T39.8℃,P120次/分,R30次/分,体重15kg。神志清楚,精神萎靡,面色萎黄,皮肤干燥,舌质淡红、苔白而干,脉象细弱。辅助检查:三大常规、胸片、血培养均正常。证属中阳不足,气虚发热。治以益气健脾,甘温除热。以补中益气汤为基本方:黄芪7g,党参6g,陈皮3g,升麻3g,柴胡3g,当归2g,葛根6g,苍术6g,甘草3g。按上法煎成药液,每6小时服药1次。药后6小时体温降至38.2℃,24小时体温正常。续服3剂诸症悉除。用健脾益气药物善后1周,身体康健。

按:小儿腹泻后期发热原因较多,有阴阳失调、气血亏虚,亦有饮食所伤、湿热蕴结。小儿急性腹泻后期持续发热,可以从脾胃升降失常和津液亏损两个方面来认识。其一,泄泻后期脾胃气虚,升降失常,中气下陷,清阳不升，郁而发热；其二，钱乙创白术散治脾胃虚弱、吐泻热渴之证，以此"生胃中津液"，不用甘凉直接养阴生津，反用甘平微温之品疏通鼓舞，健脾益气。说明脾胃气虚致津液亏损是引起气虚发热的一个重要原因。临床上常遇到泄泻后期津液亏损而致发热的患儿，采用滋阴生津之法无效，而投甘温健脾之方病除，道理就在其中。[张文仲．补中益气汤治疗小儿急性腹泻后期持续发热216例．江西中医药，2006，37（4）：35．]

# 实热

【原文】　　　　　实热积热午潮热，腹胀尿红大便难。

　　　　　　　　　烦渴口疮腮颊赤，凉膈①大柴②效通仙。

【注】小儿有余积热，以致午后潮热，蒸蒸有汗，肚腹胀满小便赤，大便难，烦渴啼叫，口舌生疮，腮颊红赤，脉洪数有力。法宜清热通利，时时热者，凉膈散主之；午后潮热者，大柴胡汤主之。

【提要】叙述了小儿实热的病因、主要症状与治疗方法。

【注释】①凉膈：指凉膈散。

②大柴：指大柴胡汤。

【白话文】小儿伤于饮食，积滞内停，郁而化火，往往产生积热的证候，每见午后潮热，腹胀，小便赤，大便难，心烦口渴引饮，两腮两颊红赤，呼吸气粗，脉搏洪数有力等症。治疗时宜清热通利，若见发热无定时的，用凉膈散主之，午后潮热者，用大柴胡汤主之。

【解读】此为小儿诸热之一，常见如外感风邪的表证，内伤饮食的里证，一般是实证多，虚证少。表证实热，症见发热、头痛、烦躁、口渴、脉数、苔白黄，治用汗法。里证实热，症见发热、头痛、颊赤、口干舌燥、大便秘结干燥、小便短黄发赤、腹胀痛、脉数、苔黄腻，治用下法。着重结合本证，以清热解表或清热导滞为治。

【方剂详解】

（1）凉膈散：方见急惊风。

（2）大柴胡汤：方见伤寒。

【医案助读】

李某，男，8岁。

患儿春节期间随父母于回老家广东梅县，昨日凌晨返回，旅途劳顿，晨起出现发热，微恶寒，头痛，咳嗽，家长予以三九小儿感冒灵冲剂，恶寒消失，但余症未见好转，遂来就诊，现症：发热，体温39℃，下午3~5点体温明显升高；头（前额为主）痛，面赤唇红，口渴欲饮，时有汗出，但手足濈然汗出；咳嗽频频，痰黄稠，难以咯出，呼吸短促，右胸疼痛；大便3天未解，小便短赤，舌红苔黄而干，脉滑数。血常规：WBC18.2×10⁹/L；胸透：右下肺可见炎性病灶，呈片状模糊阴影，诊为：右下肺炎。辨证为肺热腑实，治宜清热宣肺，化痰止咳，佐以通腑。麻杏石甘汤合宣白承气汤、千金苇茎汤加减，处方：麻黄5g，杏仁5g，生石膏15g，生大黄（后下）3g，芦根10g，冬瓜仁10g，全瓜蒌12g，生薏仁14g，桔梗5g，黄芩7.5g，鱼腥草10g，甘草5g。3剂，服药1剂后，患儿解大便，便下臭秽，羊矢样，色黑。解大便后，半日后，热退，咳嗽大减；3剂后胸痛除。

按：本病初起见肺卫表证，继则出现高热，头痛面赤，汗出，口渴欲饮，苔黄，脉数的气分证；因邪热壅肺，肺气不宣，故见咳嗽，胸痛气促，咯痰黄稠等症。肺与大肠互为表里，邪壅于肺，肺气不降，则腑气不通，传导失司，致大便3日未解。此病为肺胃热盛，但大便3日未解，手足濈然汗出，按《伤寒论》第208条："阳明病脉迟，虽汗出，不恶寒者，其身重，短气，腹满而喘，有潮热者，此外欲解，可攻里也，手足濈然汗出者，此大便已硬也，大承气汤主之。"知其已成阳明腑实一证，恐大承气汤过于苦寒攻下，引邪下陷；加之其病位不仅在胃，还在肺，故选用宣白承气汤，肺胃同治。

# 积滞门

## 积滞总括

【原文】　　　　小儿养生食与乳，搏①节失宜积滞成。
　　　　　　　　停乳伤食宜分晰，因证调治保安宁。

〖注〗夫乳与食，小儿资以养生者也。胃主纳受，脾主运化。乳贵有时，食贵有节，可免积滞之患。若父母过爱，乳食无度，则宿滞不消而病成矣。医者当别其停乳、伤食之异，临证斟酌而施治焉。

【提要】概述了小儿积滞的病因病机与常见证候类型。

【注释】①搏：抑制的意思。

【白话文】小儿出生后，其生长发育依赖于乳食的营养。由于脾胃乃后天之本，气血生化之源，若饮食自倍，肠胃乃伤，因此小儿饮食贵在有节。倘若不定时或不定量的多乳多食，使脾胃受伤，不能正常运化，以致停滞为积，就成为积滞证了。积滞的成因，可分为乳积、食积两种。乳积由于哺乳失宜，食积由于过食油腻难化的东西，或生冷坚硬的食物所致。临床上应了解小儿积滞的发病原因，以便对证用药。

【解读】积滞，又称为"食积"，是小儿时期常见的脾胃病之一。本病一年四季皆可发生，夏秋季节，暑湿易于困遏脾气，发病率较高。小儿各年龄段皆可发病，但以婴幼儿多见。本病即可单独出现，也可夹杂在它病之中。本病一般预后良好，但少数婴儿可因积滞日久，迁延不愈，进一步损伤脾胃，导致气血化源不足，影响其发育，变为疳证。本病主要症见：患儿不思或少思乳食，脘腹胀痛，呕吐酸馊，大便溏泻，臭如败卵或便秘；烦躁不安，夜间哭闹，或有发热等症；多有伤乳、伤食史；大便检查，有不消化食物残渣或脂肪球。

近年来，小儿积滞的发病率呈上升趋势，除与小儿自身的体质特点有很大的关系外，尚与当今社会人们的饮食结构、生活条件、居住环境、家庭结构等息息相关。随着人们生活水平的不断提高，家长对孩子溺爱有加，常给予过多高热量、高蛋白食物，增加孩子的胃肠负担，致使小儿脾胃受损，易形成积滞。饮食积滞，不仅会损伤脾胃，且五脏之间相互联系，一脏受损，常可累及他脏，引发其他疾病的发生。临床上常见的小儿发热、咳嗽、呕吐、腹泻、厌食、腹痛、夜啼、癫痫等疾病的发病，均与食积有关，从食积论治均可取得较好的临床效果。所以积滞的治疗还需结合平时饮食的调护，避免摄入过多不易消化以及辛辣、寒凉的食物，养成良好的饮食习惯。

# 乳滞

【原文】　　　　　婴儿乳滞睡不安，多啼口热吐惊烦。

　　　　　　　　　　肚胀腹热便酸臭，慎攻宜用消乳丸。

〖注〗乳滞之儿，其候睡卧不宁，不时啼叫，口中气热，频吐乳片，肚腹胀热，大便酸臭也。但脏腑娇嫩，不可过攻。惟宜调和脾胃为上，以消乳丸消导之。

【提要】叙述了小儿乳滞的病因、主要症状与治疗方法。

【白话文】小儿乳滞，多表现为睡眠不安，不时啼叫，口中气热，常觉乳酸味，时欲呕吐，其吐出物常常为不消化的乳片，多有腹胀，小儿腹部觉热或扪之腹中热，大便酸臭等。治疗小儿乳滞，虽可用攻下之法，但小儿脏腑娇嫩，不可过攻，以免耗伤正气，只宜用调和脾胃的方法，用消乳丸以消导和中。

【解读】小儿脾常不足，哺乳喂养，重在"乳贵有时，食贵有节"。若小儿伤于乳食，致脾胃运化失司，升降失调而成积滞。目前乳滞多发生于人工喂养的小儿，而且起病比较缓慢，往往发生于呼吸道感染或消化道感染之后。

　【方剂详解】

消乳丸：方见伤乳吐。

【医案助读】

秦某，男，6个月。

其母代诉：患儿1个月来不思乳食，时时吐乳，乳无定时，乳后即便、大便稀溏夹杂乳块，其便酸腐；时有哭闹，夜卧不安；尿黄短赤，体重不增，曾口服益生菌、酶类消化药及肠道消炎药、止泻药症状无好转。现症：形体瘦弱，毛发稀疏枯黄，皮肤无华，两腮红赤，腹胀拒按，肛门红。舌质淡红，舌苔白厚腻，指纹紫达气关。诊断为乳滞，辨证为脾胃积热。因其先前治疗侧重于止泻，食积内热不去则腹泻不止，故用通因通用之法。故治宜清热化积导滞。予以姚氏薄槟散加味，处方：薄荷3g，槟榔2.5g，焦山楂7g，炒枳壳4.5g，连翘4g，3剂。嘱其家长定时定量哺乳。

服药3天后复诊，述腹胀、腹泻好转，每日排大便1次，睡眠安稳。予前方药继服3天。诸症皆除，予以北京同仁堂大山楂丸三分之二丸善后。

该患儿初诊腹胀拒按，时时哭闹，是腹中积滞之邪阻滞脉络致气血不通，不通则痛，故哭闹不安、夜不入睡、形体消瘦、毛发稀疏无华、食后即便是脾气虚弱。但治疗取通因通用之法，因该病实属因实致虚，邪热积滞一除，脾胃自安，无需使用补益之剂。

按：姚氏"薄槟散"为江西名医姚荷生所创制，其药物组成为：槟榔、薄荷、枳壳、山楂、金银花、连翘。用量一般为成人的1/3～1/2量，具体要根据患儿症情轻重及年龄大小适量增减。本方以槟榔、薄荷为君，枳壳、山楂为臣，金银花、连翘为佐。槟榔苦降，有破滞行气、化食驱虫之功，《药性论》誉其能"宣利五脏六腑壅滞，破坚满气"，取其为导滞之主药，不仅功效突出，而且兼有驱虫之巧，因为小儿手口不洁，积滞多易生虫。薄荷辛凉而香，其"辛能发散，凉能清利"（《本草纲目》），本有疏风散热、辟秽解毒之功，其芳香又兼有开胃之妙，小儿外感与内滞相引，选药也应内外兼顾。《本草经疏》推荐用薄荷治疗宿食胀满时说："宜以宽中理气消导顺降为治，何取于薄荷？不知薄荷之凉，大有似乎豆蔻辈，原能宽中理气，消导顺降者也。……设使恶气宿食既已内扰，仍复托根于表，则非薄荷之内解其结，外剧其根，何以使表里尽除耶"。姚氏选薄荷与槟榔相配，共为治风热夹滞之主药，也是深谙此义的。枳壳降气行滞、山楂消食化积，合为消食导滞之药对，以助槟榔内消肠胃之滞；金银花疏风透热，连翘清热散结，合为清解表热之要药，以助薄荷外散肌表之邪。其所以称枳壳、山楂为臣，银花、连翘为佐，乃治法以导滞和里为主、清热解表为辅之故也。总之，全方疏清并用、表里双解，共达消食导滞，清透郁热之功效，而又无苦寒滞气，香燥助热之虑。（此为姚荷生先生之子姚椿龄验案，同门整理）

# 食滞

【原文】　　　　小儿食滞任意餐，头温腹热便脓酸。

　　　　　　　　嗳气恶食烦作渴，大安①承气②审宜先。

〔注〕小儿恣意肥甘生冷，不能运化，则肠胃积滞矣。其证头温，腹热，大便酸臭，嗳气恶食，烦不安眠，口干作渴。滞轻者，宜木香大安丸消导之；滞重便秘者，宜小承气汤攻下之。

【提要】叙述了小儿食滞的病因、主要症状与治疗方法。

【注释】①大安：指木香大安丸。

②承气：指小承气汤。

【白话文】小儿饮食常常不知节制，过食肥甘油腻生冷之物，致使脾胃不能运化，积滞常常留于肠胃之中，而出现头温腹热，大便酸臭，嗳气频频，厌恶食物，心烦口渴等症状。治疗时应该根据症状的轻重来用药，如积滞较轻的，可以用木香大安丸的消导为主；积滞重的，往往伴见大便秘结不通，宜用小承气汤的攻下宿食为主。

【解读】小儿食滞脾胃，多由暴饮暴食，饮食不节引起。食滞的早期，多表现为呕吐，不欲饮食，嗳气酸腐，脘腹胀满，疼痛拒按，或腹痛欲便，便后痛减，大便酸臭夹杂不消化食物残渣，舌红苔厚腻。可选用保和汤消食化积，健运脾胃。若乳食积滞中焦，阻滞气机，郁而化热，则见发热面红，大便臭秽，肚腹手足心灼热，心烦易怒，夜寐不安，喜俯卧，口气臭秽，大便臭秽，或干结或溏稠不爽，舌红，苔黄腻等积滞化热证候，可选用枳实导滞汤消积导滞，清脾泻热。若积滞日久不愈，损伤脾胃，或素体脾虚运化无力，再伤乳食而致积滞，见面色萎黄，形体消瘦，食欲不振，食则饱胀，腹满喜按喜伏卧，大便稀溏酸腥，完谷不化，唇舌色淡，苔白腻等脾虚夹积的证候表现，可选用调脾益气汤或七味白术散健脾益气，和胃消食。

【方剂详解】

(1) 木香大安丸：木香　黄连　陈皮　白术土炒　枳实麸炒　山楂肉各三钱　连翘去心，二钱　神曲炒　麦芽炒，各三钱　砂仁　莱菔子焙，各二钱

上为细末，神曲糊为丸，每服一钱，陈仓米汤下。

方中木香、陈皮行气化积，枳实、炒白术消补兼施，黄连、连翘苦寒燥湿，砂仁、莱菔子下气消积，山楂、神曲、麦芽消导积滞。诸药合伍，共奏行气破积，消导泄热之功。

(2) 小承气汤：方见食痛。

【医案助读】

吴某，女，7岁。

因"咳嗽3日，发热2日"前来就诊。患儿3日前有饮食不节史，引发咳嗽，昨日发热，体温最高达39.2℃，口服美林等退热药，体温控制不佳，现症仍见发热，咳嗽，少痰，咳甚呕吐胃内食物残渣，气味酸臭，咳嗽以晨起及夜间明显，食欲不佳，大便干结，舌红，苔白厚，咽部充血明显。治宜通腑泄热，化痰止咳。处方：薄荷4.5g（后下，煎开5分钟），槟榔3g，焦山楂9g，炒枳壳4.5g，人工天竺黄8g，石菖蒲6g，杏仁8g，橘络6g，桔梗6g，香橼8g，2剂。1日1剂，水煎服。患儿服药1剂后，热退，咳嗽大减，2剂后，诸症平平，但大便仍干，上方去桔梗，加熟大黄3g，2剂续服。

按：本证系饮食不节，导致积滞，肺与大肠相表里，腑气不通，就会影响到肺的宣发，出现咳嗽，积滞郁而化热，故见发热；乳食停滞中焦，浊气上逆，故见呕吐酸臭食物残渣；胃失腐熟，脾失运化，可伴见不思乳食；有形之物阻滞于中，气机不畅，可见大便秘结。

方选姚氏"薄槟散"加减，该方疏清并用、表里双解，共达消食导滞，清透郁热之功效，酌加天竺黄、石菖蒲以清热化痰，橘络通里肺络，杏仁、桔梗宣肺止咳，香橼理气健脾。

# 癖疾门

## 癖疾总括

【原文】　　　　　癖疾过食肠胃满，浊液①外溢被寒凝。

潮热②饮冷肌削瘦，腹满硬块面黄青。

〖注〗癖疾一证，皆因饮食过节，肠胃填满，浊汁外溢，复感寒气凝结而成。每生于左胁之下，始如鸡卵，坚硬成块，渐如覆盆之形，越脐则难治矣。其候身体潮热，喜饮凉水，肌肤削瘦，面色青黄也，治者宜详察之。

【提要】概述了小儿癖疾的病因病机与主要症状。

【注释】①浊液：浊与清相对而言，古人往往用清浊表示生理物质的稀稠，此处浊液即为稠厚的生理物质。

②潮热：按时发热，如潮汐一样发有定时。

【白话文】癖疾这一病证，多是由于饮食不节，过食肥甘厚腻或生冷黏滑之品，伤及肠胃，致使脾胃不能腐熟、运化水谷，饮食积滞，酿生痰湿，渐致气滞血瘀阻碍人体气血运行，致使体内稠厚的生理物质不循常道而外溢，再感受寒邪，凝聚不散，凝结成块，而成癖疾。癖疾主要出现在小儿的左胁下部，可见包块，初发时如鸡蛋大小，其后质地愈发坚硬，渐渐的长成如覆置的盆的形态，如果硬块继续发展，扩大到肚脐以下的部位，预后不良，为难治。癖疾患儿还可伴见体发潮热，喜饮喝凉水，形体瘦削但肚腹膨大，肌肉消瘦，面色青黄，毛发焦枯，若病迁延日久，则气血衰耗，往往会导致虚脱而死亡。医生应当依据小儿癖疾发病不同阶段的症状特征，明辨病机，予以及时得当的治疗。

【解读】癖疾，是由于正气亏虚，脏腑失和，气滞、血瘀、痰浊蕴结腹内所致腹中结块，或胀或痛的病证。小儿癖疾，多由饮食不节，酿生痰浊所致，阻滞气机所致；此外，还可见于邪毒侵袭人体，留着不去之证，如《诸病源候论》所云："诸脏受邪，初未能成积聚，留滞不去，乃成积聚"，或由他病转归，日久成癖，如黄疸日久不愈，湿邪缠绵，阻滞气血运行；久疟湿痰停阻经脉，闭阻脉络，或感染虫证，虫阻血脉，日久后皆可结成硬块，生成癖疾。

现在一般会把癖疾归为积聚一类的病证。积聚以腹内结块，或胀或痛为主要临床表现。但积和聚又分别有不同的临床特征，《景岳全书·积聚》亦将两者的特征概括为"积者，积累之谓，由渐而成者也；聚者，聚散之谓，作止不常者也"。腹内结块是积证特征性症状，表现为结块由小渐大，由软渐硬，固定不移，初觉胀痛，继则疼痛逐渐加剧。一般病程较长，病情较重。腹内病变的同时，常出现饮食减少，倦怠乏力，病情较重者甚至面色萎黄，形体日渐消瘦。而积证的后期，一般虚损症状较为突出。聚证则表现为腹中气聚，攻窜胀痛，时聚时散，或有如条状物聚起在腹部。一般病程较短，病情较轻，全身症状亦不如积证明显。

聚证重调气，积证重活血。聚证病在气分，以疏肝理气、行气消聚为基本治则，重在调气；积证病在血分，以活血化瘀、软坚散结为基本治则，重在活血。要注意区分不同阶段，掌握攻补分寸。积证初期，积块不大，软而不坚，正气尚可，治疗以攻邪为主，予以行气活血、软坚消积；中期积块渐大，质渐坚硬，而正气渐伤，邪盛正虚，治宜攻补兼施；末期积块坚硬，形瘦神疲，正气伤残，治宜扶正培本为主，酌加理气、化瘀、消积之品，切忌攻伐太过。在积证的治疗中，应注意处理好攻法与补法的关系。

# 癖疾

【原文】　　　　癖疾潮热渴饮冷，肚大青筋坚硬疼。
　　　　　　　　内服消癖①木香②效，外贴红花膏最灵。

〖注〗癖疾之始作也，午后潮热，口渴饮冷，肚大青筋，渐至坚硬成块，不时作痛。内以千金消癖丸治之，外贴红花膏。内外兼治，其癖自消。若无热渴者，先以木香丸治之，外亦以红花膏贴之。

【提要】叙述了小儿癖疾的主要症状与治疗方法。

【注释】①消癖：指千金消癖丸。

②木香：指木香丸。

【白话文】小儿癖疾初发的时候，可见午后发热，发有定时，口渴饮冷，腹部膨大如鼓，腹壁青筋满布，包块渐渐从软发展成坚硬质地，时不时疼痛发作。其治疗的方法，可内服千金消癖丸，外贴红花膏，内外合治，癖自然会消除。如果没有口渴饮冷等明显热象的患儿，宜用木香丸治疗，同时也可外用红花膏。

【解读】小儿癖疾，相当于西医学的肝脾肿大、腹部肿瘤、不完全性肠梗阻一类腹部疾患。治疗上，可参见积聚的治疗原则，调气活血，消食导滞，攻补兼施。该病缘因小儿脾本不足，运化欠佳，又过食肥甘厚腻、煎炸辛辣之品，饮食不节，进一步损伤脾胃，脾失建运，水谷不化而停聚胃肠，日久酿成痰浊之邪，溢于胁肋、腹部，阻滞气血运行，致血脉瘀阻，复又感寒邪，寒本收引凝滞，瘀阻更甚，遂结成包块，停聚腹部胁下。此外，食积日久，郁而化热，伤及津液，故见口渴饮凉，日发潮热；脾胃失运，肌肤失养，故见肌肤削瘦，面色青黄；气血阻滞不通故作痛。

【方剂详解】

（1）千金消癖丸：芦荟　阿魏另为糊　青黛　木香　厚朴姜炒　槟榔　陈皮　甘草生，各一钱　使君子去壳　胡黄连　山楂肉　香附醋炒　三棱醋炒　莪术醋炒，各二钱　水红花子　神曲炒　麦芽炒，各四钱　人参　白术土炒　茯苓各三钱

上为细末，将阿魏一钱，白水和面，打糊为丸，绿豆大，米饮下，量儿大小服之。

方中芦荟、阿魏、槟榔、使君子、山楂、神曲、麦芽消食积，健脾胃；木香、厚朴、槟榔行气导滞；莪术、三棱、水红花子活血消积；黄连、青黛清肠胃积热；合四君，健脾消食，攻而不伤正，祛邪同时兼顾扶正。诸药合用，消食导滞，健脾消癖。

（2）木香丸：木香　蓬莪术　缩砂仁　青皮　朱砂研细，各二钱

共为细末和匀，飞白面糊和丸，麻子大，每服二三丸，乳伤乳饮下，食伤以所伤物熬汤下。

方中木香、青皮二者，理气导滞，疏畅气机；莪术消积破血，砂仁和胃燥湿，伍朱砂以安神解毒。

（3）红花膏：没药五钱　血竭　麝香　阿魏各三钱　当归　赤芍各一钱　水红花料一捆，煎汁去渣，熬膏，一碗

共为细末，入膏内搅匀，以青布摊贴患处。

乳香、没药、血竭活血定痛，散瘀消结，没药偏于散血，乳香偏于行气，当归、赤芍、水红花活血散瘀。诸药合用，消血瘀以散癖，行气以定痛。

【医案助读】

施某，男性，2个月。1979年3月4日初诊。

患儿遍身黄染，大肉尽消，形体枯槁，精神憔悴，乳食少进，食后即吐，大便纯白色，微溏，指纹紫暗，肝脾肿大，横贯腹胁，下抵腹股沟，质硬。据家长称：患儿1个月前未见明显病状，喂酸腐牛乳后引起腹泻，渐不欲乳食，时时吐乳，近十多天来周身渐黄，大便白色。X医院诊断为"先天性胆管阻塞"引起肝脾肿大，建议手术治疗。因患儿年龄幼小，未做手术。经笔者诊治，予"枳术化癥散"加甲珠30克，共捣细粉，每服一克半，日3次，乳汁调服。服药1个月后，大便转黄，黄疸渐退，乳食稍增，精神较振，肝脾缩小至脐畔，质较软。服药8个月而痊愈。患儿今已4岁，活泼健壮。

按：小儿肝脾肿大证，临床上并不少见，属中医学"五积""癥瘕"之范畴。此证多因喂养失宜、乳食自倍或过食甘肥、腐败不洁油腻之物而损伤脾胃，致使脾胃升降机能失调，中焦气机痞塞。肝脾为邻，同域而居，肝受病最易传脾，脾胃受病亦易害肝。此证脾胃受病，累及肝脏，先则气机失畅，渐致血分瘀阻。气病及血，脾病及肝，肝脾气滞血瘀，遂成癥块，乃今之肝脾肿大之证。

患此证之小儿，往往体虚贫血。治疗此证，是用"消法"先破其癥，还是"消补"并用，正邪两顾，笔者认为，气滞血瘀肝脾肿大是此证之本，而体虚贫血则是因气滞血瘀、肝脾肿大，气血生化之源障碍所致，因而是标。此证是一种慢性病，当从本论治。笔者所拟之"枳术化癥散"就是以消为主的方剂。

《灵枢·根结》上说："形气不足，病气有余，是邪胜也，急泻之。"泻之者何？消其癥积也，俾癥积消除，气血流畅，体虚贫血自复。寓"补"于"消"中，虽不言补，补在其中矣。

治疗此证虽以消坚破积为主，但宜选用性味和平而消坚破积之力较强的药物。这是因为小儿稚嫩之体，脏腑脆弱，又患癥积之证，猛烈霸道之药固非所宜，和平柔弱之药又难收功。近人张锡纯谓："药物恒独其良能，不能从气味中窥测者，如三棱、莪术，性近和平，而以治女子瘀血，虽坚如铁石，亦能徐徐消除，而猛烈开破之品反不能建此奇功，此三棱、莪术独具之良能也。"笔者师其意，于仲景"枳术汤"方中选入三棱、莪术、三七诸品，治疗小儿肝脾肿大，收到了良好效果。足证张氏锡纯之言乃经验之谈。[郭腾.自拟枳术化癥散治疗小儿肝脾肿大.山西医药杂志，1984（1）：40.]

# 汗证门

## 汗证总括

【原文】　　　　　自汗属阳有虚实，或因胃热或表虚。
　　　　　　　　　睡中盗汗为阴弱，心虚血热随证医。

〔注〕汗乃人之津液，存于阳者为津，存于阴者为液，发泄于外者为汗。若汗无故而出者，乃因阴阳偏胜也。如小儿无因而汗自出者，谓之自汗。自汗属阳，有虚实之别。虚者汗出翕翕，发热恶寒，乃表虚也；汗出蒸蒸，发热不恶寒，乃里热也。表虚者，法当固表；里实者，法当攻热。又有睡则汗出，觉则汗止，谓之盗汗。盗汗主阴虚，然当分心虚不固，心火伤阴也。心虚当补心，心热当凉血。治者宜详辨之，庶无差谬。

【提要】概述了小儿汗证的发病机理、常见证候类型及相应的病因病机。

【白话文】汗是人体的津液气化而来，人体的阴液存于阳分的为津，存于阴分的为液，"阳加于阴谓之汗"，阳气蒸化津液经玄府排泄于体表就是汗。不当汗出而多汗出，多系人体内阴阳某一方面偏胜所致。一般阳虚多自汗，阴虚多盗汗。如睡中汗出，醒后即收的叫做盗汗；无其他原因而出汗的，叫做自汗。自汗有虚实的分别，如因表虚而卫阳不固的汗出者，多伴见啬啬而寒，淅淅恶风，翕翕发热；如因胃中有热，热蒸而汗出的，表现为发热不恶寒，汗出如蒸，肌肤灼热。盗汗有心阴虚而津液不能内敛者，以致睡中汗出；或者由于热搏于心，心热液泄，以致发生盗汗的。故汗证的治疗，应详审证候，辨证施治。如因表虚的，治应固表；里实的，治当清里；心虚不固的，治宜补心；心热的，治以凉血。

【解读】汗出有调和营卫，滋润皮肤，调节体温的作用。正常人在体力活动、进食辛辣、气候炎热、衣被过厚、情绪激动等情况下出汗，属于生理现象。若当汗出而无汗，便为病象。尤其小儿为少阳之体，气血未充，腠理未固，阴阳容易偏胜，更易患汗证。

小儿汗证一般以自汗和盗汗二候为常见。自汗乃指醒时经常汗出，活动尤甚的症状。自汗有虚实之分，虚者多见于气虚证和阳虚证。因阳气亏虚，不能固护肌表，玄府不密，津液外泄，故见自汗，动则耗伤阳气，故活动后汗出尤甚。但表虚自汗，《伤寒论》12条："太阳中风，阳浮而阴弱，阳浮者，热自发，阴弱者，汗自出，啬啬而寒，淅淅恶风，翕翕发热，鼻鸣干呕者，桂枝汤主之"，是相对于太阳伤寒表实证，即麻黄汤证表实无汗而言的，因太阳中风表证，因其有汗，故曰"表虚"。实者多见于风热、阳明气分热，"阳明法当汗多"。

盗汗指睡则汗出，醒则汗止的症状。多见于阴虚证。若气阴两虚，常自汗、盗汗并见。

# 自汗

【原文】　　　　表虚自汗玉屏风[1]，甚者桂枝加附[2]从。
　　　　　　　　里实自汗用白虎[3]，便秘调胃承气[4]攻。

【注】表虚自汗，玉屏风散主之。若恶寒冷，阳气虚也，桂枝汤加附子固之。阳明里实，

蒸蒸自汗，用白虎汤清之。便秘者，以调胃承气汤攻之。

【提要】叙述了小儿自汗证之表虚、里实证候的治疗方法。

【注释】①玉屏风：指玉屏风散。

②桂枝加附：指桂枝加附子汤。

③白虎：指白虎汤。

④调胃承气：调胃承气汤。

【白话文】治疗自汗，证属表虚者，可用玉屏风散补气固表；证属阳虚的，必有自汗而恶寒怕冷的证候，用桂枝加附子汤温阳止汗；若因阳明实热而自汗的，治宜用白虎汤，辛寒清热；热盛而便秘不通的，宜用调胃承气汤攻下泻热为主。

【解读】表虚自汗者，主要由于卫阳虚弱，腠理不密，津液发泄于外，轻证可见自汗出，汗出恶风，面色㿠白，舌淡苔薄白，脉浮虚。重证则见汗出不止，手足厥冷，四肢微急，寒疝，腹痛，身痛不仁，难以屈伸。里实自汗者，则主要由于阳明热盛，邪热熏蒸，遏汗外出。轻证者以阳明气分热盛为主，蒸蒸汗出；重证者多有大便秘结，此因阳明热盛以致肠热腑实，其自汗多有手足濈然汗出。这些证候类型，在临床上应该详加辨别。

【方剂详解】

（1）玉屏风散：黄芪蜜炙　防风　白术土炒

水煎服。

方中黄芪甘温，内补脾肺之气，外可固表止汗，为君药；白术健脾益气，助黄芪以加强益气固表之功，为臣药；佐以防风走表而散风邪，合黄芪、白术以益气祛邪。且黄芪得防风，固表而不致留邪；防风得黄芪，祛邪而不伤正，有补中寓疏、散中寓补之意。该方具有益气固表止汗之功效。

方歌：表气虚弱时自汗，玉屏风治颇相宜，

　　　黄芪防风炒白术，水煎温服不拘时。

（2）桂枝加附子汤：白芍药　桂枝　甘草炙　附子制

引用姜枣，水煎服。

方中桂枝汤调和营卫，附子温中散寒，扶助阳气，取"卫出下焦"之义。治疗表虚出汗证，其中阳虚者重用附子，津伤甚者重用芍药，兼发热则减附子用量。

> 方歌：表气虚弱甚，桂枝汤最良，
>
> 芍药桂枝草，加附病渐康。

（3）白虎汤：方见里热。

（4）调胃承气汤：方见里热。

【医案助读】

赵某，男，7岁，2003年12月15日初诊。

自3岁入托以来稍稍运动则大汗出，夜间睡眠时背部及头汗出，湿衣被，易感。曾经多方诊治，效果不佳，遂来孙浩老师处就诊。见面色稍白，形体适中，流少许清涕，偶咳，手心湿润。舌质淡白、苔薄白，脉细。证属脾肺气虚、营卫不和。治宜补益脾肺、调和营卫。方用桂枝加黄芪汤加味，处方：生黄芪10g，煨白芍9g，桂枝9g，炒白术8g，防风5g，瘪桃干8g，炒山药8g，炒麦芽8g，生姜3片（如一元硬币大小），大枣4枚，生甘草3g。5剂后汗出减轻，上方继续服用5剂，诸症明显好转。后用上方3剂量，制水泛丸调理而愈。

按：小儿多汗临床常自汗、盗汗二者皆具。病因病机为阴阳失调，腠理不固，而致汗液外泄。宋·陈无择《三因极一病证方论·自汗论治》对自汗、盗汗作了鉴别："无论昏醒，浸浸自出者，名曰自汗；或睡着汗出，即名盗汗，或云寝汗。"朱丹溪认为自汗属气虚，盗汗属血虚、阴虚。张景岳对汗证作了系统的整理，认为一般情况下自汗属阳虚，盗汗属阴虚，但"自汗盗汗亦各有阴阳之证，不得谓自汗必属阳虚，盗汗必属阴虚也"（《景岳全书·汗证》）。本例患儿自入托后易感多病，耗伤肺气，表虚不固，腠理开泄而致自汗；或因表虚卫弱，微受风邪，致营卫不和，卫外失司而汗出。方中黄芪益气固表；少佐防风达表；桂枝、白芍两药合用，一散一收，调和营卫；姜、枣相合，可以升腾脾胃生发之气而调和营卫；炒白术、炒山药健脾补肺；瘪桃干敛汗。故脾肺健气自壮而表自固，营卫调而汗自止。[高军.孙浩运用桂枝加黄芪汤治疗儿科疾病验案4则.江苏中医药，2005，41（12）：54－55.]

# 盗汗

【原文】　　　　　　心虚盗汗睡多惊，酸枣仁汤服即宁。

　　　　　　　　　　心火伤阴必烦热，当归六黄汤奏功。

【注】盗汗有二，虚实两分。心虚者，阴气不敛也，睡则多惊，以酸枣仁汤主之；心热者，火伤于阴也，身多烦热，以当归六黄汤主之。

【提要】叙述了小儿盗汗的主要临床表现及治疗方法。

【白话文】盗汗因阴虚阳亢而生内热，入睡则卫阳由表入里，肌表不固，内热加重，蒸津外泄而汗出；醒后卫阳由里出表，内热减轻而肌表得以固密，故汗止。盗汗多属虚证，但又可分为两个类型：一是心虚而阴气不敛，津液外泄为汗的，每见睡中多惊，可取用酸枣仁汤养血滋阴，宁心安神，则盗汗自止。一为心热火盛，伤于阴分，而盗汗，一般多伴有身热多烦等症。可用当归六黄汤滋阴泻火。

【解读】小儿出现盗汗，首先要及时查明原因，并给予适当的处理。对于生理性盗汗一般不主张药物治疗，而是采取相应的措施，去除生活中的导致人体产热增多的因素。若小儿睡前活动量过大，或饱餐高热量的食物导致夜间出汗的，应对小儿睡前的活动量和进食量给予控制，有利于睡眠和控制小儿肥胖。若因室温过高，或覆被过厚所致的，有条件者，应调节卧室温度，以25～28℃为宜；被子的厚薄应随气温的变化而增减。一般说来，若家长注意到上述几种容易引起产热增多的诱因，并给予克服之后，大多数小儿盗汗便可缓解。

【方剂详解】

（1）酸枣仁汤：当归　白芍炒　生地　茯苓　酸枣仁炒　知母炒　黄柏炒　五味子　人参　黄芪炙

水煎服。

方中酸枣仁、五味子，性味甘酸而化阴，养血补肝，宁心安神；人参、黄芪、茯苓益气和中，宁心安神；黄柏、知母苦寒，清热除烦；当归、白芍、生地补血养心。

方歌：酸枣仁汤治盗汗，阳不能藏阴本虚，

　　　归芍生地茯苓枣，知柏五味共参

（2）当归六黄汤：当归　生地黄　熟地黄　黄芩　黄柏　黄连　黄芪炙

引用浮麦，水煎服。

方中当归养血增液，血充则心火可制；生地、熟地入肝肾而滋肾阴。三药合用，使阴血充则水能制火，共为君药。盗汗因于水不济火，火热熏蒸，故臣以黄连清泻心火，合以黄芩、黄柏泻火以除烦，清热以坚阴。君臣相合，热清则火不内扰，阴坚则汗不外泄。汗出过多，导致卫虚不固，故倍用黄芪为佐，一以益气实卫以固表，一以固未定之阴，且可合当归、熟地益气养血。诸药合用，共奏滋阴泻火，固表止汗之效。

方歌：当归六黄治盗汗，阳盛阴伤液自流，

　　　生熟二地芩连柏，归芪浮麦汗能收。

【医案助读】

石某，男，7岁。

患儿因"盗汗反复发作3年"前来就诊。患儿平素体健，4岁时夜寐盗汗出，家长先后予以龙牡壮骨冲剂、钙片、钙铁锌口服液等口服，但盗汗依旧。因此多方寻求中医治疗，先后有中医予以玉屏风散、牡蛎散、当归六黄汤等，可见一时疗效，再服则无效。仔细询问病情，并嘱其父母观察患儿汗出情况。现症：患儿多在入睡后半小时左右汗出，汗出持续2小时左右，以额上、颈项、背部汗出多，常可汗出湿衣，摸之汗质偏黏，肌肤温热，下半夜几无汗出；平素患儿汗出较其他小儿为多，稍一运动则汗出明显；食欲颇佳，食量大，每日食用牛奶500mL，晨起口臭，夜寐流涎，多有磨牙，大便成形偏黏，小便偏黄，尿骚味重。舌质红苔淡黄偏厚腻，脉弦滑。

按：《伤寒论》201条"阳明病，脉浮而紧者，必潮热，发作有时，但浮者，必盗汗出"，其证的病机是阳明胃热内郁欲外攻而不能，体内郁热，加之阳明经气盛而蒸发于外则盗汗。其治当清泻郁热，以栀子豉汤或与白虎汤加减治疗。再如268条："但欲眠睡，目合则汗""目张则卫气行于外，目合则卫气行于内而失护于营，少阳胆热外蒸营阴则盗汗出"，其证的病机是邪热内郁而蒸动阴津外泄，则盗汗出。因此外医滋阴、补气皆不得效。

此例盗汗为"目合则汗"，纯为实证。这是一种稍特殊的"盗汗症"，其特征是：典型的患者表现为刚入眠目合、甚至在刚进入朦胧状态目半合的情况下，即盗汗出；不典型的则寐半小时左右开始出汗；其中大部分患者（小孩）睡熟睡沉之后不再出汗，所以此类汗出时间大多比较短；小儿的"目合则汗"则为先头汗出。其直接原因多为阳明热邪偏盛，而非阴虚内热或气虚，之所以将"目合则汗"单列，是因为现在喝牛奶过多、食膏粱厚味营养过度的儿童太多，故此证越来越多见，而临床医生却多采用补气阴的方法治疗，反而多数疗效不佳。同时，此证还常出现于多种时病和杂病之中，以及西医所说的感冒、支气管炎、肺炎、消化不良、食物中毒等疾病当中，故我们要懂得辨识此证。

因此采用清解阳明郁热治法，处方如下：葛根 10g，黄芩 7g，黄连 7g，炙甘草 4g，生石膏 12g，淡竹叶 10g，法半夏 4g，粳米 20g，3 剂。并嘱停牛奶，并多食蔬菜。患儿服用 3 剂后，盗汗大减，再服 5 剂，盗汗无。

# 失血门

## 失血总括

【原文】　　　　　阴乘阳热血妄行，血犯气分不归经。

血病及腑渗浊道①，伤于脏者溢出清②。

热犯阳络③上吐衄，热侵阴络④下失红。

又有努⑤劳⑥成血病，血止仍嗽势多凶。

〖注〗凡失血之证，阳盛乘阴，则血为热迫，不能安于脉中，犯于气分，妄行不能归入经脉也。若血病伤于腑者，则血渗入肠胃之浊道，上行于咽，出而为吐为衄；下从二便而出，为便为溺也。若血病伤于脏者，则溢出于胸中之清道，上从喉出而兼咳嗽；下从精窍而出，为溺血也。夫血藏于脏内，行于脉中，流于躯壳之内，不可得而见也。非损伤不能为病，而损之因有三：一曰热伤阳络，腑病也；热伤阴络，脏病也，宜以清热为主。一曰努伤，宜以破逐为主。一曰劳伤，宜以理损为主，若日久血止，而咳嗽不休者，主必死之证，故势多凶也。

【提要】概述了失血的病因病机及临床表现。

【注释】①浊道：清浊是中医的常见概念，一般用来表示不同的生理现象，如用于说明生理物质的稀稠、十二经脉不同的属性、体液的阴阳升降等，亦有用来叙述各种病因和病机。此处的浊道主要是指人体中下行的经脉。下文同理。

②清：指清道，此处是指上行的经脉。

③阳络：指阳经络脉。

④阴络：指阴经络脉。

⑤努：指努伤，即不正确用力或负重过多，致体内受伤，气血瘀阻，运行不畅，此处主要指努力咳嗽。

⑥劳：指努伤，即劳作过度，伤及血络的虚劳病证。

【白话文】凡是出血的证候，因阳热亢盛，伤及阴液，热迫血行，血液不能正常地行于血脉之中。热在气分，则迫血妄行，血溢脉外而出血。如果血病伤及于六腑，血液则会渗入胃肠道，向上行于咽部，外出体腔表现为吐血或者衄血。在下则从大小便出，表现为便血或者尿血。如果血病伤及于五脏，则从胸中的呼吸道溢出，在上可从喉部咳出，并可伴咳嗽；在下可从尿道所出，表现为尿血。

血藏之于脏腑，行于脉中，在气的推动之下灌注躯壳、四肢百骸，在正常情况下，血运行于体内，若流溢于外，即为失血。失血的原因主要有三：一是，邪热伤及血络，伤及阳络者，属腑病；伤及阴络者，属脏病，应当以清热泻火为主要治法。二是，因为不正确用力或负重过多，以致血络瘀阻，从而血液不循常道，血溢脉外，则应以破血逐瘀为主要治法。三是，因为劳作过度引起的虚劳损伤，则应当以补虚为主。失血一病，虽经治疗，出血得止，如若咳嗽不断者，其预后多不良。

【解读】失血在古代医籍中，亦称为血证或血病，是临床又极为常见的一类病证，因火热熏灼伤血络，或气虚不摄，血液不循常道，或上溢口鼻诸窍，或下渗前后二阴，或溢于肌肤体表所致的病证。也就是说，非生理性的出血性疾患，称为失血。

失血是涉及多个脏腑组织，它既可以单独出现，又常伴见其他病证的过程中。中医学对失血具有系统而有特色的理论认识，积累了丰富的临床经验，形成了许多有效的治疗方药，对多种血证尤其是轻中度的出血，大多能获得良好的疗效。

对于失血，古人有"血证须治血""血证休治血"之说。前者指急症出血须采取止血的应急措施，后者则指"见血治血"，有其局限性，必须详审病因，治病求本，两者是辨证统一的。出血病证，多为火盛所迫，但有实火、虚火之分，应予辨认而后处治。近几十年来，西医学现代诊断手段已有了极大的进展，如小儿支气管镜、胃纤维内镜、结肠镜、腹腔镜、CT 等检查设备与技术的广泛应用，使得小儿血证病因、病位的诊断较过去更为明确，极大提高了该病治疗效果。特别是采用内镜下直视给药，可迅速止血；对气阴暴脱者可配合输液、输血等措施抢救，可使大多数血证危重患儿转危为安。

# 衄血

【原文】　　　　衄血之候鼻干燥，身热不渴苦头疼。

失表分汗麻①桂②治，内热犀角③泻心④清。

〖注〗衄血者，鼻中出血也。其候鼻中干燥，身热不渴，苦头痛，是热伤阳络也。有因伤寒，失汗衄血者，乃热郁于营。其身无汗，宜以麻黄汤汗之；身有汗者，宜以桂枝汤解之。设无表病，因内热而衄血者，宜以犀角地黄汤清之。热盛者，四物三黄泻心汤泻之。外俱用发灰散，或黑栀子末吹鼻，其衄自止。

【提要】叙述了小儿衄血病因病机、主要症状与治疗方法。

【注释】①麻：指麻黄汤。

②桂：指桂枝汤。

③犀角：指犀角地黄汤

④泻心：指四物三黄泻心汤。

【白话文】衄血，即鼻衄，是指鼻中出血的病证，临床主要证见鼻中干燥，发热而口不渴，头痛等症状，多因火热之邪燔灼急迫，迫血妄行，加之热伤阳络，以致血上逆，自鼻孔外溢所致。其中有因外感风寒之邪所致者，寒邪郁闭卫分，阳气拂郁化热，邪热郁于营分，倘若在表之寒邪不解，则郁热终将不除，容易发为衄血。治疗时，应当依据患者有无汗出，选择不同治法，若无汗出者，当属风寒之中寒邪偏重，其无汗由寒邪凝闭所致，当以麻黄汤发汗解表。若有汗出者，当属风寒之中风邪偏重，其自汗由风性开泄所致，当以桂枝汤调和营卫。如果没有表证，因邪热在内而出现鼻中出血，则当用犀角地黄汤清热解毒。邪热较盛，则宜四物三黄泻心汤。可外用发灰散，或黑栀子末吹入鼻中，可以止血。

【解读】鼻衄是临床常见症状之一，多因鼻腔病变引起，也可由全身疾病所引起，偶有因鼻腔邻近病变出血经鼻腔流出者。鼻出血多为单侧，亦可为双侧；可间歇反复出血，亦可持续出血；出血量多少不一，轻者仅鼻涕中带血，重者可引起失血性休克；反复出血则可导致贫血。多数出血可自止。出血可发生在鼻腔的任何部位，但以鼻中隔前下区最为多见，有时可见喷射性或搏动性小动脉出血。

鼻出血的原因大致可分为局部和全身性两类。局部病因主要有外伤、鼻腔和鼻窦炎症、鼻中隔病变、肿瘤等。对于小儿而言，挖鼻、用力摆鼻或剧烈喷嚏、鼻腔异物等损伤鼻黏膜血管，引起出血的情形最为多见。另外有不少的全身性疾病会引起鼻出血，如血管硬化、维生素不足、血液病、血小板减少等等。因此，当鼻出血时，不能只从局部找原因，还应当对全身进行必要的检查，以便针对真正的原因或原发病进行处理。

对于鼻出血，有条件应该到医院进行全面检查，找出鼻出血的原因，如果当时条件不允许或来不及去医院，可用下面几种方法临时止血：

（1）首先要保持镇静，不要紧张。

（2）如果出血量不多，用干净棉花堵塞鼻孔，再用手指捏住两侧鼻翼，稍用力压迫，过5~10分钟就能止住。目前最常用的是指压法，适用于轻度鼻出血。或作为临时急救措施，方法简单，可自行操作。用手指紧捏鼻翼上方（鼻骨之下），此处正好压迫鼻中隔易出血区，经紧捏10分钟左右常可收效，这种疗法只能暂时缓解症状，日后还是会反复发作。

（3）把适量止血药物（如云南白药）放在棉球上，再填塞在出血的鼻腔内，止血效果较好。

【方剂详解】

（1）麻黄汤：麻黄　杏仁炒，去皮尖　桂枝　甘草生

引用生姜，水煎服。

麻黄辛温为君，发汗解表，宣肺平喘；桂枝解肌发表，通达营卫，助麻黄发汗散寒为臣，佐杏仁利肺平喘，使以炙甘草调和诸药，以散风寒，宣肺气，主治外感风寒表实证。麻黄汤治疗衄血，古已有之，如《伤寒论》第46条云："太阳病……服药已微除，其人发烦，目瞑，剧者必衄，衄乃解。所以然者，阳气重故也。麻黄汤主之。"对"衄乃解"的注释，多数医者认为邪不以汗解、而随衄解的自愈佳兆。因于伤寒者，热邪郁于营分，又无汗而不能外达，故热邪上迫血行，从鼻衄而出，但伤寒证仍在，其人烦躁、发热、鼻衄皆是因为"阳气怫郁"变生热邪所致后果，寒邪闭表郁热是鼻衄的前因，因此，治鼻衄只需解表散寒，去除该证的前因即可。临床之上，据病之来龙去脉，因势利导，上之上者也。麻黄汤是发汗峻剂，临床上须辨证使用。下文"桂枝汤"用法同理。

方歌：伤寒失表营郁热，身热无汗血妄行，

　　　须用麻黄汤调治，桂枝麻黄杏草同。

（2）桂枝汤：方见自汗。

（3）犀角地黄汤：牡丹皮　白芍药　犀角　生地黄

水煎服，便硬者加川大黄。

《医方考》曰"心主血，生地黄所以凉心血；肝藏血，白芍药所以和肝血；火能载血，牡丹皮所以去血中伏火；热能行血，生犀角所以解诸经之热。"犀角地黄汤，功在清热解毒，凉血散瘀，主治热入血分证。

方歌：犀角地黄汤，治衄效非常，

　　　丹皮芍犀地，便秘加大黄。

（4）四物三黄泻心汤：川芎　当归酒洗　生地黄　赤芍药　黄芩　黄连

川大黄酒洗

水煎服。

该方为四物汤合泻心汤而成，方中黄连、黄芩、大黄，大苦大寒，直泻三焦之热，其中大黄既止血又可通瘀活血，使血止而不留瘀；易四物汤中熟地为生地，以清热凉血，白芍易赤芍，凉血散瘀，川芎为血中气药，行血滞于气中；当归为血中主药，以活血和血；与三黄合用，清热凉血，和血散瘀。

方歌：四物三黄泻心汤，热盛吐衄功最良，

芎归生地赤芍药，黄芩黄连川大黄。

【医案助读】

徐某，女，9岁。

鼻衄20多天，某院以塞鼻、电灼及内服、注射止血剂治疗无效。继请中医以凉血止血等治之仍无效。现症见面色萎黄透青，神疲气短，两侧鼻孔均有药物棉球堵塞，但血却不断从口中吐出，血色淡不鲜，夹有紫暗色血块，头晕心悸，舌质淡暗，舌苔薄白，脉沉弦涩不调。辨证为虚中夹实，气滞血瘀，瘀而化火。急予理气活血，凉血止血治之。处方：柴胡7g，枳壳7g，白芍7g，降香7g，茜草7g，乌贼骨12g，黄芩7g，玄参10g，生甘草5g。1剂后，衄血大减，再剂衄血即止。

此为笔者亲治医案，患者临床表现极似朱进忠名老中医的医案所载，思之病因病机惊似，故原方照搬，的确神效。

按：鼻为肺窍，若为肺热，当见脉浮而数；若为胃热，当见口臭，舌红苔黄；若为肝火，当见舌红苔黄，脉弦数；若为气血大衰，摄纳无权，当见脉大而芤，今上证俱不得见，而脉反沉弦而涩，舌质淡暗，面色虽萎黄而却透青色，此乃虚中夹实，气滞血瘀，瘀而化火之证。其治疗，因"火伤阳络致人吐衄"，鼻衄多为火邪伤络所致，按"虚火宜补，实火宜泻，燥火宜滋润，郁火宜升发"的原则，使用柴胡升清，助脾统血，兼"火郁发之"。再者《先醒斋医学广笔记·吐血》提出了著名的治吐血三要法，强调了行血、补肝、降气在治疗吐血中的重要作用，其原则在鼻衄中依然适用。应用四逆散调和肝脾，降肝气；茜草配伍乌贼骨，即"四乌鲗一藘茹丸"，清热止血化瘀。

# 吐血

【原文】　　　　　吐血不咳因热逆，若兼咳嗽努劳伤。

内热犀角地黄①治，努伤承气②四物③尝。

劳伤有热鸡苏散，无热须用救肺④良。

〖注〗小儿吐血不咳嗽者，多因内热，致血妄行上逆也，宜以犀角地黄汤主之。若因努劳吐血者，兼咳嗽，先用桃仁承气汤以破逐之，次用加味四物汤和之。又有劳伤吐血者，亦兼咳嗽。痰中带血有热者，鸡苏散主之；无热者，救肺散主之。

【提要】叙述小儿吐血的病因病机与治疗方法。

【注释】①犀角地黄：指犀角地黄汤。

②承气：指桃仁承气汤。

③四物：指加味四物汤。

④救肺：指加味救肺散。

【白话文】小儿只吐血而不咳嗽，大多是因为体内邪热伤及阳络，迫血妄行而上逆，经口吐之而出，治宜用犀角地黄汤为主，清热凉血。如果因为是努伤导致的吐血，必伴咳嗽，宜先用桃仁承气汤，破血逐瘀；再用加味四物汤，和血补血。还有因为过度劳累导致的吐血，亦伴咳嗽，若痰中带血，伴有发热者，宜用鸡苏散，清热补肺止血；无发热者，宜用加味救肺散，养肺滋阴止血。

【解读】吐血，是指血从胃、食管而来，经口吐之而出，多夹有食物残渣，或伴有下黑便（柏油样便）。吐血与咳血，血皆从口出，容易混同视之。两者鉴别要点如下：①咳血病位在肺与气道，而吐血在胃与食道。②咳血鲜红，常伴泡沫痰液；③吐血紫暗，常混有食物残渣。咳血之前多伴有喉痒、胸闷，血随咳嗽而出；吐血伴有胃脘不适、恶心等症，血随呕吐而出。④咳血常持续多日的痰中带血，但大便不黑；吐血无痰中带血，但大便黑色。⑤咳血常有咳嗽、肺痨、喘证或心悸等旧疾；呕血常有胃痛、胁痛、黄疸、鼓胀等既往史。

吐血见于食道、胃、十二指肠、空肠上段等上消化道的急性出血。归纳其病因病机，主要有如下几个方面。①饮食所伤，热结于胃；②情志内伤，肝火犯胃；③劳倦久病，脾气虚弱；④癥瘕积聚，血瘀胃脘。其临床证治，除审证求因外，当宗缪仲淳之治吐血三诀：宜行血不宜止血，行血乃使血循经络，不致瘀蓄；宜补肝不宜伐肝，伐肝则损伤肝体，使肝愈虚而血不藏；宜降气不宜降火，气有余便是火，故降气即是降火。

【方剂详解】

（1）犀角地黄汤：方见本门衄血。

（2）桃仁承气汤：桃仁去皮尖,研　大黄　芒硝　甘草　桂枝

加当归、芍药、苏木、红花。

水煎服。

方中桃仁活血破瘀，大黄泄热逐瘀，二者瘀热并治合而为君，芒硝助大黄泄热逐瘀，桂枝温通经脉，助桃仁活血祛瘀，又可制硝黄之苦寒，甘草调和诸药，共奏逐瘀泄热之功。

方歌：努伤吐血先破逐，桃仁承气汤绝妙，

　　　桃仁黄硝草桂枝，加入归芍苏红捷。

（3）加味四物汤：当归　芍药　川芎　生地黄　茅根　蒲黄　牡丹皮　甘草生　栀子炒黑

引用藕节，酒水煎服。

本方为四物汤加味而成，茅根甘寒入血分，清血分之热而凉血止血，蒲黄既可止血，又可化瘀，丹皮活血化瘀，伍生地增强清热凉血之功；栀子清泻三焦火热，当归芍药活血养血，川芎行血中气滞，使补而不滞，攻而不伤正。诸药合用，以清热凉血，止血散瘀。

方歌：努伤吐血须活血，四物为主真妙诀，

　　　再加茅根与蒲黄，丹皮栀草引藕节。

（4）鸡苏散：鸡苏　薄荷叶　川贝母去心　麦门冬去心　桔梗　阿胶蛤粉炒　生地黄　甘草生　黄芪炙　白茅根　蒲黄炒

水煎服。

方中鸡苏、薄荷长于清暑利湿，疏风散热；川贝清热化痰，麦冬养阴润

肺，桔梗宣肺止咳，生地清热凉血，白茅根、蒲黄凉血止血，阿胶滋阴清热养肺，黄芪补益肺气。诸药合用，攻补兼施，祛痰清热，兼补肺止血。

方歌：劳伤有热嗽痰血，鸡苏贝母麦门冬，

　　　　桔梗阿胶生地黄，黄芪茅根蒲黄同。

（5）加味救肺散：麦冬<sub>去心</sub>　人参　黄芪<sub>炙</sub>　郁金　五味子　当归<sub>酒洗</sub>　白芍药<sub>酒炒</sub>　川贝母<sub>去心，研</sub>　甘草<sub>炙</sub>　马兜铃

水煎服。

方中人参、黄芪补益肺气，当归、白芍养血和血，麦冬滋养肺阴，五味子敛肺益气，川贝清热润肺化痰，郁金活血理气止血，使诸药补而不滞，马兜铃亦可清肺降气，化痰平喘。诸药合用，攻补兼施，祛痰止血，养肺滋阴。

方歌：劳伤无热嗽痰血，加味救肺麦门冬，

　　　　参芪郁金五味子，归芍贝母草兜铃。

【医案助读】

王某，女，7岁。

证经一候，呕吐紫血，形如咖啡，下为便血，色黑如墨，曾用清热养阴之品，已经治愈，日来呕血便血又作，食纳不甘，面苍不华，舌尖红苔白，脉濡无力。阳络损伤，则血上溢，阴络损伤，则下血溢，上下阴阳交损，最宜调脾治中，拟人参归脾汤合理中汤化裁。党参10g，黄芪10g，炒白术10g，清炙草3g，炮姜炭1.5g，当归6g，酸枣仁10g，桂圆肉10g，藕节炭30g，蒲黄炒阿胶10g，怀牛膝6g。

二诊：药后上下之血均止，别无不适，惟食纳呆滞，面色不华，舌尖红苔白，脉濡无力，前方既效，再从原意治之。党参10g，黄芪10g，炒白术10g，清炙草各3g，炮姜炭1.5g，当归6g，酸枣仁10g，桂圆肉10g，藕节炭30g，蒲黄炒阿胶10g，怀牛膝6g，炒谷麦芽各10g。另：人参归脾丸10粒，早晚各1粒。[刘弼臣. 幼科金鉴刘氏临证发挥. 北京：中国医药科技出版社，2004：344.]

# 便血

【原文】  热伤阴络病便血，脏毒①血黯肠风②红。

      须辨腹痛肛肿痛，热盛湿盛要分明。

      脏毒初起肿痛甚，大黄皂刺③莫消停。

      热盛俱宜槐花散，湿盛平胃地榆④灵。

      日久脉微气血弱，升阳和血⑤共养荣⑥。

〖注〗大便下血，皆因小儿恣食肥甘，致生内热伤阴络也。若血色黯而浊，肛门肿痛，先血后粪，此为近血，名曰脏毒；若血鲜而清，腹中不痛，先粪后血此为远血，名曰肠风。脏毒肛门每多肿痛，初起宜用皂刺大黄汤消之；大下血后，热盛微痛者，以槐花散和之；湿盛不痛者，以平胃地榆汤和之。肠风亦宜槐花散主之。便血日久，脉微气血弱者，升阳和血汤和之，继以人参养荣汤补之。

【提要】叙述了小儿便血的病因、肠风与脏毒的主要症状与治疗方法。

【注释】①脏毒：为病名。一是指脏中积毒所致的痢疾。《三因极一病证方论》卷十五："肠风脏毒，自属滞下门。脏毒，即是脏中积毒"；二是指内伤积久所致的粪后下血。《医学入门》卷五："自内伤得者曰脏毒，积久乃来，所以色黯，多在粪后，自小肠血分来也。"症见粪后下血，污浊色暗；三是指肛门肿硬类似痔漏的病证。《血证论》卷四："脏毒者，肛门肿硬，疼痛流血，与痔漏相似。"此处"脏毒"是指"粪后下血"而"血色黯而浊"，与《医宗金鉴》其他篇章不同。

②肠风：指肠风为便血的一种，指因外感得之，血清而色鲜，多在粪前，自大肠气分而来的便血。

③大黄皂刺：指大黄皂刺汤。

④平胃地榆：指平胃地榆汤。

⑤升阳和血：指升阳和血汤。

⑥养荣：指人参养荣汤。

【白话文】大便出血，多是因为儿童过多食用肥甘厚腻之品，导致邪热内生伤及阴络。如果出血颜色黯深、浑浊,肛门肿痛,先出血,后大便,这是近血,名为脏毒;如果血色鲜红质地清稀,腹部不痛,先解出大便,而后出血的即是远血,名为肠风。脏毒证候多表现为肛门肿痛,初起当用皂刺大黄汤攻下;服药后可见大量便血,下血之后,肛门灼热显著疼痛较轻的,可用槐花散清肠止血。湿盛而无明显疼痛的,宜以平胃地榆汤祛湿止血。肠风也宜用槐花散。便血时间较长,脉微,气血俱虚的,宜先以升阳和血汤止血养血,再用人参养荣汤补益气血。

【解读】血液从肛门排出,大便带血,或全为血便,颜色呈鲜红、暗红或柏油样,均称为便血。《灵枢·百病始生》曰:"卒然多食饮则肠满,起居不节,用力过度,则络脉伤……阴络伤则血内溢,血内溢则后血。"便血一般见于下消化道出血,特别是结肠与直肠的出血,但亦可见上消化道出血。便血的颜色取决于消化道出血的部位、出血量与血液在肠道停留的时间。

大凡便血,致病原因有二:一是脾虚不能统血,二是湿热下注损伤大肠阴络。脾气虚弱证见下血质稀色淡,淋沥不断,或便血紫黯,伴见面色不华、神疲懒言、眩晕耳鸣、腹痛隐隐、喜热畏寒,苔薄白质淡或有齿痕。属脾虚气弱,统摄失职,宜温中健脾法。方选黄土汤、归脾汤、补中益气汤等,忌用苦寒伤中之品,防冰上加霜。药如太子参、白术、陈皮、黄芪、云苓、灶心土、当归、甘草、山药、生苡仁等。

湿热下注大便下血如溅,如质清色鲜、手足心热、咽干口燥者,属热迫大肠,伤及血络,宜凉血止血法。用槐花散、地榆散、知柏地黄汤等加减。药用生地榆、丹皮、生地、槐花、天冬、麦冬、玄参、北沙参、竹叶、金银花、山萸肉、生白芍、仙鹤草等;若血下污浊、质稠量多、大便不畅、小便热涩,多为大肠湿热。用清热利湿解毒法,常选地榆散加苍术、黄柏,兼用脏连丸,或用泽泻汤加蒲公英、贯众、土茯苓、连翘、大黄等。如便血日久,湿热未清,营阴已亏者,治当虚实兼顾,和营清热。

【方剂详解】

(1) 皂刺大黄汤:皂刺　生川大黄各等份

量小儿年岁大小虚实,酌其多少,水酒煎服。

方中大黄泻下攻积,清热凉血,能荡涤肠胃,消食导滞,又能清瘀热,解热毒；皂刺功善消肿托毒，二者合用，清热解毒，凉血止血。

（2）槐花散：槐花<sub>炒</sub> 侧柏叶 枳壳<sub>麸炒</sub> 川黄连 荆芥穗<sub>炒</sub>

水煎服，脏毒加苍术、苦楝；肠风加秦艽、防风。

槐花散为治疗肠风脏毒的代表方，方中槐花善清大肠湿热，凉血止血为君；侧柏叶清热凉血为臣；荆芥穗炒黑入血分而止血，兼可疏风；伍枳壳行气导滞，使血随气调，黄连清热燥湿，泻火解毒。诸药合用，以清肠止血，疏风行气。

方歌：脏毒肠风槐花散，黄连枳壳槐柏荆，

脏毒苍术苦楝入，肠风须加艽防风。

（3）平胃地榆汤：苍术<sub>炒</sub> 陈皮 厚朴<sub>姜炒</sub> 甘草 地榆

引用生姜，水煎服。

该方以平胃散化裁而来，方中苍术燥湿健脾，善治湿邪泛溢诸证，且兼疏风散表，陈皮、厚朴理气燥湿健脾，地榆性沉降，善治下焦血热出血证，甘草调和诸药，诸药合用，中焦下焦同治，健脾燥湿以治本，凉血止血以治标，标本兼顾，以疗湿盛之血证。

方歌：便血湿盛腹不痛，须用平胃地榆汤，

苍术陈皮厚朴草，地榆同煎引生姜。

（4）升阳和血汤：黄芪<sub>炙</sub> 当归<sub>酒洗</sub> 白芍<sub>炒</sub> 牡丹皮 陈皮 肉桂 秦艽 生地黄 熟地黄 生甘草 炙甘草 苍术<sub>炒</sub> 升麻

水煎服。

方中黄芪补益中气，当归、白芍、生地、熟地、丹皮调血养阴，生甘草、炙甘草、秦艽、苍术、升麻、肉桂升发阳气，陈皮理气和中。

方歌：下血日久腹中痛，治宜升阳和血汤，

二地二草芪归芍，陈丹秦艽升桂苍。

（5）人参养荣汤：人参 黄芪<sub>炙</sub> 白术<sub>土炒</sub> 白茯苓 白芍药<sub>炒</sub> 肉桂 熟地黄 当归<sub>酒洗</sub> 甘草<sub>炙</sub> 陈皮

引用姜枣，水煎服。

该方出自《三因极一病证方论》，善益血补气，养心安神，可用于失血日久，气血两虚之证。方中人参、黄芪、白术、茯苓、甘草补气健脾，当归、芍药养血调肝，五味、远志宁心安神益肾，伍少量肉桂以温运阳气以助气血生长。诸药合用，五脏气血并调，阴阳并补。

方歌：失血日久气血虚，人参养荣汤颇宜，

参芪术草白芍桂，地黄当归草陈皮。

【医案助读】

沈某，男，4岁，住蚌埠烟厂宿舍。

患儿于1982年5月10日血便，曾经某医院诊为胆道感染合并出血、局限性肠炎、消化道畸型等。先后住院7次及到上海治疗达2年之久。但持续便血未能控制。于1984年3月27日来我门诊治疗。刻下：面色苍白，精神萎靡，倦怠懒言，无发热、腹痛、呕吐，腹软无包块，唇干略红，口渴，小便清，大便暗红色；粪血混下，每日少则1次，多则4次。舌淡苔薄，舌尖溃破，脉细数。大便隐血试验（＋）。诊为气阴两伤，津枯络伤，血溢于肠而下血。拟益气养阴，祛瘀止血法治之。处方：太子参、北沙参、麦冬、丹皮炭、炒山栀子、酒炒当归、莲子、阿胶各6g，生地9g，熟地、黄芪各12g，炒大黄4g。

上方共服25剂，大便转正常，大便1～2次/日，面色转红润，精神转佳，诸症悉减。遂于上方去丹皮、山栀子、川大黄、加怀山药12g，首乌9g，炒扁豆6g。以善其后。于1984年7月21日大便隐血试验阴性而停药。随访至今未复发，现已上小学二年级，发育良好。

按：患者长期便血虽经多医治疗而罔效。笔者在前车之鉴中推求：两年来除经西医治疗外，也多次使用中药，皆以凉血止血或温补固涩之品，乃常法也。患儿面色苍白，精神萎靡，倦怠懒言，乃阳气受损，由于长期失血，出现舌淡、舌尖溃破、唇干略红，乃是阴血亏耗之象。如按其常法，凉血止血必有血止瘀滞之弊，温补升提又有火扰不宁之忧，皆非该患儿所宜。本方以健脾益气摄血，养阴生津理血为主，少佐丹皮炭、炒栀子凉血止血，更用少量炒川军以防瘀滞之患，酒炒当归理血之中寓于升提。全方补气而不温燥，养阴而不滋腻，凉血止血升提而无邪之患。[武祥西．小儿长期便血治验．新中医，1988（10）：24．]

# 溺血

【原文】　　　　　　溺血多缘精窍①病，尿血分出茎或疼。

牛膝四物汤调治，急宜煎服效从容。

〖注〗溺血为精窍之病，乃尿与血先后分出者也。宜用牛膝四物汤治之，其证自愈。

【提要】　叙述了小儿溺血的病因、主要症状与治疗方法。

【注释】　①精窍：即男性尿道口。此处泛指尿道。

【白话文】　溺血即尿血，又称血尿，其病多因下焦热盛，灼伤肾或膀胱血络，下渗膀胱所致，往往是尿与血先后分出。宜用牛膝四物汤，清热利尿，凉血止血。

【解读】　尿血，是血从尿道排出而无疼痛者，以此与血淋相鉴别。主要见于肾结核、尿路感染、尿路结石及某些血液病。尿血与心、肝、肾三经关系较为密切。心肝火盛者，伴见虚烦不眠，舌咽作痛，少腹胀满，胁肋刺痛，口苦耳聋等证。以清热为主，用导赤散、清肠汤、龙胆泻肝汤等。火盛伤阴者，小便短赤带血，目眩耳鸣，腰膝酸软，舌质红，脉弦细数，治宜滋阴清火，凉血止血，方用保阴煎、知柏地黄丸合小蓟饮子。日久脾肾气虚者，尿血淡红，面色萎黄，饮食减少，腰膝肢冷，舌质淡，脉虚软，治宜健脾补肾，益气摄血，用补中益气汤、无比山药丸等方。

【方剂详解】

牛膝四物汤：牛膝　木通　郁金　甘草梢　瞿麦　当归　川芎　生地黄赤芍药

水煎服。

该方由四物汤加味而成，方中以去滋腻之熟地、白芍，易为生地、赤芍，以活血凉血，和血而不助热；牛膝活血通经，引血下行；木通、甘草梢、瞿麦利尿通淋，使湿热之邪从小便而出；郁金辛散苦泄，善活血祛瘀，行气止痛。诸药合用，清热利尿，止血凉血。

方歌：小儿溺血精窍病，宜用牛膝四物汤，

　　　　牛膝郁金通瞿草，归芍赤芍生地黄。

【医案助读】

李某，男，9 岁，1993 年 9 月 30 日初诊。

患儿肉眼血尿 6 周。检尿常规：尿中红细胞多数，尿蛋白（＋＋），血沉 90mm/h。诊为：急性肾小球肾炎。予青霉素、强的松等治疗。尿检变化不大，今至我院求诊中医。患儿面色黄白，气池暗青，纳差乏力，夜寐多汗，口中气热，尿黄短赤，大便干而不爽，舌质红，苔中心黄厚腻，脉滑数。尿常规：尿蛋白（＋＋），尿红细胞多数，尿白细胞 0～1/HP。辨证为本虚标实。本虚为脾虚气弱，标实为湿热下注，迫血妄行。当先治其标，再治其本。治法：清热凉血，利湿解毒。方药：白茅根 30g，细生地 15g，生侧柏 12g，丹皮 10g，赤小豆 18g，连翘 15g，槐花 10g，龙葵 30g，川草薢 10g，瞿麦 10g，竹叶 10g，甘草 6g，茯苓 10g。

服上方 14 剂，尿色转为淡黄色。尿化验：尿蛋白微量，红细胞 10～15/HP。大便仍略干，日一行，纳食仍较差。舌淡红，黄腻苔退去大部。呈白苔，脉弦滑。上方减竹叶、草薢，加生薏苡仁 30g，黄精 10g，鸡内金 10g。继服。患儿又服 14 剂，尿检正常，血沉已降至正常，纳食亦明显增加，大便为软便，日一行。予六味地黄丸及金匮肾气丸，继续服用以巩固疗效。患儿服用中药 1 个月后停药。1 年后追访，患儿一切正常，其间曾 2 次感冒，亦未引起肾炎复发。

按：急性肾小球肾炎以浮肿、少尿、血尿为主要临床特征。本例患儿即以血尿为主症，是为湿热邪毒内侵，蓄结膀胱，热伤血络，发为血尿。正如唐容川《血证论》所云："热结膀胱则下血，是水病而累血也，血海、膀胱同居一地，膀胱主一身之表，热邪由表入里，陷于血分，伤于阴络，出于前阴则为尿血。"因此本型患者的治疗当以清热凉血、解毒利湿为大法。肾炎恢复期多表现为正虚邪留的证候，所以治疗大法在祛除余邪的同时，应注重健脾补肾，一些药品如茯苓、薏苡仁、黄精、山药、莲子、女贞子、旱莲草、大枣等皆为常用之品。除汤剂外，在恢复期还常用丸剂、散剂等剂型，以图其缓，巩固疗效。　［宋祚民. 名老中医经验录（儿科）·宋祚民·肾炎：http://ishare. iask. sina. com. cn/f/23434299. html，2012－03－09.］

# 杂证门

## 二便秘结

【原文】　　　　　小儿热结二便秘，口渴舌干唇面红。

八正①尿秘少腹满，神芎②便秘腹胀疼。

〖注〗此证多因乳食停滞生热，结于肠胃，以致二便秘结，其候舌干口渴，面赤唇焦也。热积则小便秘涩，少腹满急，宜八正散主之；若食积大便秘腹胀痛者，宜神芎丸主之。

【提要】叙述了小儿二便秘结的成因与治疗方法。

【注释】①八正：指八正散。

②神芎：指神芎丸。

【白话文】二便秘结，是指大便干燥和小便赤涩不通的病证。此证多因乳食积滞肠胃，郁而生热，燥热内结，津液不足，腑气不通，以致大便秘结；肠腑实热，影响小肠泌别清浊功能，热迫膀胱，气化失司，故小便赤涩不畅。二便秘结皆因邪热所致，故主要症见舌燥口干渴，面赤唇焦等。治疗时，若小便秘涩，伴有少腹满，或胀急而痛，证属于积热者，治宜清热利水，方用八正散；若大便秘而不通，兼见腹胀作痛，证属食积者，治宜清热攻下，方用神芎丸。

【解读】小儿二便秘结是大、小便俱闭的病证，但欲识此，须先辨识大便秘结与小便不通二证。大便秘结是大便干燥、坚硬，秘结不通，排便时间间隔较久（2天或2天以上），或虽有便意而排不出大便。便秘患儿还常常出现腹痛、腹胀、食欲不振、呕吐等胃肠道症状。其腹痛多见于左下腹和脐周，在热敷或排便后可缓解；腹胀多与患儿食欲不振、周身不适等症状同见。腹胀在排便或排气后可缓解。小儿大便秘结尚有一种特例，即小儿不是故意弄脏内裤，但由于大便在大肠局部嵌塞，可在干粪的周围不自觉地流出肠分泌液，似大便失禁，称为污便，主要见于严重便秘的小儿。

小便不通，西医学称为尿潴留，属肾病和排尿障碍。小便不通可见于小儿的淋证与癃闭。究其原因主要有虚实两大类，实证多因湿热、气结、瘀血阻碍气化运行、虚证多因中气、肾阳亏虚而气化不行。

小儿二便俱闭，多出现于阴阳偏盛的一类病变之中。临床主要有下焦壅热、胃肠积热、上焦壅热、肝气郁滞、脾气不升、肾阳衰惫、寒凝下焦等证候类型。若小便点滴不通，或量少而短赤灼热，小腹胀满，大便不通畅或大便干结，此为下焦壅热，病位以膀胱为主，宜用八正散。但中医学认为，人体腹部脐以下至耻骨毛际以上为小腹，属膀胱、大小肠及胞宫；小腹两侧为少腹，是足厥阴肝经循行的部位。由于二便秘结多属于膀胱、大小肠的病变，因此临床应多见小腹部位的症状，而非少腹的症状。文中"八正尿秘少腹满"之"少腹满"，疑为"小腹满"之误。

若大便干结，腹胀腹痛，面红身热，口干口臭，心烦不安，小便短赤涩痛，多属胃肠积热，宜麻子仁丸或神芎丸。若全日总尿量极少或点滴不通，咽干，烦渴欲饮，呼吸急促或咳嗽，大便干结者，多为热壅于肺，上焦热壅，肺为水之上源，通调水道，水液失于下输膀胱，则小便短少不通，肺与大肠相表里，肠道津液不足，则大便闭结，宜用清肺饮加生大黄。若小便不通，或通而不爽，大便不通或便干，胁腹胀满，情志抑郁，多为肝气郁滞所致，宜用沉香散。脾气不升、肾阳衰惫、寒凝下焦三证可参考"初生门"之"不大便""不小便"。

【方剂详解】

（1）八正散：方见不小便。

（2）神芎丸：大黄　滑石水飞，各一两　薄荷　川芎各四钱　黄芩　黄连各五钱
生牵牛四钱

共为细末，滴水为丸，每服五丸，蜜汤化下。

此方载于《宣明论方》乃由仲景三黄泻心汤加牵牛子、滑石、薄荷、川芎而成。方中三黄泻心汤清热泻火，解毒通便，三黄配伍则使火热毒邪迅速从二便而解；滑石气寒味淡，质重滑利，善清热利湿；牵牛子辛开苦降，泻下积

滞；薄荷味辛气凉，清香走窜，上行头目，能疏风清热、清利头目；川芎辛散温通，味清气雄，能行气开郁、活血止痛，与薄荷相伍，则头目清利。诸药合用，则有清利泻火、活血解毒、通利二便的功效。

【医案助读】

涂某，男，3岁，2017年3月15日初诊。

因不大便4天，喘促3天，不小便18小时，前来就诊。患儿在4天前外出玩耍后汗出受寒，初起即发热，体温高达40.6℃，微咳，家长予以美林（布洛芬混悬液），1小时后汗出，体温降至39.3℃；但2小时后，体温又升至40℃以上。13日患儿体温持续在39℃以上，但咳嗽加剧，喘促，可闻及喉中明显痰鸣声，连声咳嗽，咳甚呕吐，呕吐大量痰涎，口渴喜饮。13日晚急诊于省儿童医院，胸透示：双肺中下野有大小不等的点片状浸润，血白细胞计数15.7×10⁹/L，中性粒细胞百分比83%，拟诊为"小儿肺炎"收入院治疗，并予以静脉注射抗生素治疗。14日15时小便1次，至23点未小便，患儿烦躁，哭闹不宁，腹部胀满，予以开塞露后，患儿解出4、5个算盘子样大便，色深。但大便后，患儿仍哭闹不宁，予以B超检查，诊断为尿潴留。患儿不配合导尿插管，遂予以注射新斯的明，20分钟后解出小便200mL，色黄赤。此后患儿未再小便，因患儿不配合导尿插管，家长又惧怕新斯的明的副作用，遂求治于中医。现症：患儿至就诊时，已无自行小便18小时，无自行大便4天；发热，体温39℃，烦躁，喘促，咳嗽，痰鸣，面颊赤。舌红苔黄厚干，脉弦滑。查体见患儿膀胱区膨胀平脐，手掌汗出明显。因此追问病情得知，患儿体温于每日17时左右最高，查体又见足掌亦汗多。辨证为肺胃积热，宣降失职，腑气不通，方以宣白承气汤合清肺饮加减。方药：全瓜蒌10g，生石膏18g，生大黄4g（后下，煎开5分钟），桃仁7g，杏仁7g，芦根10g，麻黄1.5g，桑白皮10g，玄明粉4g（分冲），黄芩4g，麦冬5g，车前子9g，木通3g。1剂，水煎服，分2次服，每次服用60mL。

第1次服药1小时后，患儿自觉脐腹疼痛，肠鸣，解出算盘子样黑色大便7～8粒，半小时后解小便150mL，色黄赤；咳喘大减。嘱剩余汤药作2次服。再服1次，当日晚间患儿又解大便1次，前段成形偏干色深，后端溏软色转黄，小便通利。由于该小儿娇生惯养，性格执拗，拒绝服药。故改用小儿肺热咳喘口服液善后。

按：此例患儿病情较为复杂，既有二便秘结，又有咳喘、发热，但其病因总脱却不了火热之邪，只是病位复杂，所涉及的脏腑较多而已。其核心病因病机为肺胃积热。《伤寒论》208 条："阳明病，脉迟，虽汗出不恶寒者，其身必重，短气，腹满而喘，有潮热者，此外欲解，可攻里也。手足濈然汗出者，此大便已鞕也，大承气汤主之……"。患儿每日 17 时定时热甚，"阳明旺于申酉"，加之"手足濈然汗出"，知其阳明（大肠）有热结，大便不通；热壅于肺，上焦热壅，肺为水之上源，通调水道，水液失于下输膀胱，则小便不通；热邪熏蒸于肺，肺与大肠相表里，肺气不降，失于清肃，致使喘憋加重。吴鞠通说："喘促不宁，痰涎壅滞，右寸实大，肺气不降者，宣白承气汤主之。左尺牢坚，小便赤痛，时烦渴甚，导赤承气汤主之"这是脏腑同治、釜底抽薪的办法，适合上述证候，使肺气得宣，肺气下降，二便通热降，喘憋可见减轻。

# 气虚脱肛

【原文】　　　　泻痢日久中气陷，肛松肠薄滑而脱。
　　　　　　　　面色青黄指梢冷，脉来沉细唇淡白。
　　　　　　　　补中益气汤升举，真人养脏[①]固滑脱。
　　　　　　　　外用涩肠散调敷，气升肛涩肠自合。

〖注〗脱肛一证，因泻痢日久，中气下陷，肠胃薄瘦，遂令肛门滑脱不收。现证面色青黄，指梢冷，脉沉细，唇色淡白。宜温补为主，先以补中益气汤升提其气，再以真人养脏汤温补固滑，外以涩肠散掺之，则气升肛涩而肠自收矣。

【提要】叙述了小儿气虚脱肛的病因、主要症状与治疗方法。

【注释】①真人养脏：指真人养脏汤。

【白话文】脱肛是指肛门脱出，多数小儿是在排便时，直肠从肛门脱出，便后可自行回缩至肛门内，或必须用手帮助托回。导致脱肛的原因，主要由于小儿泻痢日久，中气虚弱而下陷，肠薄脂消，使肛门滑脱不收，每多兼见面色青黄，唇色淡白，指头发冷，脉来沉细。治疗时宜温补为主，先服补中益气汤升提下陷之气，再用真人养脏汤温补固滑，外治用涩肠散调敷局部，就可气升肛收而痊愈了。

【解读】前人多认为因泻痢日久，气虚下陷所致，或因大便下迫，用力努责导致肛门脱出，因名之为脱肛。脱肛实为小儿直肠脱垂，多发生于 2～4 岁的婴幼儿。排便时，直肠从肛门脱出，便后可自行回缩至肛门内，或必须用手帮助托回。脱出直肠呈球形，表面呈放散状纵沟者，为不完全性黏膜脱垂；脱出呈圆锥形，表面有多数折迭状环沟者，为完全性直肠脱垂；脱出长度 10cm 以上者，为乙状结肠脱出。经常脱垂者，直肠黏膜受摩擦刺激而充血、水肿、溃疡、出血，甚至坏死。小儿直肠脱垂有自愈倾向，故治疗应以保守疗法为主。首先应针对引起直肠脱垂的促成因素及时采取有效的治疗措施，其次应重视改善全身状况。

治疗小儿脱肛，目前临床上多遵循朱丹溪所立之法，将脱肛可分为虚寒、气虚、血虚、气热、血热。虚寒者，温补脾肾，收敛止脱，宜真人养脏汤；气虚者，补气佐以升提，宜补中益气汤；血虚者，养血佐以固脱，宜四物汤加人参、黄芪等；血热者，凉血佐以清热，宜丹栀逍遥散合当归连翘赤小豆汤；气热者，清热佐以升提，宜东垣清暑益气汤合葛根黄芩黄连汤。若久泻而脱肛者，则虚寒者多，宜补益脾胃，使脾胃之气上升，再投以收敛涩肠之剂，更佐以补肾助阳，以固下元之气。总之，临床应视具体情况辨证施治，再配以温汤以外洗，则脱肛自收。

【方剂详解】

(1) 补中益气汤：方见飧泻。

(2) 真人养脏汤：方见寒痢。

(3) 涩肠散：诃子　赤石脂　龙骨煅，各等份

以上为细末，用腊茶调敷，和药掺肠头上，绵帛揉入。

方中诃子又名诃黎勒，原产于东南亚各国，既能涩肠止泻，又能下气消胀，临床上常用以治疗久泻脱肛甚效。赤石脂性味甘温，酸涩收敛，可治下焦不固，泻久脱肛。龙骨既具平肝潜阳之功，还可收敛固涩，脂茶就是陈茶叶，

味酸具有收敛的功效。诸药合伍，均有收敛固涩治疗气虚脱肛的作用。

【医案助读】

徐某，男，2岁8个月，1991年7月8日初诊。

患儿因慢性腹泻3月，在某医院以肠炎、营养不良调治月余，腹泻稍有好转。最近1个月出现脱肛，每次大便后均需推托还纳，但下次大便时又复脱出。先后煎服补中益气汤加味10余剂，未见明显效果，前来求治。患儿形瘦体弱，面色萎黄，食少神倦，爱哭，肢冷，大便2～3次/日，便稀，夹有未消化食物残滓及少量黏液，未见脓血。检查：肛门口可见椭圆形脱出之肠管，黏膜充血，有多处米粒大小擦伤，复有血性黏液。舌淡红、苔白，脉细弱，指纹细紫。西医诊断：重度营养不良并完全性直肠脱垂。中医诊断：脱肛。此乃脾虚失运，久病及肾。责之为脾虚下陷，肾气不固。治宜补肾固托，健脾举陷，参之以理气利湿。处方：生黄芪、小茴香各8g，仙茅、炒麦芽、茯苓、胡芦巴各6g，升麻4g，枳壳、台乌药、党参、锁阳、益智仁、炒白术各5g，车前子10g。水煎服，每日1剂。并嘱脱出黏膜涂搽菜籽油，2次/日。药进5剂，大便基本成形，1～2次/日。脱肛便后已可自行还纳，但大便时仍复脱出。此乃脾运湿化，土醒气升，已现转机。但终因脾肾久虚，一时难复。仍循补肾健脾，举陷固托大法，不可速补，但宜缓求。前方去车前子，加续断7g，砂仁3g。又进15剂。患儿胃开食增，脱肛自行回缩还纳复原后，无复脱出。改服参苓白术散善后调理，3个月后追访，患儿活泼体胖，面色红润，体重增加1.1kg。

按：古人曰："热则肛闭，虚则肛脱"。历代医家认为脱肛系由中气下陷所致，主张用补中益气汤为主方治疗。但临床实践表明，疗效并不十分满意。笔者认为"肾在下，开窍于二阴"，"二阴"疾患无不与肾相关，脱肛一证也不例外。久咳、久泻，"五脏之伤，穷必及肾"，终至肾气虚衰，这是其一；其二，先天不足患儿亦存在肾气虚弱的病理因素。总之，脾虚则失举提，肾虚则失固托。滑脱、下陷、不举之证便因此而生。可见脱肛的产生，不仅责之气虚下陷，主要还在于肾虚不固。所以单纯使用益气健脾升陷治疗脱肛实难收取捷效。而应以补肾固托，健脾举陷为法，方为脱肛治疗之良策。[赵泽华.提肛汤治疗小儿脱肛27例疗效观察.新中医，1996（4）：29－31.]

# 肛肿翻肛

【原文】　　　　　　积热红肿大便难，努力肛出翻不还。

外用蟠龙散消肿，内宜皂刺大黄①煎。

〖注〗小儿积热太盛，以致肛门作肿大便艰难，努力翻出，肛脱不还。外用蟠龙散消其肿，内服皂刺大黄汤，其肿一消，肛自收矣。

【提要】叙述了小儿肛肿翻肛的原因与治疗方法。

【注释】①皂刺大黄：指皂刺大黄汤。

【白话文】肛肿翻肛，因小儿积热太盛，下移大肠，流注肛门，以致肛门红肿，大便困难，便时必须努力攻撑，致使肛门翻出，不能还原。治宜外敷蟠龙散，内服皂刺大黄汤，使热去肿消，肛门自可回收。

【解读】翻肛和脱肛不同，翻肛由于积热，脱肛由于气虚，显然两者有虚实之分别，所以本书将两证名为"气虚脱肛""肛肿翻肛"，在治法上也有不同。实际上，肛肿翻肛是脱肛一种临床类型，该病多见于痢疾、百日咳或内热便秘的患儿，脱出直肠的黏膜充血水肿，甚则糜烂。肛门常有血性黏液流出，坠胀灼痛，肛周潮湿瘙痒，面赤唇红，热泻或便秘，尿黄，舌红，苔黄腻，脉弦数。脱肛虽多为虚证，然也有虚中夹实者。若本证局部直肠脱出为虚象，然而肛门坠胀灼痛，肛内滋水外流，肛周潮湿瘙痒，则为湿热下注魄门之象；更有热泻、面红、苔黄腻等湿热兼症，故为典型的虚中夹实证候。治宜清热除湿升阳。大肠湿热得清后，仍应以补气、升提、固涩为主。

【方剂详解】

(1) 皂刺大黄汤：方见便血。

(2) 曹氏蟠龙散：干地蟠龙略去土，焙，一两　风化朴硝二钱

以上锉碎为细末，仍和匀朴硝，每以二钱至三钱，肛门湿润者干涂，干燥者用清油调涂，先用荆芥生葱煎水，候温洗浴轻与拭干，然后敷药。

干地蟠龙即蚯蚓，可以清热解毒；风化硝可以清热消肿。

【医案助读】

唐某，女，8月大，2018年11月7日就诊。

因患儿"大便常夹黏血3月余；肛门外翻1月余"，家长抱其就诊。患儿在3月大小时，饮奶后吐奶，大便数天不解，前往省儿童医院就诊，予以布拉氏酵母菌散后，未见明显效果；家长自行使用肥皂通便，解出大便黏稠，色黄，气味臭秽；第2日出现腹泻，1日3~5次或7~8次，稀便或青色水样便，食欲尚可，予以乳糖酶后，大便2~3天1次，糊状，色黄，臭味重。5月大小时，再次出现腹泻，1日7~8次，为稀便或水样便，或夹未消化食物，色黄，外院诊为细菌性肠炎，使用头孢类药物与健脾类药物后，未见明显效果。暂停母乳，换用水解奶粉后腹泻缓解，大便1日2~3次，偏干，酱色，夹有黏血，辅以进食少许米汤、碎菜叶后，便血仍间断出现。1月前，换用深度水解奶粉，大便转为墨绿色，1日1~2次，前段羊屎样，每次大便须努责，肛门外翻，初时尚可自行回纳，后需家长推托回纳。现患儿大便1日1~2次，前段干后段稀，酱色，常夹未消化食物，偏黏，排便不畅，努责后肛门外翻，直肠黏膜脱出2~3cm，肛周潮红、出血。食欲尚可，不吐奶，偶见呃逆；饮水量尚可；小便可，尚利；夜寐微露睛；不流涎；目合则汗（前额为主）。指纹淡紫，不流利；舌质淡红，苔白底满布。辨证为脾气不足，大肠湿热；处方：炒槐花8g，侧柏叶4g，荆芥炭2.5g，炒枳壳4g，柴胡3.5g，马齿苋9g，蛇床子4g，黄芪2.5g，赤芍5g，5剂。服药后，患儿肛周红肿大减，直肠黏膜已不脱出，但大便努责后仍有翻肛。加用五倍子15g，煎水后外洗肛门，上药续服10剂。剂尽，患儿未再翻肛。上方加桑麻丸（桑叶20g，胡麻仁7g），熬为膏剂善后。

按：此患儿虽有脾虚，但其就诊之时，标实证候显著，故以槐花散加减。加马齿苋、蛇床子清利湿热；赤芍活血凉血；伍以柴胡、黄芪益气升提。

# 龟胸

【原文】　　　　肺积痰热病龟胸，胸骨高耸若龟形。

气急喘咳体羸瘦，宽气①百合②酌量行。

【注】龟胸一证,多因小儿饮食不节痰热炽盛,复为风邪所伤,风热相搏,以致肺经胀满,攻于胸膈,高如覆杯。现证咳嗽喘急,身体羸瘦。治宜清肺化痰为主,先以宽气饮开其气道,再以百合丹除其壅滞,肺热清而胀满自除矣。

【提要】叙述了小儿龟背的成因、主要症状与治疗方法。

【注释】①宽气:指宽气饮。

②百合:指百合丹。

【白话文】龟胸,又名鸡胸,是指小儿胸骨向前隆起畸形,似龟壳的凸起,又似鸡的胸廓,故以为名。龟胸的发生,主要由于小儿饮食不节,痰热炽盛,又为风邪所伤,风热相搏,以致肺积胀满,兼有痰热,攻于胸膈,高如覆杯,遂成本病。其临床主要症状为:呼吸急促,咳嗽喘急,面红唇赤,身体日渐羸瘦。治法宜宽气饮开其气道,再以百合丹除其壅滞,如此肺热清而胀满自除。

【解读】龟胸亦名"鸡胸",是形容其胸前高耸如覆杯,与鸡之胸廓仿佛而得名。古人认为龟胸系肺经受热,痰多气盛,攻于胸膈以致高如覆杯,咳喘气促,属于西医学的佝偻病伴气管炎的一种类型。但就目前临床所见而言,龟胸多由佝偻病引起,不一定兼有气管炎病变。

佝偻病是乳幼儿时期的一种常见的慢性营养缺乏症,并以维生素 D 缺乏性佝偻病最为常见,为新形成的骨基质钙化障碍,是以维生素 D 缺乏导致钙、磷代谢紊乱和临床以骨骼的钙化障碍为主要特征的疾病。本病在临床上主要分为四期:①初期:有多汗、夜惊、烦躁等神经精神症状,或有发稀、枕秃等症。血生化轻度改变或正常。②激期:除上述表现外,以骨骼改变为主。骨骼改变以轻中度为多。X 线摄片见临时钙化带模糊,干髓端增宽,边缘呈毛刷状。血清钙、磷均降低,碱性磷酸酶增高。③恢复期:经治疗后症状改善,体征减轻,X 线片临时钙化带重现,血生化恢复正常,但可遗留骨骼畸形。④后遗症期:重症患儿残留不同程度的骨骼畸形,多见于 > 2 岁的儿童。无其他临床症状,理化检查正常。

该病的发生除了与患儿先天禀赋不足有关之外,更与后天喂养密切相关。诸如母乳缺乏、人工喂养,日照不足,未及时添加辅食,或食品的质和量不能满足小儿生长发育的需要,致使营养失衡,脾肾虚亏,发生本病。本病病机由于脾肾虚亏。盖肾为先天之本,脾为后天之源。脾肾不足,可影响其他脏腑,故病变之初，不仅出现脾肾虚弱，还可出现心肝火旺、肺卫不固等证候。肾主骨髓，病之后期，疹情较重，常见肾虚髓亏，骨气不充，骨质疏松，成骨迟缓，甚至骨骼畸形。由于佝偻病患儿体质虚弱，肺脾气虚，抗病能力低下，感受风邪后，常易蕴郁肺络，肺气闭塞而引起肺炎喘嗽；或因乳食不节，脾失健运，导致泄泻。

【方剂详解】

（1）宽气散：杏仁去皮尖，炒　桑白皮炒　橘红　苏子炒　枳壳麸炒　枇杷叶蜜炙　麦冬去心　生甘草　苦葶苈

水煎服。

方中桑白皮、杏仁、麦冬、炙杷叶清热润肺止咳，苏子、葶苈降气化痰，陈皮、枳壳理气宽中，甘草调和诸药，共奏清肺止咳、宽中利气之功。

方歌：宽气饮治儿龟胸，杏仁桑皮合橘红，

　　　苏子枳壳枇杷叶，甘草葶苈麦门冬。

（2）百合丹：百合　天门冬　杏仁炒，去皮尖　木通　桑白皮炒　甜葶苈　石膏各五钱　大黄三钱

以上为细末，炼蜜丸如绿豆大，量儿大小服之，临卧滚白水送下。

方中百合、天冬、杏仁润肺止咳，桑白皮、葶苈子泻肺降逆，生石膏清肺胃之热，木通清心火、利小便，大黄通下荡涤泄热，痰热一清，则胸部胀满自可减轻。

【医案助读】

廖某，男，2岁。

1981年7月2日随父来诊。患佝偻病1年余，曾在几家医院治疗无效。

纳差，便结，数日一行。平时注意营养，鸡蛋、牛奶、肉食、钙片不断。查患儿头大面小，身体瘦弱，面容苍白不华。胸骨高突，两侧胁肋反凸。脉滑数，舌淡苔白。证属脾阳虚损，积痰化热。治宜宽胸、降逆、健脾、化痰为主。方药：赭石20g，瓜蒌15g，芒硝10g，苏子10g，党参6g，白术6g，云冬6g，法夏6g，淮山15g，内金6g，甘草3g。服药数十剂，方药剂量变化不大，胸骨基本平复，饮食佳。过去汗多，夜间易惊醒，烦躁亦基本消除。

按：鸡胸患儿多属正虚邪实，故应扶正祛邪，扶正不祛邪，势必徒劳，反增壅塞之弊；祛邪不扶正恐正气愈伤。扶正应以温运脾阳为主，治其本；祛邪

应以寒降为主，治其标。标本兼顾，邪去正不伤，乃为上法。［曾荣修．鸡胸治案．四川中医，1988（7）：31.］

# 龟背

【原文】　龟背坐早被风吹，伛偻背高状如龟。

内服松蕊丹缓治，外用灸法点龟尿。

〔注〕龟背者，因婴儿坐早，被客风吹入脊膂，遂致伛偻曲折，背高如龟，往往为终身痼疾。内以松蕊丹调治之，外用圣惠灸穴法，灸肺俞、心俞、膈俞三穴，三五壮，或以龟尿点骨节上，亦可得效。

【提要】叙述了小儿龟背的病因、主要症状与治疗方法。

【白话文】龟背，为脊骨弯曲突起，形如龟背而得名的。造成龟背的原因，由于婴儿骨软，起坐太早，勉强坐起，又被风邪吹入脊膂，以致背部弯曲变形，高凸形如龟背，往往成为终身痼疾。治疗方法较多，可内服松蕊丹，外用圣惠灸穴法，灸肺俞、心俞、膈俞三穴，每穴可灸三至五壮，或者用龟尿点在骨节上，用消毒棉球摩擦，使其内透。

【解读】龟背属小儿特殊疾患，临床上并不多见。西医学认为龟背是小儿佝偻病后遗症之一，由于小儿学坐或学走时，骨质疏松，肌肉无力不能持重，使胸部腰部的脊柱形成后凸、前凸或侧凸等畸形。根据古人的经验，认为鸡胸尚较易治，而龟背则往往难治成为终身痼疾。因此，龟背宜及早预防，其措施主要有：①加强户外活动，多晒太阳，最好是直接照射阳光，增强小儿体质。②提倡母乳喂养，及时增添辅食。多食含维生素 D 及钙磷较丰富的食物。③患儿不要久坐、久站，防止发生骨骼变形。不系裤带，穿背带裤，防止肋骨外翻。④帮助患儿作俯卧抬头动作，每天 2~3 次，防止龟背、鸡胸形成。⑤并积极防治慢性病。

【方剂详解】

松蕊丹：松花　枳壳麸炒　防风、独活各一两　麻黄　前胡　川大黄生　桂心各五钱共为细末，炼蜜为丸，如黍米大，每服十丸，粥饮送下。

方中松花，即松黄，乃松花上之黄粉，甘温无毒，功能润心肺，益气除风止血。防风、独活、麻黄散风祛邪，枳壳、前胡利气散结，大黄、桂心温通经脉。诸药共伍，共奏益气祛风、通络散结之功。

【医案助读】

**脾肾虚衰，骨质柔弱案**

唐幼，鸡胸鳖背，关乎先天不足而况形体瘦弱，不时寒热，均属虚象，法当补肾。九制大生地七钱，龟板（酥炙）四钱，补骨脂（盐水炒）一钱半，广陈皮（盐水炒）八分，甘杞子二钱，怀山药（土炒）三钱，云茯苓三钱，春砂仁七分，野於术（土炒）一钱半，湘莲（打，去心）七粒。

按：肾为先天之本，主骨髓，脾为后天之本，为生化之源。本案患儿因先天禀赋不足，后天失于调养，脾肾虚衰，气血两虚，髓不充骨不坚，骨质柔弱，胸骨高耸，而成鸡胸，脊骨弯曲隆起，而成龟背。治以培补脾肾，药用生地、龟板、补骨脂、怀山药、甘杞子温补肾精，野於术、云茯苓、湘莲、春砂仁健运脾胃，陈皮畅气和中，则脾肾双补，疗效肯定。［马超英. 中医妇科、儿科医案. 上海：上海中医药大学出版社，2008：305.］

# 五软

【原文】　　　　五软禀赋不足证，头项手足口肉肌。

地黄丸①与扶元散，全在后天调养宜。

〔注〕五软者，为头项软，手软，足软，口软，肌肉软，是也。头软者，项软无力；手足软者，四肢无力也；肉软者，皮宽不长肌肉也；口软者，唇薄无力也。此五者，皆因禀受不足，气血不充，故骨脉不强，筋肉痿弱。治宜补气为主，先以补肾地黄丸补其先天精气，再以扶元散补其后天羸弱，渐次调理，而五软自强矣。

【提要】　叙述了小儿五软的主要症状与治疗方法。

【注释】　①地黄丸：指补肾地黄丸。

**【白话文】**

五软是指头项、口、手、足、肌肉五个部位所发生的以肌肉松软无力为特征的病证。头项软，即头项软而无力，不能支持，东倒西歪；手足软，两手无力不能握举，两脚痿弱，不能步行；口软，即口齿痿弱，唇薄无力，不能咬嚼；肌肉软，即皮宽肉松，瘦削无力，不长肌肉等。以上五证，都是小儿先天禀赋不足，后天脾胃失养的虚弱证候。其发病时由于患儿父母精血亏损，或孕期母体虚弱多病，或因其他原因，损伤胎元，以致小儿先天禀赋不足，气血不充，发育不良所致。治法上以补气为主，先用补肾地黄丸，补先天的精气；再用扶元散，补后天的虚弱，使气血充实以后，才能恢复健康。

**【解读】** 五软是小儿时期较为少见的一种虚弱病证，最早发病者可见于新生儿。其发病与先天、后天因素皆有关。得之先天者，缘于父精之元不壮和母血之质失充，以致胎禀的形成和发育失常，或母孕期间，尤其孕初，若用药不当，毒物损害及疾病影响等，也可引起胎儿发育缺陷，尤以脾、肝、肾损伤为著。后天发病以六淫之邪，特别是邪毒为多，另有疾病传变，如吐泻伤津失液、疳积失养与惊风发搐等证，均可导致五软的发生。

脾主肌肉，脾旺则肌肉丰满而富有弹性而活动有力，若肌肉失充不养，日久而痿软无力。脾主四肢，开窍于口，因此五软之候又以四肢及头面部为多见。脾伤肌肉弛缓，其症重、日久者，多累及肝、肾。肝者主筋，肾者主骨。筋骨与肌肉相连，与气血相互贯通，所以肌肉发生弛缓，其筋骨也无力。项软不挺，口软不张，手足软不举，肌肉软而不伸等症不仅是脾伤，且肝肾也伤。若病变浅者，则五软之候也不甚重，发生部位也可五软不皆见，或仅见一软二软，或见于局部。其病变重而深者则症状重，范围也广。本病病于脾及肝肾，主症肌肉软而筋骨弱，与此同时尚有脾、肝、肾虚亏的其他兼症。若脾伤而乳食减少，则见形体瘦弱，倦怠乏力和肝虚不安，烦躁，以及肾不足发育落后，精不足而神情萎靡等虚弱症状。若病变日久不见恢复时，则气血亏耗，肌肉失养而见枯萎，甚至导致全身性衰竭等危重证候。

五软属于弱证，以补为其治疗大法，治疗强调治脾充肌，以补中益气汤中的黄芪、党参、白术、升麻、当归、甘草为主，佐用楮实子壮肌。其偏于肾和肝者分别选用熟地、牛膝、山茱萸、山药等。累及气血者以八珍汤为主，选加补脾益肾养肝之剂。如病情缓解，可服壮肌方（楮实子15g，何首乌10g，淫羊藿10g，锁阳10g，狗脊10g，白术10g）巩固治疗。本病一般用散剂、膏剂等中成药剂长期服用，并宜配合教育训练等法缓图进步。

【方剂详解】

（1）补肾地黄丸：熟地黄一两五钱　山萸肉一两　怀山药炒　茯苓各八钱　牡丹皮　泽泻各五钱　牛膝八钱　鹿茸酥炙，五钱

以上为细末，炼蜜丸如梧桐子大，每服二钱，用盐汤下。

本方即六味地黄丸加牛膝、鹿茸组成。六味地黄丸可用于治疗小儿一切胎元不足的虚弱证候。加牛膝活血祛瘀，强筋壮骨；鹿茸为血肉有情之品，能补肾阳，益精血强筋骨，固冲任，为肝、肾经之要药。临床用于肾阳不足，精血亏虚之证，小儿发育不良，骨软行迟，囟门不合等证，可增强六味地黄补肾之功。

（2）扶元散：人参　白术土炒　茯苓　熟地黄　茯神　黄芪蜜炙　山药炒
炙甘草　当归　白芍药　川芎　石菖蒲

引用姜枣水煎服。

方中人参、茯苓、白术、炙甘草为四君子汤补益中气。当归、熟地、川芎、白芍为四物汤补血调血，合之为八珍汤，可以大补气血。加黄芪、山药以增强补气扶元之功，茯神、菖蒲以增强养血安神之功，有利于元气的恢复。

方歌：五软扶元散堪尝，参术茯苓熟地黄，

茯神黄芪山药草，归芍川芎及石菖。

【医案助读】

小儿王某，男，4岁。

其母发现患儿易摔倒，走路不稳，与同龄儿童比较差异明显，此种病变现象已有3年，曾多次就诊未根治，其母担心，来诊。患儿无明显其他不适，让其行走，走路有不稳现象，舌苔薄白偏腻。辨证：肝肾阴阳两虚，痰湿内阻。治拟补肝益肾，温化痰湿。先予六味地黄丸。处方：熟地黄、石斛各8g，山萸肉、干山药、白茯苓各6g，泽泻、牡丹皮、杜仲各3g。5剂，未见好转，改用地黄饮子加减阴阳双补，温化痰湿。处方：熟地、山萸、茯苓各8g，苁蓉、麦冬、巴戟各5g，肉桂、制附子各1g，菖蒲、远志各6g，五味子、薄荷各3g，

生姜2g，大枣2枚。5剂，有效果。再予此方6剂，大效。

按：刘河间认为足废不能用，是由下元虚衰，虚火上炎，痰浊上泛，堵塞窍道所致，滋肾阴，补肾阳，开窍化痰，对小儿行迟效果良好（实为"肌肉软"）。方药：地黄饮子（《圣济总录》）加减。《成方便读》："方中以熟地、巴戟、山萸、苁蓉之类，大补肾脏之不足，而以桂、附之辛热，协四味以温养真阳。但真阳下虚，必有浮阳上僭，故以石斛、麦冬清之。火载痰升，故以茯苓渗之。然痰火上浮，必多堵塞窍道，菖蒲、远志能交通上下而宣窍辟邪。五味以收其耗散之气，使正有攸归。薄荷以搜其不尽之邪，使风无留着。用姜、枣者，和其营卫，匡正除邪耳。"[魏自太．五迟五软临证述要．新中医，2012，47（6）：402－403．]

# 五硬

**【原文】**　　　　　阳气不营成五硬，仰头取气难摇动。

手足强直冷如冰，气壅胸膈牵连痛。

小续命汤最为良，乌药顺气散极应。

若遇肝木乘脾经，加味六君①妙无竟。

【注】五硬者，仰头取气，难以动摇，气壅疼痛，连胸膈间，手心、足心冰凉而硬，皆由阳气不荣于四末，最为难治。重者以小续命汤疏其风；轻者以乌药顺气散调其气。若肝木乘脾，食少气弱者，加味六君子汤治之。内外交治，而证自日瘥矣。

【提要】主要叙述了小儿五硬的病因、主要症状与治疗方法。

【注释】①加味六君：加味六君子汤。

【白话文】五硬是以头项、口、手、足与肌肉发生硬紧为特征的病证。主要是由于风寒之邪凝结，以致阳气不得宣通，气血不营，致使头项、胸膈、手足等缺乏濡养，板硬不灵，难于屈伸俯仰。其临床症状主要有头项强硬，不能转动，仰头呼吸，胸膈气壅疼痛，四肢手足心冰凉发硬。本病为儿科疑难重症之一。治疗的方法，以祛风散寒，兼调气血为主，宜小续命汤；轻的可用乌药顺气散；若肝木乘脾，以致脾气不荣于四末，症见食少气弱的，又宜温运脾阳，可用加味六君子汤。该病的治疗应视病情的轻重缓急，应交替或配合使用解散表寒与温补脾阳治法，随证治之，患儿的病情也会日渐好转的。

【解读】五硬常发生在寒冷季节，主要是由于小儿先天不足，胎元不充，阳气虚弱所致。若遇有早产儿、未足月儿，或足月而未成熟的婴儿发病，则先天之内亏因素更为突出。当婴儿出生后，若感受寒邪则易发病；幸而未病者，于生后的生活中，若中寒邪也可致病。寒邪属阴，其性凝涩，寒邪所伤主要是损伤阳气，胎元之阳不足者则易伤而重，阳伤阴盛，寒凝血滞，因而导致肌肤硬坚。

仅寒邪致病者，肌肤硬紧的病变多限于局部，可见一硬。若寒邪夹风者，风善行而数变，病变多由局部蔓延，可发为二硬、三硬，甚至五硬，全身皆受其累。肌肤乃营卫气血及水液等循环之所，一旦肌肤的阴阳失和，发生硬紧的病变。除致五硬之候外，尚可因病变程度不同而引起营卫气血、水液的循行障碍。若营卫不达肌肤，可致肌肤冷逆，甚者如冰；气血不畅则气滞血瘀，滞者胀痛瘀者肿满；水液运行异常则内积，从而加重硬紧，致患部硬肿并见，外观光亮，压之有凹痕等症状。此外，全身还可出现阳虚阴盛的证候，临床以身冷不温，精神不振，声微气弱，乳食减少，小便短少等症为多。若五硬的病变广泛，阳气衰惫，必进一步累及其他脏腑而使病情恶化。若病变有转机，则阳气渐复，寒邪渐退，肌肤硬紧之候也有减缓，所以五硬的恢复阶段仍可有形体虚弱，肌肤粗糙，纳少，神萎，面㿠，肢肤欠温等症状。

对新生儿来说，五硬主要指新生儿硬肿症，也就是新生儿期所发生的周身或局部发冷，皮肤和皮下脂肪变硬，伴有水肿或有全身多器官功能损害的一种严重疾病。不伴水肿者，称新生儿硬化症。单纯由于寒冷所致者，称为寒冷损伤综合征。本证病死率较高，目前在国内为新生期特有的常见病。主要有五大特点：①局部或周身皮肤发冷：体温低下。一般体温低在 31 ～ 35℃，严重者低于 30℃；但也有部分患儿体温正常，少数体温升高。②皮肤与皮下脂肪变硬：发硬皮肤呈紫红色或苍黄色，严重硬肿可使肢体僵硬，面部、胸腹部硬肿可致不哭、吮乳困难与呼吸困难。③皮肤及皮下组织水肿：大部分为凹陷性水肿，小部分仅硬不肿，后者比前者预后较差。④器官功能低下：表现为不吃，不哭，不动，体温不升，体重不增，呼吸浅，腹较胀，反应低下，心音低钝，尿量减少等。⑤器官功能衰竭：病情严重的患儿或到疾病晚期，可出现休克、DIC、心力衰竭、呼吸衰竭、肺出血、脑水肿、肾功能衰竭及胃肠功能衰竭等垂危征象。

【方剂详解】

（1）小续命汤：人参　麻黄　川芎　黄芩　芍药　甘草炙　防风　官桂去皮　附子炮，去皮、脐　杏仁炒，去皮、尖　汉防己

引用姜、枣，水煎服。

本方以桂枝汤、麻黄汤加防己、防风以祛风通络，从而驱外来之风邪；人参、附子温阳益气，与祛风散寒药合用，有扶正祛邪之功；川芎上行头目，以祛巅顶之风，且能活血化瘀，取"血行风自灭"之义；黄芩苦寒，制诸药之温热，用之为反佐。诸药配伍，共奏益气活血、祛风散寒之功。

方歌：小续命汤治五硬，人参麻黄川芎共，

　　　黄芩芍药草防风，官桂附子防己杏。

（2）乌药顺气散：麻黄　白芷　川芎　桔梗　枳壳炒　僵蚕炒　乌药　炮姜　甘草生　橘红

引用葱白，水煎服。

方中乌药顺气降逆，枳壳、桔梗、橘红宽胸快膈，开郁祛痰；僵蚕散结化痰消风；麻黄宣通肺气，发汗解表；川芎、白芍活血散风，有利于开郁解表，炮姜温中通阳，姜枣调和营卫，甘草调和诸药。全方既能理气化痰、活血以治里，又能通阳散寒，发汗以解表，可使里气和顾，表解痛止。

方歌：乌药顺气五硬轻，麻黄白芷合川芎，

　　　桔梗枳壳僵蚕炒，乌药炮姜草橘红。

（3）加味六君子汤：人参　白术　炮姜　陈皮　半夏制　茯苓　炙甘草　肉桂　升麻蜜炙　柴胡醋炒

本方即六君子汤加柴胡、升麻、肉桂、炮姜组成，亦有补中益气汤之义。六君子汤本是健脾益气化痰主方，加柴胡、升麻，升阳发散，增强健脾之力，肉桂、炮姜皆辛热之品，可温补散寒，以助脾运之功。

方歌：加味六君虚五硬，人参白术共炮姜，

　　　陈半茯苓炙甘草，升麻柴胡肉桂良。

【医案助读】

沈某，女，15 天。

出生后 1 周发现双手肘关节曲伸不利，肘部及小腹肌肉紧硬，外阴肌肉也变硬。家人恐慌，急来就医。患儿发育良好，脉象细小，指纹泛青，由风关隐隐透向气关，局部肌肉坚硬，用手压之，无压迹。辨证为：风寒凝滞，"阳气不荣四末"。处方：小续命汤：党参 24g，麻黄 7g，川芎 15g，黄芩 15g，白芍 24g，炙甘草 15g，防风 12g，肉桂 12g（为末冲服），炮附子 24g，枣仁、防己各 15g。以上药物除肉桂冲服外，用水煎，其母服之，服后仰卧 20 分钟，给婴儿哺乳。乳儿外用消肿散痹膏，搽揉患处，每日 3 次。其法用手指搽上少许膏于患处，再用鱼际轻揉 5～15 分钟，使局部温热为止。患儿服药 2 剂，连续搽揉 3 天，双膝关节屈伸如常，少腹肌肉松软，红润而痊愈。

按：吴鹤皋曰："麻黄、杏仁，麻黄汤也，治太阳伤寒；桂枝、芍药，桂枝汤也，治太阳中风；此中风寒有表证者所必用也。人参、甘草补气，川芎、芍药补血，此中风寒气血虚者所必用也。风淫故主以防风，湿淫佐以防己，寒淫佐以附子，热淫佐以黄芩。"病来杂扰，故药亦兼赅也。［黄宇康．小儿五硬治验．实用医学杂志，1986（5）：39.］

# 五迟

【原文】　小儿禀来气血虚，筋骨软弱步难移。

牙齿不生发疏薄，身坐不稳语言迟。

加味地黄①为主治，补中益气②继相医。

邪乘心气菖蒲③好，血虚发迟苣胜④宜。

〔注〕小儿五迟之证，多因父母气血虚弱，先天有亏，致儿生下筋骨软弱，行步艰难，齿不速长，坐不能稳，要皆肾气不足之故。先用加味地黄丸滋养其血；再以补中益气汤调养其气；又足少阴为肾之经，其华在发，若少阴之血气不足，即不能上荣于发，苣胜丹主之；又有惊邪乘入心气，至四五岁尚不能言者，菖蒲丸主之。

【提要】　主要叙述小儿五迟的病因、主要症状与治疗方法。

【注释】①加味地黄：指加味地黄丸。

②补中益气：指补中益气汤。

③菖蒲：指菖蒲丸。

④苣胜：指苣胜丹。

【白话文】凡婴幼儿到达一定年龄，立、行、发、齿、语的发育迟于正常小儿为特征的病证，即为五迟。形成本病的原因，多由于父母气血虚弱，先天亏损，以致小儿生后肾气不足，血气衰少，不能坚筋壮骨，荣泽毛发。小儿2~3岁见坐、站不稳者，为立迟；若不能行走或行走无力者，为行迟；初生无发或少发，随年龄增长头发仍稀疏难长为发迟；牙齿届时未出或出之甚少为齿迟；1~2岁还不会说话为语迟。故对五迟的治疗，应该先用六味地黄丸的滋养营血，再用补中益气汤的调补益气。肾者，其华在发，发为血之余，若肾精不足，血气衰少，不能上荣于发，则见毛发稀少不生者，可用苣胜丹治疗。又有因惊邪乘入心气，以致清窍闭塞，至四五岁尚不能言语的，用菖蒲丸为主。

【解读】一般而言，生后9个月的婴儿已能站立，当月龄达11个月，甚至周岁时尚不能站立，便是立迟。小儿过了周岁便可行走，大多于13个月时会走，若到16个月还不能开步行走，便是行迟。足月婴儿出生时的头发以黑密柔软为正常，若见头发稀疏，色不黑而枯，而月龄至3个月时仍不见改善者，便是发迟。正常婴儿于生后约6个月开始萌牙，若逾期10个月不见牙齿生出，谓之齿迟。13个月的小儿已会用单词说出简单的语言，表达其意思。若16个月后，甚至20个月时，仍不能讲出单句者，应为语迟。

五迟的发生多由父之精气和母之阴血虚弱所致。胎元不足，先天肾气失充，则婴儿出生后可见有五脏不坚之候。后天因素多与脾胃失调有关，尤其乳食失节，生活失宜，以及疾病影响等，致使脾胃损伤，进而五脏失养，影响生长发育，遂可出现动作、语言、牙齿、头发等发育的迟缓症状。其中较早而易见的是发迟，婴儿出生后即可发现头发的异常。发迟之候与肾、肺和血有关。齿为骨之余，肾不足则骨髓失充，牙齿失养，因而牙齿多不依期生长，形成齿迟的证候。立和行乃小儿生长发育过程的重要动作变化，两者与肾主骨、肝主筋、脾主肉有关，若小儿的肾、肝、脾三脏亏虚，则骨、筋、肉的活动乏力，从而影响站立和行走。语迟的发生，则与心主言、肝主语、肺主声的不足有关。

五迟是生长发育过程中的迟缓现象，辨证时应注意患儿的精神、饮食、面色、肌肤、汗出、乏力等症，尤其是精神状态。本证的神情多为清爽、愉快，若伴有呆滞、智力低下者则非迟候，而为异常症状，另当别论。五迟之治以扶正补虚为主，若偏于肾脾气虚者治用补肾益脾，偏于肾肝亏损者则补肾益肝，其肾心不足者当补肾养心，并结合临床伴有症状分别佐用壮骨、强筋、固卫等法。

　　刘弼臣认为治疗本病的根本在于补肾填精，健脑益智，养血柔肝。据此原则，研制了健脑散。方中兔脑以野兔脑为佳，野兔有"狡兔"之谓，天性聪颖好动，兔脑乃血肉有情之品，可补肾填精，健脑益智，为主药；配以熟地黄、山药、山茱萸、茯苓、丹皮、泽泻滋补肝肾；石菖蒲、郁金开窍醒脑，丹参、赤芍活血化瘀；当归、黄芪益气养血。在服药的同时，必须长期坚持语言和功能训练，是治疗的关键。

【方剂详解】

　　(1) 加味六味地黄丸：熟地黄一两　山萸肉一两　怀山药炒　茯苓各八钱　泽泻　牡丹皮各五钱　鹿茸炙，三钱　五加皮五钱　麝香

　　共为细末，炼蜜丸如梧桐子大，大儿每服二钱，小儿一钱五分，盐汤送下。

　　本方即六味地黄丸加鹿茸、五加皮、麝香组成。六味地黄丸是治疗小儿先天不足所导致的虚弱证候的主方。加鹿茸增强补肾益精，强筋壮骨之力；五加皮补肝肾，强筋骨；麝香通窍醒神，活血散结。诸药合伍，功在补肝肾益精血，强筋壮骨，醒神启智。

　　(2) 补中益气汤：方见飧泻。

　　(3) 菖蒲丸：人参　石菖蒲　麦门冬去心　远志去心　川芎　当归酒洗　乳香　朱砂水飞，各一钱

　　共为细末，炼白蜜为丸，如黍米大，食远用米汤送下。

　　方中石菖蒲、远志、麦冬清窍涤痰，开闭启智，有助长聪明作用。人参补益中气，川芎、当归调血和血，乳香活血行气，朱砂清心安神有利于通窍启发智力作用。

　　(4) 苣胜丹：当归　生地黄洗，焙　白芍药炒，各一两　苣胜子碾，二两　胡粉碾，三钱

同研匀，炼蜜为丸，如黍米大，每服 10 粒，煎黑豆汤下。

方中苣胜子，即胡麻，甘平无毒，有益肝补肾养血润燥的作用。当归、生地、白芍养血润燥，因发乃血之余，有利于生发。胡粉清热。诸药共伍，具清热养血、润燥生发作用。

【医案助读】

郎某，男，2 岁 6 个月，2014 年初就诊。

患儿 9 个月才会坐，至今不能行走，言语迟，下肢无力，头项萎软，时低头，但无落日目。舌质红，舌苔少，指纹淡。曾就诊于北京儿童医院，各项检查包括颅脑 CT、肌电图等未发现明显异常。患儿系第二胎第二产，足月剖宫产娩出，出生体重约 3kg，生后无缺氧窒息病史。其兄长身体健康。患儿父母体健，母亲怀孕期间除纳食欠佳外，余无明显异常，无近亲婚配史及家族遗传病史。治法：补肾温阳，益精填髓，健脾益气。处方：鹿茸、节石菖蒲、全蝎、胡芦巴、鸡血藤各 10g，补骨脂、菟丝子、鸡内金、生晒参、炒谷芽、炒麦芽、鹿角胶各 15g，川牛膝 6g，炒山药 30g，大蜈蚣 3 条，共为极细末，每服 3g，打入豆浆内服。

2014 年 4 月 21 日二诊：患儿现能扶外物行走，话语增多，一次能讲 1~2 个字，上方继服 2 剂。

2014 年 7 月 18 日三诊：取上方 2 剂量，打粉，服法同前。

2014 年 10 月 17 日四诊：现经 3 个月治疗，患儿精神大见好转，话语较前增多，出虚汗，扶外物行走较前好转。舌质红，舌苔少，指纹淡。体重 20kg。处方：上方加紫河车、沙苑子各 20g，砂仁 6g，鹿茸加量至 15g，胡芦巴加量至 30g，2 剂，打细末，每服 5g，日服 2 次。

2015 年 4 月 22 日五诊：患儿双下肢有力，较前明显好转，话语发音清楚且连贯。舌质红，舌苔白，指纹淡。处方：在 10 月 17 日方基础上加骨碎补、炙僵蚕、焦山楂各 20g，益智仁、焦神曲各 15g，鹿茸加量至 20g，紫河车加量至 35g，九节石菖蒲加量至 30g。服法同上。

按：处方中鹿茸归肝、肾经，壮肾阳，益精血，强筋骨；鹿角胶、菟丝子补肝肾，益精血；胡芦巴温肾助阳；补骨脂善壮肾阳，暖水脏；川牛膝，活血通经，补肝肾，强筋骨；鸡血藤，行血散瘀，补血养血，舒筋活络；生晒参，大补元气，补脾益肺，安神益智；炒山药，益气养阴，补脾肺肾；鸡内金、炒谷芽、炒麦芽健脾消食；节石菖蒲，开窍醒神，宁神益智；全蝎、蜈蚣舒筋通络。全方以补先天肾阳，壮水为主，更加健脾益气之品补后天之本，补后天亦有助于充养先天，并用活血通络开窍醒神之品，使补而不滞。五迟、五软从预后来讲，疗程较长，《活幼心书·五软》中言："苟或有生，譬诸阴地浅土之草，虽有发生而畅茂者少。又如培植树木，动摇其根而成者鲜矣。由是论之，婴孩怯弱不耐寒暑，纵使成人，亦多有疾。"及早诊断、及时治疗往往能改善预后，年龄在 3 个月内效果更佳。[刘茜茜，李云华，王默然. 张奇文治疗五迟五软医案 1 则. 光明中医，2016，31（13）：1958–1959.]

# 鹤膝风

【原文】　　　　　小儿禀赋不充盈，肌肉削瘦少峥嵘①。

膝骨外露如鹤膝，多缘肾弱髓难生。

血脉不荣筋挛缩，膝贮风涎时作疼。

大防风汤宜先服，地黄②继进莫从容。

〖注〗小儿鹤膝风，多因禀赋不足，血气不荣，肌肉削瘦，遂致骨节外露，筋脉挛缩，股渐细小，而膝愈大，腰皆肾虚不能生精髓之故也。须先服大防风汤，继以补肾地黄丸治之，庶气血充而证自愈矣。

【提要】　叙述了小儿鹤膝风的主要症状与治疗方法。

【注释】　①峥嵘：高峻也，此处作丰满解。

②地黄：指补肾地黄丸。

【白话文】　鹤膝风是以膝关节肿大疼痛，而股胫的肌肉消瘦为特征的病证，因患者膝关节形如鹤膝，故名。本病主要由于小儿禀赋不足，气血不充，以致肾虚不能生髓所致。症见：面黄肌瘦，膝部骨节外露，筋脉挛缩，下肢细小如柴，屈伸困难，不时疼痛。治法应先服大防风汤，继用补肾地黄丸补养调理。

【解读】　鹤膝风亦名鹤游风、游膝风、鹤节、膝眼风、膝疡、鼓槌风等。

本病是一种慢性消耗性疾病，统属于中医"痹病"的范畴。鹤膝风涵盖了风湿免疫科、骨科、感染科的多种疾病。如风湿免疫科类风湿性关节炎、骨性关节炎、脊柱关节病、痛风性关节炎等；骨科常见创伤性滑膜炎、色素性绒毛结节性滑膜炎；感染科常见结核性膝关节炎、化脓性膝关节炎。本病初起时仅仅膝部有疼痛或动作不便，局部有怕冷的现象，遇气候变化或多行走时，疼痛加剧；亦有急性发作，一开始就会有剧烈疼痛、红肿及局部温度增高的症状。若日久不愈则逐渐呈现关节拘挛，屈伸不利，行走不利，继而股胫皮肉不断消瘦，膝盖部日大、肿痛、变形，形成典型的鹤膝之状而成鹤膝风。

若症见单侧或双侧关节肿大、疼痛较剧，难以履步，发热恶风，形寒肢冷，面色㿠白略青，苔白滑舌质紫黯，或淡，脉沉紧或沉迟。证属寒湿凝滞，治宜祛寒利湿，散阴寒凝滞之邪，方用五积散加减。若症见关节局部红、肿、热、痛，关节局部扪之灼手，按之濡软，面色黄而带浊，小溲黄，大便先干后溏，舌质淡红或红，苔薄黄或黄腻，脉滑数或濡数。证属湿热壅阻，治宜清热化湿，除壅阻之热。方用三妙丸合萆薢化毒汤加减。若病久阳虚，多用大防风汤；肝肾阴虚者，多用左归汤。

【方剂详解】

(1) 大防风汤：人参　白术土炒　茯苓　甘草炙　熟地黄　当归身　白芍药炒　川芎　黄芪蜜炙　羌活　防风　杜仲　附子制　牛膝

引用姜、枣，水煎服。

本方系用八珍汤大补气血。加羌活、防风祛风胜湿，黄芪、附子温阳补气，杜仲、牛膝强肾壮骨。诸药合用，温里散寒，祛湿活络，通利关节。

方歌：大防风汤八珍芪，羌防附子杜仲移，

　　　荣筋更有川牛膝，虚风鹤膝最相宜。

(2) 补肾地黄丸：方见五软杂证门。

【医案助读】

曹某，男，3岁，1965年10年8日就诊。

其父代诉：孩子1岁多时，发现膝软无力，不能站立，只可爬行，双膝肿大。检查：面色萎黄，膝肿不痛，按之柔软，似有胶状脓液，皮色如常，两足不能行，且难屈伸，大腿与膝以下肌肉萎缩变细，膝如鼓槌。二便如常。舌质淡，脉细弱。用注射器刺膝眼，吸出稠黏胶状液约 20 毫升。辨证：患儿膝内虽有黏稠之液，但皮色不焮红。面黄、舌淡、脉细弱，皆属气血双虚之候，概由先天精髓不足，血脉不荣，故拟补肾填精，助阳益髓法。处方：熟地 204g，山萸肉 120g，山药 120g，云茯苓 90g，泽泻 90g，丹皮 90g，鹿茸 15g，牛膝 90g，熟附片 10g。

制法：熟地用瓦罐煮烂，捣成膏。鹿茸另研极细末，余药均焙干研末过筛，将熟地膏、鹿茸粉和诸药炼蜜为丸，每丸 15g。每日以淡盐汤送服 3 次，每次 1 丸。

连服 2 个月后，膝肿渐消，大、小腿肌肉亦较前粗壮，能扶壁缓行，至次年 4 月痊愈。8 岁入校读书，现已初中毕业，并被吸收为公社文艺宣传队员。

按：鹤膝风一病，多见于儿童先天不足，正气未充，骨骼柔嫩不坚，风邪易于乘虚侵入关节。《冯氏锦囊》说："小儿鹤膝，如鹤之膝，又名鹤节。因秉受肾虚，血气不充，致肌肉瘦削，形如鹤膝，外色不变，膝内作痛，屈伸艰难。若焮赤壅肿而作脓者，为外因，可治。若肿硬色白，不作脓者是属本性，难疗。属外因者以荆防为主，佐以益气养荣；属本性者以六味加鹿茸补其精血，仍须调补脾胃以助生化之源。"故本方用熟地滋阴补肾，泽泻泄肾中之浊，山萸肉温以补肝，酸以敛阴，丹皮清肝泻火，山药补脾胃，茯苓渗湿健脾，附片温经，鹿茸暖肾强筋，生精补髓，牛膝引血下行。诸药合用，改善脾肾功能，使元气得充，则正胜而邪去，机体康复。[刘奉章 . 小儿鹤膝风 . 新中医，1982（5）：17.]

# 解颅

【原文】　　　　　小儿解颅最堪怜，先天有损脑髓干。

面色㿠白形瘦弱，二目多白若愁烦。

补肾地黄丸堪服，补阳扶元散为先。

更有封囟散极效，临时摊贴保安然。

〖注〗解颅者，乃囟大骨缝不合也。盖肾生髓，脑为髓海，肾气有亏，脑髓不足，亦如花木无根。现症面色㿠白，形体瘦弱，目多白睛，悲愁少笑。治宜补养肾气为主，先以补肾地黄丸滋补其阴；再以扶元散补养其气。外用封囟散摊贴之，则精血稍充，或可转危为安也。

【提要】叙述了小儿解颅的病因、主要症状与治疗方法。

【白话文】解颅又名囟开不合、囟解，为儿科疑难病证之一，但小儿患此，虽经治疗，往往很难获得理想的效果。正常情况下，小儿后囟在2至4个月时闭合，前囟则在1岁至1岁半时闭合。若小儿到了一定年龄，囟门应合而不合，头缝开解以致囟门较正常为大，或可见囟门部稍稍隆起者，即为解颅。该病发生的原因，多因先天禀赋不足，肾气亏损，肾虚不能生髓主骨而致本病；症见囟门不合，头颅增大，头皮光亮绷急，神情呆滞，面色㿠白，白睛多而目无光彩，身体瘦弱。治法上可分为内服和外敷两种，内服以培补气血，滋肾充髓为主，先用补肾地黄丸，再进扶元散；外用封囟散摊贴。

【解读】解颅有先天性和后天性之分，先天性解颅多与肾精不足有关；后天性解颅系颅囟闭而复开，为疾病影响所致。后天性解颅往往是在大病之后，肾阴耗损，水不涵木，肝火偏亢，髓热而致本病；或感受热邪，炼液成痰，脑络阻塞，气血瘀滞不通，积久而成本病。总之，其发病原因有虚有实，亦有虚中夹实。在目前临床中，除了原文中所述的先天禀赋不足，肾之精气亏损以外，还多见证属肝肾阴虚者，其证见前囟宽大，颅缝裂解，目珠下垂，手足心热，烦躁不安，脉细数。治宜平肝益肾，方用知柏地黄丸等。证属脾肾两虚型者，症见颅缝裂开不合，白睛多而目无神采。头皮光亮，身体羸瘦，纳呆便溏，神情呆滞，肢冷尿清长，舌淡苔白，脉沉细。治宜温补脾肾，方用附子理中汤等。

解颅多见于西医学中的"脑积水"。脑积水是指脑脊液容量增加，导致颅内压增高的一种疾病。多见于6个月到7岁的小儿，临床分为阻塞性脑积水与交通性脑积水两大类。本病的病情轻重不一，预后差别很大，主要视病因及病变程度而定。若能根治其病因，有可能完全治愈，智力发育也良好。有部分患儿病情可以自然静止，不再发展。若病因难以解除（特别是梗阻原因难以解除），或合并其他先天畸形则预后较差。

小儿脑积水以颅缝开解、叩之呈破壶音、目珠下垂犹如落日状为特征。

在头颅未明显增大前，已见面色白，目无精彩，发枯憔悴，身体消瘦，发育迟缓，神识呆滞，颈细项软等症。渐即出现囟门逾期不合，反而逐渐宽解，头颅明显增大的现象。继则颅骨缝分离，前囟扩大而胀满，进而颅骨变薄，头皮光急，头额青筋暴露，呈"落日状"。重者眼球震颤或斜视，视力模糊，甚或失明，并有嗜睡、呕吐、烦躁不安等症。若夹有邪毒上攻，则出现高热惊厥，四肢痉挛，常因昏迷厥脱而在短期内死亡。若前囟及颅骨缝已闭合而出现脑积水者，则头颅一般增大不著，常出现精神萎靡，食欲不振，发育迟缓，智力不全，四肢无力等。

小儿脑积水的治疗大法以补肾利水，益髓健脑为主，并根据不同的发病因素，运用利水、化痰、消积、通塞、清热、解毒、平肝、息风诸法，同时配合针灸、推拿、药物外敷等综合措施，以提高疗效。若病势稳定也可配合丸药缓调。由于这是一种难治的慢性病，疗程不宜过短，以 2～6 个月为宜，治疗后症状消失，也应随访 3～5 年未反复，方可认为痊愈。

另外，中医名家刘弼臣先生认为该病"至高之巅，惟风可到"，由于肾虚肝风上亢导致水不下行，引发水积颅解，因而创立"息风利水"的治法，取得了良好的效果。不失为真知灼见。

【方剂详解】

（1）补肾地黄丸：方见五软。

（2）扶元散：方见五软。

（3）封囟散：柏子仁、防风、天南星各四两。

以上为细末，每用一钱，以猪胆汁调匀，摊在绯绢帛上，看囟大小剪贴，一日一换，不得令干，时时以汤润动。

封囟散源自《幼幼新书》，方中柏子仁可以润肾燥，益志宁神，防风祛风除湿，天南星祛风化痰，本方可用于肾虚髓热的患者。

【医案助读】

陈某，男，1岁4个月，初诊：1981年4月16日。

半个月前发热、呕吐、颈硬、嗜睡，在某医院治疗，经注射青霉素后呕吐止，仍烦躁、睡眠不安而来诊。现体温38℃，精神萎靡，颈软，皮肤无出血点，前囟 1cm×1cm、饱满，两下肢无力，不会站（原来已能走路），唇干，舌红苔黄，指纹青暗。尿常规：正常。腰穿：压力（侧卧位）53kPa，无色透明。X线头颅侧位片示：①颅内压增高症；②蝶骨及额骨水平部交界处有骨质吸收破坏，蝶鞍增大。B超示：颅内压增高性脑积水。辨证：痰热壅盛，上蒙清窍。治宜清热利水，化痰开窍。处方：羚羊骨10g，郁金6g，生石膏15g，九节菖蒲6g，金银花10g，地龙6g，僵蚕6g，路路通12g，柴胡6g，钩藤6g，天竺黄3g，守宫3g。

复诊：1981年4月20日。服上方4剂后，体温渐退（37.5℃），睡眠安，余症同前。再以上方加生地6g，丹皮6g。连服此方20余剂，体温渐恢复正常，精神好转，无呕吐，颅缝尚未闭合，头皮静脉显见，自己能扶走，嬉戏自如，头围如前。再连续治疗1个月，头围未增加，囟门已闭。视其面色发黄，毛发稀疏，舌淡白，脉缓，以健脾和胃通络为调治。郁金6g，路路通12g，鸡内金6g，神曲12g，麦芽12g，云苓6g，木通6g，春砂仁3g，槟榔6g，陈皮8g，薏苡仁10g。再服上方1个月，复诊病情稳定，脑积水静止，头围50cm。

按：患儿为痰热壅盛，痰热水湿之邪上涌巅顶，蒙蔽清窍，故治疗以清上启下、清热利水、化痰开窍为治法。方中羚羊骨、钩藤、僵蚕能平肝息风、化痰通络；配以九节菖蒲、天竺黄、守宫皆为通络化痰通窍；柴胡、石膏清热，合郁金更能清热除烦；路路通具有行气宽中、活血通络、利水消肿的作用，合大黄对清上启下、通降脑积水有一定的作用。由于辨证确切，药证相符，患儿服药4天已热退神清。后期则用健脾利水为调治之本，适当用神曲、春砂仁、麦芽、鸡内金以健脾和胃，配以路路通、木香、云苓、薏苡仁以淡渗利水、降低颅内压为主。且不可多用苦寒克伐之药为宜。[黄振鸣，黄永源．奇难杂症续集．广州：广东科技出版社，1993：128．]

# 囟陷

【原文】　　　　小儿缘何囟下陷，泻久脾亏虚弱见。

面目青黄四肢凉，六脉沉缓神惨淡。

补中益气汤最宜，固真汤进有奇验。

外用乌附膏摊贴，温中理脾功无限。

〔注〕小儿脏腑有热渴饮水浆，致成泻痢，久则脾气虚寒，不能上充脑髓，故囟陷成坑，名曰囟陷。现证面目青黄，四肢逆冷，六脉沉缓，神气惨淡。先以补中益气汤升提其气；再以回真汤温补其脾。外用乌附摊贴于陷处，极效。

【提要】叙述了小儿囟陷的病因、主要症状与治疗方法。

【白话文】囟陷，是指小儿囟门下陷的一种病证，多发生在小儿先天不足、气血俱虚的生理基础之上，由于泄泻病久，以致人体津液、阴血耗损太过，气随"津""血"而耗，大气下陷、气血不充所致。临床主要症状可见囟门下陷，显著者甚至如坑，面色萎黄或伴青色，神气惨淡，四肢逆冷，脉象沉缓，指纹淡滞等。治疗上应分内服和外用，宜用补中益气汤，升提元气；或用固真汤培补真元；外用乌附膏摊贴囟门凹陷的地方，常可获得温中理脾补养气血的良效。

【解读】囟陷，又称囟门下陷，尚无相当的西医病名，常是小儿急性吐泻脱水的一个症状，对指导治疗有重要意义。囟陷亦有慢性起病者，但比较少见。该病多因先天不足，气血亏损，不能上充脑髓，或后天失调，脾胃虚弱，饮食减少，不能滋养脑髓而致囟陷者，如《幼幼集成》说："有禀受父精不足，母血虚赢而陷者。"目前囟陷多由急性热病、腹泻或利尿太过等因素引起，以致阴液耗伤，真气下陷而发生。如北宋《圣济总录》已经指出："若胃热熏蒸腑脏，则渴而引饮，因致泄利，令腑脏血气虚弱，不能上充髓脑，所以囟陷也。"若因吐、泻而致津液耗伤者，除囟陷外，尚可见口渴欲饮，烦躁不安，眼眶下陷，舌质干红少津，治宜养胃生津，用沙参麦冬汤加石斛、乌梅、芦根。若囟门眼眶深陷，烦渴欲饮，气短尿少，舌干红，脉细数，用生脉散加沙参、石斛。

【方剂详解】

（1）补中益气汤：方见飧泻。

（2）固真汤：方见慢脾风。

（3）乌附膏：雄黄二钱　川乌　附子生，各五钱。

上为细末，用生葱和根叶细切，杵烂入前药末，同煎作成膏，每早空心贴陷处。

乌附膏源自《活幼心书》，具有温中健脾的功效，方中乌头、附子温阳祛寒，雄黄燥湿解毒。

【医案助读】

杨某，女，10个月。

因患儿"反复腹泻3月，前囟凹陷5天"，家长抱其就诊。3月前，更换奶粉品牌后，患儿进食后，即有呕吐，呕出食物与痰涎，当日出现腹泻，大便呈稀水样或蛋花样，每日10余次，经外院治疗后呕吐好转，但仍有腹泻，往往是进食即泻，大便呈稀水样或蛋花样，每日5～6次，5天前家长发现其前囟凹陷，前囟1cm×1cm；精神欠佳，消瘦，皮肤松弛，弹性差，无水肿，头发稀少，干枯；食欲尚可，小便多，无抽搐。患儿系第一胎、第一产，足月顺产，出生体重3.5kg，母乳喂养至4个月，添加牛奶及米粉。近2个月主要以米粉喂养，诊断为气血俱虚，中气下陷，治宜补中益气，升阳举陷。方用补中益气汤，黄芪4g，党参3g，炒白术3g，炙甘草2g，当归2g，陈皮2g，升麻2g，柴胡2g，生姜1片，大枣1枚。3剂，用水150mL，煎至60mL，不拘于时，空腹时稍热服。患儿服药3剂后，腹泻止，前囟凹陷起。

按：此例囟陷属急性起病，缘起于吐泻大伤津气，宜补中益气汤，升清举陷，泻止则津气自回，囟陷自复。

# 囟填

【原文】　　　　囟门肿起气上冲，其间虚实要分明。

毛发憔悴频频汗，胸高气促口唇红。

肝盛泻青丸最效，里热连翘饮堪行。

因表防风升麻①剂，硬冷属阴用理中②。

〖注〗囟填者，谓囟门肿起也。盖因乳哺无度，或寒或热，乘于脾经，致使脏腑不调，其气上冲，为之填肿胀突。现证毛发憔悴，频频出汗，胸高气促，口唇色红。须分虚实治之，肝气盛者，泻青丸主之；里热盛者，大连翘饮主之；因表者，防风升麻汤主之；坚硬不热者，属阴，理中汤主之。

【提要】叙述了小儿囟填的病因、主要症状与治疗方法。

【注释】①防风升麻：指防风升麻汤。

②理中：指理中汤。

【白话文】囟填，是指囟门胀满或隆起如堆的病证。其病大多由于哺乳不调，或时邪侵入，阻于脏腑，其气上冲而成。其主要临床表现有囟部填胀肿突，毛发憔悴，出汗频频，胸高气促，口唇色红等。治疗时，应分清其寒热虚实，随证施治。如果囟肿按之柔软，患儿多发热，头痛咽干，面红唇赤，胸胀息粗的，属实属热，有表证的可用防风升麻汤以解表清热；里热重的可用大连翘饮以清解里热。如因风热入于肝经，微有惊搐的，可用泻青丸，以疏肝解热。如果囟肿如堆，按之坚硬，不时寒热，手足指冷，面色㿠白的，这就是虚寒之气上冲的现象，属于阴证，又宜温中散寒，可用理中汤。

【解读】囟填多见于惊厥和发热的患者，主要提示颅内压增高，通常多发生于新生儿颅内出血、脑膜炎、脑炎、脑肿瘤及全身严重感染引起的中毒性脑病等。此外，患幼儿急疹、维生素A中毒症也会出现囟填。若囟填患儿，头围增大应警惕脑积水症（见解颅），多因外感时邪，热毒壅滞，上攻于脑，以致脑络阻塞不通，气血运行不畅，以致头颅开解不合。

【方剂详解】

（1）泻青丸：方见急惊风。

（2）大连翘饮：柴胡　荆芥　连翘去心　木通　滑石水飞　栀子　蝉蜕去足翅　瞿麦　当归酒洗　赤芍药　黄芩　甘草生　防风

水煎服。

方中连翘、山栀、黄芩、木通清热解毒；荆芥、防风、柴胡、蝉蜕疏风清热宗"火郁发之"之意；当归、赤芍活血解毒；瞿麦、滑石清热利尿，使热从下泄；甘草调和诸药。诸药合用，共奏清热解毒、活血利尿之功。

方歌：连翘饮治热上冲，柴胡荆芥翘木通，

滑石栀子蝉瞿麦，归芍黄芩草防风。

（3）防风升麻汤：麦冬去心　木通　甘草节　山栀　升麻　防风

引用淡竹叶水煎服。

方中防风、升麻升散解表；山栀、麦冬、木通清热泻火；甘草和中解毒。

方歌：防风升麻汤，囟填效非常，

麦冬木通草，山栀升麻防。

（4）理中汤：方见不乳。

【医案助读】

金邑侯汪公友竹之孙女，囟门肿突，面白而露青筋，夜则身热不寐。时医不知治法，投药罔效。余曰：是名囟填，乃肝热郁结之证。面白者，小孩气血未足，不若囟陷之由于虚弱而成，须用固真汤等补剂也。方用：龙胆草、连翘、川芎、羌活、栀子、归尾、荆芥、防风、赤芍各二钱，大黄、甘草各五分，竹叶七片。重者用黄柏末，水调涂两足心效，2剂愈。

按：本案系肝热郁结，热迫于脑，而致囟填。故用龙胆草、栀子、大黄清肝泄热，连翘、荆芥、防风、竹叶疏散肝热，川芎、赤芍、归尾疏通经血，甘草调和诸药，再以黄柏末外涂足心清热泻火，釜底抽薪，肝之郁热得除，诸症皆愈。[马超英. 中医妇科·儿科医案. 上海：上海中医药大学出版社，2008：304.]

# 中恶

【原文】　　　　　小儿神气未充实，触恶何能自主持。

　　　　　　　　　目闭面青惊闷乱，苏合①皂角②功效奇。

〔注〕小儿神气未充，一为邪恶所触，何能主持，自然神魂离舍，目闭面青，闷乱不省人事。内以苏合香丸除其邪，外以皂角末开通其闭，嚏出则气通而苏矣。

【提要】叙述了小儿中恶的病因、临床表现及内外治法。

【注释】①苏合：指苏合香丸。

②皂角末：指皂荚的荚果（去籽）的粉末。

【白话文】

小儿脏腑稚嫩，每当遇到秽恶之气（包括非四时不正之气的六淫、疠气），因形气未充，气血不足，往往会难以抵御其危害。从而堵塞胸腹，闭塞清窍，气机不利，突然出现目闭气急，头面青黑，牙紧口噤，两手握固，猝然闷乱，精神不守，或昏不知人等症状，即前人所讲的"中恶"病。此种紧急情形，可以内服苏合香丸开窍除邪；外用皂角末吹入鼻内，使其嚏出，气通则闭开，即叫苏醒过来。

【解读】中恶，恶即恶气、邪气，原指祸祟邪气、鬼神邪气、秽毒邪气，非四时不正之气的六淫、疠气等。此处中恶主要有两方面的疾病：一是，从口鼻而入者，感触秽恶之气，或是食用有毒食物，从口而入，肠胃首当其冲，出现骤然呕吐、心腹绞痛、胸闷腹胀且满甚至神识昏迷等中恶症状。二是，多为神志异常之情志病，突发昏迷，神志不清，言语错乱，悲喜无常，狂言惊恐，乍寒乍热或以死人的语气说话等。此等与西医的神经症性障碍性疾病相同，如癔症（民间的撞客）、急性焦虑症、特定恐惧症、抑郁症等，皆属心理障碍性疾病。经仪器检查，未发现神经系统器质性病变，属于功能性神经症。

但中恶另有属于昏迷一证者，其证轻重浅深不一。开始出现昏迷时程度较轻，对周围反应消失，渐即神志模糊，但对重度刺激仍有痛苦表情，或有防御性动作，有时四肢躁动，或谵语，脉沉细。深昏迷的患儿意识完全丧失，对各种刺激均无反应，肢体不能自主运动，呼吸深浅快慢不一，二便失禁，血压下降，脉沉细微弱，舌红绛，苔黄，或舌光无津等。轻浅者，易苏醒，重深者，难救。

【方剂详解】

苏合香丸：方见肛门内合。

【医案助读】

罗某，男，4岁，1998年9月18日夜诊。其母代诉：4个月前，因被乌鱼咬伤受到惊吓，患儿常在深夜突然惊醒，紧抱其母嚎啕大哭，久哭不止。刻诊：体温37℃，心率125次/分，面色呈青灰，神态不宁，惊恐不安，双眼凹陷，答话时语音震颤。舌淡红，苔白，脉弦数。证属突受惊吓，心神不宁。治以镇惊安神、养血宁心为法。药用：琥珀、磁石、龙齿、钩藤各10g，石菖蒲、茯神、当归、黄芪、五味子各6g，红枣7枚。10剂。服后夜啼、惊惕症状消失。继服7剂，加白术以固疗效。随访半年无复发，小儿健康如常。

按：小儿夜啼证多见于2～10岁的小儿。因小儿神志怯弱，魂魄易惊，智慧未充，受惊吓后，易致恐惧不安，常在夜深恶梦时出现惊惕、哭啼。睡眠不足、精神拂郁、纳食不香等。治疗重在镇惊安神，佐以养血宁心，调理脾胃。方中琥珀、磁石镇惊定志，虽不及朱砂，但无毒性，故用之安全；龙齿镇惊以制惊惕，辅助琥珀、磁石重镇安神；钩藤息风镇惊；石菖蒲、茯神开心窍、治心惊而通心宁神，适当酌以当归、黄芪、白术、五味子等补益气血、调理脾胃。诸药共奏收敛心气，安神定志之功。［安长青．小儿惊恐型夜啼的中医药治疗．湖北中医杂志，2000，22（3）：33.］